高职高专"十三五"规划教材

药理学

卢海刚　主　编

马俊利　张利敏　副主编

化学工业出版社

·北京·

内 容 简 介

本教材以培养从事药学服务、掌握药物基本知识，具备药物合理使用和管理人才为目标，以培养学生的职业能力为核心，强化教材的实践性、开放性和职业性。按照学生的认知规律，以总论为基础，以人体各大系统为模块，内容包括传出神经系统药理、中枢神经系统药理、心血管系统药理、内脏系统药理、内分泌系统药理和化疗药物药理等主要方面，内容涵盖药理学基本知识体系。在内容安排上，以"必须、够用"为度，同时通过背景知识和知识拓展等形式，将重点知识无缝连接，有助于职业能力的提升。在系统学习总论知识的基础上，可以根据情况适当侧重学习相关模块，形成1＋X的学习模式，既方便教学又有利于学生自学和培训使用。

本教材可供药学、护理、药品经营与管理、制药技术等专业学生作为教材使用，也可作为医药、药房人员开展技术培训使用。

图书在版编目(CIP)数据

药理学/卢海刚主编. —北京：化学工业出版社，2021.8（2024.2 重印）
ISBN 978-7-122-39141-4

Ⅰ．①药…　Ⅱ．①卢…　Ⅲ．①药理学-教材　Ⅳ．①R96

中国版本图书馆 CIP 数据核字（2021）第 087317 号

责任编辑：蔡洪伟　王　芳　　　　　　　文字编辑：丁　宁　陈小滔
责任校对：王　静　　　　　　　　　　　装帧设计：王晓宇

出版发行：化学工业出版社（北京市东城区青年湖南街 13 号　邮政编码 100011）
印　　装：北京科印技术咨询服务有限公司数码印刷分部
787mm×1092mm　1/16　印张 22　字数 598 千字　2024 年 2 月北京第 1 版第 3 次印刷

购书咨询：010-64518888　　　　　　　　　　　售后服务：010-64518899
网　　址：http://www.cip.com.cn
凡购买本书，如有缺损质量问题，本社销售中心负责调换。

定　　价：55.00 元　　　　　　　　　　　　　　　　　版权所有　违者必究

编审人员

主　编　卢海刚

副主编　马俊利　张利敏

主　审　徐清华

编　者（以姓氏笔画为序）

　　　　马俊利　王　刚　卢海刚　张丽媛　张利敏

　　　　张雪宁　张　媛　孟令霞　索　炜　郭繁荣

前言
PREFACE

在国家大力发展高等职业教育背景下，从教育部《关于全面提高高等职业教育教学质量的若干意见》（教高[2006]16号）贯彻落实，到国务院《国家职业教育改革实施方案》（国发[2019]4号）的不断实施，再到教育部1+X证书制度试点工作（教职成[2019]6号）的不断开展，职业教育无论是教学规模还是教学质量都取得了长足的发展，同时更是对包括教材建设在内的专业建设提出了更高的要求。为进一步提升职业教育教学质量和学生就业能力，不断适应药品制造和医药卫生大类相关专业人才培养、培训需求，我们参照相关专业培养目标，以课程标准为基础，并结合高职高专教学实际，确立了本教材的编写提纲和体例安排。

药理学是高职高专药学、护理、药品经营与管理等多个专业必需要学的一门理论性很强的专业基础或专业核心课程。课程理论性强、知识跨度大、专业覆盖广。我们以培养从事药学服务、掌握药物基本知识、具备药物合理使用和管理人才为目标，以培养学生的职业能力，强化教学的实践性、开放性和职业性为突破口，特编写了本教材。全书共分33章，为便于学习，参照人体生理和学习逻辑，分为七个模块，分别为总论、传出神经系统药理、中枢神经系统药理、心血管系统药理、内脏系统药理、内分泌系统药理和化疗药物。在内容安排上，突出"宽基础"，以"必须、够用"为度，以"掌握概念、强化应用"为重点，突出基础知识和综合素养的培养。教材在每章开篇都用通俗的语言非常简要地介绍本部分学习内容，以药理为骨架，涵盖生理、生化以及临床用药等多个方面，充实学生知识储备，激发学生学习兴趣。在编写形式上，设置学习目标、课堂活动、背景知识、知识拓展和目标检测等多个模块，既突出重点又兼顾其他。"学习目标"不仅是对知识目标的解读，也涵盖能力的锻炼，对工作中遇到的问题提出针对性解决方案，同时通过"素养提升"加强人文教育和思政引导，引导学生正确对待学习、工作中的问题；"课堂活动"以生活场景为切入点紧密联系相关知识，提高学生的参与热情，提升学习效果；"背景知识"作为基础知识的补充和说明，帮助学生理解相关基础专业知识；"知识拓展"作为所学内容的必要扩展和提升，进一步丰富所学内容，对新知识、新药物，尤其是一线用药有了更多了解。本书编入的药物，以《中华人民共和国药典》（2020年版）和《新编药物学》（第18版）为基础，同时参考多本传统的本科、专科《药理学》教材，以确保知识的准确性和实用性。

廊坊市人民医院徐清华药师审阅全书，对本书提出了很多宝贵意见，在此表示诚挚的感谢。

参加编写的人员有河北化工医药职业技术学院卢海刚（第一～五章、第二十九章、第三十二章）、王刚（第六～九章）、张利敏（第十～十四章），河北医科大学第二医院张雪宁（第十五、十六章），唐山职业技术学院马俊利（第十七～二十二章）、索炜（第二十四、二十五章），廊坊卫生职业学院张媛（第二十三、二十七章）、郭繁荣（第二十六、二十八章），山东药品食品职业学院孟令霞（第三十、三十一章），石家庄职业技术学院张丽媛（第三十三章）。

由于编者学识水平和时间有限，书中缺陷在所难免，欢迎广大读者提出宝贵意见。

编　者

2021 年 2 月

目录
CONTENTS

目录
CONTENTS

目录
CONTENTS

目录
CONTENTS

目录
CONTENTS

二维码目录

第一章
绪 论

药理学是一门与医学和药学密切相关的基础学科,涉及药学、基础医学和临床医学以及现代计算机技术等多学科的相关内容。药理学的发展历史悠久,内容丰富。随着科学技术的不断进步和人们认识的不断深入,现代药理学已发展为结构清晰、分支众多的综合性学科,其主要作用是为新药开发和临床用药提供理论支持与指导。

一、药理学的性质与任务

药理学(pharmacology)是研究药物与机体(包括病原体)相互作用及作用规律的科学。其研究内容主要包括两方面:一方面研究药物对机体的作用,包括药物的作用、作用机制等,称为药物效应动力学(pharmacodynamics),简称药效学;另一方面研究机体对药物的影响,研究药物在机体影响下发生的变化及其规律,称为药物代谢动力学(pharmacokinetics),简称药动学。药效学和药动学在体内是同时进行并相互联系的(图 1-1),这也是药理学研究的最基本任务。药理学以药效学和药动学为着手点,其任务主要包括:阐明药物的作用、作用机制,分析其体内变化规律,为临床合理选药、用药、发挥药物最佳疗效以及降低不良反应提供理论依据,指导临床合理用药;开发研制高效、安全的新药,

课堂活动

药物与毒物

请大家讨论:药物与毒物有何不同?

发现药物新用途；探索生命的本质，为其他生命科学研究提供重要的科学依据和研究方法。

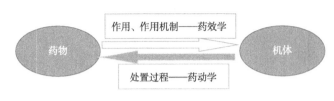

图 1-1　药物与机体之间相互作用关系

药理学是基础医学与临床医学之间的桥梁科学，也是药学与医学之间的桥梁科学，既与生理学、生物化学、微生物学、病理学、免疫学等医学基础理论有广泛的联系，还与内科学、外科学等临床医学密切相关。同时，也与主要研究药物本身的生药学、药物化学、药剂学、制药学等紧密相关。现代药理学研究越来越依赖于基础的前沿学科，如基因工程等。

药理学研究药物和机体，是以生命科学和化学等知识为基础，以科学实验为手段的一门科学。药理学研究需在严格控制的条件下，在整体、器官、组织、细胞和分子水平，研究药物与机体之间的作用及作用规律，因此既是理论科学，又是实践科学。

二、药理学发展简史

药理学的发展是与药物的发现、发展紧密联系在一起的。远古时代，人类为了生存从生产、生活经验中认识到某些天然植物、动物或矿物可以治疗疾病、去除伤痛，部分方法沿用至今，如饮酒止痛、大黄导泻、柳皮退热、麻黄止喘、常山截疟等，这是人类认识药物的开始。随着人们医药实践经验的积累和新的药物品种的不断发现，专门记载药物知识的书籍开始出现。早在公元 1 世纪前后我国就著有《神农本草经》，全书收载药物 365 种，其中不少药物直到现在仍然在临床广泛使用，该书已提出药物的配伍理念。唐代（公元 659 年）的《新修本草》是我国最早的一部药典，也是世界上第一部由政府颁布具有法律效力的药典，收载药物 844 种，增加了安息香、龙脑等外来药品。明朝杰出的药物学家李时珍所著的《本草纲目》是闻名世界的一部药物学巨著，全书 52 卷约 190 万字，共收载药物 1892 种、药方 11000 余条、插图 1160 幅，是现今研究中药的必读书籍，受到国际医药界的广泛重视，已被译成英、日、朝、德、法、俄、拉丁 7 种文本，传播到世界各地，是世界重要的药物学文献之一，被国外学者誉为"中国的百科全书"，对药物学的发展作出了杰出的贡献。

现代药理学的建立和发展与现代科学技术的发展紧密相关。19 世纪初，在化学和实验生理学基础上，建立了实验药理学整体动物水平的研究方法。19 世纪 20 年代开始了器官药理学研究，如英国人 J. N. Langley 于 1878 年根据阿托品与毛果芸香碱对猫唾液分泌的拮抗作用研究，提出了受体概念，为受体学说的建立奠定基础。有机化学和实验医学的发展又使药物研究和开发进入了一个崭新的阶段。从具有治疗作用的植物中分离得到有效成分是这一阶段的突成就。德国人 F. W. Sertürner 首先从罂粟中分离提纯吗啡，用狗实验证明有镇痛作用。这些研究工作为药理学的发展提供了可靠的实验方法。

进入 20 世纪后，通过利用人工合成的化合物或改造天然有效成分的分子结构，药学家们开发出一批新型、高效的药物。20 世纪 30 年代到 50 年代是新药发展的黄金时期，现在临床上广泛使用的药物如磺胺类药物、抗生素、合成抗疟药、抗组胺药、镇痛药、抗高血压药、抗精神失常药、抗癌药、激素类药物及维生素类药物中许多药物均是在这一时期研制开发的。20 世纪初，德国人 P. Ehrlich 从大量有机砷化合物中筛选出治疗梅毒有效的胂凡纳明，从而开始用合成药物治疗传染病。1935 年，德国人 Dompagk 发现磺胺类药物可治疗细菌感染。1940 年，英国人 Flory 在 H. W. Fleming 研究的基础上，从青霉菌培养液中分离出青霉素，并开始将抗生素应用于临床，促进了化学治疗学的发展。

近年来，随着自然科学技术特别是生命科学领域的单克隆、基因重组及基因敲除等技术的飞速发展，以及新技术在药理学中的应用，如组织和细胞培养、微电极测量、同位素技术、电子显微镜技术、电子计算机技术、各种色谱技术和生物工程超微量分离分析技术等的应用，药理学有了很大发展。对药理学的研究也从器官和细胞水平深入到分子和量子水平。在药理学的深度和广度方面，出现了许多药理学的分支学科，如神经药理学、免疫药理学、遗传药理学、分子药理学、量子药理学、时辰药理学、临床药理学等。

三、新药开发与研究

新药（new drugs）是指化学结构、药品组分和药理作用不同于现有药品的药物。许多国家为管理新药，都对其含义和范围作出了明确的法律规定。我国新颁布执行的《中华人民共和国药品管理法》（2019）、《药品注册管理办法》（2020）对药品的申报、注册进行了详细的规定。药品注册实行分类注册、分类管理的办法。

新药开发和研究是一个非常严格而复杂的过程，是不断地发现和提供安全、有效的药物以适应疾病变化的过程，对于保障人民健康具有十分重要的意义。药理学研究是必不可少的关键步骤。新药研究过程大致可分为临床前研究、临床研究和上市后药物监测三个阶段。

临床前研究主要由药物化学和药理学相关内容组成，前者包括药物制备工艺路线、理化性质及质量控制标准、稳定性等，后者包括以符合《实验动物管理条例》的实验动物为研究对象的药效学、药动学及毒理学研究，即临床前药理学研究。通过临床前研究，可以确定一个新化合物是否具备进入临床试验的条件，初步掌握拟开发的新药的作用及可能出现的毒性反应，最终形成严谨规范、全面翔实的药学资料和实验室数据，完成全部申请临床试验所需的资料。临床前研究是新药从实验研究过渡到临床应用必不可少的阶段，但由于人和动物对药物的反应性存在着明显的种属差异，目前的检测手段亦存在局限性，药物不良反应难以或无法在动物实验中准确观察，因此最终仍必须依靠以人为研究对象的临床药理研究，才能对药物作出准确的评估。

生命至重　慎终如始

新药研发，漫漫长路

新药研发是一个漫长的过程，涉及多个环节和多方面的研究。在研究过程中，尽管有严格的法规和程序来确保药物的安全性和有效性，也不能完全避免药物的潜在风险。反应停事件、给我们留下了惨痛的教训。大家还知道哪些事件呢？通过这些我们又能学到什么呢？药品是特殊的商品，新药研发更是一个复杂、庞大的工程。药物性质的复杂性、机体的特殊性都要求我们谨慎对待每一个环节，每一次操作。新药研发不仅是一项科学任务，更是一项社会责任，要有客观系统的风险评估与监管，要有严谨的科研态度，更要有对生命的尊重和敬畏。

临床研究是以人体为对象，研究药物在人体内作用规律及人体与药物之间相互作用过程，对新药在人体中的安全性及有效性进行评价，是新药研发的重要环节。新药的临床研究（临床试验）一般分为四期：①Ⅰ期临床试验为初步的临床药理学及人体安全性评价试验。观察人体对于新药的耐受程度和药代动力学，为制定给药方案提供依据。Ⅰ期临床试验是在20～30例正常成年健康志愿者身上进行的药理学及人体安全性试验，是新药人体试验的起始阶段，主要考察药物的安全性。②Ⅱ期临床试验为治疗作用初步评价阶段。其目的是初步评价药物对目标适应证患者的治疗作用和安全性，也包括为Ⅲ期临床试验研究设计和给药剂量方案的确定提供依据。Ⅱ期临床试验为随机双盲对照临床试验，观察病例不少于 100 例，主要是对新药的有效性及安全性作出初步评价，并推荐临床给药剂量。③Ⅲ期临床试验是治疗作用确证阶段，其目的是进一步验证药物对目标适应证患者的治疗作用和安全性，评价利益与风险关系，最终为药物注册申请的审查提供充分的依据。Ⅲ期临床试验是新药批准上市前扩大的多中心临床试验，本期试验的样本量要远大于前两期试验，观察例数一般不应少于 300 例，新药通过临床试验后，方能被批准生产、上市。④Ⅳ期临床试验为新药上市后应用研究阶段。Ⅳ期临床试验是上市后在社会人群大范围内继续进行的新药安全性和有效性评价，其目的是考察在广泛使用条件下药物的疗效和不良反应，评价在普通或者特殊人群中使用的利益与风险关系以及改进给药剂量等。Ⅳ期临床试验也称售后调研，对最终确定新药的临床价值有重要意义。

上市后药物检测（Post-Marketing Surveillance，PMS）是指上市后药物在临床使用过程中所出现的所有关于不良反应资料的搜集、分析和监督控制。此项工作与新药上市后Ⅳ期临床试验并不相同，但由于两者为上市后新药临床应用的调查研究，故所得结果可相互借鉴、参考。

新药开发的道路曲折而漫长，尤其是开发具有自主知识产权专利的创新药物，先后历时长达 10～15 年，耗资巨大，但对我国建设创新型国家意义重大，是我国药品开发的方向。

 目标检测

单项选择题

1. 药理学是研究（　　）。

A. 药物的学科　　　　　　　　　　B. 药物与机体相互作用的规律及原理
C. 药物效应动力学　　　　　　　　D. 药物代谢动力学

2. 药效学是研究（　　）。

A. 药物的临床疗效　　　　　　　　B. 提高药物疗效的途径
C. 如何改善药物质量　　　　　　　D. 在药物影响下机体细胞功能如何发生变化

3. 药动学是研究（　　）。

A. 机体如何对药物进行处理　　　　B. 药物如何影响机体
C. 药物在体内的时间变化　　　　　D. 合理用药的治疗方案

4. 新药进行临床试验必须提供（　　）。

A. 系统药理研究数据　　　　　　　B. 新药作用谱
C. 临床前研究资料　　　　　　　　D. 急慢性毒理研究数据

第二章 药物效应动力学

学习目标

通过学习药效学的基本理论、基本概念和研究内容，为后续的各章具体药物的学习提供基本知识，为后续的自主学习提供基本平台。

知识要求： 掌握药物的基本作用、主要不良反应；掌握受体激动剂、受体阻断剂的概念；理解药物作用选择性的意义及原因，理解治疗指数、效能、效价等概念；了解受体的特性、受体调节与药物作用的关系。

能力要求： 能够举例说明药物作用的两重性；能够举例说明药物的协同作用与拮抗作用，能够解释耐受性与耐药性、躯体依赖性与精神依赖性等概念。

素养提升： 以生命健康为中心，辩证看待药物的治疗作用和不良反应，初步养成安全、规范用药意识，培养建立投身医药事业、服务医药事业的责任心。

药物效应动力学（pharmocodynamics）简称药效学，研究药物对机体的作用及作用机制，药效学的研究为临床合理用药和新药研究提供依据，同时也促进生命科学的发展。

第一节　药物作用基本概念

一、药物作用与药物效应

药物作用（drug action）是指药物对机体的初始作用。药物效应（drug effect）是指继发于药物作用之后所引起机体器官原有功能的变化，是药物作用的结果。药物作用是动因，药物效应是结果。但由于两者意义相近，所以常相互通用。

凡能使机体原有生理、生化功能增强的作用称为兴奋作用，如肾上腺素升高血压、尼可刹米使呼吸频率加快等。凡能使机体原有生理、生化功能减弱的作用称为抑制作用，如地西泮降低中枢神经兴奋性、西咪替丁减少胃酸分泌等。药物吸收入血以前，在用药局部产生的作用称为局部作用，如抗酸药氢氧化铝中和胃酸作用、口服硫酸镁的导泻和利胆作用。药物从给药部位吸收入血后，分布到机体各组织器官而产生的作用称为吸收作用或全身作用，如口服阿司匹林的退热作用、肌内注射（简称肌注）硫酸镁产生降血压和抗惊厥作用。

二、药物作用的选择性

机体不同组织器官对药物的敏感性是不一样的，大多数药物在适当剂量时只对某组织器官有明显作用，而对其他组织器官无作用或无明显作用，这种特性称为药物作用的选择性。

例如抗慢性心功能不全药洋地黄毒苷对心肌有很强的选择性，很小剂量就有正性肌力作用；而对骨骼肌，即使应用很大剂量也无甚影响。药物作用的选择性与药物在体内的分布、机体组织细胞的结构及生化机能等方面的差异有关。

药物作用的选择性具有重要的意义，在理论上可作为药物分类的基础，在应用上可作为临床选药的依据。但药物作用的选择性是相对的，而不是绝对的，可以说，在目前临床应用的药物中，几乎没有一种能产生唯一的药物选择性。一般而言，选择性高的药物不良反应少，但应用范围窄；而选择性低的药物作用范围广，不良反应常较多，但应用范围广。

 课堂活动

药物作用的选择性

请大家讨论：药物作用选择性高低有何意义，哪些因素可以影响药物作用的选择性？

知识拓展

药物作用的特异性和选择性

多数药物是通过化学反应而产生药理效应的。这种化学反应的专一性使药物的作用具有特异性（specificity）。例如，阿托品特异性地阻断毒蕈碱（muscarine）型胆碱受体（M胆碱受体），而对其他受体影响不大。药物作用特异性的物质基础是药物的化学结构，往往也是药物选择性的基础。有些药物的作用是非特异性的，如利用小苏打（碳酸氢钠）缓解反酸症状、使用甘露醇消肿等。一般来说，非特异性药物选择性差，特异性弱，选择性低。但药物作用特异性强并不一定表现出选择性高的药理效应。例如，阿托品特异性地阻断M胆碱受体，但其药理效应选择性并不高，对心脏、血管、平滑肌、腺体及中枢神经系统都有影响，而且有兴奋作用，也有抑制作用。作用特异性强和（或）效应选择性高的药物应用时针对性较好，不良反应较少。

三、药物作用的两重性

(一) 治疗作用

凡符合用药目的，有利于防病、治病的作用，都称为治疗作用（therapeutic action）。根据治疗作用的效果，可将治疗作用分为：

（1）对因治疗：用药目的在于消除原发致病因子，彻底治愈疾病，称为对因治疗。如抗生素对病原体的抑制和杀灭作用。

（2）对症治疗：用药目的在于改善症状，减轻患者痛苦，称为对症治疗。如高热时，应用解热镇痛药阿司匹林缓解发热给患者带来的痛苦。

对因治疗属于治本，对症治疗属于治标。一般情况下，对因治疗比对症治疗重要，但对一些严重危及患者生命的症状，如休克、哮喘、惊厥、心功能不全、高热及剧痛时，对症治疗比对因治疗更为迫切，故应急则治标，缓则治本，标本兼治。同时，有些疾病在现有医疗手段下，尚且不能做到对因治疗，只能通过治疗手段缓解症状，控制病情发展。

（3）补充疗法：又称替代疗法，是指用药目的在于补充体内营养物质或代谢物质的不足，如维生素C治疗维生素C缺乏病，虽然针对病因，但其不能清除原发病灶，与对因治疗还有一定区别。

(二) 不良反应

凡不符合用药目的并给患者带来痛苦与危害的反应统称为不良反应 (adverse reaction)。根据不良反应产生的原因和表现特征，一般可将不良反应分为以下几种情况。

(1) 副反应 (side reaction)：药物在治疗剂量时出现的与用药目的无关的作用称为副反应或副作用 (side effect)。产生副反应的原因是药物选择性低，作用所涉及的范围广泛。当把其中一种或两种药理效应作为治疗作用时，其他的效应就成了副反应。副反应具有下列特点：①是药物固有的作用；②与治疗作用可因用药目的的不同而相互作用；③一般反应较轻，并可预知的。如阿托品阻断 M 胆碱受体，可同时出现松弛平滑肌和抑制腺体分泌两种效应，当缓解肠痉挛作为治疗作用时，抑制腺体分泌引起的口干就成为副反应；相反，当用作麻醉前给药以减少呼吸道分泌物作为治疗作用时，松弛平滑肌引起的肠蠕动减慢、腹胀就成为副反应。

课堂活动

副反应

请大家讨论：药物的副反应有何特点，受哪些因素的影响？人们用药时，能不能避免副反应，如何对待？

(2) 毒性反应 (toxin reaction)：指药物在用药剂量过大、用药时间过长或机体对药物敏感性过高时产生的危害性反应。对患者的危害性较大，在性质上和程度上与副反应不同，但是可以预知，也是应该避免发生的不良反应。急性毒性是短期大量用药发生的，多损害循环、呼吸及神经系统的功能。长期用药后，由于药物在体内蓄积而缓慢发生者称为慢性毒性，常损害肝、肾、骨髓、内分泌系统等功能。

(3) 后遗效应 (residual effect)：指停药后血药浓度已降至阈浓度以下时残存的药理效应。如服用催眠药苯巴比妥钠后次晨出现乏力、困倦等现象；长期应用糖皮质激素，停药后出现肾上腺皮质功能低下的现象，数月内难以恢复。

(4) 停药反应 (withdrawal effection)：指患者长期应用某种药物，突然停药后原有疾病突然

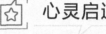

心灵启迪 医路故事

药物两重性的思考

药物的两重性是任何一个药物都不可避免的，是药物本身所具有的。这里我们一方面要看到，任何事务都具有两面性，我们要学会综合思考，全面看待问题，培养全面思考的能力和批判性思维。同时我们还要看到，治疗作用和不良反应不是固定不变的，是可以因用药目的的不同而改变的，这启发我们更要学会辩证地看待问题。

加剧的现象。如高血压患者长期服用 β 受体阻断药普萘洛尔，突然停用时，可出现血压急剧升高的现象。

(5) 继发反应 (secondary reaction)：指药物治疗作用所引起的不良后果，又称治疗矛盾。长期服用广谱抗生素，可使肠道正常菌群共生状态遭到破坏，敏感菌被抑制，耐药菌乘机繁殖，引起真菌或耐药菌继发性感染，如长期服用四环素类广谱抗生素引起的二重感染。

(6) 变态反应 (allergic reaction)：指药物引起的异常免疫反应，亦称为过敏反应。致敏物质可以是药物本身、药物的代谢产物或药物制剂中的杂质或辅剂。药物变态反应的特点：①见于少数过敏体质患者；②是否发生与剂量无关，反应程度与剂量有关，治疗量或极少量即可发生；③反应性质不尽相同，且不易预知；④结构相似的药物可有交叉过敏反应。常见表现有发热、皮疹、血管神经性水肿、哮喘及血清病样反应，最严重的表现是过敏性休克。如微量青霉素可引起过敏性休克。对于易致敏的药物或过敏体质的患者，用药前应做过敏试验，阳性反应者禁用。

(7) 特异质反应 (idiosyncratic reaction)：少数特异体质患者，由于身体某些物质的异常 (例如某些酶的缺乏) 而对某些药物反应特别敏感，导致药物正常剂量下出现异常反应。其反

应性质可能与常人不同，但与药物固有的药理作用基本一致，反应严重程度一般与剂量成比例。现在知道这是一类先天遗传异常所致的反应，例如，对骨骼肌松弛药琥珀胆碱发生的特异质反应是由于先天性血浆胆碱酯酶缺乏所致；而 6-磷酸葡萄糖脱氢酶患者在服用伯氨喹、磺胺类药物时，可出现溶血性贫血现象。

（8）三致反应：即致突变（mutagenesis）、致畸（teratogenesis）及致癌（carcinogenesis）。药物损伤 DNA、干扰 DNA 复制所引起的基因变异或染色体畸变称为致突变；基因突变发生于胚胎生长细胞可致畸；药物造成 DNA 或染色体损伤，使抑癌基因失活或原癌基因激活，导致正常细胞转化为癌细胞的作用称为致癌。

知识拓展

药害事件

药害事件泛指由药品使用导致的患者生命或身体健康损害的事件，包括药品不良反应以及其他一切非预期药物作用导致的意外事件。国际上将其定义为"any injury resulting from medical interventions related to a drug"，意即药害既包括非人为过失的不良反应，也包括人为过失导致的其他负面药物作用。相对于药品不良反应，药害事件概念的内涵和外延都被扩大。

反应停事件 20世纪60年代初期，德国、加拿大、日本、英国、澳大利亚等17个国家发生了震惊世界的"反应停事件"。12000余名孕妇因用沙利度胺（thalidomide，反应停）治疗妊娠呕吐导致"海豹肢畸形"。

治疗旅行者腹泻 20世纪60年代末70年代初，日本利用氯碘羟喹治疗阿米巴原虫病和肠炎，使7865人发生了亚急性脊髓视神经病（SMON），严重者失明。

己烯雌芬事件 20世纪70年代，美国使用己烯雌酚治疗先兆流产，导致所生下的女儿在少女期发生阴道腺癌。

关木通事件 也称马兜铃酸肾病事件，首次被公开披露是在1993年的比利时，约10000名服药的妇女中至少有110人罹患了晚期肾衰竭，其中66人进行了肾移植，部分患者还发现了尿道癌症；1999年英国又报道了2名妇女因服含关木通的草药茶治疗湿疹导致晚期肾衰竭的事件。

第二节 药物作用基本规律

在一定的剂量范围内，药物效应强度随药物剂量（浓度）的增加而增加的现象，称为量-效关系（dose-effect relationship）。通过量效关系的研究，可定量分析和阐明药物剂量与效应之间的规律。以药物效应强度为纵坐标，以药物剂量或浓度为横坐标作图，则得到量效-曲线（dose-effect curve）图。

药理效应按性质可分为量反应和质反应两种情况。药物所产生的效应可用数字或量表示的，如心率、血压、呼吸频率、尿量、血糖浓度、细胞数等，这种反应类型称为量反应。药物产生的效应不能计量、不能用数字表示，而只能用全或无、阳性或阴性，有效或无效表示的，这种反应类型称为质反应，如死亡、睡眠、惊厥等。

在量反应中，可以很直观得到药物的量-效曲线图。如降压药对血压的影响，以血压下降为纵坐标，剂量为横坐标作图，其量-效曲线为一先陡后平的曲线，可以基本反映药物剂量和

效应的关系 [图 2-1(a)]；如把剂量转换成对数剂量，效应转换成最大效应的百分率，量-效曲线则显示为一条左右对称的 S 形曲线 [图 2-1(b)]。

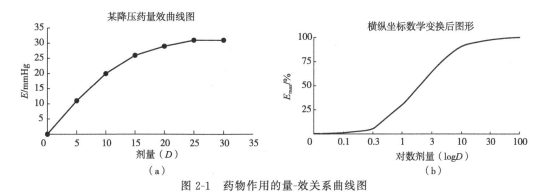

图 2-1 药物作用的量-效关系曲线图

对于质反应来说，由于其研究指标在单一个体上不能以量的连续变化来表示，其研究对象一般为一个群体，常以群体中阳性反应出现的数量（阳性反应率）来表示药效。质反应的量-效曲线以对数剂量为横坐标，反应率为纵坐标，同样得到一条对称的 S 形曲线，S 形曲线正中点的阳性率为 50%。

依据量-效曲线可获得以下一系列重要的药效学参数。

① 最小有效量（minimal effective dose）：指能引起药理效应的最小剂量或最小药物浓度，亦称阈剂量（threshold dose）或阈浓度（threshold concentration）。

② 最小中毒量（minimal toxic dose）：是指出现中毒症状的最小剂量。

③ 最大效应（maximal effect，Emax）或效能（efficacy）：随着药物剂量或浓度的增加，药物的效应相应增强，当剂量达到一定程度，再增加药物剂量或浓度，其效应不再继续增强，这一药理效应的极限称为最大效应或效能。

④ 效价强度（potency）：指药物达到一定效应时所需的剂量。可用于作用性质相同的药物之间等效剂量的比较，达到相同的药理效应时所需药物剂量较小者效价强度大，所需药物剂量大者效价强度小。

效能和效价强度反映药物的不同性质，具有不同的临床意义，可用于评价性质相同药物中不同品种的作用特点。如利尿药以每日排钠量为效应指标进行比较，氢氯噻嗪的效价强度大于呋塞米，而后者的效能大于前者（图 2-2）；吗啡是强效镇痛药，可用于制止剧烈疼痛，而阿司匹林只能缓解轻、中度疼痛，前者的效能强于后者。

⑤ 安全范围（margin of safety）：是指药物的最小有效量和最小中毒量之间的距离，表示药物的安全性，其距离愈大愈安全。

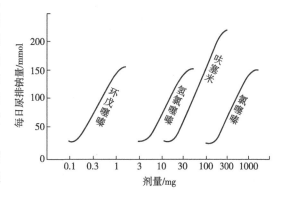

图 2-2 各种利尿药的效价强度及最大效应比较

⑥ 半数有效量（median effective dose，ED_{50}）、半数致死量（median lethal dose，LD_{50}）和治疗指数（therapeutic index，TI）：半数有效量是指能产生 50% 最大效应（量反应）或 50% 阳性反应（质反应）的剂量或浓度，ED_{50} 是反映药物治疗效应的重要参数；半数致死量是指能引起半数动物死亡的剂量，是反应药物毒性大小的重要参数；治疗指数是 LD_{50}/ED_{50} 的比值，是药物的安全性指标，比值越大，药物的安全性越高。

知识拓展

治疗窗（therapeutic window）

治疗窗是反映药物安全性的另一个参数，指治疗浓度的范围，即介于最小有效浓度和最小中毒浓度之间的血药浓度。是根据药物的药效及毒性的量-效曲线提出的量化安全指标。治疗窗的大小即治疗浓度的范围，该范围的高低限比值超过5则表明其安全性较高。

第三节　药物作用基本机制

药物作用机制是药效学研究的重要内容之一，是研究药物是如何与机体细胞结合而发挥作用的。多数药物的作用来自于药物与机体生物大分子之间的相互作用，进而引起生理、生化功能的改变，药物作用几乎涉及与生命代谢活动相关的所有环节。学习和掌握药物的作用机制，有助于了解药物的治疗作用和不良反应的本质，而且可为临床合理用药、为新药开发的设计和深入认识机体内在的生理、生化或病理过程提供有益的帮助。

药物的种类繁多，化学结构和理化性质各异，具体的机制亦不尽相同，但其基本作用机制可简单分为受体途径和非受体途径。

一、药物作用的非受体途径

（1）改变理化性质。主要是改变细胞周围环境的理化性质，如口服碳酸氢钠碱化血液、碱化尿液，促进酸性药物的排泄；静脉注射（简称静注）甘露醇高渗溶液降低颅内压等。

（2）参与或干扰细胞代谢过程。补充生命代谢物质以治疗相应缺乏症，如铁剂治疗缺铁性贫血；维生素 D 治疗佝偻病等。有些药物可通过其化学结构与正常代谢物质相似，在体内干扰正常所需物参与生化代谢过程而起作用，如氟尿嘧啶与尿嘧啶结构相似而无尿嘧啶的生理作用，掺入恶性肿瘤细胞的 DNA 及 RNA 中干扰蛋白质合成而发挥抗癌作用。

（3）影响自体活性物质。激素、神经递质、自体活性物质如前列腺素、组胺等在维持和调整机体生理功能方面起着重要作用。药物影响这些物质的释放而发挥作用。如阿司匹林抑制前列腺素的合成，而呈现解热镇痛作用；大剂量碘剂可抑制甲状腺素分泌，起到抗甲状腺作用。

（4）影响酶的活性。奥美拉唑不可逆性抑制胃黏膜 H^+-K^+-ATP 酶（质子泵），抑制胃酸分泌，治疗消化性溃疡；新斯的明抑制胆碱酯酶，用于治疗重症肌无力。

（5）影响免疫功能。环孢素能选择性抑制 T 细胞的增殖与分化，具有抗排异作用；白细胞介素-2 能诱导 B 细胞、T 辅助细胞和杀伤性 T 细胞的增殖与分化，具有增强免疫的作用。

二、药物作用的受体途径

(一) 受体概念

受体是存在于细胞膜上、细胞质或细胞核中的大分子物质，能识别并特异性与周围环境中微量物质或药物结合，并通过一系列的信息处理、放大系统，产生特定的生物效应，其本质是一类介导细胞信号转导的功能蛋白质。与受体特异性结合的物质称为配体（ligand），也称第一信使。受体均有其相应的内源性配体，如神经递质、激素、自身活性物质等。配体与受体大分子中的一部分结合，该部位称结合位点或受点。

（二）受体的特性

（1）敏感性：只需要与极低浓度的配体结合就能产生显著的效应。

（2）特异性：一种特定受体只与它的特定配体结合，产生特异的生物效应。

（3）饱和性：受体数目有限，配体与受体结合表现出最大效应和竞争性抑制现象，具有饱和性。

（4）可逆性：配体与受体的结合是可逆的，配体与受体既可以结合，也可以解离开，结合复合物解离开后得到原来的配体，同时，受体也可被其他特异性配体置换。

（5）多样性：同一受体可广泛分布到不同的细胞而产生不同的效应，受体多样性是受体亚型分类的基础。受体受生理、病理及药理因素的调节，处于动态变化中。

知识拓展

受体

受体概念是Ehrlich和Langley于19世纪末和20世纪初在实验室研究的基础上提出的。1905年，Langley在研究南美箭毒和烟碱对骨骼肌作用时发现，对保留和预先切断运动神经的两种肌肉标本，应用烟碱或直接电刺激均能引起肌肉收缩，箭毒可抑制烟碱引起的收缩反应，但不能抑制电刺激引起的肌肉收缩，他认为两药既不影响神经传导，也不作用于骨骼肌细胞，而是作用于神经与效应器之间的某种物质，并将这物质称为接受物质（receptive substance）。

1908年，Ehrlich根据实验结果提出受体（receptor）一词，认为受体能与药物结合，并用"锁和钥匙"的假说来解释药物的作用。1933年，Clark在研究药物对蛙心的剂量作用关系中，说明具有结构特异性的药物，在很小的剂量即可产生生物效应，而从剂量效应关系上定量地阐明药物与受体的相互作用，为受体系统奠定了基础。到70年代，不但确证N-胆碱受体的存在，而且分离、提纯得到N-胆碱受体蛋白。近20年来，随着受体分离纯化技术以及分子克隆技术的不断发展，大量的受体结构不断被阐明，人们对受体的理化特性、立体构象、受体亚型、分布和功能等方面有了更深的了解。常见受体类型及特点见下表：

类型	分子结构特点	效应特点	受体举例
G蛋白偶联受体	由350~500个氨基酸组成的肽链与异源三聚体G蛋白偶联	通过改变胞内第二信使的浓度，赋予反应系统敏感性、灵活性及多样化	α受体、β受体、多巴胺受体、阿片受体等G蛋白偶联
离子通道受体	亚单位组成穿透细胞膜的离子通道	受体变构引起离子通道开放或关闭，控制离子进出细胞	GABA受体、甘氨酸受体、5-HT受体等
酪氨酸激酶受体	细胞外侧与配体结合，内侧为蛋白激酶活性区激活蛋白激酶	发动胞内蛋白磷酸化反应，调节细胞内信号转导和基因转录	胰岛素受体、神经营养因子受体
细胞内受体	有配体识别区域和由大约70个氨基酸残基组成的DNA结合区域，形成"锌指"结构	调节核内信号转导和基因转录过程，但细胞效应很慢，需若干小时	糖皮质激素受体、性激素受体

（三）药物与受体的相互作用

药物与受体结合产生效应，必须具备两种特性：一是药物与受体相结合的能力，即亲和力（affinity）；二是药物与受体结合后产生效应的能力，即内在活性（intrinsic activity）。根据亲和力和内在活性的有无，可将药物分成三类：

（1）激动剂（agonist）：指与受体有较强的亲和力，又有较强内在活性的药物。如肾上腺素可激动β受体，使心脏兴奋。

（2）拮抗剂（antagonist）：指与受体有较强的亲和力，但缺乏内在活性的药物。如普萘洛尔可与β受体结合，能阻断肾上腺素与β受体的结合，呈现拮抗肾上腺素的作用，使心脏抑制。拮抗剂可依其与激动剂是否竞争同一受体而分为竞争性拮抗剂和非竞争性拮抗剂。竞争性拮抗剂［B］与激动剂［A］竞争与受体的结合，降低亲和力，而不降低内在活性，可使激动剂［A］的量-效曲线右移，但最大效应不变；非竞争性拮抗剂［C］不与激动剂［A］竞争受体，但它与受体结合后，可使激动剂［A］亲和力和内在活性降低，即不仅使激动剂［A］的量-效曲线右移，而且也抑制其最大效应（图2-3）。一些与受体结合牢固，产生不可逆结合的药物也能产生类似效应。

（3）部分激动剂（partial agonist）：指与受体有一定亲和力，但内在活性较弱的药物。其与受体结合后只能产生较弱的效应，即使浓度增加，也不能达到完全激动剂那样的最大效应。相反，却因占据受体而能拮抗激动剂的部分效应，即表现为部分阻断作用。如喷他佐辛可引起较弱的镇痛效应，但与吗啡合用时，可对抗后者镇痛效应的发挥（图2-3）。

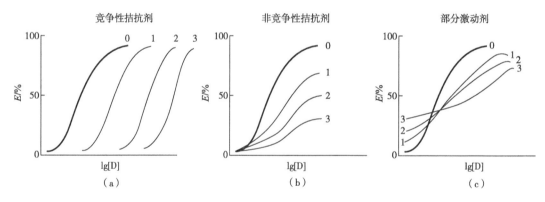

图 2-3 激动剂与不同类型拮抗剂（包括部分激动剂）合用时的量-效曲线

0—只有激动剂时的量效曲线；1，2，3—逐渐增加拮抗剂（或部分激动剂）浓度后的量效曲线

（四）受体调节

在生理、病理或药理等因素的影响下，受体在数目、亲和力和效应力方面的变化称为受体调节。

受体激动药

受体拮抗药

（1）向上调节（up regulation）：受体的数目增多，亲和力增加或效应力增强称为向上调节。向上调节的受体对再次用药非常敏感，药物效应增强，此现象称为受体超敏。例如长期应用β受体阻断药，可使β受体向上调节；一旦突然停药，因β受体数目增多而对体内的递质去甲肾上腺素产生强烈反应，可引起心动过速、心律失常或心肌梗死。

（2）向下调节（down regulation）：受体的数目减少，亲和力降低或效应力减弱称为向下调节。向下调节的受体对再次用药反应迟钝，药物效应减弱，此现象称为受体脱敏。受体脱敏可因多次使用受体激动药引起，是产生耐受性的原因之一。

目标检测

一、单项选择题

1. 药物的两重性是指（　　）。

A. 治疗作用与不良反应　　　　　　　　B. 对因治疗与对症治疗

C. 防治作用与不良反应　　　　　　　　D. 预防作用与治疗作用

2. 药物的半数致死量（LD_{50}）是（　　）。

A. 中毒量的一半　　　　　　　　　　　B. 致死量的一半

C. 引起半数动物死亡的剂量　　　　　　D. 引起60％动物死亡的剂量

3. 下列属于局部作用的是（　　）。

A. 普鲁卡因的浸润麻醉作用　　　　　　B. 利多卡因的抗心律失常作用

C. 洋地黄的强心作用　　　　　　　　　D. 苯巴比妥的镇静催眠作用

4. 副作用是在下述哪种剂量时产生的不良反应（　　）。

A. 治疗量　　　　　　B. 无效量　　　　　　C. 极量　　　　　　D. LD_{50}

5. 竞争性拮抗剂的特点是（　　）。

A. 对受体有亲和力而无内在活性　　　　B. 对受体无亲和力而有内在活性

C. 对受体有亲和力和内在活性　　　　　D. 对受体的亲和力大而内在活性小

二、配伍选择题（备选答案在前，试题在后。每组题均对应同一组备选答案，每题只有一个正确答案。每个备选答案可重复选用，也可不选用。）

A. 患者服治疗量的伯氨喹所致的溶血反应　　B. 强心苷过量所致的心律失常

C. 四环素所致的二重感染　　　　　　　　　D. 巴比妥类药物所致的次晨宿醉现象

E. 阿托品在治疗量解除胃肠痉挛时所致的口干、心悸

1. 属毒性反应的是（　　）。

2. 属后遗效应的是（　　）。

3. 属继发反应的是（　　）。

4. 属特异质反应的是（　　）。

5. 属副作用的是（　　）。

三、多项选择题（每题的备选答案中有2个或2个以上正确答案。少选或多选均不得分。）

1. 药物的不良反应包括（　　）。

A. 后遗反应　　　　　B. 变态反应　　　　　C. 副作用　　　　　D. 毒性反应

E. 停药反应

2. 部分激动剂的特点有（　　）。

A. 单独使用时，可产生较弱的生理效应　　B. 对受体无亲和力

C. 与受体有亲和力　　　　　　　　　　　D. 无对抗激动剂的作用

E. 在激动剂高浓度时显示拮抗作用

3. 药物与受体结合的特性有（　　）。

A. 高度特异性　　　　　B. 高度亲和力　　　　　C. 可逆性　　　　　D. 饱和性

E. 灵敏性

第三章
药物代谢动力学

**学习
目标**　　通过学习药物代谢动力学（以下简称药动学）的基本理论、基本概念和研究内容，为后续的各章具体药物的学习提供基本知识，为后续的自主学习提供基本平台。

知识要求：掌握药物跨膜转运的基本形式和特点，理解跨膜转运的本质和意义；理解药物的体内过程，掌握影响吸收、分布、代谢、排泄的因素；掌握半衰期和生物利用度的临床意义；了解表观分布容积、清除率的临床意义。

能力要求：能够举例说明影响药物作用的药动学因素；能解释不同给药途径对药效的影响；能解释血浆蛋白结合率对药效的影响；能解释并区别药酶诱导剂、药酶抑制剂对药效的影响。

素养提升：以生命健康为中心，辩证看待药物的治疗作用和不良反应，初步养成安全、规范用药意识，培养建立投身医药事业、服务医药事业的责任心。

药物代谢动力学简称药动学，研究药物的体内过程，包括吸收、分布、代谢、排泄（图3-1），并运用数学原理和方法阐述药物在体内的动态变化规律。药物在作用部位的最终浓度是决定药物效应的重要因素，作用部位浓度的大小是受体内过程的影响而动态变化的。

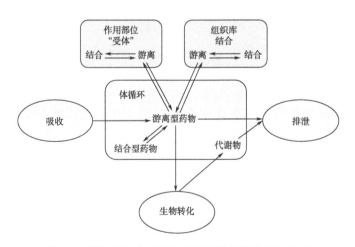

图 3-1　药物的体内过程与作用部位药物浓度的关系

第一节　药物的跨膜转运

药物的体内过程是药物不断地从机体的一个部位到达另一个部位的动态变化过程，为方便阐述其对血药浓度的影响，药物的体内过程可分为吸收、分布、代谢和排泄过程。药物在吸收、分布、代谢和排泄过程中，要不断通过各种细胞膜，也称药物的跨膜转运过程。尽管各种细胞结构不尽相同，但其细胞膜是药物体内过程的共同的、基本的屏障，具有相似性。药物跨膜转运是指药物在吸收、分布、代谢和排泄时多次穿越生物膜的过程。药物的跨膜转运方式主要有被动转运和主动转运两种。

一、被动转运

被动转运是指药物由高浓度一侧向低浓度一侧的跨膜转运，包括简单扩散、滤过和易化扩散。

（1）简单扩散：又称脂溶扩散，是指脂溶性药物可溶于细胞膜的脂质而由高浓度向低浓度透过细胞膜的扩散方式，大多数药物的转运方式属简单扩散。扩散速度除取决于膜的性质、面积及膜两侧的浓度梯度外，还与药物的性质有关。分子量越小、脂溶性越大（极性小）的药物越易通过细胞膜。药物多是弱酸性或弱碱性化学物质，它们在体液环境中部分解离成离子，部分以分子的形式存在，形成一种动态平衡，离子型药物不易跨膜转运（形成离子障），而非离子型药物可自由通过。药物的离子化程度与其解离常数 pK_a 及其所在溶液的 pH 有关。改变体液环境 pH 可以明显影响药物的离子化程度，进而影响其跨膜转运。一般来说，弱酸性药物在酸性环境下不易解离，非离子型多，脂溶性大，容易跨膜转运；而在碱性环境下易解离，离子型多，脂溶性小，不易跨膜转运。而弱碱性药物则反之。

（2）滤过：又称水溶扩散，指直径小于膜孔的水溶性小分子药物，可借助膜两侧的流体静压和渗透压差被水携至低压侧的过程。如水、乙醇、乳酸等水溶性物质，O_2、CO_2 等气体分子可通过膜孔滤过扩散。

（3）易化扩散：是载体转运的一种，是指一些不溶于脂质而与机体生理代谢有关的物质，如葡萄糖、氨基酸、核苷酸等物质，或药物借助细胞膜上的某些特异性蛋白质（转运体）而扩散转运。维生素 B_{12} 经胃肠道被吸收、甲氨蝶呤进入白细胞等均属于易化扩散。一些离子，如 Na^+、K^+、Ca^{2+} 等，可经细胞膜上特定的蛋白质通道由高浓度侧向低浓度侧转运，也属易化扩散的一种。

二、主动转运

主动转运是指药物依赖细胞膜上的特殊载体，消耗能量，从低浓度一侧向高浓度一侧的跨膜转运。主动转运是一种逆电化学差的转运过程，这种转运在我们机体自身细胞中广泛存在，对于维持细胞基本机能如体内代谢物活性和神经递质的转运具有重要意义。有的药物通过神经元、肾小管和肝细胞时，是以主动转运方式进行的。

易化扩散和主动转运都需要借助体内特殊的载体蛋白，都属于载体转运。载体蛋白具有一定的结构特异性和数量，因此，载体转运具有高度的特异性，并有饱和现象。如果药物浓度过高，超过了载体的转运能力，药物浓度会受到限制。同时，两种药物由同一载体转运时，药物之间可出现竞争性抑制现象。竞争性抑制在临床用药中具有实用价值，如丙磺舒与青霉素竞争肾小管分泌载体可延长青霉素的作用时间。

第二节 药物的体内过程

药物由给药部位进入机体产生药理效应，然后由机体排出，其间经历吸收、分布、代谢和排泄等四个基本过程，这个过程称为药物的体内过程。其吸收、分布和排泄称药物转运，代谢和排泄合称消除。

一、吸收

药物自用药部位进入血液循环的过程称为吸收（absorption）。除静脉注射无吸收过程外，血管外给药均存在吸收过程。不同的给药途径具有不同的吸收过程和特点，药物吸收的快慢和多少与给药途径密切相关，同时受药物的理化性质、吸收环境等的影响。

（一）口服给药

口服是最常用的给药途径。口服给药经济、方便，安全性高，大多数药物都能吸收。除少数分子量小的水溶性药物可经滤过吸收外，绝大多数药物在胃肠道内以简单扩散方式被吸收。胃液 pH 为 0.9～1.5，弱酸性药物可从胃中吸收，但因胃黏膜厚，表面有较厚的黏液膜，吸收面积小，电阻高，且药物在胃内滞留的时间较短，所以胃内吸收的药量有限。小肠是主要吸收部位，小肠黏膜薄，表面有绒毛，吸收面积大，电阻低，且小肠蠕动快，血流量大；而且肠腔内 pH 为 4.8～8.2，对弱酸性及弱碱性药物均易吸收。除上述的 pH、吸收面积、局部血流量外，还有很多因素会影响药物在胃肠道吸收，包括药物本身的因素，如药物颗粒大小、药物的溶解行为和崩解情况，固体药物只有迅速崩解、溶解后才被吸收；胃的排空速度，加速胃排空可使药物较快地进入小肠，加速药物吸收，反之吸收减慢。此外，服药时饮水量、是否空腹等也会对吸收产生影响。多数药物常在进餐时或进餐后服用，以减少胃肠反应。胃肠道分泌的酸和酶以及肠道内菌群的生化作用也可影响口服吸收，如胰岛素在肠内被水解而必须采用非胃肠道途径给药。

口服药物经胃肠道吸收后，在到达全身血液循环前必先经门静脉进入肝脏，如果肝脏对某些药物代谢能力很强，使得进入全身体循环的有效药量明显减少，这种现象称首关消除（first pass elimination）。首关消除也称首关代谢或首过效应。首关消除明显的药物有硝酸甘油、普萘洛尔等，一般不宜口服或需调整口服用量。药物首关消除高时，要达到有效治疗浓度往往要加大给药剂量，但同时也会使代谢产物明显增多，可能出现毒性反应。因此，在应用首关消除高的药物而决定加大口服剂量时，应先了解其代谢产物的毒性和代谢过程。

（二）舌下或直肠给药

除口服外，少数药物可经舌下含化、直肠灌药或栓剂给药，分别通过口腔、直肠和结肠黏膜吸收。虽然吸收面积小，但血流供应丰富，吸收也较迅速，并可避免首关消除。如硝酸甘油可舌下给药控制心绞痛急性发作。对少数刺激性的药物或不能口服药物的患者，可直肠给药，尤其适合小儿、老年人等人群。

（三）注射给药

静脉注射可使药物迅速而准确地进入体循环，没有吸收过程。肌内注射及皮下注射药物是通过细胞间隙较宽大的毛细血管壁吸收。药物的吸收速率与注射部位的血流量和药物的剂型有关。肌内组织的血流量明显多于皮下组织，故肌内注射比皮下注射吸收快。水溶液吸收迅速，油剂、混悬剂或植入片可在注射局部形成小型储库，吸收慢，作用持久。休克患者因外周血流量少而缓慢，多次肌内注射不但不会立即产生效应，还会在病情好转后，因体循环速度加快，吸收过量而中毒。故抢救治疗时应静脉给药较好。

（四）吸入给药

肺泡表面积大，与血液只隔肺泡上皮及毛细血管内皮各一层，且血流丰富，吸收极其迅速，适用于挥发性药物和气体药物。目前临床应用的气雾剂应严格控制所含液体或固体药物颗粒直径的大小，防止因分散度过大或过细，造成药物滞留在咽喉或随气体排出而不能奏效。

（五）局部给药

局部用药主要是在皮肤、眼、鼻、口腔、咽喉和阴道等部位产生局部作用。完整的皮肤吸收能力较差，外用药物主要发挥局部作用，如果在制剂中加入促皮吸收剂可使吸收能力加强。如硝苯地平贴皮剂用于预防心绞痛发作，一日只需贴一次。

二、分布

药物吸收后从血液循环到达机体各组织器官的过程称为分布（distribution）。药物分布的快慢、浓度的高低等，会明显影响药物作用。药物在体内的分布受很多因素的影响，包括药物本身的脂溶性、与血浆蛋白的结合能力、器官血流量、组织亲和力、体液 pH 和药物的解离常数等，甚至受药物载体转运蛋白的种类和数量以及体内特殊的组织屏障等的影响。多数药物在体内的分布往往是不均匀的。

（一）血浆蛋白结合率

药物进入血液后会与血浆蛋白发生不同程度的结合，这种结合不影响药物本身结构而且可逆。与血浆蛋白结合的药物称为结合型药物，未结合的药物称为游离型药物，结合型药物与游离型药物处于动态平衡之中。结合型药物分子量大，不能跨膜转运，暂时失去药理活性，是药物在血液中的一种暂时贮存方式。药物与血浆蛋白结合的能力称为血浆蛋白结合率。血浆蛋白结合率影响药物在体内的分布、转运速度以及作用强度和消除速率，是影响药物作用的重要因素之一。

课堂活动

血浆蛋白结合率

讨论血浆蛋白结合率的意义，何种情况下会出现竞争性置换现象？竞争性置换时对两种药物各自有何影响？

血浆蛋白结合率低的药物，游离型浓度高，药物分布快、作用强，但药效持续时间短；血浆蛋白结合率高的药物则相反。此外，由于血浆蛋白数量有限且药物与血浆蛋白结合特异性较低，能与相同血浆蛋白结合的药物同时应用时，如果药物剂量较大，有时会出现竞争性置换现象。如抗凝血药华法林和解热镇痛药保泰松能结合相同的血浆蛋白，且两者血浆蛋白结合率都较高，如果两药同时使用会出现竞争置换现象，保泰松可竞争性置换出华法林而使得游离型的华法林明显增多，导致抗凝作用增强甚至引起出血。

药物在血液中
存在的方式

（二）器官血流量

药物由血液向组织器官的分布速度主要决定于该组织器官的血流量和细胞膜的通透性。人体组织脏器的血流量以肝最多，肾、脑、心次之，而肌肉、皮肤、脂肪和大多数内脏血液灌注量较低。药物吸收后，往往在高血流灌注量的组织器官内迅速达到较高浓度。脂肪组织的血流量虽少，但其面积大，是脂溶性药物的巨大储库。如肝、肾、脑、肺等血流量丰富的器官药物分布较快，尤其在分布早期，药物很快随着血流到达这些器官，随后受亲和力等因素的影响，有些药物还可以再分布（redistribution）。如静脉注射脂溶性很高的麻醉药硫喷妥钠，首先分布到血流量大的脑组织发挥作用，随后（由于其脂溶性高，更容易被脂肪组织摄取）向血流量少的脂肪组织转移而使药效消失，这种现象称为药物的再分布。

（三）组织的亲和力

药物对某些组织的特殊亲和力，使药物在该组织浓度明显高于血浆药物浓度或其他组织，使药物的分布具有一定的选择性。如碘主要集中于甲状腺；钙沉积于骨骼中；汞、砷、锑等重金属和类金属在肝、肾中分布较多；氯喹在肝细胞和红细胞内分布浓度高。药物与某些组织的亲和力强是药物作用部位具有选择性的重要原因。有时药物分布的部位与药物作用部位并不完全一致，如四环素与钙络合沉积于骨骼及牙齿中，会使儿童骨骼生长抑制及牙齿黄染。

（四）体液 pH 和药物解离度

生理情况下细胞外液 pH 为 7.4，细胞内液 pH 为 7.0。弱酸性药物在偏碱性的细胞外液环境中解离增多，不易从细胞外液转运到细胞内液，因而细胞外液的浓度高于细胞内液的浓度，升高血液 pH（细胞外液碱性增加）可使弱酸性药物由细胞内向细胞外转运。弱碱性药物与之相反。弱酸性巴比妥类药物中毒后，可口服碳酸氢钠碱化血液和尿液，不但可促使巴比妥类药物由脑细胞向血液转移，也可减少药物在肾小管的重吸收，加速药物自尿液排出，这是临床上抢救巴比妥类药物中毒的措施之一。

（五）体内特殊屏障

血脑屏障

（1）血脑屏障：指血-脑之间有一种选择性阻止各种物质由血入脑的屏障，它有利于维持中枢神经系统内环境的相对稳定，具体包括血液与脑组织、血液与脑脊液及脑脊液与脑组织三种屏障。药物从血液向中枢神经系统分布，在进入脑脊液、脑细胞时会受到限制。脑组织内的毛细血管内皮细胞紧密相连，内皮细胞之间没有间隙，且毛细血管外表面几乎均被星形胶质细胞所包围，这种特殊结构形成了血脑屏障的生理基础。这样的结构使得大分子、水溶性或解离型药物难以进入脑组织，只有脂溶性高的药物才能以被动扩散的方式通过血脑屏障。在某些病理状态下（如脑膜炎），血脑屏障的通透性会增加，一般不能进入血脑屏障的水溶性药物进入脑脊液的量可明显增多，如青霉素、林可霉素、头孢噻吩钠等可在脑脊液中达到有效治疗浓度发挥治疗作用。

（2）胎盘屏障：胎盘屏障是胎盘绒毛与子宫血窦之间的屏障。事实上，胎盘对药物的转运并无屏障作用，其对药物的通透性与一般毛细血管无显著差别。几乎所有药物都能穿透胎盘屏障进入胚胎循环，故孕妇用药应谨慎，防止造成胎儿中毒或畸形。

（3）血眼屏障：血液与视网膜、房水、玻璃体之间的屏障称为血眼屏障。吸收入血的药物在房水、晶状体和玻璃体中的浓度远低于血液中浓度，药物在眼内难以达到有效浓度，因此眼部用药一般以局部用药为宜。高脂溶性药物及小分子水溶性药物（分子量小于 100Da）一般不受影响易于通过。

三、代谢

代谢（metabolism）是指药物吸收后在体内经酶或其他作用发生一系列的化学反应，导致药物化学结构上的转变，又称生物转化（biotransformation）。生物转化的能力反映了机体对外来性物质或者药物的处置能力。绝大多数药物在体内被代谢后极性增大，有利于排出体外，因此代谢是药物在体内消除的重要途径。大多数药物主要在肝脏，部分药物也可在其他组织，被有关的酶催化而被代谢。药物生物转化后其生物活性有三种变化：①由活性药物转化为无活性的代谢物，即灭活；②由无活性或活性较低的药物变成有活性或活性强的药物，即活化；③由无毒或毒性小的药物变成毒性代谢物。

(一) 代谢方式

生物转化分两步进行，第一步为氧化、还原或水解反应，第二步为结合反应。第一步反应使多数药物灭活，但少数例外反而活化。第二步可与体内的葡萄糖醛酸、硫酸、乙酰基、甲基、甘氨酸等结合，经过结合后总是使药物活性降低或灭活，极性加大，水溶性增强，易于经肾排泄。

知识拓展

对乙酰氨基酚的肝毒性

对乙酰氨基酚在治疗剂量(1.2g/d)时，95%的药物经葡萄糖醛酸化和硫酸化而生成相应结合物，然后由尿排泄；另5%则在细胞色素P450单加氧酶系催化下产生有毒的代谢物N-乙酰-对苯醌亚胺，后者与谷胱甘肽发生反应生成无毒的巯基尿酸盐而被排泄，因此对乙酰氨基酚在治疗量时是很安全的。但如长期或大剂量使用，葡萄糖醛酸化和硫酸化途径被饱和，较多药物经细胞色素P450单加氧酶系催化反应途径代谢（消耗过多的谷胱甘肽导致肝脏谷胱甘肽消耗量超过再生量），毒性代谢产物N-乙酰-对苯醌亚胺不能及时被谷胱甘肽结合解毒从而导致其蓄积，与细胞内蛋白质分子上的亲核基团发生反应引起肝细胞坏死。

长期饮酒可导致N-乙酰-对苯醌亚胺生成过多，当其含量超过体内谷胱甘肽结合量时，多余的N-乙酰-对苯醌亚胺便会与肝组织蛋白结合，引起细胞坏死产生肝毒性，严重的甚至会导致死亡。多数感冒药中含有对乙酰氨基酚成分，正常剂量下用药是安全的，联合服用感冒药或自行加大剂量则可因服用过量引起肝损害。

(二) 药物代谢酶

药物的生物转化必须在酶催化下才能进行，这些催化药物的酶统称为药物酶，简称药酶，分微粒体酶系和非微粒体酶系两类。肝脏中药物代谢酶种类多而且含量丰富，因此肝脏是药物代谢的主要器官。

(1) 微粒体酶系：是促进药物生物转化的主要酶系统，主要存在于肝细胞内质网上，又称肝药酶。其中主要的氧化酶系是细胞色素 P450 酶系（cytochrome P450，简称 CYP），由于其与 CO 结合后的吸收主峰在 450nm 处而命名。CYP 又称多功能氧化酶、羟化酶，属于混合功能酶系，是一个庞大的家族，包括如 CYP1、CYP2、CYP3、CYP4 家族以及 CYP11、CYP17、CYP19、CYP21 家族等。我们比较熟悉的如 CYP3A4 就属于 CYP3 家族。

(2) 非微粒体酶系：存在于血浆、细胞质和线粒体中的多种酶系。可对水溶性较大、脂溶性较小的药物及结构与体内正常代谢物相类似的物质进行生物转化，这些非微粒体酶有单胺氧化酶、黄嘌呤氧化酶、醇和醛脱氢酶、胆碱酯酶、乙酰转移酶以及谷胱甘肽 S-转移酶等。

(三) 药酶诱导剂与药酶抑制剂

肝药酶的活性和含量是不稳定的，且个体差异大，又易受某些药物的影响。凡能使肝药酶的活性增强或合成加速的药物称为药酶诱导剂，如苯巴比妥、苯妥英、利福平等，它可加速药物自身和其他药物的代谢。药酶诱导作用可解释连续用药产生的耐受性、交叉耐受性、停药敏化现象、药物相互作用、遗传差异、个体差异等。如苯巴妥的药酶诱导作用很强，连续用药能加速自身的代谢，久用容易产生耐受性。凡能使药酶活性降低或合成减少的药物称药酶抑制剂，如氯霉素、对氨基水杨酸、异烟肼等，它能减慢其他药物的代谢，使药效增强。

课堂活动

某癫痫病的患者，在用卡马西平治疗期间，加用苯巴比妥5天后，卡马西平血浓度降低，如何解释此现象？

四、排泄

药物在体内经吸收、分布、代谢后，以原形或代谢产物的形式经不同途径排出体外的过程称为排泄（excretion）。挥发性药物及气体可从呼吸道排出，多数药物主要由肾排泄，有的也经胆道、乳腺、汗腺、肠道等排泄。

（一）肾脏排泄

肾是药物排泄最重要的器官。药物及其代谢物经肾排泄，包括肾小球滤过、肾小管分泌及肾小管重吸收三种方式。肾小球毛细血管的膜孔较大，血流丰富，滤过压较高，故通透性大。除了与血浆蛋白结合的药物外，游离型药物及其代谢产物均可滤过。药物自肾小球滤过进入肾小管后，可有不同程度的重吸收，脂溶性药物重吸收多，排泄速度慢；水溶性药物重吸收少，易从尿中排出，排泄速度快。

尿量和尿液 pH 的改变可影响药物排泄。增加尿量可降低尿液中药物浓度，减少药物的重吸收。肾小管重吸收主要以简单扩散进行，故对弱酸性或弱碱性药物排泄的多少，直接与尿液的 pH 相关。尿液偏酸性，弱碱性药物解离型多，脂溶性低，重吸收少，排泄多，而弱酸性药物则相反。碱化或酸化尿液，可分别使弱酸性药物（如苯巴比妥）、弱碱性药物（如苯丙胺）的解离型增加，脂溶性减少，不易被肾小管重吸收。

课堂活动

患者服用过量苯巴比妥钠，急症入院，为了加速苯巴比妥钠的排泄，解除患者中毒症状，临床上可采用什么方法？

肾小管尚有主动分泌的功能，其由非特异性载体转运系统完成，因其选择性低，假如两种药物通过同一载体转运时，彼此间产生竞争性抑制。如临床上丙磺舒与青霉素合用，可竞争性抑制青霉素的分泌，提高青霉素的血浓度，延长作用时间。

（二）消化道排泄

药物可通过胃肠道壁脂质膜自血浆内以简单扩散方式排入胃肠腔内，位于肠上皮细胞膜上的 P-糖蛋白也可直接将药物及其代谢产物从血液内分泌排入肠道。当碱性药物血药浓度很高时，消化道排泄途径十分重要。如大量应用吗啡（pK_a 为 7.9）后会有部分药物经简单扩散进入胃，在胃内酸性环境下几乎完全解离，吸收极少，不表现出毒性作用；如果不以洗胃将其清除，则进入相对碱性的肠道后会再被吸收产生毒副作用。

部分药物经肝脏转化形成极性较强的水溶性代谢产物，被分泌到胆汁内经由胆道及胆总管进入肠腔，然后随粪便排泄。某些经胆汁排入肠腔的药物

肝肠循环对药物
排泄的影响

可再经小肠上皮细胞吸收经肝脏进入血液循环,这种肝脏、胆汁、小肠间的循环称肠肝循环(enterohepatic circulation)。肠肝循环可延长药物的血浆半衰期,使血药浓度下降减慢,药物作用时间延长。强心苷中毒时,可口服考来烯胺使其在肠内和强心苷形成络合物,中断强心苷的肠肝循环,加快其粪便排泄,从而起到解毒作用。

(三) 其他途径的排泄

许多药物也可经汗液、唾液、泪液和乳汁排泄。这些途径的排泄主要是依靠脂溶性分子型药物通过腺上皮细胞进行简单扩散,与 pH 有关。药物也可以主动转运方式分泌入腺体导管内,排入腺体导管内的药物可被重吸收。乳汁略呈酸性,又富含脂质,所以脂溶性高的药物和弱碱性药物(在乳汁中浓度会略高于血浆中浓度)如吗啡、阿托品等可自乳汁排出,故哺乳期妇女用药应慎重,以免引起婴幼儿不良反应。非电解质类(如乙醇、尿素)易进入乳汁达到与血浆相同的浓度。挥发性药物和吸入性麻醉药可通过肺排出体外。

第三节　药物代谢动力学基本概念

一、血药浓度变化的时间过程

药物在体内的吸收、分布、代谢和排泄,是一个连续变化的动态过程,其与药物作用起始的快慢、维持时间的长短、药物的治疗作用或毒副反应密切相关。为此,研究血药浓度随着时间变化的动态规律及对药物代谢动力学重要参数的测定,对指导临床合理用药有重要的意义。

(一) 药-时曲线和曲线下面积

绝大多数药物的药理作用强弱与其血药浓度平行,血药浓度随时间的推移而变化。一次给药后在不同时间测定血药浓度,可以描记出血药浓度与时间关系的曲线,即药-时曲线。药-时曲线指在给药后不同时间采集血样,测定血药浓度,以时间为横坐标,血药浓度为纵坐标所绘制的血药浓度随着时间变化而升降的曲线(图 3-2)。药-时曲线下所盖的面积称曲线下面积(area under curve,AUC),其大小反映药物吸收进入血液循环的相对积累量,可通过公式和数学计算推导得到。药-时曲线直观上表示为坐标轴和曲线围成的面积。

药-时曲线一般可分为三期:潜伏期、持续期和残留期。潜伏期指用药后到开始出现作用的时间,它主要反映药物的吸收、分布过程。持续期指药物维持有效浓度的时间,这与药物的吸收及消除速率有关。此期内的药峰浓度是指给药后达到的最高药物浓度,其与药物剂量成正比。药峰时间是指用药后达到最高药物浓度的时间,曲线在药峰时间时吸收速率与消除速率相等。残留期是指药物浓度已降至最小有效浓度以下,但尚未自体内完全消除的时间。残留期的长短与消除速率有关。

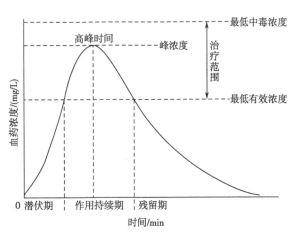

图 3-2　单次血管外给药的药-时曲线

静脉注射形成的曲线由急速下降的以分布为主的分布相和缓慢下降的以消除为主的消除相两部分组成，而口服给药形成的曲线则由迅速上升的以吸收为主的吸收相和缓慢下降的以消除为主的消除相两部分组成（图 3-3）。

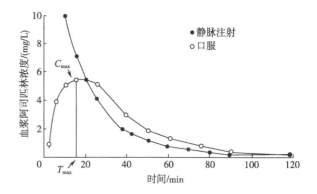

图 3-3　同一患者分别单次口服和静脉注射某药的药-时曲线

（二）房室模型

房室模型是指定量分析药物在体内动态变化的数学模型。这里所指的房室并非解剖学上分隔体液的房室，而是按药物分布速率以数学方法划分的药动学概念。房室的划分主要与器官血流量、膜的通透性、药物与组织亲和力等因素相关。

（1）一室模型。该模型假设给药后药物进入血液循环并立即均匀地分布到全身体液和多组织器官，此时整个机体可视为一个整体空间，此系统称为一室开放性模型或一室模型（图3-4）。将属于一室模型的药物静注，用血药浓度的对数与时间作图，可得到一条直线，即药-时曲线呈单指数衰减。

（2）二室模型。该模型假设给药后药物首先进入全血和血流丰富的组织，如心、肝、脑、肾等中央室。然后较缓慢地进入血流供应较少的组织，如皮肤、肌肉、脂肪等周边室（图 3-5）。该模型还假设药物首先进入中央室，并只能从中央室消除。将属于二室模型的药物静注，用血浆药物浓度的对数与时间作图可得到由两段不同的直线构成的曲线，即药-时曲线呈双指数衰减。

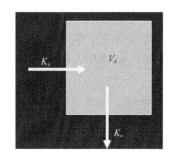
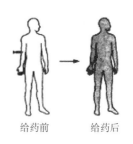

给药前　给药后

图 3-4　一室模型

K_a—吸收速率常数；K_e—消除速率常数；V_d—表观分布容积

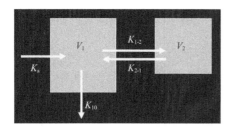
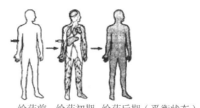

给药前　给药初期　给药后期（平衡状态）

图 3-5　二室模型

K_a—吸收速率常数；K_{10}—消除速率常数；K_{1-2}—1 室到 2 室的速率常数；
K_{2-1}—2 室到 1 室的速率常数；V_1—1 室的分布容积；V_2—2 室的分布容积

（三）药物消除动力学过程

药物消除动力学过程指血药浓度不断衰减的动态变化过程，其规律可用消除速率和血药浓度关系的数学方程式表达。

（1）一级消除动力学：指单位时间内消除恒定比例的药物，故又称恒比消除。其表明药物的消除速率与血药浓度成正比。其数学方程式为：$dC/dt = -KC$。式中 C 为血药浓度，t 为时间，dC/dt 为消除速率，K 为消除速率常数（即恒定百分比），负号表示血药浓度随时间变化而降低。由于 C 的指数等于 1，所以称为一级消除动力学。如将血药浓度的对数与时间作图，则为一直线（图 3-6），绝大多数药物都是按恒比消除。

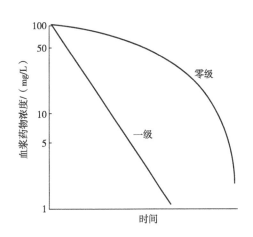

图 3-6　一级消除动力学和零级消除动力学的药-时曲线

（2）零级消除动力学：指药物在体内以恒定的速率消除，即不论血浆药物浓度高低，单位时间内消除恒定数量的药物，又称恒量消除。由于药物的消除速率与血药浓度无关，其数学方程式为：$dC/dt = -KC^0 = -K$。由于式中 C 的指数为零，所以称零级消除动力学。由于药-时曲线下降部分在半对数坐标上呈曲线（图 3-6），故又称非线性消除。当用药量超过机体最大消除能力时或机体消除功能低下时，药物按恒量消除。一些非线性动力学消除的药物，如苯妥英钠、阿司匹林、华法林等在治疗剂量时呈一级动力学消除，而在大剂量时，药物降低受酶活性或转运机制的限制，按零级动力学消除。

二、常用药动学参数及其意义

（一）半衰期

半衰期（half time，$t_{1/2}$），或称药物消除半衰期，通常指血浆半衰期，即血浆药物浓度下降一半所需的时间，其长短可反映体内药物消除速度。根据半衰期可确定给药间隔时间，通常给药间隔时间约为 1 个半衰期。半衰期过短的药物，若毒性小时可加大剂量并使给药间隔时间长于半衰期，这样既可避免给药过频，又可在两次给药间隔内仍保持较高血药浓度，如青霉素的 $t_{1/2}$ 仅为 1 小时，但通常每 6～12 小时给予大剂量治疗。根据 $t_{1/2}$ 可以估计连续给药后达到稳态血浆药物浓度的时间和停药后药物从体内消除所需要的时间。

多数药物的消除按一级动力学方式，其半衰期是一个常数。药物经过一个 $t_{1/2}$ 后消除 50%，经过两个 $t_{1/2}$ 后消除 75%，经过 5 个 $t_{1/2}$ 后，体内药物消除约 97%，可以认为药物从体内基本消除。反之，若按固定剂量、固定间隔时间给药，经 4～5 个 $t_{1/2}$ 基本达到稳态血药浓度。因此，可以根据 $t_{1/2}$ 估计连续给药后达到稳态血药浓度的时间和停药后药物从体内消除所需要的时间。

（二）生物利用度

生物利用度（bioavailability，F）是指药物经血管外途径给药后吸收进入全身血液循环的相对量和速度。静脉注射时的生物利用度应为 100%。其他途径给药，吸收进入血液循环的药物相对量以 AUC 表示，药物进入血液循环的速度以达峰时间表示。一般来说，应用不同剂型的药物后血药浓度达峰时间的先后可反映生物利用度的速度差异。药物颗粒的大小、晶型、充填剂的紧密度、赋形剂的差异、生产工艺的不同以及给药途径都可影响生物利用度，从而影响临床疗效。

$$F = \frac{A}{D} \times 100\%$$

式中，A 为体内药物总量，D 为用药剂量。

生物利用度可分为绝对生物利用度和相对生物利用度。如以血管外给药（如口服）的 AUC 和静脉注射的 AUC 进行比较，则可得药物的绝对生物利用度：

$$F_{绝对} = \frac{AUC_{血管外给药}}{AUC_{静脉给药}} \times 100\%$$

如对同一血管外给药途径的某一种药物制剂（如不同剂型、不同药厂生产的相同剂型、同一药厂生产的同一品种的不同批号等）的 AUC 与相同标准制剂的 AUC 进行比较，则可得相对生物利用度：

$$F_{相对} = \frac{AUC_{受试制剂}}{AUC_{标准制剂}} \times 100\%$$

相对生物利用度是判定两种药物制剂是否具有生物等效性（bioequivalence）的依据。不同药厂生产的同一种剂型的药物，甚至同一个药厂生产的同一种药品的不同批号的产品，生物利用度可能有很大的差别。其原因在于晶型、颗粒大小或药物的其他物理特性以及处方和生产质量控制情况均可影响制剂的崩解和溶解，从而改变药物的吸收速度和程度。临床上应重视不同药物制品的生物不等效性，特别是治疗指数低或量-效曲线陡的药物，如苯妥英钠、地高辛等。

背景知识

生物等效性试验

生物等效性试验是指用生物利用度研究的方法，以药代动力学参数为指标，比较同一种药物的相同或者不同剂型的制剂，在相同的试验条件下，其活性成分吸收程度和速度有无统计学差异的人体试验。

课堂活动

如图3-7所示，同一药物相同剂量的3种制剂，在口服后分别测得的3条药-时曲线（Ⅰ、Ⅱ、Ⅲ），虽然 AUC 值均相等，但达峰时间及最大血药浓度不相等。请思考哪种制剂更好？

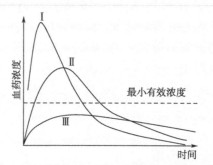

图3-7　三种制剂Ⅰ、Ⅱ、Ⅲ的药-时曲线比较

（三）表观分布容积

表观分布容积（apparent volume of distribution，V_d）是指当血浆和组织内药物分布达到平衡时，体内药物按血浆药物浓度在体内分布所需体液容积。

$$V_d = \frac{A}{C_0} \times 100\%$$

A 为体内药物总量，C_0 为血浆和组织内药物达到平衡时的血浆药物浓度。由于药物在体内的分布并不是均匀的，因此 V_d 并不是一个真正的生理容积，只是假定当药物在体内按血浆药物浓度均匀分布时所需容积。V_d 的单位可用 L 表示，但考虑个体间容积差异，以 L/kg 表示更恰当。

表观分布容积虽然是一个理论容量，但可反映药物在体内分布的广泛程度或与组织中生物大分子结合的程度，根据 V_d 的大小可以推测药物在体内的分布情况。V_d 值小，可推测药物大部分分布于血浆中或血流丰富的心、肝、肾等重要脏器内；V_d 值大，表明血药浓度低，药物分布广泛，可能被某些组织摄取。如体重 70kg 的男子（总体液量约为 42L，约占体重 60%）给予 0.5mg 地高辛时，测得血浆浓度为 0.78ng/mL，可计算 V_d 为 641L，远远高于实际体液量，提示其主要分布于血浆以外的组织。实际上，地高辛因为疏水性强，主要分布于肌肉和脂肪组织，血浆内仅有少量药物。此外，当已知某药的分布容积，可推算体内的药物总量或求算达到某一有效血药浓度时的药物剂量。

知识拓展

消除速率常数和清除率

消除速率常数（elimination rate constant，K_e）是单位时间内消除药物的分数。如 K_e 为 0.12h^{-1}，表示每小时消除前一小时末体内剩余药量的12%。K_e 反映体内各种途径消除药物的总和。对于正常人来说，K_e 基本恒定，其数值大小反映药物在体内消除的速率，只依赖于药物本身的理化性质和消除器官的功能，与药物剂型无关。

清除率(clearance，CL)是机体消除器官在单位时间内清除药物的血浆容积，也就是单位时间内有多少体积血浆中所含药物被机体清除，是体内肝脏、肾脏和其他所有消除器官清除药物的总和。清除率以单位时间的容积(mL/min或L/h)表示，计算公式为：

$$CL = V_d \cdot K_e = \frac{A}{AUC_{0 \rightarrow \infty}}$$

A 为体内药物总量。在一级消除动力学时，单位时间内消除恒定比例的药物，因此清除率也是一个恒定值；但当体内药物消除能力达到饱和而按零级动力学方式消除时，每单位时间内清除的药物量恒定不变，因而清除率是可变的。CL 测定值的变异也可反映体内肝、肾功能正常与否。肝、肾功能不全的病人，应适当调整剂量或延长用药间隔时间，以免过量蓄积而中毒。

 ## 目标检测

一、单项选择题

1. 药物在体内消除是（　　）。

A. 经肾排泄

B. 经消化道排出

C. 经肝药酶代谢破坏

D. 药物的生物转化和排泄

2. 某碱性药物的 $pK_a = 9.8$，如果增高尿液的 pH，则此药在尿中（　　）。

A. 解离度增高，重吸收减少，排泄加快

B. 解离度增高，重吸收增多，排泄减慢

C. 解离度降低，重吸收减少，排泄加快

D. 解离度降低，重吸收增多，排泄减慢

3. 大多数药物在体内通过细胞膜的方式是（ ）。

A. 主动转运　　　　B. 简单扩散　　　　C. 易化扩散　　　　D. 膜孔滤过

4. 下列给药途径中，一般说来，吸收速度最快的是（ ）。

A. 吸入　　　　　　B. 口服　　　　　　C. 肌内注射　　　　D. 皮下注射

5. 药物与血浆蛋白结合率高，则药物的作用（ ）。

A. 起效快　　　　　B. 维持时间长　　　C. 作用强　　　　　D. 维持时间短

6. 易透过血脑屏障的药物具有的特点为（ ）。

A. 与血浆蛋白结合率高　　　　　　　　B. 分子量大

C. 极性大　　　　　　　　　　　　　　D. 脂溶性高

7. 口服苯妥英钠几周后又加服氯霉素，测得苯妥英钠血浓度明显升高，这种现象是因为
（ ）。

A. 氯霉素使苯妥英钠吸收增加

B. 氯霉素增加苯妥英钠的生物利用度

C. 氯霉素与苯妥英钠竞争与血浆蛋白结合，使苯妥英钠游离增加

D. 氯霉素抑制肝药酶使苯妥英钠代谢减少

8. 某药按一级动力学消除，其血浆半衰期与 k（消除速率常数）的关系为（ ）。

A. $0.693/k$　　　B. $k/0.693$　　　C. $2.303/k$　　　D. $k/2.303$

9. 按药物半衰期给药 1 次属一级消除动力学，在经过约几次可达稳态血药浓度（ ）。

A. 2～3 次　　　B. 4～6 次　　　C. 7～9 次　　　D. 10～12 次

二、多项选择题（每题的备选答案中有 2 个或 2 个以上正确答案。少选或多选均不
得分。）

1. 舌下给药的特点是（ ）。

A. 可避免胃肠刺激作用　　　　　　　　B. 肝肠循环

C. 可避免胃酸破坏　　　　　　　　　　D. 可避免不良反应

E. 可避免首关消除

2. 药物与血浆蛋白结合的特点是（ ）。

A. 暂时失去药理活性　　　　　　　　　B. 具可逆性

C. 特异性低　　　　　　　　　　　　　D. 结合点有限

E. 两药间可产生竞争性置换作用

3. 经生物转化后的药物（ ）。

A. 可具有活性　　　　　　　　　　　　B. 有利于肾小管重吸收

C. 脂溶性增加　　　　　　　　　　　　D. 失去药理活性

E. 极性升高

第四章
影响药物效应的因素

通过学习从药物和机体方面了解影响药效的因素有哪些，临床用药时应注意哪些问题。

知识要求： 理解影响药效的主要因素，掌握药物相互作用的结果、特点以及对临床用药的影响。

能力要求： 能够举例说明影响药效的药物因素和机体因素；能够举例说明药物的协同作用与拮抗作用，能够解释耐受性与耐药性、躯体依赖性与精神依赖性等概念。

素养提升： 初步养成安全、规范用药意识；培养建立投身医药事业、服务医药事业的责任心。

第一节　药物方面的因素

一、剂量

剂量是指用药的分量。在一定范围内药物的作用随剂量增加而增强。不但程度增强还能改变作用性质或出现不良反应，如镇静催眠药苯巴比妥在小剂量时出现镇静作用，随剂量增加可依次出现镇静、催眠、抗惊厥、麻醉、麻痹的作用甚至致死。

二、药物剂型

药物的剂型可影响药物的体内过程，主要表现在吸收和消除两方面。同一药物的不同剂型，吸收速度往往不同。口服时液体制剂比固体制剂吸收快，即使是固体制剂，从吸收快慢来比较的话，胶囊剂＞片剂＞丸剂；肌内注射时水溶液＞混悬剂＞油剂。

控释制剂，药物按零级速率释放，能在预定的时间内自动以预定的速度恒速释放，使血药浓度长时间恒定维持在有效浓度范围之内，产生持久药效。缓释制剂，药物按一级速率缓慢释放，药物在较长时间持续释放，可长时间维持有效血药浓度产生持久药效。靶向药物制剂（如静脉乳剂、微球制剂、脂质体、纳米囊和纳米球制剂等）给药后，药物可在某些器官或组织中以较高浓度分布，如脂质体包裹的药物在体内被巨噬细胞作为异物而吞噬。

三、给药途径

给药途径不同可直接影响药物效应的快慢和强弱。依药效出现时间的快慢，其顺序为静脉注射＞肌内注射＞皮下注射＞口服。临床用药应根据病情需要和制剂特点选择适当地给药途径。口服给药起效慢，但其简便安全，适用于大多数药物和患者；静脉给药能立即生效，适用于急症和危重患者；局部用药如滴眼、滴鼻、外敷伤口、外擦皮肤等，可发挥局部治疗作用。

四、用药时间和次数

　　用药时间应根据病情需要和药物特点而定。一般来说，饭前服药吸收较好，起效较快；饭后服药吸收较差，起效较慢，有刺激性的药物如非甾体抗炎药，宜饭后服用，可减少对胃肠道的刺激。针对治疗目的不同，也应有相应的选择，如催眠药应睡前服，降糖药胰岛素应餐前给药。

　　用药次数应根据病情需要，以及药物在体内的消除速率而定。通常可参考药物的 $t_{1/2}$。$t_{1/2}$ 短的药物，给药次数要相应增加，$t_{1/2}$ 长的药物给药次数相应减少。对毒性大或消除慢的药物，应规定一日的用量和疗程。长期用药应避免蓄积中毒，当患者的肝、肾功能不全时，应适当调整给药次数及给药的间隔时间。

知识拓展

时辰药理学

　　在一定时间内，进行有节律的活动是生物界的一种普遍现象，人类研究最多的也最为肯定的是昼夜节律。如人的体温变化、血压变化、肾上腺皮质激素的分泌及尿钾的排泄等。同样，机体对药物的敏感性也存在昼夜间的差异。如洋地黄治疗心功能不全，夜间用药的敏感性比白天高数倍；糖皮质激素早晨一次给药对肾上腺皮质分泌的抑制作用比其他时间给药要小；硝酸甘油抗心绞痛的作用是早上强下午弱，故早晨给药更有效。这种研究昼夜节律对药物作用和体内过程的影响的科学称为时辰药理学（chronopharmacology）。

　　吲哚美辛早晨给药比晚上给药时不良反应大，因为早晨给药血浆吲哚美辛浓度高；泼尼松、去炎松或地塞米松晨一次口服，对血浆、尿中17-或21-羟类固醇的量影响不大，但如将每日同样剂量分3~4次服，会使皮质类固醇的排泄量降低1/2。故可的松、氢化可的松、泼尼松等，以晨8：00给药疗效最佳，仅需1次；地塞米松只需隔日晨服1次即可，这样可使药效增强，作用时间延长。

　　现代医学研究证实，很多药物的作用和毒性、不良反应与人体的生物节律（生物钟）有着极其密切的关系。同一种药物的同等剂量可因给药时间不同，作用和疗效也不一样。药师运用时辰药理学知识来制定合理的给药方案，按时辰规律给药可减少盲目性，准确及时地将药物送达病灶，使给药时间与人体生理节律同步，使用药更加科学、有效、安全、经济。并通过提供药学服务，加强药学监护，实施药物治疗方案的干预，对提高药物疗效、降低药物不良反应、确立药师形象和提高社会地位，具有极为重要的实际价值。

五、药物相互作用

　　药物相互作用是指两种或多种药物同时或先后使用时，由于药动学或药效学的原因，改变了原有的药理效应或毒性反应。药物相互作用可产生两种结果：①协同作用（synergism），指联合用药使药效相加或增强，如青霉素与链霉素合用，可使抗菌谱扩大，抗菌效应增强；②拮抗作用（antagonism），指联合用药后使原有药效减弱或消失，如胰岛素与普萘洛尔合用，使胰岛素降血糖作用减弱。

（一）药物在体外的相互作用

在配制药物，特别是配制液体药物过程中，药物与药物、药物与辅料、药物与溶媒之间发生理化反应，可出现浑浊、沉淀、变色以至药效减低、失效、毒性增强的现象称为配伍禁忌（incompatibility）。向输液剂中加入药物是临床常用的给药方法，但应明确：血液、血浆、氨基酸、白蛋白等是特殊性质的输液剂，不允许加入其他药物。所以注射剂之间配制前要认真查对配伍禁忌表。

（二）药物在药动学方面相互作用

药动学过程包括吸收、分布、代谢、排泄四个环节，联合用药时，药物在胃肠道吸收、与血浆蛋白结合、肝脏的代谢及肾脏排泄的过程中受到其他药物的影响，使药物在作用部位浓度改变，导致药物效应增强或减弱，作用时间缩短或延长。如抗酸药减少氨苄青霉素的吸收；抑制胃排空的药物阿托品和阿片类麻醉性镇痛药可延缓与其合并应用的药物吸收；苯妥英钠从血浆蛋白结合部位置换出华法林，使其抗凝作用增强甚至引起出血；服用香豆素类抗凝药时若同时服用阿司匹林，竞争血浆蛋白产生竞争性置换导致抗凝作用增强会引起机体的出血；苯巴比妥药酶诱导使可的松等代谢加速，作用减弱；经肾小管分泌的药物如丙磺舒可竞争性抑制青霉素的分泌而延长其半衰期；碳酸氢钠可促进苯巴比妥从肾脏排泄解除其毒性。

对于药效曲线斜率大或治疗指数低的药物如抗凝药、抗心律失常药、抗癫痫药、抗肿瘤药和免疫抑制药，使用时更应注意药物的相互作用，否则极易诱发或加重不良反应。

（三）药物在药效学方面的相互作用

药物在药效学方面的相互作用是指一种药物对另一种药物药理效应的影响，这种相互作用有以下几种形式。

（1）协同作用：指两药合用时引起的效应大于单用效应的总和。可分为相加作用、增强作用、增敏作用。①相加作用：两药合用的效应是两药单用效应的代数和。如抗心绞痛采用硝酸甘油与普萘洛尔合用，抗心绞痛作用相加而各药剂量相应减少，不良反应降低。②增强作用：两药合用的效应大于两药单用效应的总和。如磺胺甲噁唑与甲氧苄啶合用，不仅可使抗菌作用明显增强，而且可延缓耐药性的产生。③增敏作用：指一药可使组织或受体对另一药的敏感性增强。如呋塞米可使血钾降低，从而使心肌对强心苷的作用敏感，容易出现心脏毒性反应。

（2）拮抗作用：指两药合用的效应小于它们分别作用的总和。可分为竞争性拮抗作用、非竞争性拮抗作用。①竞争性拮抗作用：两种药物在共同的作用部位或受体上产生了拮抗作用。如吗啡与纳洛酮合用时，产生了拮抗作用。②非竞争性拮抗作用：两种药物不作用于同一部位或受体，这种拮抗现象不被药物的剂量加大所逆转。如阿托品与乙酰唑胺合用时，可减弱后者的降低眼压作用。

在临床上，采用药物间的协同作用多用于增强治疗效果，而采用拮抗作用，多用于减少不良反应或解救药物中毒。

第二节 机体方面的因素

一、年龄

年龄对药物作用的影响主要表现在：①新生儿和老年人体内药物代谢与肾脏排泄功能较低，大部分药物可能会产生较强和更持久的作用；②药物效应靶点的敏感性发生改变；③老年人的特殊生理因素（如心血管反射减弱）和病理因素（如体温过低）；④机体组成发生变化，如老年人脂肪在机体中所占比例增大导致药物分布容积发生相应的改变；⑤老年人常需服用更多的药物，发生药物相互作用的概率相应增加。

小儿特别是新生儿与早产儿，各种生理功能及自身调节机制都不完善，与成年人有较大差异，对药物的反应一般比较敏感，新生儿体内药物的结合、代谢能力相对缺乏会导致严重的后果。如幼儿服用利尿药易出现严重低血钾及低血钠症；新生儿肝脏葡萄糖醛酸结合能力尚未完全发育，氯霉素在肝脏的代谢能力低下，应用氯霉素易发生蓄积中毒，可引起灰婴综合征；小儿对中枢抑制、中枢兴奋药及激素类药物敏感性比成人高，因此，对婴幼儿用药，必须考虑他们的生理特点，严格遵守药典的明确规定。

新生儿肾小球滤过率和肾小管最大分泌率均仅为成人的20%，故主要经肾清除的药物在新生儿体内的半衰期比成人长。足月产新生儿的肾功能在一周内达到成年人水平，早产儿的肾功能较差。庆大霉素在早产新生儿体内半衰期长达18小时或更久，足月产新生儿约为6小时，成人仅为1~4小时。肾功能从大约20岁开始缓慢减弱，到50岁和75岁时分别降低约25%和50%，肾小球滤过能力的衰退可引起药物经肾脏清除速率相应降低。

在医学上一般将65周岁以上的人群称为老年人。老年人各器官功能随着年龄增长而逐渐衰退，特别是肝、肾功能的减弱，使药物的代谢和排泄能力下降，对药物的耐受性也较差。因此，老年人的用药剂量一般为成人的3/4。肝微粒体酶活性随着年龄的增长而缓慢降低，同时由于脂肪在机体内的构成比例随着年龄增长而增加，脂溶性药物的分布容积会增加，导致一些药物的半衰期随着年龄的增长而延长，如抗焦虑药地西泮。另外，老年人对中枢抑制药、心血管药、胰岛素、利尿药等药物反应比较敏感，应用时要高度重视。老年人药物作用靶点的敏感性升高或降低导致药物反应性发生相应改变。如苯二氮䓬类药物在老年人中更易引起精神错乱；降压药物在老年人中因心血管反射减弱常引起直立性低血压。

二、性别

性别对药物反应无明显差别。女性用药应考虑"四期"，即月经期、妊娠期、分娩期、哺乳期，用药时应予注意。如在月经期和妊娠期，应用剧泻药、抗凝血药及刺激性药物可致盆腔充血、月经过多、流产或早产的可能，应当慎用或禁用。在妊娠的最初三个月内用药要非常慎重，禁用抗肿瘤药、性激素、苯妥英等可致畸的药物。除非特别需要，妊娠期一般不应使用药物。临产前禁用吗啡等可抑制胎儿呼吸的镇痛药，还应禁用阿司匹林及影响子宫平滑肌收缩的药物。哺乳期用药也应注意，因有些药物如氯霉素、异烟肼、口服降糖药等可进入乳汁影响婴儿。

三、遗传因素

药物作用的差异有些是由遗传因素引起的，遗传因素对药物反应的影响比较复杂，这种差异主要表现为：种属、种族差异，个体差异和特异质差异。

（一）种属、种族差异

人与动物之间和动物与动物之间的差异称为种属差异。如吗啡对人、犬、大鼠和小鼠表现为行为抑制，而对猫、马、虎表现为兴奋作用。

不同种族的人群对药物的代谢和反应有着显著差别。种族因素包含遗传和环境两方面。不同种族具有不同的遗传背景、不同的地理环境、不同的文化背景、不同的食物来源和饮食习惯都会对药物代谢酶的活性和作用靶点的敏感性产生影响，导致一些药物的代谢和反应存在种族差异。如在乙醇代谢方面，服用等量的乙醇后，黄种人体内生成的乙醛血浆浓度比白种人高，更容易出现面红和心悸；服用普萘洛尔后的心血管反应黄种人比白种人敏感，而黑种人的敏感性最差。同一种药物，白种人的治疗量在黄种人中可能引起更多的不良反应，如不良反应多且重的抗癌药在剂量的选择上需要考虑种族的差异。美国 FDA 在 1995 年批准了首个根据种族差异开发的新药，即专门用于治疗黑种人心力衰竭的拜迪尔（BiDil）。药物反应的种族差异已经成为临床用药、药品管理、新药临床试验和新药开发中需要重视的一个重要因素。

知识拓展

异烟肼的快代谢型和慢代谢型

乙酰化转移酶是许多药物如磺胺类、异烟肼、对氨水杨酸等在体内的共同代谢酶。在人群中分为快代谢者和慢代谢者，中国人和日本人多数为快代谢者，而白种人多数为慢代谢者。

异烟肼在人体内代谢主要为肝脏乙酰化，代谢产物为乙酰异烟肼、异烟酸等。人体对异烟肼乙酰化的速度有明显的人种和个体差异。快代谢型者血中乙酰异烟肼较多，慢代谢型者血中游离异烟肼原型较多。因乙酰异烟肼对肝脏毒性大，易于损害肝细胞，故异烟肼的快代谢型者易出现肝损害。异烟肼原型能与维生素B_6竞争同一酶或两者结合成腙类化合物后由尿排出，导致维生素B_6缺乏，后者是一种重要的水溶性维生素，以辅酶的形式参与体内氨基酸、脂肪酸代谢以及神经递质的合成，具有较强的营养神经的作用，故慢代谢型者易出现神经系统毒性。

（二）个体差异

在人群中即使是条件都相同，也有少数人对药物的反应有所不同，称为个体差异。这种差异既有量反应差异，也有质反应差异。在量反应差异中，有些个体对药物剂量反应非常敏感，所需药量低于常用量，称为高敏性（hypersensitivity）。反之，有些个体需使用高于常用量的药量方能出现药物效应，称为低敏性（hyposensitivity）或耐受性。

（三）特异质反应

某些个体用药后出现与常人不同的异常反应。特异质反应通常与遗传变异有关，是一种性质异常的药物反应，一般与剂量无关，即使很小的剂量也可发生，往往有害甚至致命。如某些先天性缺乏高铁血红蛋白还原酶者，使用硝酸酯类、磺胺类等药物，可导致高铁血红蛋白血症，出现缺氧、发绀的症状；又如葡萄糖-6-磷酸脱氢酶（G-6-PD）缺乏的患者应用奎宁、伯氨喹、维生素K、多柔比星和一些磺胺类药物，甚至进食新鲜蚕豆可引起溶血并导致严重贫血。

知识拓展

葡萄糖-6-磷酸脱氢酶（G-6-PD）

　　G-6-PD是一种存在于人体红细胞内，协助葡萄糖进行新陈代谢的酶，在代谢过程中会产生还原型辅酶Ⅱ（NADPH）以保护红细胞免受氧化物质的威胁。G-6-PD缺乏症是一种遗传代谢性疾病。G-6-PD缺乏时，若身体接触到具氧化性的特定物质或服用了这类药物，红细胞就容易被破坏而发生急性溶血反应。G-6-PD可维持红细胞内谷胱甘肽（GSH）的含量，而GSH是防止溶血所必需的。伯氨喹等能减少正常红细胞中的GSH，但只有在G-6-PD缺乏的红细胞中才能导致溶血。

四、病理状态

　　病理状态能导致药物代谢动力学和药物效应动力学的改变，从而影响药物的效应。如营养不良导致低蛋白血症可使药物与血浆蛋白结合率降低，使游离型药物浓度增多，作用增强甚至引起毒性反应。肝肾功能损伤易引起药物体内蓄积，产生过强或过久的药物作用，甚至发生毒性反应。肝功能不全可使在肝脏生物转化的药物代谢减慢，持续时间延长，反之对需在肝内活化的药物则作用减弱；肾功能不全时可影响自肾排泄药物的清除率，使半衰期延长，易引起蓄积中毒。此外，肾病综合征还导致蛋白尿和血浆白蛋白降低，不仅会因肠道黏膜水肿而影响药物吸收，还会因为药物与血浆白蛋白结合率降低而影响药物的分布。另外，应该注意患者有无潜在疾病影响药物疗效，例如氢氯噻嗪加重糖尿病，阿司匹林诱发潜在性消化溃疡等。

五、心理因素

　　患者的心理因素主要指心理活动变化可对药物治疗效果产生影响。心理因素对药物治疗效果的影响主要发生在慢性病、功能性疾病及较轻的疾病中，在重症和急症治疗中影响程度较小。影响心理变化的因素有患者的文化素养、疾病性质、人格特征以及医生和护士的语言、表情、态度、技术操作熟练程度、工作经验和患者对其信任程度等。

　　安慰剂是临床用药中影响药效的心理因素之一。安慰剂一般指由本身没有特殊药理活性的中性物质如乳糖、淀粉等制成的外形似药的制剂。临床证明，不含药理活性成分仅含赋形剂，在外观上与有药理活性成分制剂完全一样的安慰剂对

课堂活动

　　作为一名医务工作者，应该具备哪些素质，如何建立与患者的良好关系？

许多慢性疾病，如高血压、头痛、神经官能症等疾病，其有效率接近或超过 35%～45%，这种使用安慰剂后产生的作用称为安慰剂效应，主要由患者的心理因素引起，来自患者对药物和医师或医疗过程的信赖。广义的安慰剂还包括那些本身没有特殊作用的医疗措施如假手术等。患者在经医师给予药物后，会发生一系列精神和生理上的变化，这些变化不仅包括患者的主观感觉而且包括许多客观指标。当医师对疾病的解释及预后的推测给患者带来乐观的消息时，患者的紧张情绪可大大缓解，安慰剂作用会比较明显。因此，医护人员应主动地关心、爱护患者，建立良好的医患关系，充分发挥积极的心理效应，达到满意的治疗效果。

六、长期用药引起的机体反应性变化

长期反复用药可引起生物机体（包括病原体）对药物反应发生变化，主要表现为耐受性、耐药性和依赖性，以及因长期用药突然停药后而发生的停药综合征。

（一）耐受性和耐药性

耐受性指机体对药物反应性降低的一种状态，可分先天性和后天获得性。后者往往是连续多次用药后发生，需增加剂量才能出现原有的药效。停药一段时间后耐受性可消失，机体仍可恢复原有的敏感性。耐受性的产生往往需要连续用药较长的时间，易引起耐受性的药物有巴比妥类、亚硝酸类、麻黄碱、肼屈嗪等。少数药物仅在应用很少剂量后就可迅速产生耐受性，这种现象称急性耐受性。如硝酸酯类药物连续用药数天即可产生急性耐受性，停药 10 天后，又可恢复其作用。有时机体对一种药物产生耐受性后，在应用同一类药物（即使是第一次使用）时也会产生耐受性，称交叉耐受性。

耐药性是指病原体或肿瘤细胞对反复应用的化学治疗药物的敏感性降低，也称抗药性。因为长期反复应用抗菌药物，特别是药物剂量不足时，病原体通过不同途径对抗抗菌药物，使得药物活性降低，如产生了抗菌药物失活酶，或改变了膜通透性而阻止抗菌药物的进入，或改变了靶结构和代谢过程等而产生耐药性，滥用抗菌药物是病原体产生耐药性的重要原因。此外，有些病原体对某些抗菌药物具有天然的抗药性，称天然耐药或固有耐药。

（二）依赖性和停药反应

依赖性指长期应用某种药物后，机体对这种药物产生生理性或精神性的依赖和需求。机体表现出一种强迫性使用或定期使用药物的行为和其他反应，目的是体验药物的精神效应，或是为了避免由于断药所引起的不适感。同一人可以对一种以上的药物产生依赖性。依据药物使人体产生的依赖性大小和危害人体健康的程度，可分为生理依赖性和精神依赖性。

生理依赖性也称躯体依赖性，即停药后患者产生身体戒断症状。一旦停药，可出现强烈的戒断综合征，渴望再次用药。如镇痛药吗啡成瘾者中断用药，常出现流涎、流泪、出汗、哈欠思睡、腹痛、腹泻、肢体疼痛，严重可致休克。精神依赖性，或称心理依赖性，是指停药后患者表现出主观不适，无客观症状和体征。用药后产生愉快满足的感觉，使用者在精神上渴望周期性或连续用药，产生强迫性觅药行为，以便获得舒适感，但断药时一般不出现戒断症状。常易产生精神依赖性的药物有镇静催眠药、中枢抑制剂或兴奋剂及吸烟、饮酒。药物滥用尤其是兴奋药或麻醉药的滥用是引起药物依赖性的重要原因，严重影响人们尤其是青少年身心健康，是全社会要密切关注的问题。

停药反应也叫停药（撤药）综合征，是指患者在长期反复使用某种药物后突然停用而引起的一系列不良反应，一般表现为原有病情加重，症状反跳。长期连续使用某些药物，可使人体对药物产生适应性和药物依赖性，骤然停药人体就会不适应，就可能发生停药反应。如高血压患者长期应用β受体阻断药普萘洛尔后，突然停药后血压及心率可反跳性升高使患者病情加重。因此，长期用药的患者停药时必须逐渐减量至停药，以避免停药综合征的发生。

 目标检测

一、单项选择题

1. 反复多次应用药物后，机体对药物的敏感性降低，称为（　　）。

A. 习惯性　　　　　　　B. 耐受性　　　　　　　C. 成瘾性　　　　　　　D. 依赖性

2. 安慰剂是（　　）。

A. 治疗用的主药　　　　　　　　　　　B. 治疗用的辅助药剂

C. 用作参考比较的标准治疗药剂　　　　D. 不含活性药物的制剂

3. 某两种药物联合应用后总的作用大于各药单独作用的代数和，这种作用叫作（　　）。

A. 增强作用　　　　　B. 相加作用　　　　　C. 协同作用　　　　　D. 互补作用

4. 药物的配伍禁忌是指（　　）。

A. 吸收后和血浆蛋白结合　　　　　　B. 体外配伍过程中发生的物理和化学变化

C. 肝药酶活性的抑制　　　　　　　　D. 两种药物在体内产生拮抗作用

二、多项选择题（每题的备选答案中有 2 个或 2 个以上正确答案。少选或多选均不得分。）

1. 影响药物作用的因素包括（　　）。

A. 给药时间　　　　　　B. 性别　　　　　　C. 病理状态

D. 遗传异常　　　　　　E. 年龄

2. 联合用药可发生的作用包括（　　）。

A. 拮抗作用　　　　　　B. 配伍禁忌　　　　　　C. 协同作用

D. 个体差异　　　　　　E. 药剂当量

3. 影响药代动力学的因素有（　　）。

A. 胃肠吸收　　　　　　B. 血浆蛋白结合　　　　　　C. 受体分布

D. 肾脏排泄　　　　　　E. 肝脏生物转化

第二篇
传出神经系统药理

第五章
传出神经系统概述

学习目标

知识要求：掌握传出神经系统递质、受体的分类及其引起的生理效应；熟悉传出神经系统递质的合成、贮存、释放和消除以及受体的分型；了解传出神经系统药物的作用机制。

能力要求：能够从受体和递质的角度解释交感神经和副交感神经的生理作用，进而能理解作用于传出神经系统药物的分类。

素养提升：通过学习人体知识，树立药师基本理念，为从事药学工作打好基础；通过对交感神经、副交感神经对立统一的生理作用学习，指导学生进一步树立辩证统一的唯物主义辩证法。

  人类神经系统是在长期进化过程中逐渐演化形成的发达系统，不但能精确调节各项机体机能活动，也能提高人体对环境的适应能力。神经系统是人体内起主导作用的功能调节系统，由中枢神经系统和周围神经系统组成。按功能分，周围神经系统分为传入神经系统和传出神经系统。其中传出神经系统是指将中枢神经系统的冲动传至效应器以支配其活动的一类神经。传出神经系统通过释放递质与相对应受体相互作用进而改变效应组织器官功能。本章通过介绍传出神经系统解剖生理的基本理论知识，为掌握作用于传出神经系统药物的具体药理作用、临床应用及不良反应等奠定理论基础。

第一节　传出神经系统解剖基础和生理功能

一、神经系统解剖结构和组成

（一）按部位和功能分类

1. 中枢神经系统

中枢神经系统包括脑和脊髓。脑位于颅腔内，脊髓位于椎管内。脑与脊髓在枕骨大孔处相延续。中枢神经系统具有控制和调节整个机体活动的功能（图5-1）。

2. 周围神经系统

周围神经系统包括脑神经和脊神经。与脑相连的为脑神经，共12对；与脊髓相连的为脊神经，共31对（图5-1）。

（二）按分布对象分类

1. 躯体神经系统

其主要分布于体表和运动系统，主要管理皮肤的感觉和运动系统的感觉、运动。躯体神经系统又可分为中枢部和周围部。中枢部位于脑和脊髓；周围部有感觉（传入）神经和运动（传出）神经之分。

2. 内脏神经系统

其主要分布于内脏、心血管、平滑肌和腺体，管理它们的感觉和运动。内脏神经系统也可分为中枢部和周围部。中枢部位于脑和脊髓；周围部由内脏感觉（传入）神经和内脏运动（传出）神经组成。内脏运动神经又可分为交感神经和副交感神经。

（三）反射和反射弧

1. 反射

神经系统在机体生命活动中，对内、外环境的各种刺激做出适宜的反应，称为反射，它是神经系统活动的基本方式。

2. 反射弧

完成反射活动的形态学构成称反射弧（图5-2），是反射活动得以完成的结构基础。反射弧由5个基本部分构成，即感受器、传入神经、神经中枢、传出神经和效应器。当反射弧中任何一个环节发生障碍，就可出现反射的减弱或消失。

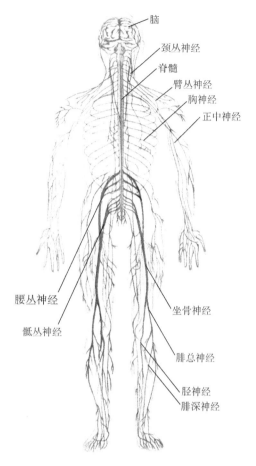

图5-1   神经系统概况

课堂活动

反射

结合以前知识，请同学们分组举例你所知道的反射和反射弧的例子，并讨论这些反射的例子有何异同点（可从是否受大脑支配来考虑）。

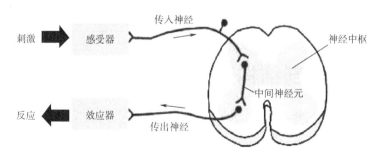

图5-2   反射弧模式图

二、传出神经系统的分类和生理功能

(一) 按解剖学分类

从解剖学的角度，传出神经包括支配骨骼肌活动的运动神经和支配内脏活动的自主神经（图 5-3）。

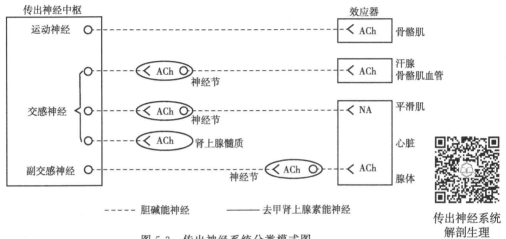

图 5-3　传出神经系统分类模式图

传出神经系统
解剖生理

1. 运动神经

运动神经支配躯体运动，自脊髓发出，只有一个神经元，直接到达所支配的效应器（全身的骨骼肌），可随意快速地活动，切断此神经后骨骼肌瘫痪。

2. 自主神经

广义的自主神经系统应包括传入神经和传出神经，但习惯上仅指支配内脏器官的传出神经（内脏运动神经），分为交感神经和副交感神经两部分，主要支配心肌、平滑肌、腺体等效应器。自主神经的活动为非随意性的，如心脏排血、血流分配和食物消化等。自主神经自中枢发出后，一般需在外周神经节内更换神经元，才到达效应器，因此有节前纤维和节后纤维之分，因其主要支配心脏、平滑肌和腺体等内脏，故又称内脏神经。

自主神经所调节的组织活动主要是营养代谢及内环境稳定，通常不受人的意志控制，是不随意的，故称自主神经系统；又因它是控制和调节动、植物共有的物质代谢活动，并不支配动物所特有的骨骼肌的运动，亦称植物神经系统。

交感神经和副交感神经都是内脏运动神经，常共同支配一个器官，形成对内脏器官的双重神经支配。交感神经在全身分布广泛，几乎所有内脏器官都受它支配；而副交感神经的分布较局限，某些器官不受副交感神经支配。例如，皮肤和肌肉内的血管、一般的汗腺、竖毛肌、肾上腺髓质、肾就只由交感神经支配。交感神经节离效应器官较远，因此节前纤维短而节后纤维长；副交感神经节离效应器官较近，有的神经节就在效应器器官壁内，因此节前纤维长而节后纤维短（图 5-4）。机体的多数器官都受上述两类神经的双重支配，而这两类神经兴奋时所产生的效应又往往相互拮抗，当两类神经同时兴奋时则占优势的神经效应通常会显现出来。如窦房结，当交感神经兴奋时可引起心率加快；但副交感神经兴奋时则引起心率减慢，但以后者效应占优势。如当两类神经同时兴奋时则常表现为心率减慢（表 5-1）。

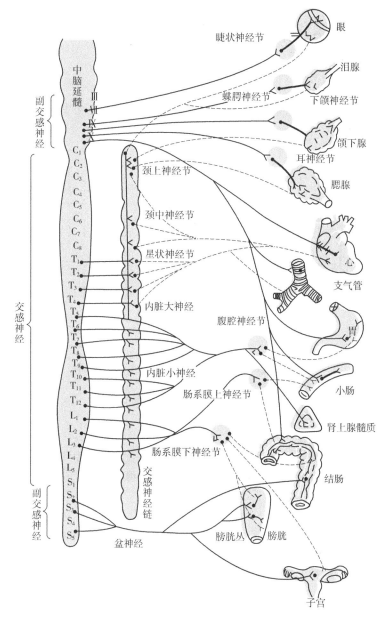

注：———表示胆碱能神经（节前）；----- 表示去甲肾上腺素能神经（节后）；——表示胆碱能神经（节后）

图 5-4   自主神经系统分布示意图

表 5-1   传出神经系统作用部位及功能

效应器官		交感神经作用		副交感神经作用		主导作用（A 或 C）
		效应	受体	效应	受体	
眼	虹膜辐射肌	收缩	α_1	—	—	A
	虹膜环状肌	—	—	收缩	M_3	C
	睫状肌	舒张	β	收缩	M_3	C
心脏	收缩力	增加	β_1、β_2	降低	M_2	C
	收缩速率	增加	β_1、β_2	降低	M_2	C

续表

效应器官		交感神经作用		副交感神经作用		主导作用 (A 或 C)
		效应	受体	效应	受体	
血管	皮肤、内脏血管	收缩	α_1	—	—	A
	骨骼肌血管	舒张	β_2、M	—	—	A
胃肠道平滑肌	支气管平滑肌	舒张	β_2	收缩	M_3	C
	胃肠壁	舒张	α_2、β_2	收缩	M_3	C
	括约肌	收缩	α_1	舒张	M_3	C
	分泌	—	—	分泌增加	M_3	—
尿道膀胱	输尿管	收缩	α_1	舒张	M_3	A
	膀胱逼尿肌	舒张	β_2	收缩	M_3	A
	膀胱括约肌	—	β_1、β_2	降低	M_2	C
子宫平滑肌		舒张	β_2	—	—	A
		收缩	α	收缩	M_3	A
皮肤	竖毛肌	收缩	α	—	—	A
	汗腺分泌	增加	M	增加	M	C
	体温调节	增加	M	—	—	—
唾液腺		增加	α	增加	M	C
代谢活动						C
肝脏		糖异生	α、β_2	—	—	A
肝脏		糖原分解	α、β_2	—	—	A
脂肪细胞		脂肪分解	β_3	—	—	A
自主神经末梢	交感神经	—	—	减少去甲肾上腺素释放	M	C
	副交感神经	减少乙酰胆碱释放	α	—	—	A

注：A 为交感神经；C 为副交感神经。

　　交感与副交感神经对同一器官的作用既是互相拮抗又是互相统一的。例如：当机体运动时，交感神经兴奋增强，副交感神经兴奋减弱、相对抑制，于是出现心跳加快、血压升高、支气管扩张、瞳孔开大、消化活动受抑制等现象。这表明，此时机体的代谢加强，能量消耗加快，以适应环境的剧烈变化。而当机体处于安静或睡眠状态时，副交感神经兴奋加强，交感神经相对抑制，因而出现心跳减慢、血压下降、支气管收缩、瞳孔缩小、消化活动增强等现象，这有利于体力的恢复和能量的储存。可见在交感和副交感神经互相拮抗、又互相统一的作用下，机体才得以更好地适应环境的变化，才能在复杂多变的环境中生存。

(二) 按递质分类

　　传出神经通过神经末梢释放化学物质即神经递质完成信息的传递。因此，传出神经还可按递质分类。传出神经末梢释放的递质主要为乙酰胆碱（acetylcholine，ACh）和去甲肾上腺素（noradrenaline，NA 或 norepinephrine，NE），根据神经末梢释放的递质不同，传出神经又可分为胆碱能神经和去甲肾上腺素能神经。

（1）胆碱能神经：指能自身合成、贮存乙酰胆碱，兴奋时其末梢释放乙酰胆碱的神经。包括：①运动神经；②交感和副交感神经的节前纤维；③副交感神经节后纤维；④极少数交感神经节后纤维，如支配汗腺分泌的交感神经、支配骨骼肌血管舒张的交感神经。

（2）去甲肾上腺素能神经：指能自身合成、贮存去甲肾上腺素，兴奋时其末梢释放去甲肾上腺素的神经。绝大多数交感神经节后纤维属于这种神经。

除上述两类神经外，还有多巴胺能神经、5-羟色胺能神经、嘌呤能神经和肽能神经，它们主要在局部发挥调节作用。

知识拓展

肠神经系统

近年来除交感和副交感神经系统外，肠神经系统（entenc nervous system，ENS）已日益受到关注。该神经系统由多种神经元组成，其细胞体位于肠壁的壁内神经丛，神经元和神经纤维组成复杂的神经网络，是调节胃肠道功能的独立整合系统。ENS在结构和功能上不同于交感和副交感神经系统，而与中枢神经系统相类似，但仍属于自主神经系统的一个组成部分。肠神经元的神经纤维可来自交感和副交感神经末梢，并可直接分布到平滑肌、腺体和血管。胃肠道运动功能主要受局部的ENS调节，与中枢神经系统具有相对独立性，如肠道的蠕动反射，可以在离体条件下进行，切断迷走神经或交感神经对胃肠道运动的影响很小。ENS神经元也可接受来自交感和副交感神经系统的冲动信息并发送冲动至交感神经节和中枢神经系统。因此，该系统在药理学方面较交感神经或副交感神经系统更为复杂，其中涉及多种神经肽和递质，如5-羟色胺（5-hydroxytryptamine，5-HT）、一氧化氮（nitric oxide，NO）、三磷酸腺苷（adenosine triphosphate，ATP）、P物质（substance P，SP）和神经肽（neuropeptide，NP）。

第二节 传出神经系统的递质和受体

作用于传出神经系统的药物，主要作用靶位是传出神经系统的递质（transmitter）和受体（receptor）。药物可通过影响递质的合成、贮存、释放、代谢等环节或通过直接与受体结合而产生生物效应。为了便于阐明传出神经系统药理学内容，首先介绍递质和受体相关的基本概念。

一、传出神经系统的递质

化学传递的物质基础是神经递质（neurotransmitters），包括经典神经递质、神经肽、神经调质、神经激素和神经蛋白五大类，它们广泛分布于神经系统，担负着神经元与神经元之间、神经元与靶细胞之间的信息传递。神经递质主要在神经元中合成，而后贮存于突触前囊泡内，在信息传递过程中由突触前膜释放到突触间隙，作用于效应细胞的受体引起功能效应，完成神经元之间或神经元与效应器之间的信息传递。神经调质（neuromodulator）与神经递质类似，由突触前神经元合成，对主递质起调节作用，本身不直接负责跨突触的信号传递或不直接引起效应细胞的功能改变。神经调质通过旁突触途径发挥作用，即神经元释放化学物质不经过突触结构直接到达邻近或远隔的靶细胞。

（一）神经传递的超微结构——突触

突触（synapse）的概念最早是由英国神经学家 Sherrington 于 1897 年从生理学角度提出的，是指神经元与神经元之间或神经元与某些非神经元细胞之间的一种特殊的细胞连接。这些连接在结构上并没有原生质相连，仅互相接触。
电镜下观察化学性突触包括突触前部、突触后部和突触间隙（图 5-5）。其中释放递质的一侧被称为突触前部，有受体的一侧称为突触后部，两者之间有 15～1000nm 的间隙，即突触间隙。参与形成突触前部、后部的细胞膜在局部特化增厚，分别称为突触前膜和突触后膜。在运动神经末梢近突触前膜处聚集着很多直径为 20～50nm 的囊泡。据估计，单个运动神经末梢含有 30 万个以上的囊泡，而每个囊泡中含有 1000～50000 个乙酰胆碱分子，在其突触后膜的皱褶内含有可迅速水解乙酰胆碱的胆碱酯酶。

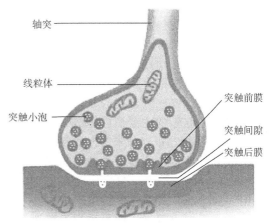

图 5-5　突触的超微结构模式图

交感神经末梢有许多细微的神经分支，它们分布于平滑肌细胞之间。每个分支都有连续的膨胀部分呈稀疏串珠状，称为膨体。每个神经元约有 3 万个膨体，每一膨体则含有 1000 个左右的囊泡。囊泡内含有高浓度的去甲肾上腺素（胆碱能神经末梢囊泡内含大量乙酰胆碱），囊泡为递质合成、转运和贮存的重要场所。

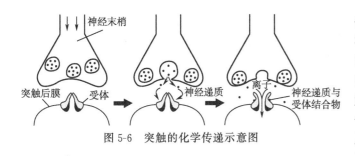

图 5-6　突触的化学传递示意图

突触是传出神经系统完成信息传递的重要结构。目前普遍认为，神经冲动的传递依赖于突触前膜处的囊泡释放递质，通过突触间隙与突触后膜上的受体结合而完成。突触的化学传递过程包括递质的生物合成、贮存、释放、与受体的结合及消除等环节（图 5-6）。传出神经系统药物作用于突触化学传递过程，不同的药物可通过影响突触化学传递中的某一环节而发挥药理作用。

（二）递质的合成、贮存、释放和消除

传出神经的递质主要有乙酰胆碱和去甲肾上腺素两种。

1. 乙酰胆碱的合成、贮存、释放和消除

乙酰胆碱主要是在胆碱能神经末梢胞浆中由乙酰辅酶 A 和胆碱在胆碱乙酰化酶催化下合成，然后即进入囊泡贮存。当神经冲动到达时，神经末梢产生动作电位和离子转移，Ca^{2+} 内流，使较多的囊泡与突触前膜融合，并出现裂孔，通过裂孔将囊泡内的乙酰胆碱递质排出至突触间隙，与突触后膜上的相应受体结合产生效应。乙酰胆碱释放后，在数毫秒内即被突触部位的胆碱酯酶水解成胆碱和乙酸，部分胆碱可被神经末梢再摄取利用（图 5-7）。

2. 去甲肾上腺素的合成、贮存、释放和消除

去甲肾上腺素主要在去甲肾上腺素神经末梢合成。酪氨酸（tyrosine）是合成去甲肾上腺素的基本原料，从血液进入神经元后，在酪氨酸羟化酶（tyrosine hydroxylase，TH）催化下生成多巴（L-dopa），再经多巴脱羧酶（ALAAD）催化生成多巴胺（dopamine，DA），上述步骤在胞

浆中进行。多巴胺进入囊泡，再经多巴胺
β-羟化酶（DβH）催化，生成去甲肾上腺素
（NE），贮存于囊泡中。当神经冲动到达神
经末梢时，囊泡中的去甲肾上腺素以胞裂
外排的方式"量子化"释放到突触间隙，
与突触后膜上的受体结合产生效应。去甲
肾上腺素释放后，约75%～95%迅速被突
触前膜（氨泵）主动摄入神经末梢内，而
后被再摄入囊泡中贮存起来，供下次释放
所用（图5-8）。被神经末梢的氨泵摄取收
回是去甲肾上腺素的主要消除方式，称为
神经摄取（摄取-1）；部分未进入囊泡的去
甲肾上腺素可被线粒体膜所含的单胺氧化
酶（mono-amine oxidase，MAO）破坏。非
神经组织如心肌、血管、胃肠道平滑肌等
也能摄取去甲肾上腺素，称为非神经摄取
（摄取-2），这部分去甲肾上腺素被细胞内的

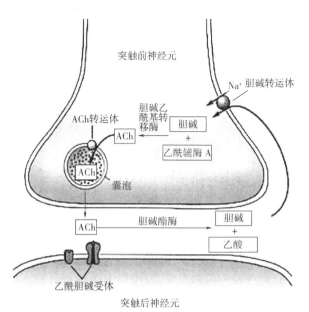

图 5-7　乙酰胆碱的合成、贮存、释放和消除

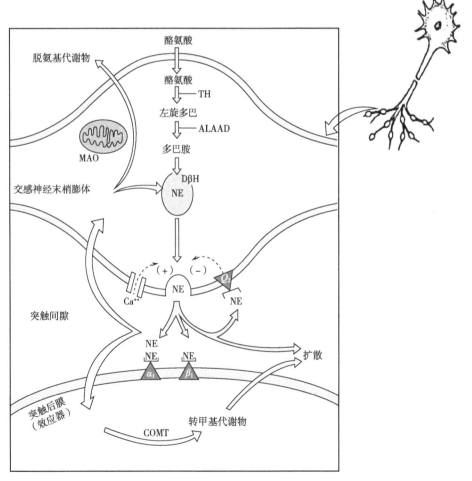

图 5-8　去甲肾上腺素的合成、贮存、释放和消除

儿茶酚胺氧位甲基转移酶（catechol-*O*-methyltransferase，COMT）和 MAO 破坏。此外，亦有少部分去甲肾上腺素从突触间隙扩散到血液中，主要被肝、肾等组织的 COMT 和 MAO 所破坏。

二、传出神经系统的受体

传出神经系统的受体一般认为是细胞膜上的一种特殊分子结构，主要是蛋白质，能够选择性地与相对应递质或药物结合进而引起一系列效应产生。按其对应神经递质分为胆碱受体和肾上腺素受体两大类。

(1) 胆碱受体：能选择性与乙酰胆碱结合的称为胆碱受体。按其与不同配体作用可分为毒蕈碱（muscarine）型胆碱受体和烟碱（nicotine）型胆碱受体两类。毒蕈碱（muscarine）型胆碱受体因对以毒蕈碱为代表的拟胆碱药较为敏感而命名，简称 M 受体。M 受体主要位于副交感神经节后纤维所支配的效应器细胞膜上，目前发现 M 受体有 5 个亚型，即 M_1、M_2、M_3、M_4、M_5 受体。位于神经节和神经肌肉接头的胆碱受体因对烟碱较敏感而命名为烟碱（nicotine）型胆碱受体，简称 N 受体。N 受体有 2 种亚型，神经节细胞膜上的为 N_N 受体（也称 N_1 受体），骨骼肌细胞膜上的为 N_M 受体（也称 N_2 受体），前者主要被六烃季铵阻断，后者主要被筒箭毒碱阻断。胆碱受体的分布及激动后产生的效应详见表 5-2。

(2) 肾上腺素受体：能与去甲肾上腺素或肾上腺素结合的受体称为肾上腺素受体。根据肾上腺素受体对拟肾上腺素类药物和阻断剂的敏感性，可分为肾上腺素 α 受体和肾上腺素 β 受体，分别简称 α 受体和 β 受体。α 受体主要有 $α_1$ 和 $α_2$ 两种受体亚型，而 β 受体可进一步分为 $β_1$、$β_2$、$β_3$ 三种亚型。$α_1$ 受体主要分布于皮肤、黏膜血管等处（突触后膜），$α_2$ 受体则更多的分布在神经末梢（突触前膜）参与负反馈调节；$β_1$ 受体主要存在于心脏、肾小球旁细胞和小肠细胞内；$β_2$ 受体主要存在于平滑肌细胞，包括血管、支气管、胃肠道、尿道等和骨骼肌内；$β_3$ 受体目前认为主要分布在脂肪细胞内，激活后参与脂肪分解。肾上腺素受体的分布及激动后产生的效应详见表 5-2。

表 5-2　胆碱受体和肾上腺素受体分布及效应

受体	组织	效应	受体	组织	效应
M_1受体	自主神经节 腺体	延迟兴奋性突触后电位 胃分泌	$α_1$受体	血管平滑肌 尿道平滑肌 肝脏 肠平滑肌 心脏	收缩 收缩 糖原分解、糖原异生 松弛 增强收缩力
M_2受体	窦房结 心房 房室结 心室	减慢自发性除极 抑制收缩 减慢传导 减低收缩力	$α_2$受体	胰岛 B 细胞 神经末梢 血管平滑肌	减少胰岛素分泌 减少 NA 释放 收缩
M_3受体	平滑肌 血管内皮 腺体	收缩 舒张 增加分泌	$β_1$受体	心脏 肾小球旁细胞	兴奋（收缩力、频率、传导） 增加肾素分泌
M_4受体	中枢神经（CNS）	运动增强	$β_2$受体	平滑肌 骨骼肌 肝脏	松弛 糖原分解、钾摄取 糖原分解、糖原异生
M_5受体	CNS	—	$β_3$受体	脂肪组织	脂肪分解
N_N受体	自主神经节 肾上腺髓质	节后神经兴奋 释放肾上腺素			
N_M受体	神经肌肉接头	骨骼肌收缩			

📚 **课堂活动**

递质和受体

结合递质种类和受体分布及功效，从递质和受体角度讨论交感神经和副交感神经的生理作用是如何实现的。

第三节 传出神经系统药物作用方式及分类

一、传出神经系统药物的作用方式

(一)直接作用于受体

药物能直接与胆碱受体或肾上腺素受体结合，结合后产生与递质相似的作用，称为激动药或拟似药。结合后妨碍递质与受体的结合，阻碍递质的效应，产生与递质相反的作用，称为阻断药（blocker）或拮抗药。

(二)影响递质合成、转化、释放和贮存

（1）影响递质的生物合成。直接影响递质生物合成的药物较少，且无临床应用价值，仅作药理学研究的工具药。

（2）影响递质的转化。如乙酰胆碱的灭活主要是被胆碱酯酶水解。因此，抗胆碱酯酶药就能妨碍乙酰胆碱的水解，提高其浓度，产生效应。

（3）影响递质的释放和贮存。例如麻黄碱在直接激动受体的同时，可促进去甲肾上腺素的释放而发挥拟肾上腺素作用。

（4）影响递质在神经末梢的贮存。例如利血平抑制神经末梢囊泡对去甲肾上腺素的摄取，使囊泡内去甲肾上腺素逐渐减少以至耗竭，从而表现为拮抗去甲肾上腺素能神经的作用。

二、传出神经系统药物分类

传出神经系统药物根据其作用性质（激动受体或阻断受体）和对不同类型受体的选择性进行分类，见表 5-3。

表 5-3 传出神经系统药物分类

拟似药	拮抗药
（一）胆碱受体激动药	（一）胆碱受体阻断药
1. M、N 受体激动药（乙酰胆碱）	1. 非选择性 M 受体阻断药（阿托品）
2. M 受体激动药（毛果芸香碱）	2. M_1 受体阻断药（哌仑西平）
3. N 受体激动药（烟碱）	3. N_N 受体阻断药（美卡拉明）
	4. N_M 受体阻断药（琥珀胆碱）

续表

拟似药	拮抗药
（二）抗胆碱酯酶药（新斯的明）	（二）胆碱酯酶复活药（碘解磷定）
（三）肾上腺素受体激动药	（三）肾上腺素受体阻断药
1.α₁、α₂受体激动药（去甲肾上腺素）	1.α₁、α₂受体阻断药 短效（酚妥拉明）；长效（酚苄明）
2.α₁受体激动剂（去氧肾上腺素）	2.α₁受体阻断药（哌唑嗪）
3.α₂受体激动剂（可乐定）	3.α₂受体阻断剂（育亨宾）
4.α、β受体激动药（肾上腺素）	4.α、β受体阻断药（拉贝洛尔）
5.β₁、β₂受体激动药（异丙肾上腺素）	5.β₁、β₂受体阻断药（普萘洛尔）
6.β₁受体激动药（多巴酚丁胺）	6.β₁受体阻断药（阿替洛尔）
7.β₂受体激动药（沙丁胺醇）	7.β₂受体阻断药（布他沙明）

 ## 目标检测

一、单项选择题

1. 下列哪种效应不是通过激动 M 受体实现的（   ）。

A. 心率减慢 　　　　　　　　　　　B. 胃肠道平滑肌收缩

C. 胃肠道括约肌收缩 　　　　　　　D. 膀胱括约肌舒张

E. 瞳孔括约肌收缩

2. 胆碱能神经不包括（   ）。

A. 支配汗腺的分泌神经 　　　　　　B. 运动神经

C. 副交感神经节后纤维 　　　　　　D. 交感神经节后纤维的大部分

E. 交感、副交感神经节前纤维

3. 骨骼肌血管平滑肌上有（   ）。

A. α受体、β受体，无 M 受体 　　　B. α受体、M 受体，无 β 受体

C. α受体、β受体及 M 受体 　　　　D. α受体，无 β 受体及 M 受体

E. M 受体，无 α 受体及 β 受体

4. 乙酰胆碱作用消失主要依赖于（   ）。

A. 摄取-1 　　　　　　　　　　　　B. 摄取-2

C. 胆碱乙酰转移酶的作用 　　　　　D. 胆碱酯酶水解

E. 以上都不对

5. 能选择性的与毒蕈碱结合的胆碱受体称为（   ）。

A. M 受体 　　　B. N 受体 　　　C. α 受体 　　　D. β 受体 　　　E. DA 受体

6. 下列哪种效应是通过激动 M-R 实现的（   ）。

A. 膀胱括约肌收缩 　　　　　　　　B. 骨骼肌收缩

C. 虹膜辐射肌收缩 　　　　　　　　D. 汗腺分泌

E. 睫状肌舒张

7. ACh 作用的消失，主要是（   ）。

A. 被突触前膜再摄取 　　　　　　　B. 扩散入血液中被肝肾破坏

C. 被神经末梢的胆碱乙酰化酶水解 　D. 被神经突触部位的胆碱酯酶水解

E. 在突触间隙被 MAO 所破坏

二、多项选择题（每题的备选答案中有 2 个或 2 个以上正确答案。少选或多选均不得分。）

1. 去甲肾上腺素消除的方式是（　　）。

A. 单胺氧化酶破坏　　　　　　　　　B. 环加氧酶氧化

C. 儿茶酚氧位甲基转移酶破坏　　　　D. 经突触前膜摄取

E. 磷酸二酯酶代谢

2. M 受体兴奋时的效应是（　　）。

A. 腺体分泌增加　　　　　　　　　　B. 胃肠平滑肌收缩

C. 瞳孔缩小　　　　　　　　　　　　D. A-V 传导加快

E. 心率减慢

3. 关于去甲肾上腺素的描述，哪些是正确的（　　）。

A. 主要兴奋 α 受体　　　　　　　　　B. 是肾上腺素能神经释放的递质

C. 升压时易出现双向反应　　　　　　D. 在整体情况下出现心率减慢

E. 引起冠状动脉收缩

三、简答题

简述传出神经系统受体的分类、分布及生理效应。

第六章 拟胆碱药

学习目标

知识要求： 掌握代表药毛果芸香碱、新斯的明的药理作用、临床用途及主要不良反应；熟悉代表药物作用机制、有机磷酸酯类急性中毒的抢救原则及常用药物；了解其他拟胆碱药的作用特点。

能力要求： 能够正确分析、解释涉及本章药物的处方合理性，提供用药咨询服务；能解释两类有机磷酸酯类急性中毒解救药的作用机理。

素养提升： 通过学习本章知识，提升专业理论和职业素质，为从事药学工作打好基础。

拟胆碱药是一类作用与胆碱能神经递质乙酰胆碱效应相似的药物。按其作用方式不同可分为两类：一类是直接作用于胆碱受体的拟胆碱药，主要有氨甲酰胆碱、毛果芸香碱和烟碱；另一类是抗胆碱酯酶药，如毒扁豆碱、新斯的明和有机磷酸酯类等，它们不直接作用于胆碱受体，而是通过抑制胆碱酯酶，使胆碱能神经末梢释放的乙酰胆碱破坏减少，积聚的乙酰胆碱可发挥 M 和 N 样作用。

第一节 胆碱受体激动药

胆碱受体激动药按其对不同胆碱受体的选择性，可分为三类：①M、N 胆碱受体激动药，如乙酰胆碱；②M 胆碱受体激动药，以毛果芸香碱为代表；③N 胆碱受体激动药，以烟碱为代表，作用复杂，无临床应用价值。

一、M、N 胆碱受体激动药

(一) 乙酰胆碱

乙酰胆碱（acetylcholine，ACh）为胆碱能神经递质，性质不稳定，极易被体内乙酰胆碱酯酶（acetylcholinesterase，AChE）水解，且作用广泛、选择性差，故无临床实用价值，一般作为工具药在科学研究中使用。ACh 作为内源性神经递质，分布较广，既可以与 M 受体结合又可以与 N 受体结合，产生 M 样作用和 N 样作用，具有非常重要的生理功能。

1. M 样作用

M 样作用即兴奋 M 受体或相当于胆碱能神经全部节后纤维兴奋所产生的作用，主要有以下几种表现。

（1）心脏抑制：Ach 可使心率减慢、传导减慢、收缩力减弱。ACh 能使窦房结舒张期自动除极延缓，复极化电流增加，使动作电位到达阈值的时间延长，导致心率减慢，此即负性频率作用（negative chronotropic effect）。Ach 还可减弱心肌收缩力。由于胆碱能神经主要分布于窦房结、房室结、浦肯野纤维和心房，心室的胆碱能神经很少，ACh 对于心脏的直接作用主要在心房，对心室的作用主要通过影响去甲肾上腺素能神经活性而间接产生。对心脏有抑制作用的副交感神经（迷走神经）末梢与交感神经末梢紧密相邻，当去甲肾上腺素能神经兴奋时胆碱能神经末梢释放的 ACh 可激动交感神经末梢突触前膜 M 胆碱受体，反馈性抑制交感神经末梢去甲肾上腺素（NA）的释放，导致心室肌收缩力减弱，即负性肌力作用（negative inotropic effect）。Ach 还可延长房室结和浦肯野纤维的不应期，使其传导减慢，即负性传导作用（negative dromotropic effect）。

知识拓展

乙酰胆碱通过血管内皮对抗去甲肾上腺素的收血管反应而舒张血管

静脉注射小剂量乙酰胆碱（ACh）可舒张全身血管，如肺血管和冠状血管。ACh 舒张血管作用主要由于激动血管内皮细胞 M_3 胆碱受体亚型，导致内皮依赖（endothelium-derived relaifacto，EDRF）即一氧化氮释放，从而引起邻近平滑肌细胞松弛；也可能通过压力感受器或化学感受器反射引起。如果血管内皮受损，则 ACh 的上述作用将不复存在，相反可引起血管收缩。ACh 也可激动去甲肾上腺素能神经末梢突触前膜 M 受体，抑制去甲肾上腺素的释放而产生舒张血管作用。

（2）血管扩张（除内脏血管外）：通过激动血管内皮细胞的 M 受体，使内皮细胞释放内皮细胞依赖性舒张因子，使血管平滑肌舒张。对皮肤黏膜、脑、肺、骨骼肌而言，M 样作用反射性引起交感兴奋，可对抗这些血管的扩张；同时肾上腺髓质释放肾上腺素也可对抗这些血管的扩张，导致血压下降不明显。

（3）腺体分泌增加：如流涎、出汗等。

（4）平滑肌收缩（括约肌除外）：①胃肠平滑肌。兴奋胃肠道平滑肌，使收缩幅度、张力和蠕动增加（绞痛、大便失禁）；②膀胱逼尿肌。使尿道平滑肌蠕动增加，膀胱逼尿肌收缩，导致多尿（同时膀胱三角区和括约肌松弛）甚至小便失禁；③眼。瞳孔括约肌收缩，瞳孔缩小，睫状肌收缩，调节近视（调节痉挛）；④支气管。收缩支气管，引发哮喘。

2. N 样作用

N 样作用相当于所有神经节兴奋和骨骼肌所产生的作用，故作用比较复杂。

大剂量 Ach 还可兴奋中枢的 M 和 N 受体，表现为兴奋不安、震颤甚至惊厥，过度兴奋转入抑制，出现昏迷、呼吸抑制及循环衰竭。

（二）卡巴胆碱

卡巴胆碱（carbachol）又称氨甲酰胆碱。其化学性质稳定，不易被胆碱酯酶水解，作用时间长，对 M、N 胆碱受体的选择性与 ACh 相似，均有激动作用。本品对膀胱和肠道作用明显，可用于术后腹气胀和尿潴留。仅用于皮下注射，禁用静脉注射给药。该药副作用较多，且阿托品对它的解毒效果差，主要用于局部滴眼治疗青光眼。禁忌证为支气管哮喘、冠状动脉缺血和溃疡病患者。

（三）贝胆碱

贝胆碱（bethanechol）化学性质稳定，不易被胆碱酯酶水解。本品可兴奋胃肠道和泌尿道平滑肌，对心血管作用弱。临床可用于术后腹气胀、胃张力缺乏症及胃滞留等治疗。由于其对 M 胆碱受体具有相对选择性，故其疗效较卡巴胆碱好，口服和注射均有效。禁忌证同卡巴胆碱。

二、M 胆碱受体激动药

（一）毛果芸香碱

毛果芸香碱（pilocarpine）又称匹鲁卡品，是从毛果芸香属植物中提出的生物碱，现已人工合成，为叔胺类化合物，脂溶性大，水溶液稳定，故作用迅速、温和而持久。能选择性地直接兴奋 M 受体，产生 M 样作用。它的 M 样作用尤以对腺体和眼睛的作用最明显。临床主要局部应用于眼科疾病的治疗。

【药理作用】

能选择性地激动 M 受体。对眼和腺体的作用最强。

1. 眼

（1）缩瞳：虹膜由环状肌（括约肌）和辐射肌（开大肌）组成，环状肌上存在 M 受体，受胆碱能神经支配，胆碱能神经兴奋时，环状肌收缩，瞳孔缩小，毛果芸香碱作用于 M 受体，故使瞳孔缩小。

（2）降低眼内压：毛果芸香碱收缩瞳孔括约肌，使虹膜拉向中央，致使前房角间隙扩大，房水易经小梁网流入巩膜静脉窦而进入血循环，改善房水流通，降低眼内压（图 6-1、图 6-2）。

（3）调节痉挛：眼睛的调节主要取决于晶状体的曲度变化，晶状体囊富有弹性，使晶状体有略呈球形的倾向，由于睫状小带向外缘的牵拉，睫状肌的环状肌上存在 M 受

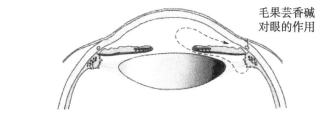

毛果芸香碱
对眼的作用

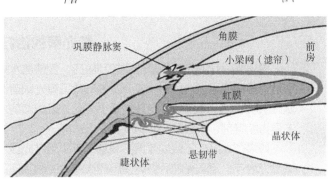

图 6-1 房水循环模式图

体，毛果芸香碱兴奋 M 受体后，使睫状肌的环状肌向瞳孔中心方向收缩，致使悬韧带放松，晶状体因本身的弹性自行变凸，屈光度加大，使远物成像于视网膜前，故看远物模糊，调节于近视。这种由于睫状肌挛缩引起的视力调节障碍称为调节痉挛（图 6-2）。

2. 腺体

毛果芸香碱被吸收后能激动腺体的 M 受体，对汗腺和唾液腺作用最明显。

【临床应用】

1. 青光眼

毛果芸香碱通过缩瞳作用使闭角型青光眼患者前房角间隙扩大，眼内压迅速降低，治疗效果好。对开角型青光眼可能通过扩张巩膜静脉窦周围的小血管以及收缩睫状肌后，小梁网结构发生改变，使房水易于经小梁网渗入巩膜静脉窦中，眼内压下降，故也有一定疗效。

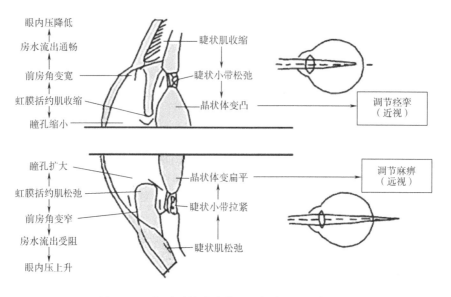

图 6-2   M 胆碱受体激动药和阻断药对眼的作用
上半部分：胆碱受体激动药的作用；下半部分：胆碱受体阻断药的作用

知识拓展

青光眼的治疗

青光眼治疗的方法是降低或控制眼压，促使房水排出。因此，根据青光眼的病因机理，可选择药物或手术治疗。一般原发性开角型青光眼首选药物治疗，如毛果芸香碱，其通过引起睫状肌收缩，牵拉巩膜突并拉紧小梁网，以增加房水外流。治疗急性闭角型青光眼的药物主要为缩瞳剂、碳酸酐酶抑制剂和高渗透剂。

如果药物治疗无效或效果不满意，可采用激光或手术治疗；原发性闭角型青光眼早期首选激光治疗，但激光前后仍需使用药物辅助控制眼压。

2. 虹膜炎

与扩瞳药阿托品交替应用，使虹膜交替收缩与舒张，可防止虹膜与晶状体粘连。

3. 解救阿托品类药物中毒

本药与阿托品是一对拮抗剂。当阿托品类药物中毒时，可用本药解救，反之亦然。给药方式为皮下或肌内注射，5～10mg/次，给药次数依病情而定。

【不良反应】

多为滴眼时药物经鼻泪管吸收产生各种 M 受体激动症状，故滴眼时应压迫内眦，防止药物吸收。

（二）毒蕈碱

毒蕈碱（Muscarine）是一种天然生物碱，有毒，主要存在于丝盖伞属和杯伞属的真菌中。本品虽不作为治疗性药物，但它具有重要的药理活性。毒蕈碱是经典的 M 胆碱受体激动药，其效应与节后胆碱能神经兴奋效应相似。民间常有食用野生草而中毒的病例。毒蕈碱最初从捕蝇蕈中提取，但含量很低（约为 0.003％），人食用捕蝇蕈后不至于引起中毒。丝盖伞菌属和杯伞菌属中含有较高的毒蕈碱成分，食用这些菌属后 30～60 分钟内即可出现中毒症状。毒蕈碱样中毒症状是有机磷农药中毒的主要表现，表现为体内多种腺体分泌增加和平滑肌收缩所产生的症状和体征，如流涎、流泪、恶心、呕吐、头痛、视觉障碍、腹部绞痛、腹泻、支气管痉挛、心动过缓、血压下降和休克等。可用阿托品治疗，每隔 30 分钟肌内注射 1～2mg。

三、N 胆碱受体激动药

N 胆碱受体有 N_M 和 N_N 两种亚型。N_M 受体分布于骨骼肌，N_N 受体分布于交感神经节、副交感神经节和肾上腺髓质。N 胆碱受体激动药有烟碱（nicotine，尼古丁）、洛贝林（lobeline，山梗菜碱）、合成化合物四甲基铵（tetra methylammonium，TMA）和二甲基苯哌嗪（1,1-dimethyl-4-phenylpiperazinium，DMPP）等。

烟碱是一种存在于茄科植物中的生物碱，也是烟草的重要成分。烟碱脂溶性极强，可经皮肤吸收。其对神经节 N_N 胆碱受体的作用呈双相性，即开始使用时可短暂兴奋 N_N 受体，随后可持续抑制 N_N 受体。烟碱对神经肌肉接头 N_M 受体的作用与此类似，其阻断作用可迅速掩盖其激动作用而产生肌肉麻痹。由于烟碱作用广泛、复杂，故无临床实用价值，仅具有毒理学意义。

烟草中含有烟碱成分，长期吸烟与许多疾病，如癌症、冠心病、溃疡病、中枢神经系统疾病和呼吸系统疾病的发生关系密切。吸烟时，香烟烟雾大部分吸入肺部，小部分与唾液一起进入消化道。烟中有害物质部分停留在肺部，部分进入血液循环流向全身。在致癌物和促癌物协同作用下，损伤正常细胞，可形成癌症。吸烟者的烟雾中也易被他人被动吸入损害健康。

第二节 抗胆碱酯酶药与胆碱酯酶复活药

一、抗胆碱酯酶药

胆碱酯酶是体内迅速水解 Ach 的酶，抗胆碱酯酶药也能与胆碱酯酶结合，且结合牢固，水解较慢，使 Ach 在突触间隙的浓度升高，而表现出 M 和 N 样作用。根据与乙酰胆碱酯酶结合后水解速度的快慢可分为两类：一类是可逆性抗胆碱酯酶药，如新斯的明等；另一类为难逆性抗胆碱酯酶药，如有机磷酸酯类。

（一）可逆性抗胆碱酯酶药

1. 新斯的明
【体内过程】
新斯的明（neostigmine）为人工合成品，具有季铵基团，脂溶性低，故口服吸收少而不规则，且大部分被破坏。不易透过血脑屏障，无明显的中枢作用。滴眼时，不易透过角膜进入前房，故对眼的作用也较弱。

知识拓展

胆碱酯酶

胆碱酯酶(cholinesterase，ChE)是一类糖蛋白，分为乙酰胆碱酯酶(acetylcholinesterase，AChE)和丁酰胆碱酯酶(butylcholinesterase，BChE)。乙酰胆碱酯酶亦称真性胆碱酯酶，丁酰胆碱酯酶亦称假性胆碱酯酶。

AChE活性极高，一个酶分子可在1分钟内水解$6×10^5$个分子的ACh。BChE主要存在于血浆中，可水解其他胆碱酯类，如琥珀胆碱，而对ACh的特异性较低，对终止体内ACh的作用并不重要。若无特指，胆碱酯酶主要指AChE。

AChE蛋白分子表面活性中心有两个能与ACh结合的部位，即带负电荷的阴离子部位和酯解部位。前者含有一个谷氨酸残基，后者含有一个由丝氨酸的羟基构成的酸性作用点和一个组氨酸咪唑环构成的碱性作用点，它们通过氢键结合，增强了丝氨酸羟基的亲核性使之较易与ACh结合。AChE通过下列3个步骤水解Ach：①ACh分子中带正电荷的季铵阳离子头以静电引力与AChE的阴离子部位相结合，同时ACh分子中的羰基碳与AChE酯解部位的丝氨酸的羟基以共价键结合，形成ACh与AChE的复合物。②ACh的酯键断裂，乙酰基转移到AChE的丝氨酸羟基上使丝氨酸乙酰化，生成乙酰化AChE，并释放出胆碱。③乙酰化AChE迅速水解，分离出乙酸，并使AChE游离。

【作用与用途】

药物与Ach竞争胆碱酯酶，抑制该酶的活性，表现出长时间的M和N样作用。由于该药对骨骼肌、胃肠道和膀胱平滑肌的亲和力较大，故对它们有较强的兴奋作用，特别对骨骼肌作用最强。

(1) 重症肌无力。这是一种影响神经肌肉传递的慢性自身免疫性疾病。临床利用新斯的明强烈兴奋骨骼肌的作用，促进肌力恢复。皮下或肌内注射新斯的明后，约经15分钟左右即可使症状减轻，约维持2～4小时左右。除严重和紧急情况外，一般采用口服给药，因需经常给药，故要掌握好剂量，以免因过量导致ACh过量堆积，引起胆碱能危象使肌无力症状加重。

(2) 腹气胀和尿潴留。通过抑制AchE的活性，ACh增多，兴奋胃肠道平滑肌及膀胱逼尿肌的M受体，促进排气和排尿，适用于手术后腹气胀和尿潴留。

(3) 阵发性室上性心动过速。在压迫眼球或颈动脉窦等兴奋迷走神经措施无效时，通过新斯的明拟胆碱作用使心室频率减慢。

(4) 非去极化型肌松弛药中毒解救，如筒箭毒碱过量时的解毒。

【不良反应】

治疗量副作用较小，过量可产生恶心、呕吐、腹痛、肌肉颤动等，严重者甚至出现胆碱能危象，表现为大汗淋漓、大小便失禁、心动过速及其他心律失常，还可见肌痉挛，并出现肌无力症状加重。

知识拓展

重症肌无力

重症肌无力是一种自身免疫性疾病，可能是由于运动终板释放乙酰胆碱减少造成肌张力下降，尤其是头颈肌肉更易疲劳，表现为：眼睑下垂、肢体无力、咀嚼吞咽困难，严重者呼吸困难，一般经休息后可自行缓解。但严重者必须进行药物治疗。

【禁忌证】

禁用于机械性肠梗阻、尿路梗死和支气管哮喘患者。

2. 毒扁豆碱

毒扁豆碱（physostigmine，依色林）是从非洲毒扁豆（physostigma venenosum）的种子中提取的生物碱，现已药用为人工合成品。毒扁豆碱为叔胺类化合物，脂溶性大，可迅速被胃肠、皮下组织和黏膜吸收，易通过血脑屏障引起中枢兴奋作用，也易通过角膜进入前房引起缩瞳和降低眼内压。对中枢神经系统，小剂量兴奋，大剂量抑制。外周作用与新斯的明相似，表现为 M、N 胆碱受体兴奋作用，但无直接兴奋受体的作用。具有缩瞳、降低眼压以及收缩睫状肌而引起调节痉挛等作用。滴眼后 5 分钟即出现缩瞳，眼压下降作用可维持 1～2 天，调节痉挛现象消失较快。作用较毛果芸香碱强而持久但刺激性较大，与其交替使用可增强缩瞳效果。临床用于治疗急性青光眼，可先用本品滴眼数次，后改用毛果芸香碱维持疗效。本品滴眼后可因较强的收缩睫状肌的作用引起调节痉挛而出现头痛。滴眼时应压迫内眦，以免药液流入鼻腔后吸收中毒。本品全身毒性反应较新斯的明严重，大剂量中毒时可致呼吸麻痹。

3. 地美溴铵

地美溴铵（demecarium bromide）为作用时间较长的易逆性抗 AChE 药，用于治疗青光眼。滴眼后 15～60 分钟可见瞳孔缩小，使用 24 小时后降眼压作用达高峰，作用持续 9 天以上。用于治疗无晶状体畸形开角型青光眼及对其他药物无效的患者。

其他可逆性抗 AChE 药的作用特点见表 6-1。

表 6-1　其他可逆性抗 AChE 药的作用特点

药名	作用与应用特点
吡斯的明（pyridostigmine）	中枢性 AChE 抑制剂。适用于轻、中度阿尔茨海默病
安贝氯铵（ambenonium，酶抑宁）	较新斯的明作用强而持久。可口服给药，临床主要用于治疗重症肌无力，尤其不耐受新斯的明者
石杉碱甲（huperzine A，哈伯因）	与新斯的明相似，但作用维持时间较长，治疗重症肌无力疗效优于新斯的明。对阿尔茨海默病有一定疗效
多奈哌齐（deneppezil hydrochloride）	较新斯的明作用弱而持久。治疗重症肌无力，也用于治疗手术后腹气胀和尿潴留

（二）难逆性抗胆碱酯酶药

有机磷酸酯类

有机磷酸酯类（organophosphate）主要作为农业和环境卫生杀虫剂，如敌百虫、乐果、马拉硫磷、敌敌畏、内吸磷（E1059）和对硫磷等。仅少数作为缩瞳药治疗青光眼，如乙硫磷和异氟磷。

有机磷酸酯类与胆碱酯酶结合牢固而持久，且时间稍久即难以恢复，对人、畜均有毒性，临床用药价值不大，但有毒理学意义。此类物质脂溶性高，易挥发，可经呼吸道吸入中毒，也可通过皮肤接触吸收或经消化道吸收中毒。因此掌握有机磷酸酯类的中毒机制、中毒症状及防治措施，对生产、使用及国防均有重大意义。

【中毒机制】

有机磷酸酯类进入人体后，其亲电子性的磷原子与 AChE 酯解部位丝氨酸羟基上具有亲核性的氧原子以共价键结合，形成难以水解的磷酰化 AChE，使 AChE 失去水解 ACh 的能力造成 ACh 在体内大量积聚，引起一系列中毒症状。若不及时抢救，AChE 可在几分钟或几小时内"老化"。"老化"过程可能是磷酸化 AChE 的磷酰化基团上的一个烷氧基断裂，生成更为稳定的单烷氧基磷酰化 AChE。此时，即使应用 AChE 复活药也难以使酶活性恢复，必须等待新生的 AChE 形成，才可水解 ACh，此过程可能需要几周时间。

【中毒症状】

有机磷酸酯类急性中毒表现 M 样和 N 样症状和体征，通常还有中枢神经系统（CNS）的症状。

（1）M 样症状。多有瞳孔缩小（虹膜环状肌收缩），眼痛和视物模糊（睫状肌痉挛）；流涎和出汗，重者可口吐白沫，大汗淋漓；胸部"紧迫感"和带哮鸣音的呼吸，这是由支气管收缩和支气管分泌增加所致，严重者可致肺水肿；厌食、恶心、呕吐、腹痛和腹泻，是由于胃肠道平滑肌的兴奋和药物对胃肠道黏膜的刺激作用；小便失禁，这与膀胱逼尿肌收缩和膀胱括约肌松弛有关；心率减慢，血压下降。

（2）N 样症状。交感和副交感神经节的 N_N 受体和骨骼肌运动终板的 N_M 受体都被激动。

① N_N 受体兴奋包括交感和副交感神经节激动作用的表现，其症状在各器官的表现不同。在胃肠道、膀胱、腺体、眼等方面，胆碱能神经占优势，因此兴奋的症状与 M 作用一致。在心血管则去甲肾上腺素能占优势，同时肾上腺髓质分泌肾上腺素增多，所以心肌收缩力加强，血压升高。

② N_M 受体兴奋则表现为肌束震颤，常先自小肌肉如眼睑、颜面和舌肌开始，逐渐发展至全身，严重者可有抽搐，进而转入肌无力甚至瘫痪，再严重者可因呼吸肌麻痹而死亡。

（3）中枢神经系统症状。有机磷酸酯类可抑制脑内胆碱酯酶，使脑内 ACh 含量增高，表现为先兴奋不安、谵语及全身肌肉抽搐，进而过度兴奋转入抑制，出现昏迷，血管运动中枢抑制所致血压下降及呼吸中枢麻痹所致的呼吸停止。

【急性中毒的解救】

（1）一般处理：①脱离接触，吸入中毒者应转移病人，皮肤吸收者清洗皮肤、黏膜，口服中毒者洗胃；②人工呼吸；③给氧；④治疗休克。

（2）及早注射阿托品：一般初次注射 2～4mg（极量 1mg/次，为在 CNS 达足够浓度）每 3～10 分钟重复 2mg，直至 M 样症状消失。阿托品能迅速有效地解除 M 样症状，特别是解除支气管痉挛，抑制腺体分泌，对抗胃肠道症状及心脏抑制作用，也能解除部分中枢症状，以兴奋呼吸中枢，使昏迷患者苏醒，缓解危急。

（3）胆碱酯酶复活药：由于阿托品对 N 样症状无效，不能制止骨骼肌震颤，对中毒晚期的呼吸肌麻痹也无效；也无复活胆碱酯酶作用，故常与胆碱酯酶复活药合用以增强疗效，特别是对中、重度中毒者更需如此。但当胆碱酯酶复活后，机体可恢复对阿托品的敏感性，易发生阿托品过量中毒，这点应注意。

（4）对症治疗：①维持患者气道通畅，包括支气管内吸引术、人工呼吸、给氧；②用地西泮（5～10mg，静脉注射）控制持续惊厥；③抗休克治疗。

（5）解毒药物的应用原则如下。

① 联合用药：阿托品能迅速缓解 M 样中毒症状。AChE 复活药不仅能恢复 AChE 的活性，还能直接与有机磷酸酯类结合，迅速改善 N 样中毒症状，对中枢中毒症状也有一定改善作用，故两者合用能取得较好疗效。

② 尽早用药：阿托品应尽量早期使用；ACE 复活药也应及早使用防止磷酰化胆碱酯酶"老化"。

③ 足量用药：足量给予药物以保证快速和高效。阿托品足量的指标是 M 样中毒症状迅速消失或出现"阿托品化"，即瞳孔散大、口干、皮肤干燥、颜面潮红、肺部啰音显著减少或消失、心率加快等，但需注意避免阿托品中毒。AChE 复活药足量的指标是 N 样中毒症状全部消失，全血或红细胞中 AChE 活性分别恢复到 50％～60％ 或 30％ 以上。

④ 重复用药：中、重度中毒或毒物不能从吸收部位彻底清除时，应重复给药，以巩固疗效。

二、胆碱酯酶复活药

胆碱酯酶复活药（cholinesterase reactivators）是一类能使被有机磷抑制的胆碱酯酶恢复活性的药物。常用的药物有氯解磷定（pyraloxime chloride，PAM-Cl）和碘解磷定（pyraloxime metho iodide，派姆，PAM）。两药均为肟类化合物。它们共同的作用机制是与有机磷酸酯类有强大亲和力，能夺取磷酰化胆碱酯酶的磷酰基，使胆碱酯酶游离出来而复活，恢复其水解乙酰胆碱的能力（置换作用）。还可直接与体内游离的有机磷酸酯类结合，阻止中毒过程继续发展。

（一）氯解磷定

氯解磷定水溶性好，水溶液稳定，可肌内或静脉给药，作用极快，特别适用于农村基层使用和初步急救，由于不良反应少，现已作为胆碱酯酶复活药中的首选药。用于各种急性有机磷中毒，能迅速解除 N 样症状，消除肌肉震颤，但对 M 样症状效果差，故应与阿托品合用。应用时应及早给药，首剂足量，持续应用。

氯解磷定等肟类化合物恢复酶活性作用对骨骼肌最明显，能迅速制止肌束震颤。对中枢神经系统中毒症状也有疗效，患者意识恢复较快，对自主神经系统功能的恢复较差。此外，肟类化合物使酶复活的效果也因不同的有机磷酸酯类而异。对内吸磷、马拉硫磷、对硫磷等急性中毒疗效好，对敌百虫、敌敌畏等疗效差，对乐果中毒无效。

【作用与应用】

（1）复活胆碱酯酶。与磷酰化胆碱酯酶结合成复合物，复合物再裂解形成磷酰化氯解磷定，使胆碱酯酶游离而复活。但对已"老化"的磷酰化胆碱酯酶复活效果差，甚至无效果。对毒扁豆碱及新斯的明等氨甲酰酯类抗胆碱酯酶药过量中毒不仅无效，甚至会加重中毒，故应禁用。

（2）直接解毒作用。直接与体内游离的有机磷酸酯类结合，生成无毒的磷酰化氯解磷定由肾脏排出，从而阻止游离的毒物继续抑制 AChE 活性。

（3）轻度抗胆碱酯酶。氯解磷定本身尚具有轻度抗胆碱酯酶活性，过量应用会使胆碱酯酶活性进一步抑制。

【不良反应】

主要为头痛、眩晕、恶心、呕吐等，用量过大可导致神经肌肉传导阻滞，甚至导致呼吸抑制。

（二）碘解磷定

碘解磷定药理作用和临床应用与氯解磷定相似，但作用弱，不良反应多，只是静脉给药，目前较少使用。

 目标检测

一、单项选择题

1. 切除支配虹膜的神经（即去神经眼）后再滴入毛果芸香碱，则应（　　）。
A. 扩瞳　　　　　　B. 缩瞳　　　　　　C. 先扩瞳后缩瞳　　　　D. 先缩瞳后扩瞳
E. 无影响

2. 毛果芸香碱的缩瞳机制是（　　）。
A. 阻断虹膜 α 受体，开大肌松弛　　　　　　B. 阻断虹膜 M 胆碱受体，括约肌松弛

C. 激动虹膜 α 受体，开大肌收缩   D. 激动虹膜 M 胆碱受体，括约肌收缩

E. 抑制胆碱酯酶，使乙酰胆碱增多

3. 下列关于卡巴胆碱作用错误的是（   ）。

A. 激动 M 胆碱受体   B. 激动 N 胆碱受体

C. 用于术后腹气胀与尿潴留   D. 作用广泛，副作用大

E. 禁用于青光眼

4. 氨甲酰胆碱临床主要用于（   ）。

A. 青光眼   B. 术后腹气胀和尿潴留

C. 眼底检查   D. 解救有机磷农药中毒

E. 治疗室上性心动过速

5. 对于乙酰胆碱，下列叙述错误的是（   ）。

A. 激动 M 受体和 N-R   B. 无临床实用价值

C. 作用广泛   D. 化学性质稳定

E. 化学性质不稳定

6. 与毒扁豆碱相比，毛果芸香碱不具备哪种特点（   ）。

A. 遇光不稳定   B. 维持时间短

C. 刺激性小   D. 作用较弱

E. 水溶液稳定

二、配伍选择题（备选答案在前，试题在后。每组题均对应同一组备选答案，每题只有一个正确答案。每个备选答案可重复选用，也可不选用。）

A. 激动 M 受体和 N 受体   B. 激动 M 受体

C. 小剂量激动 M 受体，大剂量阻断 N 受体   D. 阻断 M-R 和 N-R

E. 阻断 M-R

1. ACh 的作用是（   ）。

2. 毛果芸香碱的作用是（   ）。

3. 氨甲酰胆碱的作用是（   ）。

三、多项选择题（每题的备选答案中有 2 个或 2 个以上正确答案。少选或多选均不得分。）

1. 毛果芸香碱对眼的作用（   ）。

A. 瞳孔缩小   B. 降低眼内压

C. 睫状肌松弛   D. 治虹膜炎

E. 对汗腺不敏感

2. 有关毒蕈碱的论述正确的有（   ）。

A. 食用丝盖伞菌属和杯伞菌属蕈类后 30～60 分钟出现中毒

B. 中毒表现为流涎，流泪，恶心，呕吐，头痛，视觉障碍，腹部绞痛，腹泻

C. 中毒表现为心动过速，血压升高，易脑出血

D. 中毒表现为气管痉挛，呼吸困难，重者休克

E. 可用阿托品 每隔 30 分钟肌注 1～2mg

3. 用于治疗重症肌无力可选用的药物（   ）。

A. 新斯的明   B. 筒箭毒碱   C. 安贝氯铵   D. 依酚氯铵

E. 溴吡啶斯的明

4. 新斯的明可治疗（   ）。

A. 重症肌无力   B. 术后肠胀气   C. 青光眼   D. 有机磷中毒

E. 阵发性室上性心动过速

第七章
胆碱受体阻断药

学习目标

知识要求： 掌握代表药阿托品的药理作用、用途、不良反应；熟悉山莨菪碱、东莨菪碱的药理作用；了解合成扩瞳药、解痉药、肌松药的作用特点。

能力要求： 能够正确分析、解释涉及本章药物的处方合理性，提供用药咨询服务；解释阿托品类药物中毒时应用毛果芸香碱或可逆性抗胆碱酯酶药解救的原理。

素养提升： 通过学习本章内容，提升药学专业职业能力及获取新知识、新技术的能力，培养良好的社会公德和职业道德，具备爱职、爱岗、敬业精神。

胆碱受体阻断药是指能和乙酰胆碱（acetylcholine，ACh）竞争胆碱受体，对抗 ACh 的作用而表现出胆碱能神经功能被阻滞的药物，根据它们作用的受体不同，一般分为 M 胆碱受体阻断药和 N 胆碱受体阻断药。前者药物临床应用较广，如阿托品、山莨菪碱、东莨菪碱及其人工合成的代用品，为本章重点介绍的内容。N 受体阻断药一般分为 N_N 受体阻断药，又称神经节阻断药和 N_M 受体阻断药，又称肌松药。

第一节　M 胆碱受体阻断药

一、阿托品类生物碱

阿托品类生物碱是从颠茄、曼陀罗、洋金花以及莨菪等植物中提取的生物碱，包括阿托品、山莨菪碱、东莨菪碱。现已能人工合成。

(一) 阿托品

阿托品（atropine）属叔胺类化合物，是天然生物碱在提取过程中得到的消旋莨菪碱。

【药理作用】

阿托品可竞争性地与 M 受体结合，但它本身无内在活性，与 M 受体结合后，不仅不产生兴奋受体的作用，相反阻断了 ACh 与受体的结合，从而解除节后胆碱能神经所支配的效应器的生理功能，主要表现如下。

1. 内脏平滑肌松弛

阿托品可以松弛各种内脏平滑肌，但其松弛程度与两种因素有关：①与平滑肌的机能状态有关。在一般治疗量时对正常活动的平滑肌影响较小，但对痉挛状态者则呈显著的松弛作用；其对括约肌的作用也是如此，如当幽门括约肌痉挛时，阿托品也可使其松弛，但作用不恒定。②与平滑肌所处部位有关。部位不同，作用强度也不同，其中对胃肠平滑肌松弛作用最强，其次为膀胱平滑肌；而对胆道、输尿管和支气管平滑肌松弛作用较差，至于子宫则更差。

2. 抑制腺体分泌

本品对唾液腺和汗腺最为敏感，小剂量就可明显引起口干和皮肤干燥，大剂量时则可使体温升高；其次为泪腺和呼吸道腺体；大剂量才能减少胃液分泌，但其中胃酸浓度变化很小。

3. 眼睛

（1）扩瞳：瞳孔的大小是由括约肌上的 M 受体和扩大肌上的 α 受体兴奋引起的扩瞳，通常 M 受体的作用占优势，当阿托品阻断 M 受体后，α 受体占优势，故瞳孔扩大。

（2）眼内压升高：扩瞳后，虹膜向边缘退缩，前房角间隙变小，房水回流障碍，眼内压升高。

（3）调节麻痹：使用阿托品后睫状肌松弛而退向外缘，悬韧带拉紧，但晶体处于固定的扁平状态，不能调节阻力，这一作用称为调节麻痹。晶体扁平后折光度降低，使近物成像于视网膜后，故视近物不清，调节于远视。

4. 心血管系统

（1）心脏：阿托品对心脏的作用主要是改变心率，在一般治疗量时可使心率暂时轻度减慢，这可能是在阿托品产生外周抗 M 样作用以前，对迷走神经中枢兴奋及 M 受体兴奋的结果；大剂量可使心率加快，这主要是阿托品阻断了迷走神经对窦房节的抑制作用，使窦房节兴奋性升高的结果；而心率加快的程度取决于迷走神经控制心脏的张力，成年人加速心率的作用较明显，而对幼儿、老年人心率的影响则很小。

（2）血管与血压：治疗量的阿托品对血管和血压无显著影响，但较大剂量时可引起皮肤血管扩张，表现为皮肤潮红温热；当微循环的小血管发生痉挛时，大剂量的阿托品对外周小血管有明显的解痉作用。阿托品扩张血管作用机制未明。

5. 中枢神经系统作用

治疗量的本品对中枢神经系统影响不大，主要是轻度兴奋迷走中枢；较大治疗量时对延髓有兴奋作用，主要是兴奋呼吸中枢；更大剂量时，对大脑皮质的兴奋特别明显，表现为烦躁不安，谵妄多言等运动，语言方面的功能失调；中毒剂量时产生幻觉、定向障碍、共济失调，甚至惊厥；严重中毒时，可由兴奋转入抑制，导致昏迷和呼吸麻痹而致死。

【体内过程】

阿托品口服易吸收，1 小时作用达高峰，$t_{1/2}$ 约 4 小时，作用可维持 3～4 小时。肌内注射或静脉给药后，起效及达峰时间更快，维持时间较短。眼科局部使用可维持数天。本药全身分布，可透过血-脑脊液屏障及胎盘。80% 以上从肾排泄，其中 1/3 为原形药物，仅少量随乳汁和粪便排出。

【临床应用】

1. 解除平滑肌痉挛

利用阿托品松弛平滑肌作用，可用于各种内脏绞痛。由于对胃肠平滑肌松弛作用最强，故对胃肠痉挛痛效果最好。其次是肾绞痛和膀胱刺激症状（尿频、尿急），而对胆绞痛效果较差，应与哌替啶合用。还可用于治疗遗尿症（松弛逼尿肌）。

2. 抑制分泌（麻醉前给药）

利用阿托品抑制腺体分泌作用，主要用于麻醉前给药，有些麻醉药可刺激支气管分泌增多，加上麻醉患者吞咽反射和咳嗽反射处于抑制状态，易堵塞呼吸道或引起吸入性肺炎，阿托品麻醉前给药可以防止此情况。另外也应用于盗汗和流涎。

3. 眼科

（1）虹膜睫状体炎：阿托品滴眼后虹膜括约肌和睫状肌因松弛而得以充分休息；另外阿托品扩张睫状肌血管，增加组织血流量，有利于炎症消退；再加上扩瞳，使虹膜退向外缘可防止虹膜与晶状体粘连。但需配合缩瞳药。

（2）扩瞳检查眼底：阿托品的扩瞳作用可维持 1～2 周，调节麻痹作用维持 2～3 天，视力恢复较慢，故现多为后马托品代替，另外去氧肾上腺素只扩瞳而不影响眼的调节，也比较常用。

（3）验光配镜：滴用阿托品后睫状肌调节机能麻痹，晶状体固定，可以准确测定晶状体的屈光度，特别用于儿童，因其睫状肌张力高，可充分发挥调节麻痹的作用，易测准屈光度。

4. 缓慢型心率失常

由于阿托品可解除迷走神经对窦房节、心房和房室交界组织的抑制作用，使心率加快，传导加速，故可治疗迷走神经过度兴奋所致的窦性心动过缓和房室传导阻滞。由于阿托品使窦房节兴奋性提高，也可治疗由于窦房节功能低下引起的室性异位节律。

5. 抗休克

阿托品（大剂量）静脉给药可扩张血管，改善微循环，增加组织的灌流量，因而可用于多种感染引起的中毒性休克，如爆发性流脑、中毒性菌痢和中毒性肺炎等，但由于成人易引起中枢性副作用（可能与胆碱能神经张力有关），目前主要用于儿科。但是，儿童休克多伴有高热，阿托品抑制汗腺分泌有可能使体温进一步升高。故阿托品抗休克的应用尚在进一步研究之中。

6. 解救有机磷酸酯类中毒

有机磷酸酯类中毒主要是由于乙酰胆碱过量积蓄而引起的 M 样作用、N 样作用的症状和中枢症状。理论上讲阿托品随着剂量加大应能逐步对抗 M 样作用、中枢症状和 N 样作用，但实际上它只能减轻或消除恶心、呕吐、呼吸困难、流涎、大小便失禁、缩瞳等 M 样作用，对中枢症状有一定疗效，而对 N 样作用肌肉震颤则几乎无对抗作用。而且也不能消除已积蓄的乙酰胆碱，故应合用解磷定类。

【不良反应】

阿托品作用广泛，选择性差，故当利用某一个作用治疗时，其他作用就成了副作用。

（1）一般副作用：口干、便秘、视物模糊、心悸、体温升高等，一般停药后逐渐消失。

（2）过量中毒：阿托品用量超过 5mg 时，即可出现中毒反应，表现为中枢兴奋如烦躁不安、谵妄多言等。但阿托品的中毒量与致死量之间相差较大，对于感染性休克，锑剂中毒和有机磷中毒的解救都已接近中毒量，一般剂量要掌握在阿托品化程度，即出现瞳孔散大、面红、心率加快等症状。

一旦严重中毒时应对症治疗，如用镇静药或抗惊厥药对抗中枢兴奋，用拟胆碱药对抗外周作用，但新斯的明、毒扁豆碱不能用于有机磷中毒时的解救，当呼吸抑制时应人工呼吸和吸氧。

【禁忌证】

青光眼禁用，前列腺肥大者也禁用，因其会使尿道括约肌收缩而加重排尿困难。

 心灵启迪 医路故事

华佗和麻沸散

麻沸散相传是华佗创造的中国古代著名的麻醉剂，被用于外科手术（《后汉书·华佗传》）。华佗是东汉末年杰出的医学家，与董奉、张仲景并称为"建安三神医"。华佗一生行医各地，精通内、外、妇、儿、针灸各科，对外科尤为擅长。他首创用全身麻醉法施行外科手术，被后世尊之为"外科鼻祖"。欧美全身麻醉外科手术的记录始于十八世纪初，比华佗晚一千六百余年。华佗在实践经验的基础上，不断探索、创新，以科学的态度、创新的精神以及对病人的关怀、生命的关爱，循着前人开辟的途径，脚踏实地开创了新的天地。

（二）山莨菪碱

山莨菪碱（anisodamine）是从茄科植物唐古特莨菪中天然分离出的生物碱，为左旋品，简称654。常用人工合成的消旋体，称654-2，具有明显的外周抗胆碱作用。药理作用与阿托品类似，其作用特点为：①对胃肠道平滑肌、血管平滑肌解痉作用选择性高，解痉作用的强度与阿托品类似或稍弱；②抑制腺体分泌和扩瞳作用仅为阿托品的1/20～1/10；③不易透过血-脑脊液屏障，故中枢作用不明显。临床主要用于治疗中毒性休克、内平滑肌绞痛、眩晕症和血管神经性头痛等。不良反应和禁忌证与阿托品相似，但其毒性较低。

（三）东莨菪碱

东莨菪碱（scopolamine）是从植物洋金花中提取的生物碱。与阿托品相比，其特点为：①对中枢神经系统的抑制作用较强，持续时间更久。在治疗剂量时即可引起中枢神经系统抑制，随剂量增加依次可出现镇静、催眠、麻醉的作用。此外，尚有欣快作用，因此易造成药物滥用；②外周作用与阿托品相似，仅在作用强度上略有差异。扩瞳、调节麻痹及抑制腺体分泌作用较阿托品强，对心血管系统及内脏平滑肌的作用较弱。

临床主要用于麻醉前给药，不仅能抑制腺体分泌，还有中枢抑制作用，因此东莨菪碱优于阿托品。本品还用于预防晕动病和抗震颤麻痹。防晕作用可能与本药抑制前庭神经内耳功能或大脑皮质有关，与苯海拉明合用可增强疗效，预防性用药效果较好；对帕金森病有缓解流涎、震颤和肌肉强直的效果，可能与其中枢抗胆碱作用有关。不良反应和禁忌证与阿托品相似。

知识拓展

缓慢型心律失常及其治疗药物

缓慢性心律失常的发生是因为心脏的自律性或传导性的降低或遭到破坏。主要治疗药物有M受体阻断剂，如阿托品、山莨菪碱、654-2和普鲁本辛等，它们适于治疗迷走神经过度兴奋所致缓慢型心律失常。

二、阿托品的合成代用品

天然阿托品类生物碱作用广泛，选择性差，毒副作用多，通过改变其化学结构，合成了不少代用品，主要包括扩瞳药、解痉药和选择性M受体阻断药。

（一）合成扩瞳药

目前临床主要用于扩瞳的药物有后马托品（homatropine）、托吡卡胺（tropicamide）、环喷托酯（cy-clopentolate）和尤卡托品（eucatropine）等，这些药物与阿托品比较，其扩瞳作用维持时间明显缩短，故适用于一般的眼科检查和成人验光，儿童验光一般仍需用阿托品。几种扩瞳药滴眼后作用比较见表7-1。

表 7-1　几种扩瞳药滴眼后作用比较

药物	浓度	扩瞳作用		调节麻痹作用	
	%	高峰/min	消退/d	高峰/h	消退/d
硫酸阿托品	1	30～40	7～10	1～3	7～12
氢溴酸后马托品	1	40～60	1～2	0.5～1	1～2
托吡卡胺	0.5～1	20～40	0.25	0.5	<0.25
尤卡托品	2.0～5.0	30	0.08～0.25	无作用	无作用

(二) 合成解痉药

异丙托溴铵 (ipratropium bromide) 为季铵类 M 胆碱受体阻断药，注射给药时可产生与阿托品类似的支气管扩张、心率加快和抑制呼吸道腺体分泌等作用，但少有中枢作用。气雾吸入给药具有相对的选择性作用，对支气管平滑肌 M 胆碱受体选择性较高，松弛支气管平滑肌作用较强，对心率、血压、膀胱功能、眼压及瞳孔几乎无影响。本品对吸入二氧化硫、臭氧和香烟等引起的支气管收缩具有保护作用，但对过敏介质如组胺缓激肽、5-羟色胺和白三烯引起的支气管收缩保护作用较差。主要以气雾剂吸入给药，30~90 分钟后作用达高峰，作用可维持 4~6 小时。临床主要用于缓解慢性阻塞性肺病 (COPD) 引起的支气管痉挛、喘息症状。对支气管哮喘或支气管炎气道高反应性患者疗效不满意。常见副作用为口干等。

溴丙胺太林 (propantheline bromide，普鲁本辛) 同属季铵类 M 受体阻断药，是一种临床常用的合成解痉药，口服吸收不完全，食物可妨碍其吸收，故宜在饭前 0.5~1 小时服用，作用时间约为 6 小时。其特点为：①对胃肠道 M 受体阻断作用选择性高，治疗量可明显抑制胃肠平滑肌，并能不同程度地减少胃液分泌，用于胃、十二指肠溃疡，胃肠痉挛和泌尿道痉挛，也可用于遗尿症及妊娠呕吐；②不易透过血-脑脊液屏障，中枢作用不明显。临床主要用于治疗胃、十二指肠溃疡和胃肠痉挛性疼痛。不良反应类似阿托品，中毒剂量可因神经肌肉接头的阻断而导致呼吸麻痹。

胃复康 (benactyzine) 属叔胺类解痉药，其特点为：①口服易吸收，解除胃肠道平滑肌痉挛作用较明显，也有抑制胃液分泌作用；②易透过血-脑脊液屏障，产生中枢安定作用。临床适于治疗兼有焦虑症的消化性溃疡患者。

(三) 选择性 M 受体阻断药

阿托品及其合成代用品绝大多数对 M 胆碱受体亚型缺乏选择性，副作用较多。选择性 M 受体阻断药对受体的特异性较高，副作用明显减少。

哌仑西平 (pirenzepine) 结构与丙米嗪相似，属三环类药物，为选择性 M 受体阻断药，但对 M 受体也有较强的亲和力。替仑西平 (telenzepine) 为哌仑西平同类物，对 M_1 受体的选择性阻断作用更强。二药均可抑制胃酸及胃蛋白酶的分泌，临床用于治疗消化性溃疡。在治疗剂量时较少出现口干和视物模糊等反应，也无阿托品样中枢兴奋作用。

索利那新 (solifenacin) 为选择性 M_3 胆碱受体阻断药，对膀胱平滑肌选择性较高，可抑制膀胱节律性收缩。临床主要用于治疗膀胱过度活动症，可明显改善尿频、尿急和尿失禁症状，耐受性良好，最常见的不良反应是口干和便秘，但程度较轻。

第二节 N 胆碱受体阻断药

一、N_N 胆碱受体阻断药——神经节阻断药

N 胆碱受体阻断药按其对 N 胆碱受体亚型的选择性差异而分为 N_M 和 N_N 受体阻断药。N_N 胆碱受体阻断药能选择性地与神经节细胞的 N_N 胆碱受体结合，竞争性地阻 ACh 与受体结合，使 ACh 不能引起节细胞的除极化，从而阻断了神经冲动在神经节中的传递，故也称神经节阻断药 (ganglion blocking drugs)，不良反应多且严重，现已少用。

二、N_M胆碱受体阻断药——骨骼肌松弛药

N_M受体阻断药又称骨骼肌松弛药，简称肌松药。能选择性地和突触后膜上的N_M受体结合，阻断神经肌肉接头的N_M胆碱受体，妨碍神经冲动的传递，使骨骼肌松弛，便于在较浅的麻醉下进行外科手术。根据其作用方式的特点，可分为除极化型和非除极化型两类。

（一）除极化型肌松药

除极化型肌松药又称非竞争型肌松药（noncompetitive muscular relaxants），其分子结构与 ACh 相似，与神经肌肉接头后膜（运动终板）的胆碱受体亲和力强，且不易被胆碱酯酶分解，因而产生与 ACh 相似但更为持久的持续兴奋（除极化）作用，因其持续占用运动终板的胆碱受体，使相邻的肌细胞也持久除极化，一段时间内失去电兴奋性，出现一个无法兴奋的区域，从而使骨骼肌松弛。该类骨骼肌松弛药起效快，持续时间短，主要用于如插管等小手术麻醉的辅助药。最初可出现短时肌束震颤，与药物兴奋运动终板 N_M 受体有关，肌束震颤随不同部位骨骼肌除极化出现的时间先后的不同而不同，连续用药可产生快速耐受性。抗胆碱酯酶药不仅不能拮抗其骨骼肌松弛作用，反而能加强其作用，因此过量时不能用新斯的明解救。治疗剂量的药物一般无神经节阻断作用。代表药物有琥珀胆碱。

琥珀胆碱

琥珀胆碱（succinylcholine）又称司可林（scoline）。

【药理作用】

静脉注射 $10\sim30mg$ 琥珀酰胆碱后，先出现短暂的肌束震颤，随即产生肌肉松弛，通常从颈部肌肉开始，渐渐波及肩胛、腹部和四肢，起效迅速，2 分钟可达药峰，在 5 分钟内效应消失，可采用持续静脉滴注法；因其很快被血浆及肝中的假胆碱酯酶水解，仅有 2% 从肾脏排出。新斯的明可抑制血浆假性胆碱酯酶活性因而可加强和延长琥珀胆碱作用。

【临床应用】

本品由于作用快而短，对喉肌麻痹力强，故适用于气管内插管、气管镜、食管镜等短时操作；也可静滴用作全麻药的辅助药，减少全麻药用量，在较浅麻醉下骨骼肌完全松弛，可顺利进行短时或长时外科手术。

【不良反应及应用注意】

（1）用药后易引起肌肉酸痛，甚至肌肉形态和结构破坏；

（2）持久去极化可使细胞内 K^+ 释出增多，以至血钾升高，故有高血钾倾向的患者禁用本药，以免产生高血钾性心脏骤停；

（3）可使眼外肌收缩而升高眼内压，故青光眼、白内障患者禁用；

（4）过量易引起呼吸肌麻痹，用时须备有呼吸机，亦应避免与有肌松作用的氨基苷和多肽类抗生素合用，以免加强呼吸肌麻痹作用；

（5）有遗传性胆碱酯酶缺乏的患者易中毒。

（二）非除极化型肌松药

非除极化型肌松药又称竞争型肌松药（competitive muscular relaxants），此类药物与运动神经突触后膜上的N_M胆碱受体结合，能竞争性地阻断 ACh 与 N_M 受体结合，使骨骼肌松弛，代表药物有筒箭毒碱和泮库溴铵类药物。

1. 筒箭毒碱

筒箭毒碱（d-tubocurarine）是从南美洲生产的植物浸膏箭毒（curare）中提出的生物碱，右旋体具药理活性。口服难吸收，静脉注射后 $3\sim4$ 分钟即产生肌松作用，头颈部小肌肉首先

受累；然后波及四肢、躯干和颈部的其他肌肉；继而因肋间肌松弛，出现腹式呼吸；如剂量过大，进而累及膈肌，患者可因呼吸肌麻痹而死亡。由于筒箭毒碱的作用维持时间较短，如及时进行人工呼吸，可挽救生命。其作用特点是：①在同类阻断药之间有相加作用；②吸入性全麻药（特别如乙醚等）和氨基苷类抗生素（如链霉素）能加强和延长此类药物的肌松作用；③抗胆碱酯酶药可拮抗其作用，中毒时可用新斯的明解毒；④肌松前无肌束震颤现象；⑤有一定的神经节阻断作用和释放组胺作用，引起血压下降。

因筒箭毒碱具有神经节阻断和促进组胺释放等作用，故可使血压短时下降、心跳减慢、支气管痉挛和唾液分泌过多。禁用于重症肌无力、支气管哮喘和严重休克患者。10岁以下儿童对此药高敏反应较多，故不宜用于儿童。由于本药来源有限，并有一定缺点，故已少用。

2. 泮库溴铵类药物

泮库溴铵类药物是近年研制出几种更较安全的新的非除极化型肌松药。药物不阻断神经节 N_N 受体，较少促组胺释放，不良反应也较少。适于在各类手术、气管插管术、破伤风及惊厥时作肌松药用。

泮库溴铵（pancuronium）肌松作用较筒箭毒碱强 5～10 倍，起效快（1.5～2 分钟），持续时间短（10～15 分钟），蓄积性小，无神经节阻断和组胺释放作用。静脉注射量为 0.04～0.1mg/kg，在体内约 20% 在肝代谢，多数经肾与胆汁排泄。

哌库溴铵（pipecuronium）肌松作用比泮库溴铵强，维持时间较长，一次静注可维持80～100 分钟，不良反应比泮库溴铵轻。

维库溴铵（vecuronium）肌松作用强，静脉注射 0.08mg/kg 经 3～5 分钟，血药浓度即达峰值，维持效应 20～35 分钟，介于琥珀胆碱与筒箭毒碱之间。在体内部分经胆汁排泄，部分被酯解。

阿曲库铵（atracurium，卡肌宁）属中等强度肌松药。静脉注射 2 分钟显效，维持 20～35 分钟。可以每分钟 5～10μg/kg 的速度静脉滴注以维持肌松效应。因主要被血液中假性胆碱酯酶水解，故肝肾功能不良者可选用本药。

 ## 目标检测

一、单项选择题

1. 治疗胆绞痛宜选用（　　）。
A. 阿托品　　　　　　B. 阿托品＋哌替啶　　　　C. 哌替啶　　　　D. 阿司匹林
E. 溴丙胺太林

2. 针对下列药物，麻醉前用药的最佳选择是（　　）。
A. 毛果芸香碱　　　B. 氨甲酰胆碱　　　　C. 东莨菪碱　　　　D. 后马托品
E. 阿托品

3. 阿托品抢救有机磷酯类中毒时能（　　）。
A 复活 AChE　　　　B. 促进 ACh 的排泄　　　C. 阻断 M 受体，解除 M 样作用
D. 阻断 M 受体和 N_2 受体　　　　　　　E. 与有机磷结合成无毒产物而解毒

4. 感染性休克用阿托品治疗时，哪种情况不能用（　　）。
A. 血容量已补足　　　B. 酸中毒已纠正　　　C. 心率 60 次/min 以下
D. 体温 39℃以上　　　E. 房室传导阻滞

5. 治疗量阿托品一般不出现（　　）。
A. 口干、乏汗　　　B. 皮肤潮红　　　　C. 心率加快
D. 畏光，视物模糊　　　　　　　　　　E. 烦躁不安，呼吸加快

6. 阿托品禁用于（   ）。

A. 虹膜睫状体炎   B. 验光配镜   C. 胆绞痛   D. 青光眼

E. 感染性休克

7. 常用于抗感染性休克的药是（   ）。

A. 山莨菪碱   B. 溴丙胺太林   C. 贝那替秦   D. 哌仑西平

E. 东莨菪碱

8. 具有安定作用，适用于兼有焦虑症溃疡病人的是（   ）。

A. 山莨菪碱   B. 溴丙胺太林   C. 贝那替秦   D. 哌仑西平

E. 东莨菪碱

9. 阿托品对眼的作用是（   ）。

A. 扩瞳，视近物清楚   B. 扩瞳，调节痉挛

C. 扩瞳，降低眼内压   D. 扩瞳，调节麻痹

E. 缩瞳，调节麻痹

10. 阿托品最适于治疗的休克是（   ）。

A. 失血性休克   B. 过敏性休克

C. 神经原性休克   D. 感染性休克

E. 心源性休克

二、多项选择题（每题的备选答案中有 2 个或 2 个以上正确答案。少选或多选均不得分。）

1. 阿托品滴眼后可产生下列效应（   ）。

A. 扩瞳   B. 调节痉挛   C. 眼内压升高   D. 调节麻痹

E. 视近物清楚

2. 患有青光眼的患者禁用的药物有（   ）。

A. 东莨菪碱   B. 阿托品   C. 山莨菪碱   D. 后马托品

E. 托吡卡胺

3. 阿托品能解除有机磷酸酯类中毒时的哪些症状（   ）。

A. M 样作用   B. 神经节兴奋症状   C. 肌颤   D. 部分中枢症状

E. AChE 抑制症状

三、简答题

1. 阿托品的药理作用和用途有哪些？

2. 试述毛果芸香碱对眼睛的作用。

第八章
肾上腺素受体激动药

学习目标

知识要求：掌握代表药去甲肾上腺素、肾上腺素、异丙肾上腺素的药物作用、用途及不良反应；熟悉麻黄碱、多巴酚丁胺的药物作用特点；了解其他肾上腺素受体激动药的作用特点。

能力要求：能够正确分析、解释涉及本章药物的处方合理性，提供用药咨询服务；解释肾上腺素首选抢救治疗过敏性休克的原理。

素养提升：通过学习本章知识，提升专业理论和职业素质，培养良好的社会公德和职业道德，具备爱职、爱岗、敬业精神。

拟肾上腺素药是一类化学结构和药理作用与肾上腺素相似的药物，因其作用与交感神经兴奋的效应相似，故也称拟交感胺，按其对不同肾上腺素受体的选择性而分成三大类：(1) α、β受体激动药（α、β-Adrrenoceptor agonists），对 α 和 β 受体都能激动；(2) α 受体激动药（α-Adrrenoceptor agonists），主要通过激动 α 受体而发挥作用；(3) β 受体激动药（β-Adrrenoceptor agonists），主要通过激动 β 受体而发挥作用。

第一节　α、β 受体激动药

(一) 肾上腺素

肾上腺素（adrenaline，epinephrine，AD）是肾上腺髓质分泌的主要激素，药用的肾上腺素可从动物肾上腺中提取或人工合成。化学性质不稳定，遇光易失效，在中性尤其是碱性溶液中，易氧化变色而失去活性。

【药理作用】

肾上腺素对 β 和 α 受体都有较强的激动作用，且对 β_1 和 β_2 无选择性，其兴奋 β_1 作用 NA 相等或略强，对 α 受体的作用则明显强于 NA。AD 对各器官的作用取决于 AD 的血浓度及受体类型，低浓度时 β 作用占优势，高浓度时 α 作用占优势。

(1) 心脏：激动心肌、窦房结和传导系统的 β_1 受体，引起心脏强烈兴奋，表现为心肌收缩力加强、传导加快、心率加快、心输出量增加，并能舒张冠状血管，改善心肌血液供应，是强效心脏兴奋药。负面效应是由于心肌耗氧量增加，加上心肌兴奋性提高，如剂量大或静脉注射快，可引起心律失常，甚至引起心室纤颤，不用于强心。

(2) 血管：肾上腺素主要作用于小动脉及毛细血管前括约肌，因为这些小血管壁上受体密度高；而静脉和大动脉上受体密度低，故作用较弱。其中对以 α 受体为主的皮肤黏膜血管收缩作用最强，内脏血管则以肾血管收缩最强，对脑和肺血管收缩作用微弱，有时甚至因血压升高而被动地扩张。对骨骼肌血管，因 β_2 受体占优势，故小剂量使之舒张，较大剂量则由

于兴奋 α 受体而使之收缩。对冠状血管，除兴奋 β₂ 受体外，还由于心脏兴奋产生的代谢产物腺苷的作用，而呈舒张效应并增加冠脉流量，但这一作用并不能用来缓解心绞痛，因其能显著增加心肌耗氧量，反而诱发冠心病患者的心绞痛。

（3）血压：皮下注射治疗量或低浓度静脉滴注时，由于心脏兴奋，心输出量增加，故收缩压升高；同时由于骨骼肌血管舒张抵消或超过了皮肤黏膜血管收缩对血压的影响，故舒张压不变或下降，脉压增加。当剂量加大，则由于兴奋血管的 α 受体占优势，血管收缩，外周阻力增加，故收缩压和舒张压均升高，并反射性减慢心率，此时作用与 NA 极相似。

（4）支气管：能激动支气管平滑肌的 β₂ 受体，明显松弛支气管，对处于痉挛状态的平滑肌松弛作用更为显著，并能抑制肥大细胞释放过敏物质、收缩支气管黏膜血管、降低毛细血管通透性，有利于消除支气管黏膜水肿。

（5）代谢：能提高机体代谢和耗氧量，促进糖原、脂肪分解，使血糖升高，作用较去甲肾上腺素显著。此外，还能使血液中游离脂肪酸含量升高。

【体内过程】

本品口服后易被碱性肠液或肠壁内的 MAO 破坏，故口服无效。皮下注射因能收缩血管，故吸收缓慢，维持 1 小时左右。肌内注射吸收快可维持约 10～30 分钟。不易进入中枢神经系统。AD 吸收后大部分被肾上腺素神经末梢摄取，未被摄取的部分迅速被血液和组织中的 COMT 和 MAO 破坏，大部分以代谢物形式从尿中排出。

【临床应用】

（1）心脏骤停。用于溺水、麻醉和手术意外，药物中毒，传染病和心脏传导阻滞所致的心脏骤停，一般用心室内注射，同时配合心脏按压。电击引起的心脏骤停常已存在室颤，过去认为 AD 本身可提高心室自律性而使室颤恶化而禁用，近年来采用除颤器或利多卡因除颤后，再用 AD 可使心室恢复搏动。

（2）过敏性休克。过敏性休克主要是由于全身小血管扩张，毛细血管通透性增加，引起血压下降；支气管平滑肌痉挛，支气管黏膜水肿，引起呼吸困难。AD 收缩血管，舒张支气管，消除其黏膜水肿，升高血压和改善呼吸功能，从而迅速缓解休克。一般皮下或肌内注射，危急时可用生理盐水稀释后缓慢静注。静注必须缓慢，以免发生血压骤升的危险。

（3）支气管哮喘。用于控制哮喘的急性发作，作用强而快，一般皮下或肌内注射，3～5 分钟起效，持续 1 小时左右。

（4）与局麻药配伍及局部止血。AD 加入局麻药中，可使注射部位小血管收缩，延缓局麻药吸收，延长局麻时间并减少吸收中毒的可能性，一般局麻药中 AD 的浓度为 1：25 万，一次用量不超过 0.3mg，否则易引起心动过速和升压反应。鼻黏膜和齿龈出血时，可用浸有 0.1％～0.5％ 的 AD 溶液的棉球或纱布填塞出血处止血。

【不良反应】

一般剂量可引起心悸、不安、头痛等，血压剧升，有发生脑出血的危险，故老年人慎用。也能引起心律失常，甚至心室纤颤，故应严格掌握剂量。

【禁忌证】

本品禁用于高血压、器质性心脏病、糖尿病和甲状腺功能亢进症等。

（二）麻黄碱

麻黄碱（ephedrine，麻黄素）是从中药麻黄中提取的生物碱。现已人工合成，药用其左旋体或消旋体。

【药理作用】

拟肾上腺素作用弱而持久，作用弱与苯环 3，4 位无羟基有关，作用持久与 3 位无羟基、α 碳上有甲基有关，故：①麻黄碱兴奋心脏作用弱，仅加强心肌收缩力，增加输出量，但对心率影响不大，甚至可因升高血压反射性减慢心率，也不易引起心律失常；②收缩血管作用弱，则升高血压作用缓慢，且使收缩压升高较舒张压明显，脉压增加，故一般内脏血流减少，但冠脉、脑血管和骨骼肌血流量增加，作用维持时间也较长；③松弛支气管平滑肌作用也弱，起效缓慢但持久。

【体内过程】

本品口服易吸收，可通过血脑屏障进入脑脊液。小部分在体内经脱胺氧化而被代谢，大部分以原形自尿排出。代谢和排泄都缓慢，故作用较肾上腺素持久。

【临床应用】

（1）治疗轻症哮喘和预防支气管哮喘发作，对严重哮喘发作疗效较差。

（2）防治某些低血压状态，尤其是脊髓麻醉和硬膜外麻醉时引起的低血压。

（3）解除鼻黏膜充血所致鼻塞。

（4）缓解荨麻疹和血管性神经水肿的皮肤黏膜症状。

【不良反应】

主要表现为中枢兴奋症状，可同服镇静催眠药。

α、β肾上腺素
受体激动药

（三）多巴胺

多巴胺（dopamine，DA）是去甲肾上腺素生物合成的前体，药用品为人工合成。

【药理作用】

多巴胺可直接激动 α、β_1 受体和多巴胺受体，但对 β_2 受体影响较小，也能促进肾上腺素能神经末梢释放 NA，间接发挥作用。

（1）心脏：可直接及间接激动 β_1 受体，使心肌收缩力加强，心输出量增加，一般剂量对心率影响不明显，大剂量可加快心率。本品对心脏的作用较肾上腺素和异丙肾上腺素为弱，并发心律失常者也较少。

（2）血管和血压：多巴胺因增加心输出量可增加收缩压，但对舒张压影响极微，这可能与 DA 选择性收缩皮肤、黏膜和骨骼肌血管（α 受体兴奋），而使肠系膜血管、肾脏血管和冠脉等内脏血管扩张（兴奋 DA 受体），相互抵消而使外周阻力变化不大有关，因而可加大脉压。但大剂量时则主要表现为血管收缩，外周阻力增加，使舒张压上升，但收缩压升高更明显，因而脉压升高。

（3）肾脏：因兴奋 DA 受体而扩张肾血管，故肾血流量增加，肾小球滤过率增加；也有排钠利尿作用，这是其直接对肾小管的作用；大剂量时由于兴奋肾血管的 α 受体，可使肾血管明显收缩，肾血流量减少。

【体内过程】

本药与肾上腺素相似，性质不稳定，口服易被破坏，$t_{1/2}$ 为 2～7 分钟，一般用静脉滴注给药。因不易透过血-脑脊液屏障，故外源性多巴胺无中枢作用。

【临床应用】

（1）抗休克：多巴胺是治疗休克比较理想的药物，能加强心肌收缩力，增加心输出量，升高收缩压，而不使外周阻力增加，加大脉压，也不影响心率，不易引起心律失常；选择性扩张冠脉、肾与肠系膜血管，使血流重新分布，保证重要脏器的血液供应；增加肾血流量和肾小球滤过率，改善肾功能。因此适用于多种休克的治疗，如感染中毒性、出血性和心源性休克。对伴有收缩力减弱及尿量减少而血容量已补充的休克患者，疗效较好。

（2）与利尿药合并应用于急性肾功能衰竭。

【不良反应】

一般较轻，偶见恶心、呕吐。如剂量过大或滴注太快可出现心动过速、心律失常和肾血管收缩引致肾功能下降等，一旦发生，应减慢滴注速度或停药。

第二节   α 受体激动药

(一) 去甲肾上腺素

去甲肾上腺素 (noradrrenaline，NA，norepinephrine，NE) 是肾上腺素能神经末梢释放的递质，肾上腺髓质也分泌少量。药用品是人工合成，常用重酒石酸盐，化学性质很不稳定，在中性、碱性溶液中极易氧化而失效，在酸性溶液中较稳定，故禁与碱性药物配伍。

【药理作用】

本品主要兴奋 α 受体，也兴奋 β_1 受体，但对 β_2 受体几乎无作用。

(1) 收缩血管：这是兴奋血管平滑肌 α 受体的结果，主要是使小动脉和小静脉收缩，尤其以皮肤、黏膜的小血管收缩最明显，其次是对肾脏血管的收缩作用，此外是对肝、脑、肠系膜及骨骼肌血管的收缩作用，它对各器官血管不同程度的收缩与该器官血管的 α 受体数量成正比，故外周阻力明显增加。但对冠状血管则舒张，主要是由于心脏兴奋，心肌代谢产物腺苷增加所致。

(2) 兴奋心脏：这是激动心脏 β_1 受体的结果，可使心肌收缩力加强、心率加快、传导加速、心输出量增加。但在整体情况下，由于血压升高，刺激颈动脉窦和主动脉弓压力感受器，反射性兴奋迷走神经作用超过了它对心脏的直接作用，从而引起心率减慢，收缩力减弱，加之外周阻力升高，故心输出量不变或稍降。剂量过大时，亦可因自律性升高而出现心律失常。

(3) 血压升高：小剂量时因心脏兴奋，收缩压升高，此时血管收缩作用尚不十分明显，故舒张压升高不多而脉压加大；较大剂量时，因血管强烈收缩使外周阻力明显增高，心脏负担加重，心输出量明显减少，故在收缩压升高减弱的同时舒张压也明显升高，脉压变小，易导致器官血流供应不足。

【体内过程】

本品口服易使胃黏膜血管收缩，且在肠内易被碱性肠液破坏，故口服无效。皮下或肌内注射时，因导致注射部位血管剧烈收缩，吸收很少，且易发生局部组织坏死；静注因迅速被消除而作用短暂，因而一般采用静脉滴注法给药。极性大不易透过血脑屏障。消除过程同递质 NA。

【临床应用】

(1) 治疗休克。休克的关键是微循环灌流不足和有效血容量下降，故其治疗原则应该是改善微循环和补充血容量。故 NA 在休克治疗中已不占主要地位，仅限于某些休克类型，如早期神经原性休克及药物中毒引起的低血压。

(2) 治疗上消化道出血。对食道静脉扩张破裂出血、胃出血等，可利用其口服后的局部作用，使食道、胃黏膜血管收缩，可达止血效果。一般以 NA 1～3mg 适当稀释后口服。

【不良反应】

(1) 局部组织缺血坏死。静滴时间过长，浓度过大，可使输液的静脉壁的营养血管痉挛，造成缺氧，通透性增加；若药液漏出血管外，使局部血管强烈持续地收缩，组织缺血，引起坏死，如一旦发现药液外漏或注射局部皮肤苍白，应立即更换注射部位，进行热敷，或用普鲁卡因、酚妥拉明皮下浸润注射，以对抗其血管收缩作用。

(2) 急性肾功能衰竭。用药过久或剂量过大可造成肾血管痉挛而导致肾血流减少，肾缺血，从而引起尿少、尿闭甚至肾实质损伤，故在应用过程中应记录尿量，当尿量少于 25mL/h

时，应立即减量或停药，必要时用甘露醇利尿。

知识拓展

休克及其分类

休克是指多种原因引起的有效循环血量减少，使组织微循环灌注量严重不足，以至于细胞损伤，各重要器官功能代谢严重障碍的全身性病理过程。按照病因分类，休克可以分为失血性休克、创伤性休克、烧伤性休克、感染性休克、心源性休克、过敏性休克和神经源性休克。按照血流动力学分类，休克可分为低容量性休克、心源性休克、分布性休克、梗阻性休克。

【禁忌证】
高血压、动脉硬化症及器质性心脏病患者禁用。

(二) 间羟胺

间羟胺（metaraminol）又称阿拉明（aramine），为人工合成品，要用其重酒石酸盐。本品主要作用于 α 受体，对 β_1 受体作用较弱，它可被神经末梢摄取进入囊泡，通过置换作用释放 NA，发挥间接拟肾上腺素作用；也可直接作用于受体而发挥拟肾上腺素作用。间羟胺作用特点有以下几方面：①收缩血管作用较 NA 弱而持久，因而具有持久而可靠的升压作用；对肾血管收缩轻微，较少引起尿少、尿闭等症状；②兴奋心脏作用较弱，但尚能在不影响心率的情况下增加休克患者心输出量，有时可因升压引起反射性心率减慢，很少引起心悸或心律失常；③可肌内注射，5 分钟升高血压，持续 2 小时，故目前临床作为 NA 的代用品，用于各种休克早期及低血压状态。常见不良反应有头痛、头晕、心动过缓等。

第三节　β 受体激动药

(一) 异丙肾上腺素

异丙肾上腺素（isoprenaline，ISP）是人工合成品，理化性质与 NA 相似。常用其盐酸盐。

【药理作用】
本品对 β 受体作用强，但对 β_1、β_2 受体选择性低，无 α 受体激动作用。

（1）对心脏的作用：具有典型的 β_1 受体激动作用，使心肌收缩力加强，心率加快，传导加快，其加快心率和传导的作用比肾上腺素强，也能提高心肌自律性，但对正位起搏点的兴奋作用比异位强，故本品虽能产生心律失常，但较少产生室颤。

（2）对血管和血压的影响：激动 β_2 受体，主要舒张骨骼肌血管，轻度舒张肾血管和肠系膜血管而使外周阻力下降，由于心脏兴奋和外周阻力降低，故收缩压升高而舒张压下降，脉压加大。

（3）缓解支气管平滑肌痉挛：激动 β_2 受体，抑制组胺等过敏物质释放，均使支气管平滑肌松弛，而且对由于药物、过敏介质或哮喘发作而处于痉挛状态的支气管平滑肌松弛作用更明显；但对支气管黏膜血管无收缩作用，故消除黏膜水肿的作用不明显。

（4）可促进脂肪分解和糖原分解，能增加组织耗氧量和机体产热，也具有中枢兴奋作用。

【体内过程】

本品口服吸收易被破坏，故口服无效。气雾吸入及注射给药均易吸收；舌下给药因能扩张局部血管也可在舌下静脉丛较好地被吸收。吸收后主要在肝脏及其他组织被 COMT 所代谢，其代谢产物 3-甲氧异丙肾上腺素有较弱的 β 受体阻滞作用，故反复用药后其药效速减。

【临床应用】

（1）支气管哮喘。舌下或气雾给药能迅速控制急性病发作，作用快而强，可持续 1 小时，但常伴有心悸，长期反复应用易产生耐药性。

（2）房室传导阻滞。选择性兴奋窦房结和房室结，加速房室传导，因而能有效地对抗房室阻滞，治疗 Ⅱ、Ⅲ 度传导阻滞，对完全性房室传导阻滞，一般采用静滴。

（3）心脏骤停。适用于心室自身节律缓慢，高度传导阻滞或房室结功能衰竭并发的心脏骤停。因本药使舒张压下降，降低冠脉灌注压，故常与 NA 或间羟胺合用用于心室注射，以减少外周血管扩张，提高冠脉灌注压。

（4）休克。适用于血容量已补足而心输出量较低，外周阻力较高的休克患者，本药能扩张外周血管，解除休克时小动脉痉挛，并能兴奋心脏，增加输出量，改善微循环，发挥抗休克作用。但本品主要扩张骨骼肌血管，内脏血流增加不多，且使心肌耗氧量增加，因而现在不主张用于抗休克。

【不良反应】

常见副作用为心悸，头晕。在支气管哮喘病人易引起心律失常，这是因为哮喘者已处缺氧状态，如剂量过大，可致心肌耗氧量增加，易产生心律失常，甚至引起室性心动过速和室颤而死亡。

【禁忌证】

禁用于冠心病、心肌炎和甲状腺功能亢进症等。

知识拓展

心脏骤停与抢救

心脏骤停又称心脏性猝死，指突然发生的心脏有效搏动停止。心脏骤停时的心脏电活动大多是心室纤颤，少数为室性心动过速。使用的主要药物有肾上腺素、利多卡因、碳酸氢钠、血管收缩药、血管舒张药和其他心脏兴奋剂等。其中肾上腺素是目前被公认为最有效、且被广泛用于抢救心脏骤停的首选药，配合利多卡因消除心室纤颤或室性心动过速，再合用阿托品可解除迷走神经对心脏的抑制，上述三者合称为抢救心脏骤停的"新三联"用药。

（二）多巴酚丁胺

多巴酚丁胺（dobutamine）为人工合成品，其化学结构和体内过程与多巴胺相似，口服无效，仅供静脉注射给药。多巴酚丁胺是含有右旋多巴酚丁胺和左旋多巴酚丁胺的消旋体，临床表现为主要激动 β_1 受体。与 ISP 比较，本品的正性加力作用比正性频率作用显著。很少增加心肌耗氧量，也较少引起心动过速；静滴速度过快或浓度过高时可引起心率加快。多巴酚丁胺可增加心肌收缩力，增加心排出量和降低肺毛细血管楔压，并使左室充盈压明显降低，使心功能改善，继发地促进排钠、排水、增加尿量，有利于消除水肿，临床主要用于治疗心肌梗死并发心力衰竭。用药期间可引起血压升高、心悸、头痛、气短等不良反应，偶致室性心律失常。因其可促进房室传导，梗阻性肥厚型心肌病患者禁用。心房纤颤、心肌梗死和高血压患者慎用。

其他 β_1 受体激动药有普瑞特罗（prenalterol）、扎莫特罗（xamoterol）等，主要用于慢性充血性心力衰竭的治疗。

β 受体激动药还包括选择性激动 β_2 受体的药物，常用的药物有沙丁胺醇（salbutamol，羟甲叔丁肾上腺素）、特布他林（terbutaline，间羟叔丁肾上腺素）、克仑特罗（clenbuterol，双氯醇胺）、沙美特罗（salmeterol）等，临床主要用于支气管哮喘的治疗。

β_3 肾上腺素受体激动药代表药物有米拉贝隆（mirabegron），目前上市药品为缓释片剂，用于治疗膀胱过度活动症伴有急迫性尿失禁、尿急和尿频者。高血压患者慎用。近年来，选择性 β_3 受体激动剂被认为是抗肥胖和抗糖尿病的较理想药物。

 ## 目标检测

一、单项选择题

1. 去甲肾上腺素治疗上消化道出血时的给药方法是（　　）。

A. 静脉滴注　　　　B. 皮下注射　　　　C. 肌内注射　　　　D. 口服稀释液

E. 以上都不是

2. 具有明显舒张肾血管，增加肾血流的药物是（　　）。

A. 肾上腺素　　　　B. 异丙肾上腺素　　C. 麻黄碱　　　　　D. 多巴胺

E. 去甲肾上腺素

3. 防治硬膜外麻醉引起的低血压宜先用（　　）。

A. 肾上腺素　　　　B. 去甲肾上腺素　　C. 麻黄碱　　　　　D. 多巴胺

E. 异丙肾上腺素

4. 非儿茶酚胺类的药物是（　　）。

A. 多巴胺　　　　　B. 异丙肾上腺素　　C. 肾上腺素　　　　D. 麻黄碱

E. 去甲肾上腺素

5. 去甲肾上腺素与肾上腺素的下列哪项作用不同（　　）。

A. 正性肌力作用　　B. 兴奋 β 受体　　C. 兴奋 α 受体　　D. 对心率的影响

E. 被 MAO 和 COMT 灭活

6. 去甲肾上腺素扩张冠状血管主要是由于（　　）。

A. 激动 β_2 受体　　　　　　　　　　B. 激动 M 胆碱受体

C. 使心肌代谢产物增加　　　　　　　D. 激动 α_2 受体

E. 以上都不是

7. 治疗房室传导阻滞的药物是（　　）。

A. 肾上腺素　　　　B. 去甲肾上腺素　　C. 异丙肾上腺素　　D. 间羟胺

E. 普萘洛尔

8. 肾上腺素对血管作用的叙述，错误的是（　　）。

A. 皮肤、黏膜血管收缩强　　　　　　B. 微弱收缩脑和肺血管

C. 肾血管扩张　　　　　　　　　　　D. 骨骼肌血管扩张

E. 舒张冠状血管

9. 异丙肾上腺素不具有肾上腺素的哪项作用（　　）。

A. 松弛支气管平滑肌　　　　　　　　B. 兴奋 β_2 受体

C. 抑制组胺等过敏介质释放　　　　　D. 促进 cAMP 的产生

E. 收缩支气管黏膜血管

二、多项选择题（每题的备选答案中有 2 个或 2 个以上正确答案。少选或多选均不得分。）

1. 儿茶酚胺类包括（　　）。

A. 肾上腺素　　　　　B. 去甲肾上腺素　　　C. 异丙肾上腺素　　　D. 多巴胺

E. 麻黄碱

2. 可促进 NA 释放的药物是（　　）。

A. 肾上腺素　　　　　B. 多巴胺　　　　　　C. 麻黄碱　　　　　　D. 间羟胺

E. 去甲肾上腺素

3. 肾上腺素抢救过敏性休克的作用机制有（　　）。

A. 增加心输出量　　　　　　　　　　B. 升高外周阻力和血压

C. 松弛支气管平滑肌　　　　　　　　D. 抑制组胺等过敏物质释放

E. 减轻支气管黏膜水肿

第九章
肾上腺素受体阻断药

学习目标

知识要求：掌握 β 受体阻断药的药物作用、用途及不良反应；熟悉酚妥拉明的药物作用特点、应用、不良反应；了解其他 α 受体阻断药的作用特点。

能力要求：能够正确分析、解释涉及本章药物的处方合理性，提供用药咨询服务；解释其中多数药物在保管和使用上要符合国家相关管理规定。

素养提升：通过学习本章知识，提高专业职业素质，培养联系实际、实事求是的科学态度，提升责任感与使命感，为从事药学工作打好基础。

肾上腺素受体阻断药是一类能与肾上腺素受体结合并阻断受体，从而拮抗去甲肾上腺素能递质或肾上腺素受体激动药的作用。按照它们对肾上腺素受体选择性的不同，可分为 α 肾上腺素受体阻断药（简称 α 受体阻断药）、β 肾上腺素受体阻断药（简称 β 受体阻断药）两大类。

第一节　α 受体阻断药

α 受体阻断药能选择性地与 α 受体结合，本身很少或无内在活性，从而阻碍肾上腺素能神经递质或拟肾上腺素药与 α 受体结合，产生抗肾上腺素作用。根据此类药物对受体亚型 $α_1$、$α_2$选择性的不同，可将其分为三类：①非选择性 α 受体阻断药，根据作用时间长短，又可分为短效类和长效类，短效类代表性药物有酚妥拉明，长效类代表药物有酚苄明；②选择性 $α_1$ 受体阻断药，代表药物哌唑嗪，主要用于抗高血压治疗；③选择性 $α_2$ 受体阻断药，代表药物育亨宾，无临床使用价值，主要用于科研的工具药物。

本节主要介绍非选择性 α 受体阻断药，以酚妥拉明和酚苄明为代表性药物。

（一）酚妥拉明

酚妥拉明（phentolamine）为竞争性非选择性 $α_1$、$α_2$受体阻断药。

【药理作用】

本品能选择性阻滞 α 受体，但作用较弱，治疗量时尚不能完全对抗 NA 及拟肾上腺素药的 α 受体兴奋作用，加之在体内迅速代谢和排泄，作用仅能持续 1.5 小时左右，属短效类。

（1）血管与血压：阻断血管平滑肌 α 受体以及对血管平滑肌的直接扩张作用，使血管显著扩张，导致外周阻力下降，血压降低。

（2）心脏：本品可兴奋心脏，使心肌收缩力增强，心率加快，心输出量增多，传导加速。此原因有三，其一，降压所致反射性兴奋交感神经；其二，阻断突触前膜 $α_2$ 受体，减弱负反馈，促进 NA 释放；其三，直接兴奋心脏 $β_1$ 受体。

（3）其他：拟胆碱作用使胃肠平滑肌兴奋；组胺样作用增加胃酸分泌、皮肤潮红等。

【体内过程】

本品口服给药生物利用度低，其效果仅为注射给药的 20％，故临床常采用肌内注射或静脉给药，静注迅即生效，停止静注后，作用在数分钟内即可消失。体内代谢迅速，能产生广泛的代谢变化，大多以无活性代谢产物形式自尿中排出，$t_{1/2}$ 约 1.5 小时。肌内注射作用维持 30～45 分钟。

【临床用途】

（1）治疗外周血管痉挛性疾病，如肢端动脉痉挛及血栓闭塞性脉管炎。

（2）静脉滴注 NA 发生外漏，作皮下浸润治疗。

（3）用于嗜铬细胞瘤的诊断和该病骤发高血压危象及手术前的治疗。嗜铬细胞瘤能分泌大量 AD 而引起高血压，本品选择性阻断 α 受体，小剂量就能使这种患者产生迅速而强烈的降压作用，但此诊断试验应慎重。

（4）抗休克。主要用于各种感染中毒性休克，能缓解休克时小动脉及小静脉痉挛；能增加心输出量，降低外周阻力，从而改善休克时内脏血流灌注，解除微循环障碍，并能降低肺循环阻力，防止肺水肿发生，但必须在补足血容量后应用。

肾上腺素升压
作用的反转

（5）治疗充血性心衰。用于治疗强心苷和利尿药效果不佳或无效的难治性心衰和急性心肌梗死所致的左心衰竭，酚妥拉明扩张小动脉，降低外周阻力和心脏后负荷，使心输出量增加；扩张小静脉，回心血量减少，减轻心脏前负荷，有利于肺水肿消除。

【不良反应】

常见不良反应为低血压和胃肠道平滑肌兴奋症状，如腹痛、腹泻、恶心、呕吐和诱发溃疡。心律失常、心绞痛、溃疡病和冠心病者慎用。

（二）酚苄明

酚苄明（phenoxybenzamine）为人工合成品，其化学结构属于氯化烷基胺，进入体内后需转化为乙撑亚胺基起作用，故起效缓慢。该基团与 α 受体以共价键相结合，结合较牢固，即使应用大剂量的去甲肾上腺素也难以完全拮抗其作用，需待药物从体内消除后，作用才能消失，故又称为长效、非竞争性 α 受体阻断药。

【药理作用】

酚苄明可使小动脉和小静脉明显扩张，外周阻力下降，其作用强度取决于血管受肾上腺素能神经控制的程度。亦可兴奋心脏，使心率加快，这除了降压所致反射性作用和其阻断 α_2 受体作用外，还与本品对摄取-1 和摄取-2 有一定程度的抑制作用有关。本品还有微弱的抗组胺与抗 5-羟色胺作用。

【体内过程】

本品口服吸收 20％～30％，因肌内注射刺激性较强，临床只作口服或静脉给药。本药排泄缓慢，大量给药可蓄积于脂肪组织。1 次用药作用可维持 3～4 天。

【临床应用】

本品临床用于外周血管痉挛性疾病；抗休克，适用于治疗感染性休克；治疗嗜铬细胞瘤引起的高血压危象及手术前治疗。此外，作为 α 受体阻断药还可用于良性前列腺增生的治疗，可改善排尿梗阻症状。

【不良反应】

常见有体位性低血压，心悸，鼻塞；中枢抑制症状：嗜睡，疲乏；胃肠刺激症状：恶心，呕吐。

第二节 β 受体阻断药

β 受体阻断药是一类能竞争性地阻断 β 受体，从而对抗肾上腺素能神经递质或拟肾上腺素药 β 型作用的药物。

常用 β 受体阻断药按照对受体亚型的选择性不同，可分为选择性 β 受体阻断药和非选择性 β 受体阻断药两大类。此外本类药物中有些除具有 β 受体阻断作用外，还具有一定的内在拟交感活性，因此又可分为有内在拟交感活性及无内在拟交感活性两类。常见 β 受体阻断药分类及药理学特性见表 9-1。

表 9-1 常见 β 受体阻断药分类及作用特点

药物	内在拟交感活性	膜稳定作用	口服生物利用度/%	血浆半衰期/h	首过消除/%	主要消除器官
非选择性 β 受体阻断药						
普萘洛尔	−	++	25	3～5	60～70	肝
吲哚洛尔	++	+	75	3～4	10～13	肝、肾
噻吗洛尔	−	−	50	3～5	25～30	肝
选择性 β 受体阻断药						
阿替洛尔	−	−	50	5～8	0～10	肾
美托洛尔	−	+/−	40	3～4	50～60	肝

【药理作用】

1. β 受体阻断作用

（1）对心血管系统的影响。β 受体阻断药最重要的药理作用是作用于心血管系统，尤其突出的是对心脏的作用，可使心率减慢，房室传导减慢，不应期延长，心肌收缩力减弱，心输出量减少，心肌耗氧量降低，血压稍降低。

血管的 $β_2$ 受体被阻断，再加上心脏功能受到抑制，从而反射性兴奋交感神经，导致血管收缩，外周阻力增加，使除大脑以外所有组织的血流量均减少，包括肝、肾、骨骼肌及冠状动脉等，特别是心外膜下血流量降低较明显。

（2）对支气管平滑肌的影响。β 受体阻断药可阻滞支气管 $β_2$ 受体，使支气管平滑肌收缩，增加气道阻力，这一作用对正常人影响较小，但对支气管哮喘病人，有时可诱发或加重哮喘的急性发作。

（3）对代谢的影响。脂肪分解与 β 受体兴奋有关，糖原分解则与 β 和 α 受体兴奋均有关，故 β 受体阻断药可抑制交感神经兴奋所致的脂肪分解和糖原分解。但并不影响正常人的血糖水平，也不影响胰岛素降低血糖的作用，只是能延缓用胰岛素后血糖水平的恢复，而低血糖反应不易察觉，所以对低血糖病人，特别是用胰岛素治疗者，使用 β 受体阻断药时，应特别小心。

2. 内在拟交感活性的作用

β 受体阻断药的内在拟交感活性一般较弱，且易被其 β 受体阻断作用所掩盖。在实验动物中，预先给予利血平以耗竭体内儿茶酚胺，有内在拟交感活性的 β 受体阻断药便可表现出 β 受体激动作用，可致心率加速，心输出量增加，其抑制心脏、收缩支气管等作用比无内在拟交感活性的药物为弱，如果剂量加大有可能引起心率加快，故不应因其内在拟交感活性而失去对其诱发心衰的警惕性。

3. 膜稳定作用

部分 β 受体阻断剂对细胞膜有直接作用，能够降低细胞膜对钠、钾离子的通透性，具有膜稳定作用，亦称为局部麻醉作用或奎尼丁样作用。β 受体阻断药的膜稳定作用对心律失常的治疗几乎无实用意义，因为 β 受体阻断剂的有效浓度远低于产生膜稳定作用所需的药物浓度，而且无膜稳定作用的 β 受体阻断药也是有效的抗心律失常药。

【临床应用】

（1）心律失常：对多种原因引起的过速型心律失常有效（见抗心律失常药）。

（2）心绞痛：对心绞痛有很好的疗效（见抗心绞痛药）。

（3）高血压：能使高血压患者的血压下降，伴有心律减慢（见抗高血压药）。

（4）其他：用于甲亢能缓解甲状腺功能亢进危象症状，控制躁动、心动过速和心律失常，并降低基础代谢率。其为防治偏头痛的有效药物。可局部滴眼治疗开角型青光眼。

【不良反应】

一般不良反应为消化道症状；偶见过敏反应，如皮疹、血小板减少；严重不良反应为诱发或加重支气管哮喘，诱发急性心力衰竭，诱发低血糖，长期用药后突然停用，可产生反跳现象，使原来病症加剧，故应逐渐减小剂量至停药。

【禁忌证】

禁用于心功能不全、窦性心动过缓、重度房室传导阻滞和支气管哮喘等患者，慎用于心肌梗死患者。肝功能不良时应慎用。

 # 目标检测

一、单项选择题

1. 外周血管痉挛性疾病可选用何药治疗（　　）。

A. 山莨菪碱　　　　B. 异丙肾上腺素　　　　C. 间羟胺　　　　D. 普萘洛尔

E. 酚妥拉明

2. 肾上腺素升压作用的翻转是指（　　）。

A. 给予 β 受体阻断药后出现升压效应　　　　B. 给予 α 受体阻断药后出现降压效应

C. 肾上腺素具有 α、β 受体激动效应　　　　D. 收缩上升，舒张压不变或下降

E. 由于升高血压，对脑血管的被动扩张作用

3. 普萘洛尔不具有下述哪项药理作用（　　）。

A. 阻断心脏 $β_1$ 受体及支气管 $β_2$ 受体　　　　B. 生物利用度低

C. 抑制肾素释放　　　D. 膜稳定作用　　　　E. 内在拟交感作用

4. 下列具有拟胆碱作用的药物是（　　）。

A. 间羟胺　　　　B. 多巴酚丁胺　　　　C. 酚苄明　　　　D. 酚妥拉明

E. 山莨菪碱

5. 静注普萘洛尔后再静注下列哪一种药物可表现升压效应（　　）。

A. 肾上腺素　　　　B. 异丙肾上腺素　　　　C. 氯丙嗪　　　　D. 东莨菪碱

E. 新斯的明

6. 静滴去甲肾上腺素发生外漏，最佳的处理方式是（　　）。

A. 局部注射局部麻醉药　　　　　　　　B. 肌内注射酚妥拉明

C. 局部注射酚妥拉明　　　　　　　　　D. 局部注射 β 受体阻断药

E. 局部浸润用肤轻松软膏

7. 酚妥拉明治疗充血性心力衰竭是因为（　　）。

A. 能增强心肌收缩力　　　　　　　　　　B. 有抗胆碱作用，心率加快

C. 利尿消肿，减轻心脏负担　　　　　　　D. 降低心肌耗氧量

E. 扩张血管，降低外周阻力，减轻心脏后负荷

8. 用于诊断嗜铬细胞瘤的药物是（　　　）。

A. 肾上腺素　　　　　B. 酚妥拉明　　　　　C. 阿托品　　　　　D. 组胺

E. 普萘洛尔

二、配伍选择题（备选答案在前，试题在后。每组题均对应同一组备选答案，每题只有一个正确答案。每个备选答案可重复选用，也可不选用。）

（1～4题）

A. 普萘洛尔　　　　　B. 酚妥拉明　　　　　C. 两者均是　　　　　D. 两者均否

1. 支气管哮喘禁用（　　　）。

2. 冠心病患者慎用（　　　）。

3. 具有拟胆碱样作用的药物是（　　　）。

4. 具有抗胆碱样作用的药物是（　　　）。

（5～8题）

A. α_1受体阻断药　　B. α_2受体阻断药　　C. 两者均是　　　　D. 两者均否

5. 育亨宾（　　　）。

6. 酚妥拉明（　　　）。

7. 哌唑嗪（　　　）。

8. 吲哚洛尔（　　　）。

三、多项选择题（每题的备选答案中有 2 个或 2 个以上正确答案。少选或多选均不得分。）

1. 可以翻转肾上腺素升压作用的药物有（　　　）。

A. 阿替洛尔　　　　B. 噻吗洛尔　　　　　C. 酚妥拉明　　　　D. 妥拉唑林

E. 氯丙嗪

2. 酚妥拉明的药理作用有（　　　）。

A. 直接舒张血管　　B. 阻断 α_1 受体　　C. 阻断 α_2 受体　　D. 拟胆碱作用

E. 兼有阻断 β 受体作用

3. 普萘洛尔能够阻断肾上腺素哪些作用（　　　）。

A. 心输出量增加　　B. 瞳孔扩大　　　　　C. 支气管扩张　　　D. 血管收缩

E. 脂肪分解

4. 下列关于噻吗洛尔的描述中，哪些是正确的（　　　）。

A. β 受体阻断作用强　　　　　　　　　B. 可以减少房水生成

C. 无缩瞳作用　　　　　　　　　　　　　D. 有调节痉挛作用

E. 常用其滴眼剂

5. 选择性阻断 β_1 受体的药有（　　　）。

A. 阿替洛尔　　　　B. 纳多洛尔　　　　　C. 普萘洛尔　　　　D. 美托洛尔

E. 吲哚洛尔

第三篇

中枢神经系统药理

第十章
镇静催眠药

学习目标

知识要求： 掌握苯二氮䓬类药物及其代表药物地西泮和其受体拮抗药氟马西尼的药理作用、体内过程、临床应用、不良反应和药物相互作用；熟悉其他镇静催眠药的作用特点及应用；了解部分新型镇静催眠药的作用特点及应用。

能力要求： 学会正确分析涉及镇静催眠药物的处方合理性，提供用药咨询服务；解释其中多数药物在保管和使用上要符合国家相关管理规定。

素养提升： 能结合心理学知识使得因为压力过大导致的失眠症的人群症状得到改善，提升人民的生活幸福感。

能缓和激动、消除躁动、恢复安静情绪的药物称镇静药（sedatives），能促进和维持近似生理睡眠的药物称催眠药（hypnotics）。镇静催眠药对机体的抑制程度不同，同一药物，在较小剂量时发挥镇静作用，在较大剂量时则发挥催眠作用。镇静药和催眠药之间没有明显的量变和质变关系，因此统称镇静催眠药，他们通过抑制中枢神经系统功能而起镇静催眠作用。按照化学结构，本类药物可分为苯二氮䓬类、巴比妥类和其他类。

背景知识

睡眠生理

大多数人一生中的睡眠时间超过生命的1/3。睡眠具有周期性、可逆性和自发性的特征。良好的睡眠是维护健康和体力的基础，也是取得高度生产能力的保证。国际精神卫生组织将每年的3月21日定为"世界睡眠日"。

睡眠是大脑的主动活动过程，脑内许多神经结构和递质参与睡眠的发生和发展。睡眠由2个时相所组成：①慢波相，又称非快速眼动睡眠。该相由浅入深可分为嗜睡期、浅睡期、中度睡眠期、熟睡期4个时期。一般持续60~90分钟。②快波相，又称快速眼动睡眠。此相眼球快速运动，各种感觉功能进一步减退，难以唤醒，肌张力、腱反射降低，此相睡眠程度最深。一般持续25分钟。两个时相交替出现，形成睡眠周期，对于恢复躯体的疲劳十分重要。

第一节 苯二氮䓬类

苯二氮䓬类（benzodiazepines，BZ）药物的基本化学结构为1,4-苯并二氮䓬。此类药物临床应用的种类很多，有20多种。根据各种药物的消除半衰期不同，可分为3类：长效类如地西泮，中效类如劳拉西泮，短效类如三唑仑、咪达唑仑等。常见药物作用时间及分类见表10-1。

表 10-1 常用苯二氮䓬类药物作用时间及分类

作用时间	药物	达峰时间/h	$t_{1/2}$/h	代谢物
短效类 （3～8h）	三唑仑（triazolam）	1	2～3	有活性
	奥沙西泮（oxazepam）	2～4	10～20	无活性
中效类 （10～20h）	阿普唑仑（alprazolam）	1～2	12～15	无活性
	艾司唑仑（estazolam）	2	10～24	无活性
	劳拉西泮（lorazepam）	2	10～20	无活性
	替马西泮（temazepam）	2～3	10～40	无活性
	氯硝西泮（clonazepam）	1	24～48	弱活性
长效类 （24～72h）	地西泮（diazepam）	1～2	20～80	有活性
	氟西泮（flurazepam）	1～2	40～100	有活性
	氯氮卓（chlordiazepoxide）	2～4	15～40	有活性
	夸西泮（quazepam）	2	30～100	有活性

背景知识

苯二氮䓬类镇静催眠药的作用机制

苯二氮䓬类镇静催眠药（BZ）在中枢的各个水平（包括脊髓、下丘脑、海马、黑质、小脑皮质和大脑皮质）均能增强GABA能神经传递功能和突触抑制作用。GABA受体-BZ受体-Cl⁻等通道是一个大分子复合体。BZ类与BZ受体结合后，促进GABA与γ-氨基丁酸A型GABA$_A$受体结合，使Cl⁻通道开放频率增加，Cl⁻内流导致细胞膜超极化，加强了GABA$_A$能神经对中枢的抑制效应。此外，苯二氮䓬类镇静催眠药亦可抑制腺苷的摄取、导致内源性神经抑制剂的增加，抑制GABA非依赖性Ca²⁺内流，抑制钙依赖性神经递质的释放以及河豚毒素敏感性Na⁺通道。

（一）地西泮

地西泮（diazepam）又名安定、苯甲二氮䓬，是苯二氮䓬类镇静催眠药中常用药物。
【药理作用】
（1）抗焦虑、镇静催眠作用：小剂量情况下可通过刺激上行性网状激活系统内的 γ-氨基丁酸（GABA）受体，提高 GABA 在中枢神经系统的抑制，增强脑干网状结构受刺激后的皮层和边缘性觉醒反应的抑制和阻断，从而起到抗焦虑和镇静催眠的作用。

（2）遗忘作用：本品在治疗剂量时可以干扰记忆通路的建立，从而影响近事记忆。

（3）抗惊厥和抗癫痫作用：本品可能由于增强突触前抑制，抑制皮质-丘脑和边缘系统的致痫灶引起癫痫活动的扩散，但不能消除病灶的异常活动。地西泮静脉注射是治疗癫痫持续状态的首选用药。

（4）中枢性肌松弛作用：本品通过抑制脊髓多突触传出通路和单突触传出通路，从而缓解大脑麻痹患者的肌肉强直症状。

【体内过程】

口服吸收快而完全，生物利用度约 76%。0.5～2 小时血药浓度达峰值，4～10 天血药浓度达稳态，$t_{1/2}$ 为 20～70 小时。血浆蛋白结合率高达 99%。地西泮及其代谢物脂溶性高，容易穿透血脑屏障；可通过胎盘，可分泌入乳汁。本品主要在肝脏代谢，代谢产物去甲地西泮和去甲羟地西泮等，亦有不同程度的药理活性，去甲地西泮的 $t_{1/2}$ 可达 30～100 小时。本品有肠肝循环，长期用药有蓄积作用，代谢产物可滞留在血液中数天甚至数周，停药后消除较慢。地西泮主要以代谢物的游离或结合形式经肾排泄。

课堂活动

小张最近入睡特别困难，睡眠浅、容易惊醒，每天都睡不好，结果导致没有精神，浑身疲倦无力，感觉自己非常焦虑。也听别人介绍了很多方法但是都不见效。现在感觉都要抑郁了。

同学们分组讨论：针对小张的这种情况，应该采取什么措施？

【临床应用】

（1）主要用于抗焦虑、镇静催眠，还可用于抗癫痫和抗惊厥。

（2）缓解炎症引起的反射性肌肉痉挛等。

（3）用于治疗惊恐症。

（4）肌紧张性头痛。

（5）可治疗家族性、老年性和特发性震颤。

（6）可用于麻醉前给药。

【不良反应】

常见的不良反应有嗜睡、头昏、乏力等，大剂量可有共济失调、震颤。罕见的有皮疹、白细胞减少。个别患者发生兴奋、多语、睡眠障碍，甚至幻觉。停药后，上述症状很快消失。长期连续用药可产生依赖性和成瘾性，停药可能发生撤药症状，表现为激动或忧郁。

【药物相互作用】

（1）与中枢抑制药合用可增加呼吸抑制作用。

（2）与易成瘾和其他可能成瘾药合用时，成瘾的危险性增加。

（3）与酒及全麻药、可乐定、镇痛药、吩噻嗪类、单胺氧化酶 A 型抑制药和三环类抗抑郁药合用时，可彼此增效，应调整用量。

（4）与抗高血压药和利尿降压药合用，可使降压作用增强。

（5）与西咪替丁、普萘洛尔合用时，本药的清除减慢，血浆半衰期延长。

（6）与扑米酮合用由于减慢后者代谢，需调整扑米酮的用量。

（7）与左旋多巴合用时，可降低后者的疗效。

（8）与利福平合用，增加本品的消除，血药浓度降低。

（9）异烟肼抑制本品的消除，致血药浓度增高。

（10）与地高辛合用，可增加地高辛血药浓度而致中毒。

（二）劳拉西泮

劳拉西泮（lorazepam）又称氯羟去甲安定，与地西泮相似，是一种苯二氮䓬类抗焦虑药物，具有镇静抗焦虑、解除肌肉疼痛、催眠作用，临床多用于抗焦虑症及焦虑、紧张引起的失眠症。

【药理作用】

本品主要作用于边缘系统，选择性抗焦虑作用超过其他苯二氮类药物。在正常剂量下，它没有皮层抑制作用或抗交感活性。作为辅助用药，至今未证实本品和其他化合物不相容。

【体内过程】

口服后可迅速从胃肠道吸收，生物利用度约为90%，据报道在口服后2小时左右出现血药浓度高峰。肌内注射与口服吸收性质相似。本品可以穿过血脑屏障和进入胎盘，还可分泌到乳汁中。据报道，它的半衰期在10～20小时之间。血浆蛋白结合率约为85%。本品经肝脏代谢为无活性的葡萄糖醛酸盐，并且从肾脏排泄。

【临床应用】

（1）情绪引起的自主神经症状，如头痛、心悸、胃肠道不适、失眠等。

（2）使躯体性疾病复杂化的焦虑症状。

（3）精神神经症性障碍，包括焦虑症、抑郁症、强迫症、恐惧症或混合反应。

（4）严重抑郁伴发的焦虑。

（5）本品可作术前用药，在手术前夜或术前1～2小时服用。

（6）抗焦虑、催眠。

（7）减慢焦虑对某些器官性疾病恶化的进程。

【不良反应】

本品不良反应常见镇静，其次是眩晕、乏力和步态不稳。镇静和步态不稳的发生率随着年龄的增长而增加。

【药物相互作用】

与其他苯二氮䓬类药物一样，本品与其他中枢神经系统抑制剂如酒精、巴比妥类、抗精神病药、镇静催眠药、抗焦虑药、抗抑郁药、麻醉性镇痛药、镇静性抗组胺药、抗惊厥药和麻醉剂联合应用时可使中枢神经系统抑制剂的作用增强。

（1）劳拉西泮与氯氮平合用可能产生显著的镇静、过量唾液分泌和运动失调作用。

（2）劳拉西泮与丙戊酸盐合用可能导致劳拉西泮的血浆药物浓度增加，清除率降低。当与丙戊酸盐合用时，应将劳拉西泮的给药剂量约降低至原来剂量的50%。

知识拓展

慎用长效BZ

很多老年人都有失眠的困扰，很多人就会选择服用BZ（如地西泮、艾司唑仑、氯硝西泮等）来改善睡眠。但是长期使用BZ可能会损害老年人的认知功能和心理反应，还会导致药物疗效减退，形成依赖性。

因而老年人应养成良好的作息习惯，营造良好的睡眠氛围，并借助食疗来调理睡眠。若还是无法达到理性效果，可在医生指导下使用合理的镇静催眠药。

（3）劳拉西泮与丙磺舒联合应用时，由于半衰期的延长和总清除率的降低，可能导致劳拉西泮起效更迅速或作用时间延长。当与丙磺舒合用时，需要将劳拉西泮的给药剂量约降低至原来剂量的 50%。

（4）应用茶碱或氨茶碱可能降低包括劳拉西泮在内的苯二氮䓬类药物的镇静作用。

（三）咪达唑仑

咪达唑仑（midazolam）是一种强力镇静剂，属短效的苯二氮䓬类镇静催眠药，有典型的苯二氮䓬类药理活性。

【药理作用】

本品有抗焦虑、催眠、抗惊厥、肌肉松弛、顺行性遗忘的作用。虽然咪达唑仑的作用机理尚不十分明确，但它与其他苯二氮䓬类作用相似，即：通过干扰有抑制作用的神经介质 γ-氨基丁酸（GABA）的再吸收，导致 GABA 蓄积。咪达唑仑与苯二氮䓬受体有较强的亲和力，大约为安定的二倍。咪达唑仑引起遗忘的作用机理和作用点尚不完全明确。

【体内过程】

本品肌内注射给药吸收迅速完全，生物利用度高达 90% 以上。本品在体内完全被代谢，主要代谢物为羟基咪达唑仑，然后迅速与葡萄糖醛酸结合，呈无活性的代谢物。60%～70%剂量由肾脏排出体外。静脉给药的稳态分布容积可达 50～60L，血浆蛋白结合率约 95%，血中清除率 300～400mL/min，半衰期为 1.5～2.5 小时。

【临床应用】

（1）肌内或静脉注射用于术前镇静、抗焦虑、记忆缺失。临床应用时要求注射速度缓慢，并根据个人情况调整用量。

（2）静脉注射用于诊断、治疗、内窥镜手术之前或操作过程中的镇静、抗焦虑、记忆缺失。

（3）静脉注射用于其他麻醉剂给药之前的全麻诱导。

（4）持续静脉滴注用于气管插管及机械通气患者的镇静，或是用于病危护理治疗中的镇静。

【不良反应及注意事项】

常见的不良反应有低血压、谵妄、幻觉、心悸、皮疹、过度换气，少见不良反应有视物模糊、头痛、头晕、手脚无力、麻刺感。此外，还有心率加快、血栓性静脉炎、皮肤红肿、呼吸抑制。静脉注射后可能出现窒息。注射部位局部的反应包括疼痛、发红或静脉炎。咪达唑仑与巴比妥、酒精或其他中枢神经系统抑制药物合用时，会增加患者呼吸不畅或呼吸困难的危险，也可使药物的作用时间延长。有慢性阻塞性肺部疾病的患者对有呼吸抑制作用的咪达唑仑有异常的敏感性。

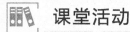

课堂活动

结合所学知识，总结一下咪达唑仑在与哪些药物使用时需要进行剂量的调整？如何调整？为什么？

【药物相互作用】

（1）咪达唑仑与任何能抑制中枢神经系统作用的药物，特别是麻醉性镇痛药（例如吗啡、哌替啶、芬太尼），以及司可巴比妥和氟哌利多合用时会增加其镇静效果，因此必须根据合并用药的种类和数量以及所需的临床反应来调整咪达唑仑的剂量。

（2）咪达唑仑与细胞色素酶 P450-3A4（CYP3A4）抑制药，如西咪替丁、红霉素、地尔硫草、维拉帕米、酮康唑和伊曲康唑合用时应谨慎，这些药物相互作用会使咪达唑仑血浆清除率下降，使其镇静作用延长；琥乙红霉素可使咪达唑仑的血浆清除率下降，接受红霉素治疗的患者应慎用咪达唑仑；与维拉帕米或地尔硫草联合给药时，可使咪达唑仑的半衰期从 5 小时延长到 7 小时。

（3）咪达唑仑与β受体阻断剂、钙通道拮抗剂、利尿剂、血管紧张素转化酶抑制剂、左旋多巴、硫酸镁、硝酸盐和其他降压药同时用药时，咪达唑仑有潜在的降压作用。

（4）咪达唑仑肌注后，硫喷妥钠用于诱导麻醉的剂量应适当减少；咪达唑仑可降低全身麻醉所需的氟烷的最低肺泡浓度。

（5）咪达唑仑与常用的术前药物或麻醉和手术期药物（例如阿托品、东莨菪碱、格隆溴铵、安定、羟嗪、筒箭毒碱、琥珀胆碱和其他非去极化肌松药），或其他局部麻醉剂（例如利多卡因、盐酸达克罗宁）合用时没有显著的药物相互作用不良反应报道。

【特殊人群用药】

孕妇及哺乳期妇女用药除非医师认为有绝对的必要，否则不应用于怀孕的头三个月。咪达唑仑能分泌于人类乳汁中，因此不推荐用于哺乳期妇女。尚无有关18岁以下儿童应用咪达唑仑，其年龄与药效作用关系的研究。新生儿不应使用咪达唑仑。老年患者常有与年龄有关的肾功能减退，因此应减量使用。

【禁忌证】

咪达唑仑禁用于已知对苯二氮䓬过敏的病人，苯二氮䓬禁用于急性闭角性青光眼的患者，而用于开角性青光眼时，患者应接受适当的治疗。

（四）氟马西尼

氟马西尼（flumazenil）是苯二氮䓬类药物的拮抗剂，它能竞争性抑制苯二氮䓬类药物与受体结合，以阻断其中枢作用。本品为亲脂性药物，血浆蛋白结合率为50%，所结合的血浆蛋白中2/3为白蛋白。药物广泛分布于血管外，主要在肝脏代谢，主要代谢产物为羧酸代谢物。本品几乎完全（99%）通过非肾脏途径消除，其消除半衰期为50～60分钟。临床用于逆转苯二氮䓬类药物所致的中枢镇静作用：①终止用苯二氮䓬类药物诱导及维持的全身麻醉；②作为苯二氮䓬类药物过量时中枢作用的特效逆转剂；③用于鉴别诊断苯二氮䓬类、其他药物或脑损伤所致的不明原因的昏迷。

少数患者在麻醉时用药会出现面色潮红、恶心和/或呕吐。在快速注射氟马西尼后，偶尔会有焦虑、心悸、恐惧等不适感，通常不需要特殊处理。作为苯二氮䓬类药物过量拮抗剂使用时，可能引起惊厥、心律失常等不良反应。长期使用苯二氮䓬类药物的患者最初应用时，注射过快可诱发戒断症状，可缓慢注射地西泮或咪达唑仑对抗。氟马西尼可阻断经由苯二氮䓬类受体作用的非苯二氮䓬类药物如佐匹克隆和三唑并哒嗪的作用。酒精与氟马西尼无相互作用。

其他常用苯二氮䓬类药物还有硝西泮、三唑仑、艾司唑仑、氯硝西泮以及阿普唑仑等，其作用特点及注意事项见表10-2。

表 10-2　常见苯二氮䓬类药物及其作用特点和注意事项

药品名称	作用特点及注意事项
硝西泮（nitrazepam）	长效制剂，治疗失眠、抗惊厥、抗癫痫。禁用于重症肌无力患者
三唑仑（triazolam）	起效快，镇静催眠作用显著。一类精神药品，有成瘾性
艾司唑仑（estazolam）	镇静催眠作用强，用于焦虑，失眠，癫痫大、小发作和麻醉前给药
氯硝西泮（clonazepam）	长效制剂，用于各型癫痫，尤用于失神发作，婴儿痉挛症，肌阵挛性，运动不能性发作及Lennox-Gastaut综合征
阿普唑仑（alprazolam）	镇静催眠、抗焦虑、抗惊恐，亦能缓解急性酒精戒断症状。精神抑郁的患者慎用

第二节　巴比妥类

巴比妥类（barbiturates）镇静催眠药为巴比妥酸在 C_5 位上的 H 和 C_2 位上的 O 被取代而得的一组中枢抑制药（图 10-1）。若 C_5 位上的取代基长而有分支（如异戊巴比妥）或含有双键（如司可巴比妥），则作用强而短；若 C_5 位上以苯环取代（如苯巴比妥）则有较强的抗惊厥作用；若 C_2 位上的 O 被 S 取代（如硫喷妥），则脂溶性增高，静脉注射立即生效，但维持时间很短。常见巴比妥类药物见表 10-3。

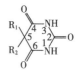

图 10-1　巴比妥类药物的基本结构

表 10-3　常见巴比妥类代表药及其临床应用特征

分类	药物	消除方式	维持时间/h	起效时间/min	临床应用
长效	苯巴比妥	肝、肾	6～8	30～60	抗惊厥、镇静催眠
中效	异戊巴比妥	肝	3～6	15～30	抗惊厥、镇静催眠
短效	司可巴比妥	肝	2～3	10～15	抗惊厥、镇静催眠
超短效	硫喷妥钠	肝	0.25	静注速效	静脉麻醉

背景知识

巴比妥类药物的作用机制

巴比妥类镇静催眠药能激动 γ-氨基丁酸A型（$GABA_A$）受体，延长 Cl^- 通道开放时间，增强 Cl^- 内流；在麻醉剂量时能抑制电压依赖性 Na^+ 和 K^+ 通道抑制神经元的高频放电；此外，巴比妥类镇静催眠药还可减弱由谷氨酸作用引起的兴奋性反应，从而产生镇静、催眠、抗惊厥、抗癫痫的作用。

苯巴比妥

苯巴比妥（phenobarbital）又称鲁米那（luminal），于 1921 年用于抗癫痫的第一个有机化合物，是长效巴比妥类的典型代表。

【药理作用】

本品对中枢神经的抑制作用随着剂量加大，表现为镇静、催眠、抗惊厥及抗癫痫。大剂量对心血管系统、呼吸系统有明显的抑制作用。过量可麻痹延髓呼吸中枢致死。苯巴比妥的中枢抑制作用与其可增加 GABA 介导的 Cl^- 内流，细胞超极化，产生拟似 GABA 的作用。治疗浓度的苯巴比妥可降低谷氨酸的兴奋作用，加强 GABA 的抑制作用，抑制中枢神经系统单突触和多突触传递，抑制病灶的高频放电及其向周围扩散，具有抗惊厥抗癫痫作用。可减少胃液分泌，降低胃张力。通过诱导葡萄糖醛酸转移酶结合胆红素从而降低胆红素的浓度。可产生依赖性，包括精神依赖和身体依赖。

【体内过程】

本品口服后在消化道吸收完全但较缓慢，0.5～1 小时起效，一般 2～18 小时血药浓度达到峰值。吸收后分布于体内各组织，血浆蛋白结合率约为 40%（20%～45%），表观分布容积为 0.5～0.9L/kg，脑组织内浓度最高，骨骼肌内药量最大，并能透过胎盘。有效血药浓度约为 10～40μg/mL，超过 40μg/mL 即可出现毒性反应。成人 $t_{1/2}$ 约为 50～144 小时，小儿约为 40～70 小时，肝肾功能不全时 $t_{1/2}$ 延长。约 48%～65% 的苯巴比妥在肝脏代谢，转化为羟基苯巴比妥。本品为肝药酶诱导剂，提高药酶活性，不但加速自身代谢，还可加速其他药物代谢。大部分与葡萄糖醛酸或硫酸盐结合，由肾脏排出，有 27%～50% 以原形从肾脏排出。可透过胎盘和分泌入乳汁。

【临床应用】

本品在临床主要用于镇静、催眠、抗惊厥、抗癫痫，是治疗癫痫大发作和部分性发作的重要药物，对小发作和婴儿痉挛效果差。麻醉前应用本品，可以避免患者在麻醉手术前紧张焦虑的情绪带来不利影响。此外，苯巴比妥可促进游离胆红素的代谢，用于治疗新生儿高胆红素血症。

【不良反应】

（1）治疗癫痫时常见的不良反应为镇静，但随着疗程的持续，其镇静作用变得不明显。

（2）可能引起微妙的情感变化，出现认知和记忆的缺损。

（3）长期用药，偶见叶酸缺乏和低钙血症。

（4）罕见巨幼红细胞性贫血和骨软化。

（5）大剂量时可产生眼球震颤、共济失调和严重的呼吸抑制。

知识拓展

肝药酶

肝脏是人体内药物代谢的主要器官。肝细胞的微粒体含有多种与药物代谢有关的酶即肝药酶，其中以细胞色P450为重要成分的混合功能氧化酶最为重要。

可使肝微粒体酶活性增强或酶的合成速度加快的药物称之为肝药酶诱导剂；反之则成为肝药酶抑制剂。

【药物相互作用】

（1）本品为肝药酶诱导剂，提高药酶活性，长期用药不但加速自身代谢，还可加速其他药物代谢。如饮酒、全麻药、中枢性抑制药或单胺氧化酶抑制药等与巴比妥类药合用时，可相互增强效能。

（2）与口服抗凝药合用时，可降低后者的效应，这是由于肝微粒体酶的诱导，加速了抗凝药的代谢，应定期测定凝血酶原时间，从而决定是否调整抗凝药的用量。

（3）与口服避孕药或雌激素合用，可降低避孕药的可靠性，因为酶的诱导可使雌激素代谢加快。

（4）与皮质激素、洋地黄类（包括地高辛）、土霉素或三环抗抑郁药合用时，可降低这些药物的效应，因为肝微粒体酶的诱导，可使这些药物代谢加快。

（5）与环磷酰胺合用，理论上可增加环磷酰胺烷基化代谢产物，但临床上的意义尚未明确。

（6）与奎尼丁合用时，由于增加奎尼丁的代谢而减弱其作用，应按需调整后者的用量。

（7）与钙离子拮抗剂合用，可引起血压下降。

（8）与氟哌丁醇合用治疗癫痫，可引起癫痫发作形式改变，需调整用量。

（9）与吩噻嗪类和四环类抗抑郁药合用时可降低抽搐阈值，增加抑制作用；与布洛芬类合用，可减少或缩短半衰期而减少作用强度。

第三节   其他类

(一) 唑吡坦

唑吡坦（zolpidem）为咪唑吡啶类新型非苯二氮䓬类镇静催眠药，一般用于短期或偶发性失眠。

【药理作用】

唑吡坦能选择性激动 γ-氨基丁酸 A 型受体（GABA$_A$）上的苯二氮䓬结合位点，增加 Cl$^-$ 通道开放频率，促进细胞超级化，从而抑制神经兴奋。药理作用类似苯二氮䓬类，但抗焦虑、中枢性骨骼肌松弛和抗惊厥作用很弱，仅用于镇静和催眠。

【体内过程】

本品口服吸收快，起效迅速。口服生物利用度为 70%，且在治疗剂量范围内显示线性动力学，口服 0.3～3 小时后血药浓度达峰值，肝脏首过效应为 35%。血浆 $t_{1/2}$ 约 2.5 小时，作用可维持 6 小时。血浆蛋白结合率为 92.5%，重复服药不改变蛋白结合率，表明本品与其代谢物对结合部位缺乏竞争。所有代谢物均无活性，且由尿中 56% 和粪便中 37% 排出。本品不能经透析清除。

【临床应用】

唑吡坦可缩短睡眠潜伏期、减少觉醒次数和延长总睡眠时间，对正常睡眠时相干扰少，适用于偶发性失眠症和暂时性失眠症。临床常用剂量 10mg，一般连续服用不超 4 周。老年人应从常用量的半量开始服用。

【不良反应】

本品后遗效应、耐受性、药物依赖性和停药戒断症状轻微。安全范围大，常见不良反应有以下几点。

（1）精神异常：出现幻觉、兴奋、噩梦。

（2）神经系统异常：引起嗜睡、头痛、头昏、失眠症加剧、顺行性遗忘（遗忘反应可能引起不适当的行为）。

（3）眼部异常：出现复视。

（4）胃肠道异常：引起腹泻、恶心、呕吐、腹痛。

（5）全身异常：常引起疲劳。

唑吡坦中毒时可用氟马西尼解救。15 岁以下的儿童、孕妇和哺乳期妇女禁用。

【药物相互作用】

（1）酒精：不建议同时服用酒精。药物与酒精同时使用可增强镇静作用。这会影响驾驶或机械操作的能力，也可引起严重的呼吸抑制。

（2）中枢神经系统抑制剂：在合并使用抗精神病药物（安定药）、安眠药、抗焦虑/镇静药、抗抑郁药、麻醉性镇痛药、抗癫痫药、麻醉药和镇静抗组胺药时可能发生中枢抑制作用的加重。唑吡坦与这些药物合并使用时可能会增加嗜睡和精神运动功能受损，包括削弱驾驶能力。在使用麻醉性镇静药时也可能发生欣快感增强，导致精神依赖增强。

（3）CYP 抑制剂和诱导剂：①抑制细胞色素 P450 的化合物可能增强像唑吡坦这样的安眠药的活性。唑吡坦通过一些肝脏细胞色素 P450 酶（CYP）代谢，主要的酶是 CYP3A4 和 CYP1A2 的促进作用。与利福平（CYP3A4 诱导剂）同时给药时，唑吡坦的药效学作用被降低。但是，当唑吡坦与伊曲康唑（CYP3A4 抑制剂）同时给药时，它的药代动力学和药效学没有明显改变。这些结果的临床相关性不明确。同时使用唑吡坦与酮康唑（CYP3A4 抑制剂，

200mg 每天两次）和唑吡坦加安慰剂相比，延迟唑吡坦的消除半衰期，增加总的药-时曲线下面积（AUC），并降低表观口服清除率。合并使用酮康唑与单独使用唑吡坦相比，唑吡坦的总 AUC 提高 1.83 倍。一般认为不需要对唑吡坦进行常规的剂量调整，但是可以建议患者同时使用唑吡坦与酮康唑。②氟伏沙明是 CYP1A2 的强效抑制剂以及 CYP2C9 和 CYP3A4 的中度至弱抑制剂。合并使用氟伏沙明可能会增加唑吡坦的血液浓度，因此不建议同时使用。③环丙沙星已被证明是 CYP1A2 和 CYP3A4 的中度抑制剂。合并使用环丙沙星可能会增加唑吡坦的血液浓度，因此不建议同时使用。

（4）其他药物：唑吡坦与华法林、地高辛、雷尼替丁或西咪替丁同时给药时，没有观察到明显的药代动力学相互作用。

（二）右佐匹克隆

右佐匹克隆（dexzopiclone）是佐匹克隆（zopiclone）的右旋异构体，二者均是第三代镇静催眠药物的代表，具有镇静、抗焦虑、抗惊厥和肌肉松弛作用。长期的临床试验及应用显示该药具有疗效确切，不良反应较少的特点。与其他镇静催眠药相比，药物作用迅速且药效有效维持 6 小时以上，而后遗效应和宿醉现象较苯二氮䓬类轻微。右佐匹克隆为佐匹克隆镇静催眠作用的有效成分。

【药理作用及机制】

本品作为催眠药的确切作用机制尚不清楚，但其作用机制通常被认为是由于其作用于与苯二氮䓬受体偶联的 GABA$_A$ 复合物所致。

【体内过程】

本品可被快速吸收，约 1 小时达到峰值，血浆 $t_{1/2}$ 约为 6 小时。健康成人连续服用本品不引起蓄积，在 1～6mg 剂量范围时，药物的暴露量与剂量呈线性关系。

【临床应用】

本品能延长睡眠时间，提高睡眠质量，减少夜间觉醒和早醒次数，用于各种因素引起的失眠症，包括时差、工作导致失眠及手术前焦虑导致失眠等。

【不良反应】

本品主要不良反应为口苦和头晕，其他如瞌睡、乏力、恶心和呕吐等轻度消化系统和中枢神经系统的不良反应一般持续时间短，症状轻微，不会影响受试者的生活和功能，可自行缓解，停药后症状即可消失。

【药物相互作用】

1. 具中枢神经系统活性药物

（1）酒精：右佐匹克隆与 0.70g/kg 酒精合用可对神经运动功能产生相加作用影响，可持续 4 小时。

（2）帕罗西汀：每天合用 3mg 右佐匹克隆及 2mg 帕罗西汀，共 7 天，无药代动力学及药效学间的相互作用。

（3）劳拉西泮：合用 3mg 右佐匹克隆及 2mg 劳拉西泮，无临床相关性的药效学及药代动力学的影响。

（4）奥氮平：合用 3mg 右佐匹克隆及 10mg 奥氮平，可使 DSST 评分降低。相互作用为药效学的改变而非药代动力学的改变。

2. 抑制 CYP3A4 的药物

CYP3A4 是右佐匹克隆消除的主要代谢通道。与酮康唑合用 5 天（400mg/d），可使右佐匹克隆 AUC 增加 2.2 倍。C_{max} 和 $t_{1/2}$ 分别增加 1.4 倍和 1.3 倍。其他 CYP3A4 的强抑制剂可能产生相似的作用，如伊曲康唑、克拉霉素、奈法唑酮、竹桃霉素、利托那韦、奈非那韦等。

3. 诱导 CYP3A4 的药物

与利福平合用可使（消旋）佐匹克隆的暴露率降低 80%。右佐匹克隆可产生相似的作用。

4. 血浆蛋白结合力强的药物

右佐匹克隆的血浆蛋白结合率较低（52%～59%），因此游离型药物对蛋白结合不敏感，不易出现竞争性置换现象。患者服用 3mg 右佐匹克隆及蛋白结合力强的药物不应该改变两种药物的游离浓度。

5. 治疗指数窄的药物

（1）地高辛：服用地高辛第一天 0.5mg，一天两次，随后 6 天每天 0.25mg，不影响单剂量 3mg 右佐匹克隆的药代动力学参数。

（2）华法林：服用 3mg 右佐匹克隆 5 天不影响（R）-与（S）-华法林的药代动力学参数；口服 25mg 华法林，不影响右佐匹克隆的药效学参数。

知识拓展

褪黑素

褪黑素是由哺乳动物或人类的松果体分泌的一种神经内分泌激素。其生理作用包括调整生物钟、诱导睡眠、调节内分泌系统、维持内环境稳定、增强免疫力、延缓衰老等。实验表明，褪黑素对睡眠的调节作用尤其突出，对睡眠时相延迟综合征、时差反常等引起的睡眠障碍均具有明显的治疗效果。短期小剂量服用褪黑素无明显副作用，但是长期过量服用，可直接抑制机体褪黑素的正常合成与分泌，而导致睡眠功能紊乱。

 ## 目标检测

一、单项选择题

1. 巴比妥类药物对中枢神经系统的抑制作用随剂量的增加依次表现为（　　）。
   A. 镇静，催眠，抗惊厥，麻醉　　　　　B. 抗惊厥，镇静，催眠，麻醉
   C. 催眠，镇静，麻醉，抗惊厥　　　　　D. 镇静，抗惊厥，催眠，麻醉

2. 关于地西泮的药理作用哪个是错误的（　　）。
   A. 镇静催眠　　　B. 抗癫痫　　　C. 可引起麻醉　　　D. 中枢性肌松

3. 用于治疗癫痫持续状态的首选药物为（　　）。
   A. 地西泮　　　B. 水合氯醛　　　C. 异戊巴比妥　　　D. 苯巴比妥

4. 以下不属于苯二氮䓬类药物作用特点的是（　　）。
   A. 抗焦虑作用　　　B. 镇静作用　　　C. 外周性肌松作用　　　D. 催眠作用

5. 麻黄素和苯巴比妥钠联合应用，出现疗效下降的主要原因是（　　）。
   A. 麻黄素被苯巴比妥钠破坏　　　　　B. 苯巴比妥钠加速麻黄素的排泄
   C. 麻黄素被苯巴比妥钠诱导的肝药酶代谢　D. 苯巴比妥钠抑制麻黄素的作用

6. 苯巴比妥中毒时给予碳酸氢钠的目的是（　　）。
   A. 增加药物的溶解度　　　　　　　　B. 对抗药物的毒性
   C. 增加药物的极性　　　　　　　　　D. 增加药物的脂溶性

7. 巴比妥类药物不具有的药理作用是（　　）。
   A. 高胆红素血症　　　　　　　　　　B. 癫痫小发作
   C. 儿高热惊厥　　　　　　　　　　　D. 麻醉及麻醉前给药

二、多项选择题（每题的备选答案中有 2 个或 2 个以上正确答案。少选或多选均不得分。）

1. 苯巴比妥对中枢神经系统的抑制作用包括（　　）。

A. 镇静催眠　　　B. 抗惊厥　　　C. 抗焦虑　　　D. 抗癫痫　　　E. 抗精神病

2. 地西泮的临床适应证有（　　）。

A. 失眠　　　　　B. 高热惊厥　　C. 癫痫持续状态　D. 焦虑症　　　E. 抑郁症

3. 苯二氮䓬类药物可能引起下列哪些不良反应（　　）。

A. 嗜睡　　　　　B. 共济失调　　C. 依赖性　　　　D. 乏力

E. 长期使用后突然停药可出现戒断症状

4. 苯二氮䓬类药物包括（　　）。

A. 水合氯醛　　　B. 地西泮　　　C. 苯巴比妥　　　D. 三唑仑　　　E. 氟马西尼

第十一章
抗癫痫药及抗惊厥药

学习目标

知识要求：掌握抗癫痫药及抗惊厥药代表药物的药理作用、体内过程、临床应用、不良反应和药物相互作用；熟悉其他抗癫痫药及抗惊厥药的作用特点及应用；了解硫酸镁不同剂型的药理作用特点。

能力要求：学会正确分析常用抗癫痫和抗惊厥用药的处方。

素养提升：能设计个体化给药方案，提供精准治疗。

第一节　抗癫痫药

癫痫（epilepsy）是由脑局部病灶的神经元兴奋性过高而产生阵发性的异常高频放电，并向周围组织扩散，导致大脑功能短暂失调的综合征。癫痫是一种反复发作的神经系统疾病，病因复杂，发病机制尚未完全阐明。发作时可伴有脑电图异常。由于异常高频放电神经元发生部位及扩散范围的不同，临床表现出不同程度的短暂运动、感觉、意识及精神异常，反复发作。根据癫痫发作的临床表现，可以将其分为局限性发作和全身性发作。现有的治疗手段仍以药物对症治疗为主，用药目的在于减少或防止发作。抗癫痫药的作用机制包括两方面：①增强 γ-氨基丁酸的作用，拮抗兴奋性氨基酸的作用；②干扰 Na^+、Ca^{2+}、K^+ 等离子通道，

背景知识

癫痫

癫痫是慢性、反复性、短暂脑功能失调综合征。其特征是脑神经元异常高频放电并向四周扩散。根据异常放电神经元所在部位和扩散范围不同，癫痫在临床上表现为不同的症状，可将癫痫分为全身性发作和部分性发作。

1. 全身性发作

全身发作是由于异常放电涉及全脑，导致突然意识丧失。全身发作的病例占总病例数的40%左右，其病因往往与遗传因素相关。主要包括大发作、精神运动性发作、小发作、肌阵挛性发作及婴儿肌阵挛性发作等。

（1）大发作：即全身强直-阵挛性发作，其特点为全身骨骼肌强制性阵挛。

（2）精神运动性发作：临床主要表现为意识障碍，也可表现为精神症状和自动症。

（3）小发作：即失神性发作，主要表现为短暂的意识丧失。

（4）肌阵挛性发作。

（5）婴儿肌阵挛性发作。

2. 部分性发作

主要包括单纯部分性发作、复杂部分性发作及继发强直阵挛性部分性发作。局限性发作是指大脑局部异常放电且扩散至大脑半球某个部位所引起的发作，只表现大脑局部功能紊乱的症状。局限性发作的患者占癫痫发病率的60%左右，其中一部分病例是由于遗传因素所致，另一部分病例是由于脑寄生虫、脑血管畸形、脑肿瘤及脑外伤等损伤造成大脑皮质病灶。这种病灶可通过CT或磁共振成像技术进行鉴别诊断。

癫痫是神经系统常见疾病之一，患病率仅次于脑卒中。癫痫在任何年龄、地区和种族的人群中都有发病，发病率在1%以上，发病率与年龄有关，以儿童和青少年发病率较高。一般认为1岁以内患病率最高，其次为1~10岁，以后逐渐降低。我国男女之比为1.15:1~1.7:1，种族患病率无明显差异。由于癫痫病因复杂，发病机制尚未完全阐明，因此目前临床仍以药物对症治疗为主，以减少或防止发作，但药物并不能有效地预防和治愈疾病。癫痫的治疗需终身服药，理想的抗癫痫药应具有生物利用度高、疗效好、安全性高、无严重不良反应及适用于各年龄段患者等特点。

发挥膜稳定作用。常见抗癫痫药物及其特点见表11-1。

表 11-1　各类型癫痫临床特征与治疗药物总结

发作类型		临床特征	治疗药物
部分性发作	单纯部分性发作	不影响意识，出现局部肢体运动或感觉异常，与激活皮层部位不同有关，发作持续 20~60s	苯妥英钠、苯巴比妥、卡马西平、丙戊酸、扑米酮
	复杂部分性发作	影响意识，常伴有无意识活动，如唇抽动、摇头等，发作持续 30s~2min	
	继发强直阵挛性部分发作	局限性发作可发展为伴有意识丧失的强直阵挛性发作，然后进入阵挛状态，可持续 1~2min	
全身性发作	小发作	多见于儿童，短暂意识丧失，伴有对称性阵挛，脑电波（EEG）呈 3Hz 高幅左右对称同步棘波，持续 5~30s	乙琥胺、丙戊酸、氯硝西泮、三甲双酮
	精神运动性发作	以精神症状为主	丙戊酸、卡马西平
	肌阵挛性发作	部分肌群发生短暂的（约 1s）休克样抽搐，EEG 呈现特有的短暂爆发性多棘波	丙戊酸、氯硝西泮
	幼儿肌阵挛性发作	幼儿全身肌肉节律性阵挛性收缩，意识丧失和明显的自主神经症状	糖皮质激素、丙戊酸、氯硝西泮
	强直-阵挛性发作（大发作）	意识突然丧失，全身剧烈强直-阵挛性抽搐，随后出现较长时间中枢抑制，EEG 呈高波幅棘慢波或棘波	苯妥英钠、卡马西平、苯巴比妥、扑米酮、丙戊酸
	癫痫持续状态	持续昏迷中，反复抽搐，大发作持续发生→间歇渐短，昏迷渐深，体温渐高	静注地西泮、苯巴比妥、丙戊酸

（一）苯妥英钠

苯妥英钠（phenytoin sodium）又称大仑丁（dilantin），属非镇静催眠性癫痫药，是临床最常用的抗癫痫药。

【药理作用及机制】

治疗量苯妥英钠对中枢神经系统无镇静催眠作用，可对抗实验动物的电休克惊厥，但不能对抗戊四氮所引起的阵发性惊厥。苯妥英钠抗癫痫作用机制尚未完全阐明，研究表明，本品不能抑制癫痫病灶异常放电，但可阻止它向正常脑组织扩散。苯妥英钠可降低细胞膜对Na^+和Ca^{2+}的通透性，抑制Na^+和Ca^{2+}内流，降低细胞膜的兴奋性，使动作电位不易产生，抑制异常放电向病灶周围的正常脑组织扩布，此作用称为苯妥英钠的膜稳定作用。这种作用除与其抗癫痫作用有关外，也是其治疗三叉神经痛等中枢疼痛综合征和抗心律失常的药理作用基础。

【体内过程】

本品肌注吸收不完全且不规则，一次剂量峰值仅为口服给药的1/3。分布于细胞内外液，细胞内可能多于细胞外，表观分布容积为0.6L/kg。血浆蛋白结合率为88%～92%，主要与白蛋白结合，在脑组织内蛋白结合可能还高。主要在肝脏代谢，代谢物无药理活性，其中主要为羟基苯妥英（约占50%～70%），此代谢存在遗传多态性和人种差异。存在肠肝循环，主要经肾排泄，碱性尿排泄较快。$t_{1/2}$为7～42小时，长期服用苯妥英钠的患者，$t_{1/2}$可为15～95小时，甚至更长。药物能通过胎盘，能分泌入乳汁。

【临床应用】

（1）适用于治疗全身强直-阵挛性发作、复杂部分性发作（精神运动性发作、颞叶癫痫）、单纯部分性发作（局限性发作）和癫痫持续状态。

（2）可用于治疗三叉神经痛、隐性遗传营养不良型大疱性表皮松解症、发作性舞蹈手足徐动症、发作性控制障碍（包括发怒、焦虑和失眠的兴奋过度等行为障碍疾患）、肌强直症及三环类抗抑郁药过量时心脏传导障碍等。

（3）本品也适用于洋地黄中毒所致的室性及室上性心律失常，对其他各种原因引起的心律失常疗效较差。

【不良反应】

（1）常见齿龈增生，儿童发病率高，应加强口腔卫生和按摩齿龈。小儿长期应用可加速维生素D代谢，造成软骨病或骨质异常。

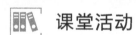 **课堂活动**

分组讨论苯妥英钠为什么不能用于儿童或青少年？

（2）神经系统不良反应与剂量相关，常见眩晕、头痛，严重时可引起眼球震颤、共济失调、语言不清和意识模糊，调整剂量或停药可消失；较少见的神经系统不良反应有头晕、失眠、一过性神经质、颤搐、舞蹈症、肌张力不全、震颤、扑翼样震颤等。

（3）可影响造血系统，致粒细胞和血小板减少，罕见再生障碍性贫血，常见巨幼细胞性贫血，可用叶酸加维生素B_{12}防治。

（4）可引起过敏反应，常见皮疹伴高烧，罕见严重皮肤反应，如剥脱性皮炎、多形糜烂性红斑、系统性红斑狼疮。一旦出现症状，应立即停药并采取相应措施。

（5）其他：抑制抗利尿激素分泌；抑制胰岛素分泌使血糖升高；有致癌的报道。

【药物相互作用】

（1）长期应用对乙酰氨基酚的患者应用本品可增加肝脏中毒的危险，并且疗效降低。

（2）本品为肝药酶诱导剂，与皮质激素、洋地黄类（包括地高辛）、口服避孕药、环孢素、雌激素、左旋多巴、奎尼丁、土霉素或三环抗抑郁药合用时，可降低这些药物的效应。

（3）长期饮酒可降低本品的浓度和疗效，但服药同时大量饮酒可增加血药浓度。与氯霉素、异烟肼、保泰松、磺胺类药物合用可能降低本品代谢使血药浓度增加，增加本品的毒性。与抗凝剂合用，开始增加抗凝效应，持续应用则降低。

（4）与含镁、铝或碳酸钙等药物合用时可能降低本品的生物利用度，两者应相隔 2～3 小时服用。

（5）与降糖药或胰岛素合用时，因本品可使血糖升高，需调整两者用量。

（6）原则上用多巴胺的患者，不宜用本品。

（7）本品与利多卡因或普萘洛尔合用时可能增强心脏的抑制作用。

（8）虽然本品消耗体内叶酸，但增加叶酸反可降低本品浓度和作用。

（9）苯巴比妥或扑米酮对本品的影响变化很大，应经常监测血药浓度。与丙戊酸类合用有蛋白结合竞争作用，应经常监测血药浓度，调整本品用量。

（10）与卡马西平合用，后者血药浓度降低。如合并用大量抗精神病药或三环类抗抑郁药可能诱发癫痫发作，需调整本品用量。

（二）丙戊酸钠

丙戊酸钠（sodium valproate）化学名为 2-丙基醋酸钠，属广谱抗癫痫药。

【药理作用】

丙戊酸钠作用机理尚未完全阐明。实验见本品能增加 γ-氨基丁酸（GABA）的合成和减少 GABA 的降解，从而升高抑制性神经递质 GABA 的浓度，降低神经元的兴奋性而抑制发作。在电生理实验中见本品可产生与苯妥英相似的抑制 Na^+ 通道的作用。

【体内过程】

本品口服经胃肠吸收迅速而完全，约 1～4 小时血药浓度达峰值，生物利用度近 100％，有效血药浓度为 50～100μg/mL。血药浓度约为 50μg/mL 时血浆蛋白结合率约 94％；血药浓度约为 100μg/mL 时，血浆蛋白结合率约为 80％～85％。血药浓度超过 120μg/mL 时可出现明显不良反应。随着血药浓度增高，游离部分增加，从而增加进入脑组织的梯度（脑脊液内的浓度为血浆中浓度的 10％～20％），$t_{1/2}$ 为 7～10 小时。主要分布在细胞外液以及肝、肾、肠和脑组织等。大部分由肝脏代谢，包括与葡萄糖醛酸结合和某些氧化过程，主要由肾排出，少量随粪便排出及呼出。能通过胎盘，能分泌入乳汁。

【临床应用】

本品在临床上对各类癫痫都有一定疗效，是大发作合并小发作的首选药物。主要用于单纯或复杂失神发作、肌阵挛发作、大发作的单药或合并用药治疗，有时对复杂部分性发作也有一定疗效。

【不良反应】

（1）常见不良反应表现为腹泻、消化不良、恶心、呕吐、胃肠道痉挛，可引起月经周期改变。

（2）较少见短暂的脱发、便秘、嗜睡、眩晕、疲乏、头痛、共济失调、轻微震颤、异常兴奋、不安和烦躁。

（3）长期服用偶见胰腺炎及暴发性肝衰竭。

（4）可使血小板减少引起紫癜、出血和出血时间延长，应定期检查血相。

（5）对肝功能有损害，引起血清碱性磷酸酶和氨基转移酶升高，服用 2 个月要检查肝功能。

（6）偶有过敏、听力下降和可逆性听力损坏的症状。

【药物相互作用】

（1）饮酒可加重镇静作用。

（2）全麻药或中枢神经抑制药与丙戊酸钠合用，前者的临床效应可更明显。

（3）与抗凝药如华法林或肝素等，以及溶血栓药合用，出血的危险性增加。

（4）与阿司匹林或双嘧达莫合用，可由于减少血小板凝聚而延长出血时间。

（5）与苯巴比妥类合用，后者的代谢减慢，血药浓度上升，因而增加镇静作用而导致嗜睡。

（6）与扑米酮合用，也可引起血药浓度升高，导致中毒，必要时需减少扑米酮的用量。

（7）与氯硝西泮合用防止失神发作时，曾有报道少数病例反而诱发失神状态。

（8）与苯妥英合用时，因与蛋白结合的竞争可使两者的血药浓度发生改变，由于苯妥英浓度变化较大，需经常测定。但是否需要调整剂量应视临床情况与血药浓度而定。

（9）与卡马西平合用，由于肝酶的诱导而致药物代谢加速，可使二者的血药浓度和半衰期降低，故须监测血药浓度以决定是否需要调整用量。

（10）与对肝脏有毒性的药物合用时，有潜在肝脏中毒的危险。有肝病史患者长期应用须经常检查肝功能。

（11）与氟哌啶醇、洛沙平、马普替林、单胺氧化酶抑制药、吩噻嗪类、噻吨类和三环类抗抑郁药合用，可以增加中枢神经系统的抑制，降低惊厥阈和丙戊酸钠的效应，须及时调整用量以控制发作。

（三）左乙拉西坦

左乙拉西坦（levetiracetam）是一种吡咯烷酮衍生物，其化学结构与现有的抗癫痫药物无相关性。

【药理作用】

本品抗癫痫的作用机制尚不清楚，与传统的抗癫痫药物作用机制不同，其通过与中枢神经元突触囊泡上的特殊结合位点结合发挥作用，是一种全新作用机制的抗癫痫药。左乙拉西坦对电流或多种致惊剂最大刺激诱导的单纯癫痫发作无抑制作用，但对毛果芸香碱和红藻氨酸诱导的局灶性发作继发的全身性发作有保护作用，对难治性癫痫部分发作伴有或不伴有继发性全身发作有效。

【体内过程】

本品口服后迅速吸收，进食不影响吸收速度，绝对生物利用度接近100%，给药1.3小时后血药浓度达峰。如果每日给药2次，2天后达到稳态浓度。无论是左乙拉西坦还是其主要代谢产物均不易与血浆蛋白结合（结合率<10%），分布容积为0.5～0.7L/kg，接近人体液的容积。少量药物在体内代谢（约占给药剂量的24%），主要代谢途径是通过水解酶的乙酰胺化，并不是由肝细胞色素P450酶系代谢。成人 $t_{1/2}$ 为6～8小时，不受给药剂量、给药途径和重复给药的影响。左乙拉西坦及其代谢物主要从尿液中排泄，约为给药剂量的95%，从粪便内排泄的药物仅占0.3%。

【临床应用】

本品用于成人及4岁以上儿童癫痫患者部分性发作的加用治疗。

【不良反应】

（1）神经系统异常：常见衰弱、乏力、困倦、健忘、共济失调、惊厥、头晕、头痛、运动过度、震颤、平衡失调、注意力障碍、记忆力损害等。

（2）消化道异常：可引起腹泻、消化不良、恶心、呕吐等。

（3）代谢和营养异常：可使患者食欲减退、体重增加。

（4）眼部异常：引起患者复视、视物模糊。

【药物相互作用】

本品不易与其他药物出现药代动力学的相互作用。

（1）其他抗癫痫药物：成人及儿童服用本品并不影响其他已有的抗癫痫药物血药浓度

（苯妥英、卡马西平、丙戊酸、苯巴比妥、拉莫三嗪、加巴喷丁、扑米酮），而且这些抗癫痫药的应用也不影响本品的药代动力学特性。

（2）丙磺舒：肾小管分泌阻滞剂丙磺舒（500mg，每日四次）可抑制其主要代谢物的肾脏清除率，但对左乙拉西坦无影响。目前尚无关于左乙拉西坦对丙磺舒影响的研究。同时，左乙拉西坦对其他通过肾小管主动排泄的药物，如非甾体抗炎药、磺胺药、甲氨蝶呤的影响，也尚属未知。

（3）口服避孕药和其他药代动力学相互作用：每日服用左乙拉西坦1000mg并不影响口服避孕药炔雌醇和左炔诺孕酮的药代动力学，患者的内分泌参数促黄体生成激素、孕激素均无改变。每日服用左乙拉西坦2000mg，并不影响地高辛和华法林药代动力学特性，凝血酶原时间无改变。与地高辛、口服避孕药或华法林的合并应用，并不影响左乙拉西坦的自身药代特性。

（4）食物和酒精：进食不影响左乙拉西坦的吸收程度，但是会轻度降低其吸收速度。目前没有关于酒精和左乙拉西坦相互作用的研究。

第二节　抗惊厥药

惊厥是各种原因引起的中枢神经过度兴奋的一种症状，表现为全身骨骼肌不自主的强烈收缩，呈强直性或阵挛性抽搐。常见于小儿高热、破伤风、癫痫大发作、子痫和中枢兴奋药中毒等。常用抗惊厥药有巴比妥类、水合氯醛和地西泮等，也可用硫酸镁注射液。

硫酸镁

硫酸镁（magnesium sulfate）注射给药产生全身作用，具有松弛肌肉和降低血压的作用。口服给药吸收很少，有泻下和利胆的作用；高浓度硫酸镁外用热敷有消炎去肿作用。

【药理作用】

离子可抑制中枢神经的活动，抑制运动神经-肌肉接头乙酰胆碱的释放，阻断神经肌肉接头处的传导，降低或解除肌肉收缩作用，同时对血管平滑肌有舒张作用，使痉挛的外周血管扩张，降低血压，因而对子痫有预防和治疗作用，对子宫平滑肌收缩也有抑制作用。

知识拓展

Mg^{2+}的细胞抑制作用

神经化学传递和骨骼肌收缩均需Ca^{2+}参与。Mg^{2+}与Ca^{2+}由于化学性质相似，可以特异地竞争Ca^{2+}受点，拮抗Ca^{2+}的作用，抑制神经化学传递和骨骼肌收缩，从而使肌肉松弛。与此同时，也作用于中枢神经系统，引起感觉和意识消失。对于各种原因所致的惊厥，尤其是子痫，有良好的抗惊厥作用。过量时，引起呼吸抑制、血压骤降以至死亡。静脉缓慢注射氯化钙，可立即消除Mg^{2+}的作用。

【体内过程】

肌内注射后20分钟起效，静脉注射几乎立即起作用。作用持续30分钟，治疗先兆子痫和子痫的有效血镁浓度为2~3.5mmol/L，个体差异较大。肌注和静注，药物均由肾脏排出，排出的速度与血镁浓度和肾小球滤过率相关。

【临床应用】

（1）可作为抗惊厥药。

（2）常用于妊娠高血压，降低血压。

（3）治疗先兆子痫和子痫。

（4）可用于治疗早产。

【不良反应】

急性镁中毒表现为血压急剧下降和呼吸麻痹。腱反射消失是观察镁中毒的一个有用体征。硫酸镁用药过量，应施以人工辅助通气，并缓慢注射钙剂解救。常用的为 10% 葡萄糖酸钙注射液 10mL 缓慢注射。

 课堂活动

请大家讨论给药途径不同对硫酸镁药理作用的影响。

（1）口服：便秘，阻塞性黄疸及慢性胆囊炎，惊厥、子痫、尿毒症、破伤风、高血压脑病及急性肾性高血压危象等；

（2）热敷：消炎止痛；

（3）肌肉注射或静脉注射：妊娠高血压、先兆子痫和子痫、早产。

（1）静脉注射硫酸镁常引起潮红、出汗、口干等症状，快速静脉注射时可引起恶心、呕吐、心慌、头晕，个别出现眼球震颤，减慢注射速度症状可消失。

（2）肾功能不全、用药剂量大，可发生血镁积聚，血镁浓度达 5mmol/L 时，可出现肌肉兴奋性受抑制、感觉反应迟钝、膝腱反射消失、呼吸开始受抑制，血镁浓度达 6mmol/L 时可发生呼吸停止和心律失常，心脏传导阻滞，浓度进一步升高，可使心跳停止。

（3）连续使用硫酸镁可引起便秘，部分患者可出现麻痹性肠梗阻，停药后好转。

（4）极少数血钙降低，出现低钙血症。

（5）镁离子可自由透过胎盘，造成新生儿高血镁症，表现为肌张力低、吸吮力差、不活跃、哭声不响亮等，少数有呼吸抑制现象。

（6）少数孕妇出现肺水肿。

（7）还可引起皮疹、低血压及休克。

【药物相互作用】

（1）与硫酸镁配伍禁忌的药物有硫酸多黏菌素 B、硫酸链霉素、葡萄糖酸钙、盐酸多巴酚丁胺、盐酸普鲁卡因、四环素、青霉素和萘夫西林（乙氧萘青霉素）。

（2）硫酸镁与含酒精（高浓度）、重金属、酒石酸盐、钙盐、钡盐等成分的溶液合用时，可能形成沉淀。潜在配伍禁忌通常受反应物浓度和溶液 pH 变化的影响。镁可降低链霉素、四环素和妥布霉素的抗菌活性。

（3）硫酸镁应慎用于接受洋地黄治疗的患者，因为如果要求给予钙剂治疗镁中毒，则可能发生导致心传导阻滞的严重心传导变化。

（4）镁剂可增加对药物对中枢神经系统（CNS）的抑制作用。巴比妥类药物、麻醉药及其他的安眠药（或全身麻醉药）或其他 CNS 抑制剂与镁剂同时使用时，应该谨慎调整剂量。钙可拮抗镁剂产生 CNS 的抑制作用。

 目标检测

一、单项选择题

1. 苯妥英钠不宜用于（　　）。

A. 全身强直-阵挛发作　　　　　　　　B. 典型失神性发作

C. 癫痫待续状态　　　　　　　　　　　D. 单纯及复杂部分性发作

2. 癫痫典型失神性发作的首选药物为（　　）。

A. 苯妥英钠　　　　　B. 苯巴比妥　　　　　C. 卡马西平　　　　　D. 乙琥胺

3. 苯妥英钠治疗癫痫时不可能出现的不良反应为（　　）。

A. 齿龈增生　　　　　B. 巨幼红细胞性贫血　　C. 胃肠道反应　　　　D. 三叉神经痛

4. 经典抗惊厥的药物是（　　）。

A. 对乙酰氨基酚　　　B. 硫酸镁　　　　　　　C. 卡马西平　　　　　D. 地西泮

5. 治疗癫痫持续状态首选药物为（　　）。

A. 地西泮　　　　　　B. 氯丙嗪　　　　　　　C. 哌替啶　　　　　　D. 苯巴比妥

二、多项选择题（每题的备选答案中有 2 个或 2 个以上正确答案。少选或多选均不得分。）

1. 三叉神经痛的常用治疗药物包括（　　）。

A. 苯妥英钠　　　　　B. 吗啡　　　　　　　　C. 卡马西平　　　　　D. 地西泮

E. 丙戊酸钠

2. 常用的抗癫痫药物有（　　）。

A. 苯巴比妥　　　　　B. 异戊巴比妥　　　　　C. 苯妥英钠　　　　　D. 卡马西平

E. 地西泮

3. 苯妥英钠的药理作用包括（　　）。

A. 稳定细胞膜　　　　B. 阻滞 Na^+ 通道　　　C. 诱导 GABA 受体　D. 细胞膜超级化

E. 细胞膜去极化

第十二章
抗帕金森病药

学习目标

知识要求： 掌握左旋多巴及其他抗帕金森病药的药理作用、体内过程、临床应用、不良反应和药物相互作用；熟悉其他抗帕金森病药的分类以及联合应用；了解部分新型抗帕金森病药的作用特点。

能力要求： 学会用中枢神经系统理论解释帕金森病的病理现象；正确解释涉及本章药物的处方合理性，提供用药咨询服务。

素养提升： 引导学生关注老年病，提升服务意识。

帕金森病（Parkinson's disease, PD），也称为震颤麻痹，是一种主要表现为进行性锥体外系功能障碍的中枢神经系统退行性疾病，表现为肌肉强直、静止震颤、运动迟缓和共济失调。其主要病理改变为以黑质部位为主的多巴胺能神经元的进行性丢失及残存神经元内路易压包涵体的形成。帕金森病发病机制尚不完全清楚，遗传因素、环境因素、年龄老化、氧化应激等均可能与之有关。抗帕金森病药物主要包括拟多巴胺类和胆碱受体阻断药两类。

知识拓展

帕金森病

帕金森病是一种常见于中老年人的缓慢进展的神经系统变性疾病。主要表现为静止性震颤、肌僵直、运动迟缓和姿势步态异常等运动障碍以及嗅觉减退、睡眠紊乱等非运动症状。研究表明，PD的发病率呈上升趋势，中国现有PD患者超过250万，每年约有10万新发病例。欧洲帕金森病联合会从1997年开始，将每年的4月11日确定为"世界帕金森病日"。

第一节　拟多巴胺类药

一、多巴胺的前体药

左旋多巴

左旋多巴（levodopa，L-DOPA）是由酪氨酸形成儿茶酚胺的中间产物，是体内合成多巴胺的前体，现已人工合成。

【药理作用】

本品本身并无药理活性，通过血脑屏障后可在纹状体神经细胞内经多巴脱羧酶作用转变为DA，通过补充纹状体内DA的含量发挥作用。改善帕金森症状，可使患者的肌肉僵直、运动障碍得到明显改善，也能减轻震颤。

【体内过程】

本品口服后由小肠吸收。空腹服后 $1\sim2$ 小时血药浓度达峰值，广泛分布于体内各组织，只有 1% 进入中枢转化成多巴胺而发挥作用，其余大部分均在脑外被多巴脱羧酶代谢脱羧成多巴胺，不能进入中枢，故起效缓慢，并引起恶心、呕吐等外周不良反应。如用外周多巴脱羧酶抑制剂，可减少左旋多巴的用量，使之进入脑内的量增多，并可减少外周多巴胺引起的不良反应。口服后 80% 的药物于 24 小时内降解成多巴胺代谢物，$t_{1/2}$ 为 $1\sim3$ 小时。由肾脏排泄，有些代谢物可使尿变红色。原形排出体外约 5%，可通过乳汁分泌。

【临床应用】

本药用于各种类型的帕金森病及帕金森综合征，但对于吩噻嗪类等抗精神病药物所引起的帕金森综合征无效。

【不良反应】

不良反应分为早期反应和长期反应两大类。

1. 早期反应

(1) 胃肠道反应：本品单独用药早期胃肠道反应发生率较高，厌食、恶心、呕吐、食欲不振，腹部不适、胀气、口干、吞咽困难、多涎、舌部烧灼感、口苦、腹泻或便秘等，使消化性溃疡恶化，引起出血。随着用药时间的延长，胃肠道的不良反应发生率降低，但仍有部分人对显效剂量不能耐受。如与脱羧酶抑制剂合用，则胃肠道的耐受性较好，尤其与食物同服，消化道的紊乱轻微并且是一过性的，仅有少许患者加用止吐药。

(2) 心血管系统反应：可引起直立性低血压、心悸、心动过速及高血压。还有些患者出现心律不齐，主要是由于新生的多巴胺作用于心脏 β 受体的缘故。

2. 长期反应

(1) 中枢神经系统反应：患者可出现舞蹈病样及不自主动作、手颤增加、运动徐缓发作、睡眠中咬牙、共济失调、肌肉抽搐、麻木、软弱、疲乏、头痛、角弓反张、错乱、激动、焦虑、欣快、失眠、噩梦、惊厥等，精神病发作并有妄想或幻觉、严重抑郁（包括自杀倾向）及轻躁狂。

(2) 症状波动：服药 $3\sim5$ 年后，有 40%～80% 的患者出现症状快速波动，重则出现"开-关现象"。"开"时活动正常或几近正常，而"关"时突然出现严重的帕金森症状。

【药物相互作用】

(1) 本品与非选择性单胺氧化酶抑制剂合用可致急性肾上腺危象。

(2) 本品与罂粟碱或维生素 B_6 合用，可降低本品的药效。

(3) 本品与乙酰螺旋霉素合用，可显著降低本品的血药浓度，药效减弱。

(4) 本品与利血平合用，可抑制本品的作用，应避免合用。

(5) 本品与抗精神病药物合用，因为两者互相拮抗，应避免合用。

(6) 本品与甲基多巴合用，可增加本品的不良反应并使甲基多巴的抗高血压作用增强。

二、左旋多巴降解抑制药

卡比多巴

卡比多巴（carbidopa）又名 α-甲基多巴肼、洛得新。

【药理作用】

本品为外周脱羧酶抑制剂，不易进入中枢，仅抑制外周左旋多巴转化为多巴胺，使循环中左旋多巴含量增加，因而进入中枢的左旋多巴的量也增多，提高左旋多巴的药理作用，并减少不良反应。

【体内过程】

本品口服吸收率为 40％～70％，血浆蛋白结合率约 36％，在肝内代谢，约 50％～60％以原形或代谢产物从尿中排出。

【临床应用】

本品与左旋多巴联合应用，用于帕金森病和帕金森综合征。将本品与左旋多巴按 1：10 比例给予，可以减少左旋多巴的剂量 75％，使外周不良反应大为减少，是左旋多巴的重要辅助药。

【不良反应】

常见有恶心、呕吐、体位性低血压，还可引起面部、舌、上肢和身体上部异常不随意运动、排尿困难、精神抑郁。少见不良反应有高血压、心律失常。

三、多巴胺受体激动药

普拉克索

普拉克索（pramipexole）用来治疗特发性帕金森病，可单独或与左旋多巴联用。

【药理作用】

本品是一种多巴胺受体激动剂，与多巴胺受体 D_2 亚家族结合有高度选择性和特异性，并具有完全的内在活性，对其中的 D_3 受体有优先亲和力。本品通过兴奋纹状体的多巴胺受体来减轻帕金森患者的运动障碍。动物实验显示本品可抑制多巴胺的合成、释放和更新；能保护神经元细胞免受左旋多巴引起的毒性。

【体内过程】

本品口服吸收迅速完全，绝对生物利用度高于 90％，最大血浆浓度在服药后 1～3 小时之间出现。年轻人和老年人的 $t_{1/2}$ 从 8～12 小时不等。与食物一起服用不会降低普拉克索吸收的程度，但会降低其吸收速率。普拉克索显示出线性动力学特点，患者间血浆水平差异很小。本品血浆蛋白结合率低，表观分布容积很大（400L），脑组织药物浓度明显高于血药浓度；男性体内代谢程度很低，几乎不被代谢；主要以原形从肾脏排泄，C_{14} 标记的药物大约有 90％ 是通过肾排泄的，粪便中的药物少于 2％。普拉克索的总清除率大约为 500mL/min，肾脏清除率大约为 400mL/min。

【临床应用】

本品被用来治疗特发性帕金森病的体征和症状，单独（无左旋多巴）或与左旋多巴联用。例如，在疾病后期左旋多巴的疗效逐渐减弱或者出现变化和波动时（剂末现象或"开关"波动），需要应用本品。

【不良反应】

可能出现以下不良事件：做梦异常、意识模糊、便秘、妄想、头昏、运动障碍、疲劳、幻觉、头痛、运动机能亢进、低血压、食欲增加（暴食、食欲过盛）、失眠、性欲障碍、恶心、外周水肿、偏执；病理性赌博、性欲亢进或其他异常行为；嗜睡、体重增加、突然睡眠发作；搔痒、皮疹和其他过敏症状。

【药物相互作用】

（1）普拉克索与血浆蛋白的结合程度很低（＜20％），在男性体内几乎不发生生物转化。因此，普拉克索不可能与影响血浆蛋白结合的其他药物相互作用，也不可能通过生物转化清除。由于抗胆碱能药物主要通过生物转化清除，所以尽管普拉克索与抗胆碱能药物的相互作用还未被研究，但可推测这种相互作用的可能性非常有限。普拉克索与司来吉兰和左旋多巴没有药代动力学的相互作用。

（2）西咪替丁可以使普拉克索的肾脏清除率降低大约 34％，可能是通过对肾小管阳离子分泌转运系统的抑制实现的。因此，抑制这种主动的肾脏清除途径或通过这种途径清除的药物，例如西咪替丁和金刚烷胺，可能与普拉克索发生相互作用并导致任何一种或两种药物的清除率降低。当这些药物与本品同时应用时，应考虑降低普拉克索剂量。

（3）当本品与左旋多巴联用时，建议在增加本品的剂量时降低左旋多巴的剂量，而其他抗帕金森病治疗药物的剂量保持不变。

（4）由于可能的累加效应，患者在服用普拉克索的同时要慎用其他镇静药物或酒精。

（5）普拉克索应避免与抗精神病药物同时应用，特别是预期会有拮抗作用时。

课堂活动

根据所学内容分析，在治疗帕金森综合征时，左旋多巴为何常常与卡比多巴或普拉克索联合使用？

四、单胺氧化酶抑制剂

司来吉兰

司来吉兰（selegiline）又称丙炔苯丙胺。

【药理作用】

本品是一种选择性单胺氧化酶-B（MAO-B）抑制剂，可选择性抑制 MAO-B，阻断多巴胺的降解，相对增加多巴胺含量，补充神经元合成多巴胺能力的不足。本品与左旋多巴合用可减轻患者的"开关现象"，并可减少左旋多巴用量的 20％～30％。临床上将司来吉兰与抗氧化剂维生素 E 联合治疗震颤麻痹，称为 DATATOP（Deprenyland Tocopherol Antioxidative Therapy of Parkinsonism）方案。一般用作左旋多巴治疗的辅助用药。

知识拓展

司来吉兰药理作用

司来吉兰是苯乙胺的左旋炔类衍生物，为B型单胺氧化酶（MAO-B）不可逆性抑制剂，在临床推荐剂量时（如10mg/天）可选择性地抑制MAO-B。司来吉兰经MAO 转化后，其活性部分与MAO的活性中心和/或其辅酶异咯嗪黄素腺嘌呤二核苷酸（FAD）不可逆性结合，"自杀性"抑制 MAO 活性。MAO 可分为 A 型和 B 型，人类脑中主要是 MAO-B，而肠中 MAO-A 占优势。MAO 可使多种儿茶酚胺类化合物和 5-羟色胺氧化脱胺而降解。司来吉兰作为左旋多巴/卡比多巴的辅助用药，通过抑制脑内 MAO-B，阻断多巴胺的降解，相对增加多巴胺含量，补充神经元合成多巴胺能力的不足。通常认为司来吉兰的作用主要是通过抑制 MAO-B 的活性而产生，但另外有证据表明司来吉兰可通过其他机制增强多巴胺能神经的功能。如干扰突触对多巴胺的再摄取，或通过其代谢产物干扰神经元对多种神经递质的摄取，增强递质(去甲肾上腺素、多巴胺、5-HT)的释放来加强多巴胺能神经的功能。MAO 对食物和药物中的多种外源性胺类物质也有降解作用，肠道和肝脏中的 MAO(主要是 MAO-B)对于防止外源性胺类物质吸收引发高血压危象（称为"干酪反应"）具有重要作用。如果发酵的干酪、红葡萄酒、鲱鱼以及治疗咳嗽、感冒药等所含的胺类物质大量进入血液循环，被肾上腺素能神经元吸收后，置换囊泡储存位点中的去甲肾上腺素，后者释放入血，可引起血压升高等反应。司来吉兰对 MAO-B 活性中心的亲和力大于 MAO-A，所以理论上讲，在临床推荐剂量下可选择性地抑制 MAO-B 而不会明显抑制肠道中的MAO-A。

【体内过程】

本品口服后迅速被胃肠道吸收，半小时达峰值。生物利用度低，仅平均 10% 的原形药物进入循环系统内（个体差异大）。本品是亲脂性药物，略带碱性，能迅速渗入包括脑在内的各组织，脑中浓度远高于血液和其他组织浓度。血浆蛋白结合率约 75%～85%，平均 $t_{1/2}$ 为 1.6 小时。本品主要通过肝代谢为去甲基司来吉兰、左旋甲基苯丙胺及左旋苯丙胺，代谢物主要通过尿液排泄，15% 经粪便排泄。

【临床应用】

单用治疗早期帕金森病或与左旋多巴及外周多巴脱羧酶抑制剂合用。司来吉兰与左旋多巴合用特别适用于治疗运动波动，例如由于大剂量左旋多巴治疗引起的剂末波动现象。

【不良反应】

单独服用本药的耐受性好。有报道服用本药后患者出现口干、短暂血清转氨酶值上升及睡眠障碍（例如失眠）的发生率比用安慰剂患者增加。由于本药能增加左旋多巴的效果，左旋多巴的副反应也会增加。已服最大耐受剂量左旋多巴的患者加入本药治疗时，可能出现不随意运动、恶心、激越、错乱、幻觉、头痛、体位性低血压及眩晕，排尿困难及皮疹也曾有报道。因此，应监测潜在的副反应，当加入本药治疗时，左旋多巴的剂量应降低平均 30%。

【药物相互作用】

（1）本品与含酪胺食品同时服用未发现有高血压反应。

（2）本品与非选择性单胺氧化酶抑制剂合用可能引起严重低血压。

（3）同时与单胺氧化酶 A 抑制剂吗氯贝胺服用并无耐药问题的报告。但同期服用此类药品及酪胺类物质（例如含酪胺食品如发酵食品及饮料、芝士、香肠、腌肉类、野味、肝脏、牛肉汤、咸鱼、豆类及豌豆、德国腌菜及酵母制品）会轻度增加高血压反应。

（4）本品与吗氯贝胺同时服用文献报道不详，这两种药不能同时服用。

（5）本品与氟西汀同时服用有报告产生严重反应，例如共济失调、震颤、高热、高/低血压、惊厥、心悸、流汗、脸红、眩晕及精神变化（激越、错乱、幻觉）演变至谵妄及昏迷。

（6）本品及其代谢产物半衰期短，故停药两星期后即可开始服用氟西汀。

五、儿茶酚氧位甲基转移酶抑制剂

恩他卡朋

恩他卡朋（entacapone）是新一代儿茶酚氧位甲基转移酶（COMT）抑制剂，用于帕金森病的治疗。

【药理作用】

本品属于选择性 COMT 抑制剂，它是一种可逆的、特异性的、主要作用于外周的 COMT 抑制剂，与左旋多巴制剂同时使用。本品通过抑制 COMT 酶减少左旋多巴代谢为 3-O-甲基多巴（3-OMD），使左旋多巴的生物利用度增加，半衰期延长，并增加了脑内可利用的左旋多巴总量。本品主要抑制周围组织中的 COMT。

【体内过程】

食物对本品的吸收没有显著影响，口服后迅速分布于外周组织，分布容积为20L，生物利用度约为35%。通常约1小时达到血浆峰值浓度（Cmax），血浆 $t_{1/2}$ 为30min。本品主要通过非肾脏代谢途径，约80%～90%的药物经粪便排泄，约10%～20%通过尿排泄。尿中排出的药物大部分（95%）与葡萄糖醛酸结合，仅微量以原形在尿中出现。

【临床应用】

本品可作为标准药物左旋多巴/苄丝肼或左旋多巴/卡比多巴的辅助用药，用于治疗以上药物不能控制的帕金森病及"剂末现象"。

知识拓展

剂末现象

"剂末现象"是指帕金森病患者在开始药物治疗若干年后出现药性减弱，药效维持时间变短，从而导致药量不断增加的现象。"剂末现象"包括两种症状表现，即运动症状和非运动症状。

1. 运动症状：患者表现为有震颤、动作缓慢、发僵感、肌肉痉挛、全身无力、平衡障碍、难以从椅子上起坐、动作的灵活性降低、吞咽或言语困难等症状。同时表现出服药后起效时间延长，从原来的半小时延长至1小时左右，药效维持的时间缩短，从原来的4~5小时缩短至1.5小时左右。

2. 非运动症状：患者表现为思维迟钝、胸或腹部不适、不能耐受冷热刺激、多汗、容易疲劳、便秘、睡眠障碍等非运动症状。非运动症状中的胸闷气急感往往在药物疗效减退的末期出现，一般在服药1小时后逐渐缓解。部分患者还有性格和脾气的改变，如原本温和的性格变得暴躁易怒或抑郁等，如果患者亲友对此不了解，有可能导致家庭关系的紧张。

【不良反应】

常见的不良反应有腹泻、帕金森病症状加重、头晕、腹痛、失眠、口干、疲乏、幻觉、便秘、肌张力障碍、运动功能亢进、头痛、腿部痉挛、意识模糊、噩梦、跌倒、体位性低血压、眩晕和震颤。

【药物相互作用】

（1）在推荐剂量下未观察到本品和卡比多巴有相互作用，未进行本品和苄丝肼药代动力学相互作用的研究。本品与下述几种药物包括MAO-A抑制剂、三环抗抑郁药物、去甲肾上腺素再摄取抑制剂例如地昔帕明、马普替林、文拉法辛及含有儿茶酚结构通过COMT代谢的药物（如儿茶酚结构的化合物：利米特罗、氯丙那林、肾上腺素、去肾上腺素、多巴胺、多巴酚丁胺、α-甲基多巴，阿扑吗啡和帕罗西汀）相互作用的临床经验尚属有限。这些药物与恩他卡朋联合使用时应谨慎。

（2）本品在胃肠道能与铁形成螯合物，本品和铁制剂的服药间隔至少2～3小时。本品结合于人白蛋白结合位点Ⅱ，该位点也与其他一些药物（例如地西泮和布洛芬）结合。体外实验表明药物治疗浓度下无显著的置换反应发生。

（3）由于其在体内对细胞色素P450等所具有的亲和性，恩他卡朋可能影响需借助同工酶代谢的药物，如华法林。

六、其他

金刚烷胺

金刚烷胺（amantadine）又称金刚烷。

【药理作用】

本品的抗帕金森作用机制尚不明确，可能是因本品能促进纹状体内多巴胺能神经末梢释放多巴胺，并抑制多巴胺的再摄取，加强中枢神经系统的多巴胺与儿茶酚胺的作用，以增加神经元的多巴胺含量所致。

【体内过程】

本品口服后在胃肠道中吸收迅速而完全，血药浓度于 2～4 小时内达到高峰。本品可透过胎盘和血脑屏障，并可进入乳汁。药物在体内几乎不代谢，仅有少量乙酰化代谢物。血浆 $t_{1/2}$ 为 11～15 小时，老年人可延长至 24～29 小时，血液透析患者 $t_{1/2}$ 为 24 小时，严重肾功能损害者其 $t_{1/2}$ 可延长至 7～10 天。给药后约 90% 以上的药物经肾小球滤过和肾小管分泌排出，血液透析仅能清除微量（约 4%）药物。

【临床应用】

（1）适用于原发性帕金森病、脑炎后的帕金森综合征、药物诱发的锥体外系反应、一氧化碳中毒后帕金森综合征及老年人合并有脑动脉硬化的帕金森综合征。

（2）可用于预防或治疗亚洲甲-Ⅱ型流感病毒所引起的呼吸道感染。

（3）本品与灭活的甲型流感病毒疫苗合用时可促使机体产生预防性抗体。

【不良反应】

口服一般耐受性好，无严重的肝、肾和造血系统毒性。常见的不良反应有中枢神经系统和胃肠道反应，如头晕目眩、注意力不集中、头痛、失眠、焦虑和食欲减退、恶心等，停药后不良反应立即消失。少见的不良反应有便秘、口鼻干燥等。

【药物相互作用】

（1）服药期间不宜饮用含酒精饮料，因可增加神经系统不良反应，如眩晕、头重脚轻、直立性低血压等。

（2）抗胆碱药、抗抑郁药、抗运动障碍药、抗组胺药、止泻药、含阿片类或吩噻嗪等药物与本品联合应用时可能增强抗胆碱样不良反应，如意识障碍、幻觉、噩梦等，因此需调整这些药物或本品的用量。

（3）本品不宜与中枢神经兴奋剂合用，以免引起中枢神经兴奋症状，如不安、易激惹、失眠、抽搐或心律失常等。

（4）氢氯噻嗪和氨苯蝶啶等利尿剂与本品同用时，可能减少本品经肾清除量，导致血药浓度增高和毒性反应。

第二节   胆碱受体阻断药

苯海索

苯海索（trihexyphenidyl）为中枢抗胆碱作用的抗帕金森病药。

【药理作用】

本品选择性中枢 M 受体，抑制黑质-纹状体的胆碱能神经通路，而对外周作用较小，从而有利于恢复帕金森病患者脑内多巴胺和乙酰胆碱的平衡，改善患者的帕金森病症状。

【体内过程】

本品口服后吸收快而完全,可透过血脑屏障,口服 1 小时起效,作用持续 6～12 小时。服用量的 56％随尿排出,肾功能不全时排泄减慢,有蓄积作用,并可从乳汁分泌。

【临床应用】

本品主要用于帕金森病、帕金森综合征。也可用于药物引起的锥体外系疾患。

【不良反应】

常见口干、视物模糊等,偶见心动过速、恶心、呕吐、尿潴留、便秘等。长期应用可出现嗜睡、抑郁、记忆力下降、幻觉、意识混浊。

【药物相互作用】

(1) 本品与乙醇或其他中枢神经系统抑制药合用时,可使中枢抑制作用加强。

(2) 本品与单胺氧化酶抑制剂合用,可导致高血压。

(3) 本品与金刚烷胺、抗胆碱药、单胺氧化酶抑制药帕吉林及丙卡巴肼合用时,可加强抗胆碱作用,并可发生麻痹性肠梗阻。

(4) 本品与制酸药或吸附性止泻剂合用时,可减弱本品的效应。

(5) 本品与氯丙嗪合用时,后者代谢加快,可使其血药浓度降低。

(6) 本品与强心苷类合用可使后者在胃肠道停留时间延长,吸收增加,易导致中毒。

 课堂活动

中药在治疗帕金森综合征中的应用有哪些

近年来,中医药在治疗帕金森方面卓有成效,研究发现,中药可通过抗氧化应激、抑制细胞凋亡、减轻神经炎症、改善线粒体功能、诱导自噬和抑制蛋白异常聚集等发挥治疗帕金森病的作用。请同学们讨论你所知道的治疗帕金森病有哪些中药或中医方法。

 目标检测

一、单项选择题

1. 能抑制左旋多巴在外周脱羧,提高其抗帕金森病疗效,减少不良反应的药物是( )。

A. 卡比多巴　　　　B. 维生素 B_6　　　C. 苯海索　　　　D. 溴隐亭

2. 苯海索的药理作用是 ( )。

A. 激动中枢 M 受体　B. 阻断中枢 D_2 受体　C. 阻断中枢 M 受体　D. 促进 DA 合成

3. 左旋多巴治疗帕金森病的作用机制是 ( )。

A. 在脑内转化为多巴胺　　　　　　　　B. 直接激动多巴胺受体

C. 抑制外周多巴脱羧酶　　　　　　　　D. 阻断中枢的胆碱受体

4. 氯丙嗪引起的锥体外系反应可用下列哪种药物对抗 ( )。

A. 金刚烷胺　　　　B. 卡比多巴　　　　C. 左旋多巴　　　　D. 苯海索

5. 左旋多巴不良反应较多的原因是 ( )。

A. 在脑内转变为去甲肾上腺素　　　　　B. 在脑内形成大量多巴胺

C. 对 α 受体有激动作用　　　　　　　　D. 在体内转变为多巴胺

二、多项选择题（每题的备选答案中有 2 个或 2 个以上正确答案。少选或多选均不得分。）

1. 左旋多巴抗帕金森病的作用特点包括（　　）。

A. 对轻症患者疗效好　　　　　　　　　B. 起效较慢，但作用持久

C. 对重症患者疗效好　　　　　　　　　D. 对肌肉僵直者疗效差

E. 对年轻患者疗效好

2. 左旋多巴的药理用途包括（　　）。

A. 抗震颤麻痹　　　B. 抗精神失常　　　C. 抗肝昏迷　　　D. 抗休克

E. 抗癫痫

3. 常用的抗帕金森病药物有（　　）。

A. 金刚烷胺　　　B. 氯丙嗪　　　C. 苯海索　　　D. 左旋多巴

E. 溴隐亭

三、简答题

抗精神病药物引起的帕金森综合征可用什么药物治疗，并说明理由。

第十三章
抗精神失常药

学习目标

知识要求：掌握抗精神分裂症药物、抗躁狂症药物、抗抑郁药物的分类和代表药物的药理作用、体内过程、临床应用、不良反应和药物相互作用；熟悉氯丙嗪、碳酸锂的作用特点及应用；了解其他抗精神失常药物的作用特点及应用。

能力要求：学会正确分析涉及本章药物的处方合理性，提供用药咨询服务；能解释氯丙嗪镇静、降温作用的特点。

素养提升：学会合理用药的同时要结合心理疏导，引导病患在有人监管的情况下多参与家庭团体活动。

精神失常是由许多原因引起的以精神活动障碍为特征的一类疾病。表现为知觉、思维、智能、情感、意志和行为等方面的障碍。治疗这些病的药物称为抗精神失常药。常见的抗精神失常药根据其临床用途分为抗精神分裂症药物、抗躁狂症药物、抗抑郁药物和抗焦虑症药物。

第一节　抗精神分裂症药物

精神分裂症是一组以思维、情感、行为之间不协调，精神活动与现实脱离为主要特征的最常见的一类慢性精神类疾病。本类药物可分为典型抗精神分裂症药和非典型抗精神分裂症药两大类，典型抗精神分裂症药根据化学结构又分为：吩噻嗪类、硫杂蒽类、丁酰苯类及其他类。

一、经典抗精神分裂症药物

 心灵启迪　医路故事

精神分裂症患者眼中的世界

美国一名叫杰瑞米·鲍姆的画家，自1992年开始，不停地走访各个精神病院，用画笔为我们描绘了精神病患者眼中的世界，光明或黑暗、平淡或热烈，无论是以哪种方式，都是纯粹可贵的，他们在表达着对这个的世界的情感。精神分裂症者无法控制自己的症状和思维，表现出与常人的不同。我们应该理解并接纳他们，而不是歧视或排斥他们，要有同理心、要有社会责任感。关爱精神健康，增进人文关怀，积极乐观地面对我们的世界，这才是我们该有样子。

(一) 吩噻嗪类

1. 氯丙嗪

氯丙嗪（chlorpromazine）又名冬眠灵，是第一个精神安定药及抗精神分裂症药物，临床应用广泛。

背景知识

氯丙嗪的发现过程

氯丙嗪是第一个用于治疗精神病的药物。1950年，罗纳·普朗克公司在研究抗组胺类药物时合成了氯丙嗪，试验结果显示，氯丙嗪可以明显减轻精神病患者的幻想和错觉，1952年12月，氯丙嗪在法国上市，1954年，氯丙嗪获得FDA批准，商品名为索拉嗪，1964年，全世界约5000万人使用了本药。

氯丙嗪的发现和使用，是精神病治疗史上的里程碑。

【体内过程】

本品氯丙嗪口服后吸收慢而不规则，到达血药浓度峰值的时间为2~4小时。肌内注射吸收迅速，到达血液后，90％以上与血浆蛋白结合。氯丙嗪分布于全身，在脑、肺、肝、脾、肾中较多，其中脑内浓度可达血浆浓度的10倍。主要在肝经P450系统代谢为多种产物，经肾排泄。因其脂溶性高，易蓄积于脂肪组织，停药后数周乃至半年后，尿中仍可检出其代谢物。不同个体口服相时剂量的氯丙嗪后血药浓度可差10倍以上，故给药剂量应个体化。氯丙嗪在体内的消除和代谢随年龄而递减，故老年患者须减量。

【药理作用】

本品通过阻断与情绪和思维有关的边缘系统的多巴胺（DA）受体而起抗精神病作用；而阻断网状结构上行激活系统的α肾上腺素受体，则与镇静安定的作用有关。氯丙嗪也能阻断外周肾上腺素α受体和M胆碱受体，因此其药理作用广泛，同时也是其长期应用产生严重不良反应的基础。

（1）对中枢神经系统的作用如下。

① 抗精神病作用。正常人服用治疗量后，出现安静、活动减少、感情淡漠、注意力降低、对周围事物不感兴趣等反应。安静时可诱导入睡，但易被唤醒。精神分裂症患者服用后，在不过分抑制的情况下，可迅速控制精神分裂症患者的躁狂症状，减少或消除幻觉、妄想等症状，使思维活动及行为趋于正常。对抑郁和阴性症状精神分裂症患者无效，甚至加重病情。由于脑内DA能神经元并不只存在于边缘系统，也分布在黑质-纹状体通路以及其他区域（如调节激素释放区）。氯丙嗪非选择性阻断DA受体，虽可改善精神分裂症症状，但长期应用也可导致锥体外系运动障碍和内分泌改变等不良反应。

② 镇吐作用。氯丙嗪具有较强的镇吐作用。小剂量抑制延脑第四脑室底部的催吐化学感受区的多巴胺受体，大剂量时能直接抑制呕吐中枢。由于其能抑制延髓和催吐化学感受区旁呃逆的中枢调节部位，因此对顽固性呃逆也有效，但对前庭刺激引起的呕吐无效。

③ 对体温调节的影响。氯丙嗪对下丘脑体温调节中枢有强的抑制作用，使体温调节失灵，不仅能降低发热者体温，也能降低正常体温。机体在低温环境中体温降低，在高温环境中体温升高。在较大剂量时，置患者于冷环境（如冰水浴）中出现镇静、嗜睡，体温降低至正常以下（34℃或更低），基础代谢降低，器官功能活动减少，耗氧量减低而至"人工冬眠"状态。

④ 加强中枢抑制药的作用。氯丙嗪可加强麻醉药、镇静催眠药、镇痛药等中枢抑制药的作用，因此上述药物与氯丙嗪合用时应适当减量。

（2）对自主神经系统的影响：氯丙嗪明显阻断 α 受体，可翻转肾上腺素的升压作用，也能抑制血管运动中枢和直接扩张血管，对心脏有一定抑制作用，使外周阻力降低，心输出量降低，血压下降，但连续用药可产生耐受性，同时不良反应较多，故不作为降压药使用。氯丙嗪对 M 受体也有较弱的阻断作用，可引起口干、便秘、视物模糊。

（3）对内分泌系统的影响：氯丙嗪作用下丘脑结节-漏斗通路多巴胺受体（D_2受体）影响多种激素的释放，如通过抑制催乳素释放抑制因子而增加催乳素的分泌，导致乳房增大、泌乳及停经；同时可抑制促性腺激素和糖皮质激素的分泌，也可抑制垂体生长激素的分泌。

【体内过程】

氯丙嗪口服吸收慢而不规则，血药浓度达峰时间为 2~4 小时。肌内注射吸收迅速，达峰时间为 1~4 小时，静脉给药达峰时间为 2~4 小时。口服的生物利用度为 32%，蛋白结合率为 90%~99%。氯丙嗪分布于全身，在脑、肺、肝、脾、肾中较多，其中脑脊液中的浓度是血浆浓度的 10 倍，可通过胎盘屏障进入胎儿体内。氯丙嗪脂溶性高，易蓄积于脂肪组织中。$t_{1/2}$ 约为 6 小时，但停药 6 个月后，仍可从尿中检出氯丙嗪代谢物。肝脏疾病并不明显影响半衰期。本品大部分在肝脏中经 P450 酶系以氧化或与葡萄糖醛酸结合的方式代谢，23% 的药物从肾脏排泄。氯丙嗪不能经血液透析、腹膜透析清除。

【临床应用】

（1）精神分裂症：对兴奋躁动、幻觉妄想、思维障碍及行为紊乱等阳性症状有较好的疗效。用于精神分裂症、躁狂症或其他精神病性障碍。

（2）呕吐和顽固性呃逆：几乎对各种原因引起的呕吐均有效，如尿毒症、胃肠炎、癌症、妊娠及药物引起的呕吐。也可治疗顽固性呃逆，对晕动病引起的呕吐无效。

（3）低温麻醉与人工冬眠：物理降温配合氯丙嗪可降低患者体温，用于低温麻醉时，可防止休克发生。人工冬眠时，与哌替啶、异丙嗪配成冬眠合剂用于创伤性休克、中毒性休克、烧伤、高烧及甲状腺危象的辅助治疗。氯丙嗪不仅能降低发热者体温，对正常者体温也有降低作用。

【不良反应】

（1）大剂量给药时，由于对 α 肾上腺素受体有阻断作用，可引起直立性低血压。

（2）锥体外系反应：长期大剂量应用可致锥体外系症状，发生率约 30%。除迟发性运动障碍外，应用抗胆碱药如苯海索（安坦）、苯扎托品、东莨菪碱，或适当减少氯丙嗪用量，可使症状缓解。

（3）变态反应：可出现荨麻疹、接触性皮炎。偶见剥脱性皮炎、红斑狼

课堂活动

大学生小王，此次咨询前一年就读高三时，由于学习紧张，出现失眠、多疑等症状。认为门外行人和楼上邻居故意弄出声音来影响他学习，别人的走路声、咳嗽声都是故意和他过不去，为此常无故发火，到邻居家大吵大闹。后父母带其去某医院就诊，诊断为精神分裂症，用利培酮等药物治疗后，精神症状改善。上大学后，由于害怕别人知道自己服用抗精神病药物，有精神病史，会影响自己的名誉，故自行停药，结果导致病情复发，后经药物治疗和心理治疗三个月后，病情得到控制。

针对此案例，分析抗精神分裂症药物服用时的注意事项。

课堂活动

人工冬眠合剂中包括哪些药品？各有何作用？

多巴胺神经通路

疮样症状、急性肝炎样症状，并伴有肝实质细胞损害、肝功能异常及阻塞性黄疸。也可发生皮肤及眼部色素沉着，角膜和晶状体混浊。

（4）内分泌系统：长期应用可致内分泌紊乱，表现为男性乳腺增生、泌乳、闭经、体重增加、儿童抑郁等。

（5）血液系统可发生粒细胞减少、溶血性贫血、再生障碍性贫血、血小板减少性紫癜、白细胞减少，甚至粒细胞减少致死的报道多与过敏有关，常发生在治疗开始的 4~10 周。

（6）急性中毒反应：表现为昏迷、呼吸抑制、血压下降、休克、心肌损害和心脏骤停等症状。

（7）停药反应：长期大剂量应用，突然停药可出现恶心、呕吐、胃炎和震颤。

（8）偶可诱发癫痫。

（9）抗精神病药恶性综合征是一种抗精神病药引起的最严重的致死性不良反应。临床表现有高热、严重的锥体外系反应，包括肌肉僵直、自主神经功能障碍、意识不清；可能发生骨骼肌损害，并引起肌红蛋白尿，继而导致肾衰。然而，对这一综合征尚无一个统一的标准，当疑及此综合征时，应立即停药，采取积极的对症治疗，以制止病情恶化。

【药物相互作用】

（1）本品与乙醇或其他中枢神经系统性抑制药合用时中枢抑制作用加强。

（2）本品与抗高血压药合用易致体位性低血压。

（3）本品与舒托必利合用，有发生室性心律失常的危险，严重者可致尖端扭转心律失常。

（4）本品与阿托品类药物合用，不良反应加强。

（5）本品与碳酸锂合用，可引起血锂浓度增高。

（6）抗酸剂可以降低本品的吸收，苯巴比妥可加快其排泄，因而减弱其抗精神病作用。

（7）本品与单胺氧化酶抑制剂及三环类抗抑郁药合用时，两者的抗胆碱作用加强，不良反应加重。

2. 其他吩噻嗪类药物

除氯丙嗪外，在吩噻嗪环中进行结构修饰，可得到一些同类产品，具有相似的抗精神病作用。代表药物有奋乃静（perphenazine）、氟奋乃静（fluphenazine）、三氟拉嗪（trifluoperazine）和硫利达嗪（thioridazine，甲硫达嗪）等。

奋乃静作用较氯丙嗪缓和，对心血管系统、肝脏及造血系统的副作用较氯丙嗪小。除镇静作用、控制精神运动兴奋作用次于氯丙嗪外，其他同氯丙嗪。奋乃静对慢性精神分裂症的疗效则高于氯丙嗪。

三氟拉嗪和氟奋乃静的中枢镇静作用较弱，且具有兴奋和激活作用。除有明显的抗幻觉妄想作用外，此两药对行为退缩、情感淡漠等症状有较好疗效，适用于精神分裂症偏执型和慢性精神分裂症。

硫利达嗪的侧链为哌啶环，此药有明显的镇静作用，抗幻觉妄想作用不如氯丙嗪，锥体外系副作用小，老年人易耐受，作用缓和为其优点。

（二）硫杂蒽类

氟哌噻吨

氟哌噻吨（flupenthixol）也称三氟噻吨，是硫杂蒽类衍生物，抗精神病作用与氯丙嗪相似。

【药理作用】

氟哌噻吨是由顺式（Z）-氟哌噻吨和反式（E）-氟哌噻吨两种几何异构体组成的混合物，有活性的是顺式（Z）-氟哌噻吨。本品具有明显的抗精神病作用，有提高警觉和抗焦虑作用，但禁用于躁狂症患者。抗精神病药的作用一般与其对多巴胺受体的阻断作用有关，因为其他神经递质系统也受到了影响，所以阻断多巴胺受体可能引发一系列链式反应。

【体内过程】

其口服迅速被吸收，血药浓度的达峰时间约 3~8 小时，口服的生物利用度约为 40%。表观分布容积约为 14.1L/kg，血浆蛋白结合率约为 99%。顺式（Z）-氟哌噻吨在体内主要通过磺化氧化作用、侧链 N-脱羟作用以及葡萄糖醛酸结合等三种代谢途径，代谢产物没有精神药理学活性。氟哌噻吨在脑及其他组织的浓度高于其代谢产物。$t_{1/2}$ 约为 35 小时，平均血浆清除率约为 0.29L/min。氟哌噻吨主要通过粪便排泄，也有部分通过尿排泄，粪便排泄约为尿排泄量的 4 倍。母乳中也含有少量氟哌噻吨。

【临床应用】

适用于无兴奋、无躁动的急慢性精神分裂症、抑郁症及抑郁性神经官能症。

【不良反应】

锥体外系反应较常见，包括震颤、静坐不能、肌张力障碍等。通常在用药的第 1~2 周内产生。偶见皮疹、便秘、失眠、疲乏，较少引起镇静。可出现短暂轻微的肝功能异常。

【药物相互作用】

（1）催眠药、镇静药和镇痛药与本品合用可相互增效。

（2）本品可增强降压药的作用。

（3）与哌嗪类药同用，可增加锥体外系反应的发生率。

（4）本品可加强戊四氮引起的痉挛作用。

（5）与左旋多巴合用，可减弱左旋多巴的作用。

（6）乙醇与本品相互增效，服药期间应避免饮酒。

（三）丁酰苯类

氟哌啶醇

氟哌啶醇（haloperidol）是第一个合成的丁酰苯类抗精神分裂症药物，化学结构与氯丙嗪完全不同，但能选择性阻断多巴胺 D_2 受体，有较强的抗精神病作用。

【药理作用】

本品抗精神病作用与其阻断脑内多巴胺受体，并可促进脑内多巴胺的转化有关，有很好的抗幻觉妄想和抗兴奋躁动作用，阻断锥体外系多巴胺的作用较强，镇吐作用亦较强，但镇静、阻断 α 肾上腺素受体及胆碱受体作用较弱，锥体外系反应比氯丙嗪明显。

【体内过程】

本品口服吸收快，血浆蛋白结合率约为 92%，生物利用度为 40%~70%，口服 3~6 小时血药浓度达峰值，$t_{1/2}$ 为 21 小时。经肝脏代谢，单剂口服约 40%，在 5 日内随尿排出，其中 1% 为原形药物，活性代谢物为还原氟哌啶醇。大约 15% 由胆汁排出，其余由肾排出。

【临床应用】

本品用于急、慢性各型精神分裂症、躁狂症、抽动秽语综合征。控制兴奋躁动、敌对情绪和攻击行为的效果较好。因本品心血管系统不良反应较少，也可用于脑器质性精神障碍和老年性精神障碍。

【不良反应】

（1）少数患者可能引起抑郁。

（2）长期大量使用可出现迟发性运动障碍。

（3）可出现口干、视物模糊、乏力、便秘、出汗等。

（4）可引起血浆中泌乳素浓度增加，可能有关的症状为：溢乳、男子女性化乳房、月经失调、闭经。

（5）锥体外系反应较重且常见，急性肌张力障碍在儿童和青少年中更易发生，出现明显的扭转痉挛、吞咽困难、静坐不能及类帕金森病。

（6）偶见过敏性皮疹、粒细胞减少及恶性综合征。

【药物相互作用】

（1）与麻醉药、镇痛药、催眠药合用时，可互相增效，合并使用时应减量。

（2）与氟西汀合用时，可加重锥体外系反应。

（3）与甲基多巴合用时能加重精神症状，应注意避免。

（4）与抗高血压药合用时，可使血压过度降低。

（5）并用苯巴比妥可使本药血药浓度下降。

（四）其他类

舒必利

舒必利（sulpiride）属于苯甲酰胺类抗精神病药，对紧张型精神分裂症疗效高、起效快。本品作用特点是选择性阻断中脑边缘系统的多巴胺 D_2 受体，对其他递质受体影响较小，抗胆碱作用较轻，无明显镇静和抗兴奋躁动作用。舒必利可改善患者与周围接触、活跃情绪、减轻幻觉和妄想的作用。此外，舒必利还具有强止吐和抑制胃液分泌作用。药物自胃肠道吸收2小时后可达血药浓度峰值，$t_{1/2}$ 为 $8\sim9$ 小时，约30%的药物从尿中排出，一部分从粪中排出，也可从母乳中排出。临床用于精神分裂症单纯型、偏执型、紧张型及慢性精神分裂症的孤僻、退缩、淡漠症状。对抑郁症状有一定疗效，同时也可用于止呕。常见不良反应有：失眠、早醒、头痛、烦躁、乏力、食欲不振等，可出现口干、视物模糊、心动过速、排尿困难与便秘等抗胆碱能样不良反应。大剂量可出现锥体外系反应，如震颤、僵直、流涎、运动迟缓、静坐不能、急性肌张力障碍，长期大量服药可引起迟发性运动障碍。舒必利对心脏和肝脏有损害，可出现心电图异常和肝功能损害，患有心血管疾病者应慎用。与其他几乎所有（氯氮平除外）抗精神病药和中枢抑制药存在相互作用。嗜铬细胞瘤、高血压、严重心血管疾病和严重肝病患者以及对本品过敏者禁用。

知识拓展

引起精神分裂症的原因

1. 社会生物学因素：多巴胺、5-羟色胺、谷氨酸等神经递质功能异常；

2. 遗传学因素：可能是多基因遗传，发病是由若干基因的叠加作用所致，血缘关系越近，患病率越高；

3. 社会心理学因素：不良的生活事件、经济状况、病前性格等社会心理学因素。

二、非典型抗精神分裂症药物

非典型抗精神分裂症药又称非经典抗精神分裂症药，也习惯称为第二代抗精神分裂症药。与第一代抗精神病的药物是不同的是，除了对于多巴系统有一定的抑制作用外，另外，对于5-HT系统有明显的抑制作用。所以降低了药物的锥体外系的副作用，同时对于阴性症状以及认知功能都有明显的改善。与经典的抗精神分裂症药相比有明确的优点：①耐受性好，依从性好，很少发生包括锥体外系反应和高催乳素血症等不良反应；②几乎所有的本类药在改善精神分裂症状尤其是阴性症状方面均较典型抗精神分裂症药强。本类药物被推荐为首发精神分裂症患者的"一线治疗药"，代表药包括氯氮平、奥氮平、喹硫平、利培酮、阿立哌唑以及齐拉西酮等。

(一) 氯氮平

氯氮平（clozapine）属二苯二氮䓬类新型抗精神分裂症药。对精神分裂症的疗效与氯丙嗪相当，但起效迅速，多在一周内见效；抗精神分裂症作用强，也适用于慢性患者。通过选择性阻断多巴胺 D_4 亚型受体，特异性拮抗中脑边缘系统和中脑-皮质系统的多巴胺能神经，而不影响黑质-纹状体通路的多巴胺能神经，几乎无锥体外系反应。氯氮平主要用于对其他抗精神分裂症药无效或锥体外系反应过强的患者，对其他抗精神分裂症药无效的精神分裂症的阴性和阳性症状都有治疗作用。此外，氯氮平抗精神分裂症的治疗机制可能涉及阻断 $5-HT_{2A}$ 和 DA 受体，协调 5-HT 与 DA 系统的相互作用和平衡。

氯氮平具有抗胆碱、抗组胺、抗 α 肾上腺素能作用，几乎无锥体外系反应和内分泌紊乱等不良反应，但可引起粒细胞减少，严重者可致粒细胞缺乏（女性多于男性），可能由于免疫反应引起，因此，用药前及用药期间须做白细胞计数检查，一般不做首选用药。

(二) 利培酮

利培酮（risperidone）是第二代非典型抗精神分裂症药物。

【药理作用】

本品是一种选择性的单胺能拮抗剂，其治疗精神分裂症的机制尚不清楚，据认为其治疗作用是对 D_2 受体及 $5-HT_2$ 受体拮抗联合效应的结果。对 D_2 及 $5-HT_2$ 以外其他受体的拮抗作用可能与利培酮的其他作用有关。

【体内过程】

本品口服后可被完全吸收，1～2 小时内达到血药浓度峰值，吸收不受食物的影响。本品在体内可迅速分布，血浆蛋白结合率为 88%。本品 $t_{1/2}$ 为 3 小时左右，主要代谢产物（9-羟基-利培酮）与利培酮有相似的药理作用，总有效成分的 $t_{1/2}$ 为 24 小时。大多数患者在 1 天内达到利培酮的稳态血药浓度，经 4～5 天达到 9-羟基-利培酮的稳态。多数药物以原形和代谢物形式经尿液排泄，少部分药物经粪便排泄。老年患者和肾功能不全患者的利培酮血浆浓度较高，清除速度较慢。

【临床应用】

本品用于治疗急性和慢性精神分裂症以及其他各种精神疾病状态的明显的阳性症状（如幻觉、妄想、思维紊乱、敌视、怀疑）和明显的阴性症状（如反应迟钝、情绪淡漠及社交淡漠、少语）。也可减轻与精神分裂症有关的情感症状（如抑郁、负罪感、焦虑）。对于急性期治疗有效的患者，在维持治疗中，本品可继续发挥其临床疗效。

【不良反应】

(1) 与服用本品有关的常见不良反应是：失眠、焦虑、激越、头痛、口干。

(2) 较少见的不良反应是：嗜睡、疲劳、注意力下降，便秘、消化不良、恶心、呕吐、腹痛、视物模糊、阴茎异常勃起、勃起困难、射精无力、性淡漠、尿失禁、鼻炎、皮疹以及其他过敏反应。

(3) 可能引起锥体外系症状，如：肌紧张、震颤、僵直、流涎、运动迟缓、静坐不能和急性张力障碍。通过降低剂量或给予抗帕金森综合征的药物可消除。

(4) 偶尔会出现（体位性）低血压、（反射性）心动过速或高血压的症状。

（5）会出现体重增加、水肿和肝酶水平升高的现象。

（6）在国外临床研究中，有报道利培酮片治疗具有痴呆相关精神症状的老年患者（平均年龄 85 岁）的脑血管不良事件，如中风、短暂性脑缺血的发作甚至死亡。

【药物相互作用】

（1）本品可拮抗左旋多巴及其他多巴胺促效剂的作用。

（2）卡马西平及其他的肝酶诱导剂会降低本品活性成分的血浆浓度，一旦停止使用卡马西平或其他肝酶诱导剂，则应重新确定使用本品的剂量，必要时可减量。

（3）吩噻嗪、三环抗抑郁药和一些 β-阻断剂会增加本品的血药浓度，但不增加抗精神病药活性成分的血药浓度。

（4）当和其他高度蛋白结合的药物一起服用时，不存在有临床意义的血浆蛋白的相互置换。

知识拓展

精神分裂症的治疗原则

以精神运动性兴奋和幻觉、妄想、行为紊乱、情感反应为主要症状的精神分裂症患者，应首选镇静作用强、控制兴奋躁动及抗幻觉妄想效果明显的药物，如氯丙嗪、氯氮平、氟哌啶醇、甲硫达嗪、奋乃静、奥氮平、利培酮等抗精神病药物。

对以思维贫乏、情感淡漠、意识活动明显缺乏、缄默、退缩、被动等阴性症状为主的患者，应选具有激活作用的药物，如舒必利、氟奋乃静、三氟拉嗪、利培酮等。

阴性症状的患者主要是人格、情感反应、意志、行为和社会功能的障碍，除采取适量抗精神病药物治疗外，应特别注重心理治疗、行为治疗以及家庭治疗等。

第二节　抗躁狂症药

抗躁狂症药（antimania drug）又称心境稳定剂，不是简单的抗躁狂，而有调整情绪稳定作用，防止双相情感障碍的复发；是对躁狂症具有较好的治疗和预防发作的药物，专属性强，对精神分裂症往往无效。目前所指的抗躁狂症药，实际上只有锂盐一类，最常用的是碳酸锂。近年来发现，碳酸锂不仅可以治疗躁狂症，还可以预防躁狂抑郁的复发，因而成为十分重要的精神药物之一。

 课堂活动

小李平时动不动就会发脾气，一遇到她自己看不惯的事情就会发火，摔东西，情绪激动，控制不住自己。哭的时候可以连续4个小时不停，谁也劝不了，还有当换了一个环境时，她可以连续2天2夜不睡觉。该患者以前有过一场失败的婚姻，自那以后只要一提起那场婚姻，情绪就会异常激动，谁的话也不听，谁也劝不住。诊断为典型的情感性精神障碍。

针对此案例，大家讨论一下如何用药？

碳酸锂

碳酸锂（lithium carbonate）是锂盐的代表，于1949年用于治疗躁狂症，对躁狂抑郁症和伴有情感症状或攻击行为的精神分裂症有效。

【药理作用】

本品以锂离子形式发挥作用，其抗躁狂发作的机制是能抑制神经末梢 Ca^{2+} 依赖性的去甲肾上腺素和多巴胺释放，促进神经细胞对突触间隙中去甲肾上腺素的再摄取，增加其转化和灭活，从而使去甲肾上腺素浓度降低。还可促进5-羟色胺的合成和释放，有助于情绪稳定。

【体内过程】

本品口服吸收快而完全，生物利用度为100％，表观分布容积（V_d）0.8L/kg，血浆清除率（CL）0.35mL/（min·kg），单次服药后经0.5小时血药浓度达峰值。按常规给药约5～7天达稳态浓度，脑脊液达稳态浓度则更慢。锂离子不与血浆和组织蛋白结合，随体液分布于全身，各组织浓度不一，甲状腺、肾脏浓度最高，脑脊液浓度约为血浓度的一半，药物可自母乳中排出。成人体内的 $t_{1/2}$ 为12～24小时，少年为18小时，老年人为36～48小时。本品在体内不降解，无代谢产物，绝大部分经肾排出，80％可由肾小管重吸收，随着年龄的增加排泄减慢，肾衰时需调整给药剂量。消除速度因人而异，特别是与血浆内的钠离子有关，钠盐能促进锂盐经肾排出，有效血清锂浓度为0.6～1.2mmol/L。

【临床应用】

本品主要用于治疗躁狂症，对躁狂和抑郁交替发作的双相情感性精神障碍有很好的治疗和预防复发作用，对反复发作的抑郁症也有预防发作的作用。也用于治疗分裂情感性精神病。

【不良反应】

（1）常见不良反应为口干、烦渴、多饮、多尿、便秘、腹泻、恶心、呕吐、上腹痛。

（2）神经系统不良反应有双手震颤、萎靡、无力、嗜睡、视物模糊、腱反射亢进。

（3）可引起白细胞升高。

【药物相互作用】

（1）本品与氨茶碱、咖啡因或碳酸氢钠合用，可增加本品的尿排出量，降低血药浓度和药效。

（2）本品与氯丙嗪及其他吩噻嗪衍生物合用时，可使氯丙嗪的血药浓度降低。

（3）本品与碘化物合用，可促发甲状腺功能低下。

（4）本品与去甲肾上腺素合用，后者的升压效应降低。

（5）本品与肌松药（如琥珀胆碱等）合用，肌松作用增强，作用时效延长。

（6）本品与吡罗昔康合用，可导致血锂浓度过高而中毒。

第三节　抗抑郁药

抗抑郁药（antidepressive drugs）是指一组主要用来治疗以情绪抑郁为突出症状的精神疾病的精神药物。与兴奋药不同之处在于，本类药物只能使抑郁病人的抑郁症状消除，而不能使正常人的情绪提高。常用的抗抑郁药物有三环类抗抑郁药、去甲肾上腺素（NA）摄取抑制药、选择性5-羟色胺（5-HT）再摄取抑制药及其他抗抑郁药物。

📚 **课堂活动**

小葛，男，17岁，性格内向，不爱说话。最近一段时间，小葛明显感觉到自己的情绪不对，每天起床之后，感觉到生活很枯燥，无聊，心情压抑，会有心慌心悸的感觉。母亲陪着小葛在当地也看过不少医生，吃了很多的药物，都没有什么效果，以至于学习成绩明显的下滑，父母都为他担心焦虑。后来怀疑孩子的问题是心理原因引起的。

大家分析一下小葛可能的诊断，以及建议如何治疗？

一、三环类抗抑郁药

三环类药物结构中都有 2 个苯环和 1 个杂环，结构上与吩噻嗪类有一定相关性，代表药物有丙咪嗪、阿米替林、多塞平等，一般属于临床应用较早的抗抑郁症药物。药物非选择性抑制 NA 和 5-HT 的再摄取，使突触间隙的 5-HT 和 NA 增加而发挥抗抑郁作用。大多数三环类抗抑郁药具有抗胆碱作用，可引起口干、便秘、排尿困难等副作用；还可因阻断 α 受体和 H_1 受体而引起低血压和过度镇静。

（一）丙米嗪

丙米嗪（imipramine）又称米帕明。

【药理作用及机制】

（1）对中枢神经系统的作用：正常人用药后即可有困倦、疲乏、头晕等症状，继续用药症状加重，并出现注意力不集中，思维能力下降。抑郁症患者服用后，表现为精神振奋、情绪提高、焦虑心情减轻产生抗抑郁作用。一般需连续用药 2～3 周后疗效才显著，不能作为应急治疗用。丙米嗪抗抑郁作用的主要机制可能是抑制 NA 和 5-HT 在神经末梢的再摄取，提高突触间隙 NA、5-HT 浓度，促进和改善突触传递功能，而发挥抗抑郁作用。

（2）对自主神经系统的作用：治疗量的丙米嗪有显著阻断 M 胆碱受体的作用，表现为视物模糊、口干、便秘和尿潴留等。

（3）对心血管系统的作用：治疗量的丙米嗪阻断 α 受体，从而降低血压，引起心律失常，常见心动过速，可能与其抑制心肌中 NA 的再摄取有关。心电图可出现 T 波倒置或低平。此外，丙米嗪对心肌还有奎尼丁样直接抑制作用，心血管疾病者慎用。

【体内过程】

丙米嗪口服吸收良好，2～8 小时血药浓度达高峰，血浆 $t_{1/2}$ 为 10～20 小时。广泛分布于体内各组织，尤其以脑、肝、肾及心脏分布较多。丙米嗪主要在肝内经药酶代谢，通过氧化变成 2-羟基代谢物，并与葡萄糖醛酸结合，自尿排出。

【临床应用】

（1）治疗抑郁症：用于各种原因引起的抑郁症，对内源性抑郁症、更年期抑郁症效果较好。对反应性抑郁症次之，对精神分裂症的抑郁成分效果较差，也可用于强迫症的治疗。

（2）治疗遗尿症：儿童遗尿可试用丙米嗪治疗，剂量依年龄而定，睡前口服，疗程以 3 个月为限。

（3）治疗焦虑和恐惧症：对伴有焦虑的抑郁症患者疗效显著，对恐惧症也有效。

【不良反应】

本品主要是抗胆碱和对心血管作用，引起口干、便秘、散瞳、眼内压升高、尿潴留、心悸、体位性低血压、心律失常等。中枢神经方面可致乏力、头晕等，少数人转为躁狂兴奋。

偶见皮疹，粒细胞减少及阻塞性黄疸等变态反应。禁用于前列腺肥大和青光眼患者，心血管病患者慎用。

（二）阿米替林

阿米替林（amitriptyline）又称依拉维，是临床常用的三环类抗抑郁药，作用与丙米嗪相似。

【药理作用】

本品作用机制为抑制5-羟色胺和NA的再摄取，对5-羟色胺再摄取的抑制更强，镇静和抗胆碱作用较丙米嗪更强。对兼有焦虑和抑郁症的患者，疗效优于丙米嗪。本品还可以通过作用于中枢阿片受体来缓解慢性疼痛。

【体内过程】

本品口服吸收好，生物利用度为31%~61%，蛋白结合率82%~96%，$t_{1/2}$为31~46小时，表观分布容积（V_d）5~10L/kg。主要在肝脏代谢，活性代谢产物为去甲替林，自肾脏排泄，可分泌入乳汁。

【临床应用】

本品用于治疗焦虑性或激动性抑郁症。

【不良反应】

治疗初期可能出现抗胆碱能反应，如多汗、口干、视物模糊、排尿困难、便秘等。中枢神经系统不良反应可出现嗜睡，震颤、眩晕。可发生体位性低血压。偶见癫痫发作、骨髓抑制及中毒性肝损害等。

【药物相互作用】

（1）本品与舒托必利合用，有增加室性心律失常的危险，严重可至尖端扭转心律失常。

（2）本品与乙醇或其他中枢神经系统抑制药合用，中枢神经抑制作用增强。

（3）本品与肾上腺素、去甲肾上腺素合用，易致高血压及心律紊乱。

（4）本品与可乐定合用，后者抗高血压作用减弱。

（5）本品与抗惊厥药合用，可降低抗惊厥药的作用。

（6）本品与氟西汀或氟伏沙明合用，可增加两者的血浆浓度，出现惊厥，不良反应增加。

（7）本品与阿托品类合用，不良反应增加。

（8）本品与单胺氧化酶合用，可发生高血压。

二、NA摄取抑制药

NA摄取抑制药可选择性抑制神经末梢释放的NA再摄取，主要用于以脑内NA缺乏为主的抑郁症。这类药物的特点是奏效快，而镇静作用、抗胆碱作用和降压作用均比三环类抗抑郁症药弱。常用的药物有地昔帕明、马普替林、去甲替林、瑞波西汀等。本类药物可明显增强拟交感胺类药物的作用，不能与之合用；同样，与单胺氧化酶抑制剂（MAO）合用也要慎重。

地昔帕明（desipramine）又名去甲丙米嗪。本品抑制神经末梢NA的再摄取，其效率为抑制5-HT摄取的100倍以上，对多巴胺的摄取亦有一定的抑制作用。对H_1受体有强拮抗作用，对α受体和M受体也有较弱的拮抗作用。口服快速吸收，2~6小时达血药浓度峰值，血浆蛋白结合率为90%，在肝脏代谢生成具有活性的去甲丙米嗪，主要在尿中排泄，少量经胆汁排泄。本品轻、中度的抑郁症疗效好。有轻度镇静作用，可延长深度睡眠，有镇静催眠作用。血压和心率轻度增加，有时也会出现直立性低血压，可能与抑制NA再摄取、阻断α受体有关。老年人用药应适当减量。与丙米嗪相比，不良反应较小但对心脏影响与丙米嗪相似。

过量则导致血压降低、心律失常、震颤、惊厥、口干、便秘等。

马普替林（maprotiline）为选择性 NA 再摄取抑制剂，对 5-HT 再摄取几无影响。抗胆碱作用与丙米嗪类似，远比阿米替林弱。其镇静作用和对血压的影响与丙米嗪类似。与其他三环类抗抑郁药一样，用药 2～3 周后才充分发挥疗效。对睡眠的影响与丙米嗪不同，延长快速眼动（REM）睡眠时间。对心脏的影响也与三环类抗抑郁药一样，延长 Q-T 间期，增加心率。马普替林口服后吸收缓慢但能完全吸收，9～16 小时达血浆药物峰浓度，广泛分布于全身组织，肺、肾、心脏、脑和肾上腺的药物浓度均高于血液，血浆蛋白结合率约 90%。治疗抑郁症与丙米嗪相似。治疗剂量可见口干、便秘、眩晕、头痛、心悸等。也有用药后出现皮炎和皮疹的报道。能增强拟交感胺药物作用，减弱降压药物反应等。

去甲替林（nortriptyline）的药理作用与阿米替林相似（阿米替林体内代谢物），但抑制 NA 再摄取作用明显强于对 5-HT 再摄取的抑制作用。与母药阿米替林相比，其镇静、抗胆碱、降低血压作用及对心脏的影响和诱发惊厥作用均较弱。口服后完全从胃肠道吸收，血浆蛋白结合率为 90%～95%，以代谢物形式从尿中排泄，肾衰竭患者也可安全使用本药，血浆 $t_{1/2}$ 为 18～60 小时。由于阻断 α 受体可致直立性低血压，但同时胆碱作用可致心率加快。

瑞波西汀（reboxetine）为选择性 NA 再摄取抑制剂，可提高中枢内 NA 的活性，从而改善患者的情绪，对 5-HT 亦有较弱的抑制作用，对 M 受体无明显的亲和力。口服易吸收，2 小时可达血药峰值，血浆蛋白结合率约为 9%，肝脏代谢，经肾脏排泄。血浆 $t_{1/2}$ 为 13 小时。临床主要用于成人抑郁症。常见不良反应为失眠、口干、便秘、头晕、心率加快等。妊娠、分娩、哺乳期妇女、有惊厥史者以及严重心血管病患者禁用。

文拉法辛（venlafaxine）和度洛西汀（duloxetine）为 5-HT 和 NA 再摄取抑制药（serotonin and noradrenaline re-uptake inhibitors，SNRIS）。文拉法辛为前药，其活性代谢产物能有效地拮抗 5-HT 和 NA 的再摄取，对 DA 的再摄取也有一定的作用，发挥抗抑郁作用。文拉法辛可用于各种抑郁症和广泛性焦虑症。度洛西汀主要用于重症抑郁或伴有糖尿病周围神经炎的抑郁患者。不良反应与三环类抗抑郁药相似。

三、选择性 5-HT 再摄取抑制剂

选择性 5-HT 再摄取抑制剂是一类较新型的抗抑郁药物，于 20 世纪 80 年代陆续用于临床，目前常用的有氟西汀、帕罗西汀、氟伏沙明、舍曲林、西酞普兰和艾司西酞普兰等，在临床应用中逐渐取代了三环类抗抑郁药，成为治疗抑郁症的首选药物。本类药物对 5-HT 再摄取的抑制作用更强，对 NA 的影响很小，几乎不影响 DA 的回收，作用单一，副作用少而轻，对心脏基本没有毒性作用，也没有镇静作用。药物过量也不会有太大的危险，安全性高。这类药物不单是治疗抑郁症，还包括了强迫症、惊恐障碍、贪食症等。同类的不同药物间随着结构的不同，药效维持时间和作用特点略有不同，它的应用半衰期有的比较长，像氟西汀半衰期较长，药效维持更久，帕罗西汀有较好的镇静作用，氟伏沙明、舍曲林等对有精神症状的抑郁症效果比较好等。

帕罗西汀

帕罗西汀（paroxetine）又名塞洛特，是强效、高选择性 5-HT 再摄取抑制剂。
【药理作用】
帕罗西汀选择性抑制 5-HT 再摄取，使突触间隙中 5-HT 浓度升高，增强中枢 5-HT 能神经功能。本品仅微弱抑制 NA 和 DA 的再摄取，与 M 胆碱受体、α 肾上腺素受体、β 肾上腺素受体、多巴胺 D_2 受体、5-HT 受体以及组胺 H_1 受体几乎无亲和力，对单胺氧化酶

（MAO）亦无抑制作用。

【体内过程】

本品口服后易吸收，不受抗酸药物和食物的影响。药物吸收后分布到各组织器官，包括中枢神经系统。血浆蛋白结合率 95%，$t_{1/2}$ 为 24 小时，血药浓度达峰时间为 5.3 小时。药物在肝脏代谢，主要经肾排泄。约 2% 以原形由尿排出，其余以代谢产物形式从尿中排出，少量由粪便排泄。其代谢物无活性。

【临床应用】

用于各种类型的抑郁症、强迫性神经症，亦可治疗强迫症、惊恐障碍、社交焦虑障碍。

【不良反应】

常见不良反应有胆固醇水平升高、食欲减退、体重增加、嗜睡、失眠或兴奋、异常的梦境（包括梦魇）、眩晕、震颤、头痛、情绪不稳定、视物模糊、高血压、心动过速、打哈欠、恶心、便秘、腹泻、呕吐、口干、出汗、瘙痒、关节痛、耳鸣等症状。

【药物相互作用】

（1）临床研究表明，帕罗西汀的吸收和药代动力学不受下列因素影响或者只有不明显的影响（即这种影响很小不需要改变给药方案）：食物、制酸剂、地高辛和普萘洛尔。帕罗西汀不增加酒精引起的精神和运动机能损害，但是不推荐本品与酒精合用。

（2）与其他选择性 5-HT 再摄取抑制剂药物一样，本品与色胺酸、曲坦类药物、曲马多、5-HT 再摄取抑制剂、锂盐、芬太尼等合用时可能导致 5-HT 相关效应的发生，需谨慎并密切监测临床病情。帕罗西汀和华法林之间有药效学相互作用，在凝血酶原时间不变的情况下增加出血风险，所以本品与华法林合用应谨慎。

（3）药物代谢酶的诱导剂或抑制剂可影响本品的代谢和药代动力学，当本品与已知的药物代谢酶抑制剂合用时，应考虑使用剂量范围的极限。而当本品与已知的药物代谢酶诱导剂（如：卡马西平、利福平、苯巴比妥、苯妥英）合用时，则无须考虑调整初始剂量。随后剂量的调整应视临床反应（疗效及耐受性）而定。和其他抗抑郁药物一样，帕罗西汀会抑制肝脏细胞色素 P450 酶 CYP2D6。抑制 CYP2D6 可能导致合用的经该酶代谢的药物血浆浓度升高。这些药物包括某些三环类抗抑郁药（如阿米替林、去甲替林、丙米嗪和地昔帕明）、吩噻嗪类精神安定药物（如奋乃静和硫利达嗪）、利培酮、阿托西汀、某些 Ic 类抗心律失常药（如普罗帕酮和氟卡尼）和美托洛尔。

（4）与大多数抗抑郁药一样，本品不能与单胺氧化酶抑制剂合用。服用本品前后两周内不能使用单胺氧化酶抑制剂。在停用单胺氧化酶抑制剂两周后开始服用本品时应慎重，剂量应逐渐增加。

（5）因为帕罗西汀能够抑制三环类抗抑郁药（TCAs）代谢，故慎与 TCAs 合用。TCAs 与本品合用时要减少 TCAs 剂量，并需要监测血浆 TCAs 浓度。

（6）帕罗西汀与血浆蛋白高度结合，服用另一种与蛋白高度结合药物的患者在使用本品时，其他药物的游离浓度会升高，就有可能导致不良事件。相反，其他蛋白高度结合药物置换出来的帕罗西汀也会引起不良反应。

四、其他类抗抑郁药

抑郁症的病因和病理机制迄今还尚不完全清楚，目前临床上使用的抗抑郁药的作用机制大多是建立在单胺假说的基础上，这些抑郁药虽然能够解决大量临床问题，但仍有些不足，如起效慢、疗效有限、诸多不良反应等。随着分子生物学的发展，抑郁症发病机制的研究取得了较大进展。抑郁症的病理学研究表明，一些非单胺受体，如褪黑素、氨基酸受体、促肾上腺皮质激素释放因子受体等也在其中起重要作用，以非单胺受体为靶标的抗抑郁药已成为新型抗抑郁药研究的热门靶标。

阿戈美拉汀

阿戈美拉汀（agomelatine）首个褪黑素受体激动剂，具有良好的抗抑郁效果。主要用于抗抑郁、抗焦虑、调整睡眠节律及调节生物钟作用。

【药理作用】

本品激动褪黑素受体（MT_1和MT_2受体），同时可拮抗 5-HT_{2c}受体。动物研究结果显示，本品能校正昼夜节律紊乱动物模型的昼夜节律，使节律得以重建，对睡眠具有正向的时相调整作用，诱导睡眠时相提前，降低体温，引发类褪黑素作用。阿戈美拉汀在多种抑郁症动物模型中显示出抗抑郁作用。本品能特异性地增加前额皮质 NA 和 DA 的释放，而对细胞外 5-HT 水平没有影响；对单胺再摄取无明显影响；对 α、β 肾上腺素受体、组胺受体、胆碱受体、多巴胺受体以及苯二氮䓬类受体无明显亲和力。

【体内过程】

本品口服后吸收快速且良好（$\geqslant 80\%$）。进食（标准饮食或高脂饮食）不影响本品的生物利用度或吸收率。高脂饮食会增加个体差异。绝对生物利用度低（口服治疗剂量$<5\%$），个体间差异较大。服药后 1~2 小时内达到血浆峰浓度。本品稳态分布容积约为 35L，血浆蛋白结合率为 95%，与药物血浆浓度无关，不受个体年龄或者肾脏功能的影响。但肝功能损害患者游离药物浓度可升高一倍。本品口服后主要经肝脏 CYP1A2 同工酶迅速代谢，CYP2C9 和 CYP2C19 同工酶也参与本品的代谢，但作用较小。主要代谢产物羟化阿戈美拉汀和去甲基阿戈美拉汀均无活性且在体内迅速结合，并经尿液排出。

知识拓展

抑郁症有哪些危害

最常见的危害是精力不支、疲乏无力、心烦、高兴不起来，甚至可以影响患者的人际交往，能够使患者的工作效率出现明显下降的情况。另外，患者还容易产生悲观厌世的情绪，会觉得人活得没意思，甚至可以产生自杀的念头。除此之外，患者常会出现食欲减退、体重减轻、性功能低下以及睡眠障碍等生物学症状。

【临床应用】

用于治疗成人抑郁症。

【不良反应】

不良反应较轻，常见头疼、头晕、嗜睡、失眠、焦虑、偏头痛；恶心、腹泻、便秘、呕吐、上腹部疼痛；转氨酶升高；背痛；疲劳；体重增加等。

【药物相互作用】

（1）阿戈美拉汀主要经 CYP1A2（90%）和 CYP2C9/19（10%）代谢。与这些酶有相互作用的药物可能会降低或提高阿戈美拉汀的生物利用度：①氟伏沙明是强效 CYP1A2 和中度 CYP2C9 抑制剂，可明显抑制阿戈美拉汀的代谢，因此，本品禁止与强效 CYP1A2 抑制剂（如氟伏沙明、环丙沙星）联合使用；②与中度 CYP1A2 抑制剂（如雌激素、普萘洛尔、格帕沙星、依诺沙星）合并时应谨慎；③利福平是所有参与阿戈美拉汀代谢的药酶诱导剂，会降低阿戈美拉汀的生物利用度；④吸烟可诱导 CYP1A2，会降低阿戈美拉汀的生物利用度，尤其是重度吸烟者（>15 支/天）。

（2）阿戈美拉汀对高血浆蛋白结合率药物的游离药物浓度没有影响，反之亦然。

（3）未发现阿戈美拉汀与苯二氮䓬类药、锂盐、帕罗西汀、氟康唑和茶碱等可能联合使用的药物之间有药动学或药效学方面的相互作用。本品不可与酒精同时使用。

目标检测

一、单项选择题

1. 氯丙嗪降温的作用机理为（　　）。

A. 抑制内热原释放　　　　　　　　B. 抑制体温调节中枢

C. 抑制外热原作用　　　　　　　　D. 增加散热过程

2. 氯丙嗪引起的锥体外系反应可用下列哪种药物对抗（　　）。

A. 阿托品　　　B. 苯海索　　　C. 地西泮　　　D. 左旋多巴

3. 氯丙嗪治疗精神分裂症的主要不良反应为（　　）。

A. 口干、便秘　　B. 变态反应　　C. 锥体外系反应　　D. 胃肠道反应

4. 碳酸锂主要用于治疗（　　）。

A. 焦虑症　　　B. 躁狂症　　　C. 精神分裂症　　　D. 抑郁症

5. 治疗抑郁症应选用（　　）。

A. 碳酸锂　　　B. 氟哌啶醇　　　C. 氯丙嗪　　　D. 丙米嗪

6. 氯丙嗪引起的视物模糊、心动过速和口干、便秘等是由于阻断了（　　）。

A. M受体　　　B. α受体　　　C. β受体　　　D. 多巴胺受体

7. 氯丙嗪治疗精神病的作用机制是（　　）。

A. 阻断脑内胆碱受体　　　　　　　B. 活动脑内胆碱受体

C. 激动网状结构的α受体　　　　　D. 阻断中脑边缘系统、皮层通路的多巴胺受体

二、多项选择题（每题的备选答案中有2个或2个以上正确答案。少选或多选均不得分。）

1. 氯丙嗪的抗精神病作用与阻断下列哪些多巴胺通路受体有关（　　）。

A. 黑质-纹状体　　B. 中脑-边缘叶　　C. 下丘脑-垂体　　D. 中脑-大脑皮质

E. 中枢M受体

2. 氯丙嗪引起的锥体外系不良反应包括（　　）。

A. 帕金森综合征　　　　　　　　　B. 急性肌张力障碍

C. 静坐不能　　　　　　　　　　　D. 迟发性运动障碍

E. 体位性低血压

3. 氯丙嗪药理作用特点包括（　　）。

A. 可调节体温　　　　　　　　　　B. 对抗运动性呕吐好

C. 抗精神病阳性作用强　　　　　　D. 治疗帕金森病

E. 长期使用可导致帕金森综合征

三、简答题

氯丙嗪对体温作用有何特点？

第十四章
镇痛药

学习目标

知识要求： 掌握阿片类镇痛药代表药物的药理作用、体内过程、临床应用、不良反应和药物相互作用；熟悉镇痛药的概念、分类；了解其他镇痛药的作用特点。

能力要求： 学会正确分析涉及镇痛药物的处方合理性，提供用药咨询服务；能够解释其中多数药物在保管和使用上要符合国家相关管理规定。

素养提升： 充分认识毒品的危害，具备基本防护知识，能正确使用镇痛药物，降低不良反应及成瘾性，提升学生综合素质。

疼痛是机体受到伤害性刺激后产生的一种保护性反应，常伴有恐惧、紧张、不安等情绪活动。疼痛又是某些疾病的一种症状，可使人感到痛苦。剧烈疼痛除反映在感觉上的痛苦和情绪上的不安外，还可导致生理功能紊乱，引起失眠，甚至诱发休克而危及生命。因此，临床上适当使用镇痛药以缓解剧痛并预防休克是必要的，在治疗疾病和创伤救护中有重要意义。但另一方面，疼痛的部位与性质又是诊断疾病的重要依据，故在疾病未确诊前不宜轻易使用镇痛药，以免掩盖病情，延误疾病的诊断与治疗。

镇痛药是一种主要作用于中枢神经系统，选择性抑制和缓解各种疼痛，减轻疼痛所致恐惧紧张和不安情绪，镇痛同时不影响其他感觉如知觉、听觉，并且能保持意识清醒。但有些镇痛药反复使用，易产生成瘾性。凡易成瘾的药物，通称"麻醉性镇痛药"，在药政管理上列为"麻醉药品"，国家颁布《麻醉药品管理条例》，对生产、供应和使用都严格加以管理和限制，以保障人民健康。

第一节 阿片生物碱类镇痛药

阿片（opium，鸦片）是由未成熟的罂粟蒴果浆汁风干获取的干燥物，具有强烈镇痛、止咳、止泻、麻醉、镇静和催眠等作用。阿片含有 20 余种生物碱（如吗啡、可待因、蒂巴因和罂粟碱等），其中蒂巴因与吗啡和可待因作用相反，改变其化学结构后能形成具有强大镇痛作用的埃托啡。罂粟碱不作用于体内阿片受体。阿片类镇痛药（opioid analgesics）能作用于体内的阿片受体，包括天然阿片制剂（natural opiates）和人工合成阿片制剂。

（一）吗啡

吗啡（morphine）属于菲类生物碱，是阿片的主要药用成分，镇痛效果良好，至今仍用于临床，并且被列入我国国家基本药物目录。

【药理作用】

1. 中枢神经系统

（1）镇痛和镇静。吗啡镇痛作用强大，皮下注射吗啡 5～10mg 显著减轻或消除疼痛，镇痛作用维持 4~5 小时。吗啡对各种疼痛均有效，对慢性持续性钝痛的效果优于急性间断性锐痛，同时不影响意识和其他感觉。可消除因疼痛（特别是持续性钝痛）引起的焦虑、紧张等情绪反应，并可产生镇静和欣快感，有利于提高患者对疼痛的耐受力和加强吗啡的镇痛效果。如外界环境安静时易入睡，但睡眠较浅。

知识拓展

癌痛患者使用吗啡会上瘾吗？

临床上吗啡作为常用镇痛药，在中晚期癌痛的镇痛上备受青睐，主要用于癌症三级止痛法的第三级。

要回答这个问题，首先要清楚癌痛患者使用吗啡是为了镇痛，药物成瘾则是因为产生了欣快感，而镇痛感不等于欣快感。WHO推出的三梯度镇痛治疗法研究表明，在合理使用现有药物的前提下，中、重度癌痛患者，如治疗适当，出现依赖及成瘾现象较少。

（2）抑制呼吸。治疗量吗啡即可抑制呼吸，使呼吸频率变慢，潮气量减少。剂量增大时呼吸抑制作用增强，急性中毒时呼吸频率可减至 2~3 次/min。吗啡通过降低呼吸中枢对二氧化碳的敏感性以及直接抑制呼吸调节中枢两种机制产生呼吸抑制作用。

（3）催吐。兴奋延脑催吐化学感受区（CTZ），引起恶心和呕吐。连续用药时催吐作用可消失。

（4）镇咳。抑制延脑咳嗽中枢，抑制咳嗽反射，镇咳作用强。因易成瘾，临床常用可待因代替。镇咳作用机制可能与吗啡激动延脑孤束核的阿片受体有关。

（5）其他。兴奋动眼神经缩瞳核，引起瞳孔缩小。针尖样瞳孔可作为诊断吗啡过量中毒的重要依据之一；可促进抗利尿激素、催乳素和促生长激素释放；抑制黄体生成素释放。

2. 心血管系统

吗啡扩张阻力血管和容量血管，引起直立性低血压。其降压作用与吗啡促组胺释放，扩张血管有关；也与吗啡作用于孤束核阿片受体，使中枢交感张力降低有关。由于吗啡抑制呼吸中枢，造成二氧化碳潴留，引起脑血管扩张和脑血流量增加，导致颅内压升高。因此，颅脑外伤和颅内占位性病变者禁用。

3. 平滑肌

（1）胃肠道。可兴奋胃肠道平滑肌和括约肌，引起痉挛，使胃排空和推进性肠蠕动减弱。吗啡尚可抑制消化液分泌；同时还可抑制中枢，使患者便意迟钝。最终导致肠内容物推进受阻，引起便秘。

（2）胆道。治疗量吗啡可引起胆道平滑肌和括约肌收缩，升高胆道和胆囊内压，引起上腹部不适，甚至引起胆绞痛。

（3）其他平滑肌。治疗量吗啡降低子宫平滑肌张力，影响分娩，延长产程。增强膀胱括约肌张力，收缩输尿管，导致尿潴留。因此，胆绞痛和肾绞痛患者不宜单独使用吗啡。对支气管哮喘患者，治疗量吗啡可诱发哮喘，故哮喘患者禁用。

4. 免疫系统

阿片类药物对细胞免疫和体液免疫均有抑制作用，它们可能是神经系统与免疫系统之间的重要联系环节。这种作用的临床意义尚不清楚；但是有证据表明长期滥用药物者机体免疫功能低下，易患感染性疾病。

【作用机制】

本品镇痛机制尚不完全清楚。机体内存在抗痛系统，内源性阿片样肽和阿片受体共同组成了机体抗痛系统。在正常情况下约有 20%～30%的阿片受体与内源性阿片样肽结合，起着疼痛感觉的调控作用，维持正常痛阈，发挥生理性止痛机能。阿片类镇痛药通过激动阿片受体，激活了脑内"抗痛系统"，抑制痛觉的传导，产生中枢性镇痛作用。采用离子导入吗啡于脊髓胶质区，可抑制伤害性刺激引起的背角神经元放电，但不影响其他感觉神经传递。按阿片受体激动后产生的不同效应分型，吗啡可激动 μ、κ 及 δ 型受体，故产生镇痛、呼吸抑制、欣快成瘾。阿片类药物可使神经末梢对乙酰胆碱、去甲肾上腺素、多巴胺及 P 物质等神经递质的释放减少，并可抑制腺苷酸环化酶（AC），使神经细胞内的 cAMP 浓度减少，提示阿片类药物的作用与 AC 有一定关系。

【体内过程】

本品皮下和肌内注射吸收迅速，皮下注射 30 分钟后即可吸收 60%，吸收后迅速分布至肺、肝、脾、肾等各组织。成人中仅有少量吗啡透过血-脑脊液屏障，但已能产生高效的镇痛作用。可通过胎盘到达胎儿体内。血浆蛋白结合率 26%～36%，$t_{1/2}$ 为 1.7～3 小时，一次给药镇痛作用维持 4～6 小时。本品主要在肝脏代谢，60%～70%在肝内与葡萄糖醛酸结合，10%脱甲基生成去甲基吗啡，20%为游离型。主要经肾脏排出，少量经胆汁和乳汁排出。

【临床应用】

（1）镇痛。吗啡对各种疼痛均有效，但反复应用易成瘾。临床上除晚期癌症诱发的剧痛可以长期应用外，通常短期应用于其他镇痛药无效的急性锐痛，如严重外伤、骨折和烧伤等。

（2）心源性哮喘。由于急性左心衰竭而突然发生急性肺水肿，导致肺泡换气功能障碍，二氧化碳潴留刺激呼吸中枢，引起呼吸浅而快，故称之为心源性哮喘。静脉注射吗啡可取得良好疗效，可使肺水肿症状暂时有所缓解。其作用机制为吗啡抑制呼吸中枢，降低其对二氧化碳的敏感性，使呼吸变慢；吗啡尚可扩张外周血管，降低外周阻力，减轻心脏的负荷；吗啡的镇静作用可消除患者的焦虑紧张情绪、间接减轻心脏负担。除应用吗啡、吸氧外，还应该同时采用强心苷、氨茶碱和呋塞米等综合治疗措施。

（3）腹泻。可选用阿片酊或复方樟脑酊，用于急、慢性消耗性腹泻，减轻症状。如伴有细菌感染，应同时服用抗生素。

（4）用于心肌梗死而血压尚正常者，应用本品可使患者镇静，并减轻心脏负担。

（5）用于麻醉和手术前给药可保持患者宁静进入嗜睡。

【不良反应】

（1）连用 3～5 天即产生耐药性，1 周以上可成瘾，需慎用。但对于晚期中重度癌痛患者，如果治疗适当，少见依赖及成瘾现象。

（2）恶心、呕吐、呼吸抑制、嗜睡、眩晕、便秘、排尿困难、胆绞痛等。偶见瘙痒、荨麻疹、皮肤水肿等过敏反应。

（3）本品急性中毒的主要症状为昏迷、呼吸深度抑制、瞳孔极度缩小、两侧对称或呈针尖样大、血压下降、发绀、尿少、体温下降、皮肤湿冷、肌无力等，由于严重缺氧致休克、循环衰竭、瞳孔散大、甚至死亡。

【禁忌证】

本品禁用于分娩止痛、哺乳期妇女止痛、支气管哮喘、肺心病患者、颅脑损伤致颅内压增高患者、肝功能严重减退患者及新生儿和婴儿等。

【药物相互作用】

（1）本品与吩噻嗪类、镇静催眠药、单胺氧化酶抑制剂、三环抗抑郁药、抗组胺药等合用，可加剧及延长吗啡的抑制作用。

（2）本品可增强香豆素类药物的抗凝血作用。

知识拓展

吗啡中毒的解救方法

1. 用1∶2000高锰酸钾液洗胃，或催吐。

2. 胃管内注入或喂食硫酸钠15~30g导泻，促进毒物排出。

3. 如系皮下注射过时，应尽快用橡皮带或布带扎紧注射部位的上方，同时冷敷注射部位，以延缓毒物吸收。结扎部位应每20~30分钟间歇放松1~2分钟，不能连续结扎。

4. 呼吸困难缺氧时应持续人工呼吸并给氧，及时吸氮保持呼吸道通畅。

5. 用解毒药，需遵医嘱方能使用，如纳洛芬、纳洛酮肌注等。

（3）本品与西咪替丁合用，可能引起呼吸暂停、精神错乱、肌肉抽搐等。

对吗啡进行适当结构修饰，可以得到吗啡类似物，如乙基吗啡、烯丙吗啡等，其机构和作用特点见表14-1。

表 14-1　吗啡及其衍生物的结构及作用特点

药物	3 位	6 位	17 位	作用特点
吗啡	—OH	—OH	—CH₃	镇痛，易成瘾（激动剂）
可待因	—OCH₃	—OH	—CH₃	镇痛和成瘾性减弱，镇咳（激动剂）
乙基吗啡	—OC₂H₅	—OH	—CH₃	镇痛和成瘾性减弱（激动剂）
海洛因	—OCOCH₃	—OCOCH₃	—CH₃	镇痛和成瘾性增强（激动剂）
烯丙吗啡	—OH	—OH	—CH₂CH＝CH₂	阿片受体阻断剂（部分激动剂）

（二）可待因

可待因（codeine）又名甲基吗啡（methylmorphine），作用与吗啡相似。

【药理作用】

本品为中枢性镇痛、止咳药。与阿片受体亲和力低，作用与吗啡相似但较弱。其镇痛作用约为吗啡的 1/12~1/7，但强于一般解热镇痛药。对延髓的咳嗽中枢有选择性地抑制作用较强，镇咳作用强而迅速，约为吗啡的 1/4。本品能抑制支气管腺体的分泌，可使痰液黏稠，难以咳出，故不宜用于多痰黏稠的患者。

【体内过程】

本品口服后较易被胃肠吸收，主要分布于肺、肝、肾和胰。本品易于透过血脑屏障，又能透过胎盘。血浆蛋白结合率一般在 25% 左右，$t_{1/2}$ 约为 2.5~4 小时。镇痛起效时间约为 0.5 小时，在 1~2 小时间作用最强，镇痛作用持续时间 4 小时，镇咳作用持续略长（4~6 小时）。本品及其代谢物经肾排泄，主要为葡糖醛酸结合物。

【临床应用】

临床用于较剧烈的频繁干咳，如痰液量较多宜并用祛痰药；镇痛作用一般用于中度以上的疼痛；也可用于局麻或全麻时镇静。

【不良反应】

（1）较多见的不良反应有：①心理变态或幻想；②呼吸抑制，呼吸微弱、缓慢或不规则；③心率异常，忽快忽慢。

(2) 少见的不良反应有惊厥、耳鸣、震颤或不能自控的肌肉运动等；可见瘙痒、皮疹或脸肿等过敏反应或精神抑郁和肌肉强直等。

(3) 长期应用可引起依赖性。常用量引起依赖性的倾向较其他吗啡类药为弱。典型的症状为：鸡皮疙瘩、食欲减退、腹泻、牙痛、恶心呕吐、流涕、寒战、打喷嚏、打呵欠、睡眠障碍、胃痉挛、多汗、衰弱无力、心率增速、情绪激动或原因不明的发热。

【药物相互作用】

(1) 本品与抗胆碱药合用时，可加重便秘或尿潴留的不良反应。

(2) 与美沙酮或其他吗啡类药合用时，可加重中枢性呼吸抑制作用。

(3) 与肌肉松弛药合用时，呼吸抑制更为显著。

（三）哌替啶

哌替啶（pethidine）又名杜冷丁，是目前常用的人工合成镇痛药。

【药理作用】

(1) 本品为阿片受体激动剂，是目前最常用的人工合成强效镇痛药。其作用类似吗啡，药效约为吗啡的 $1/10 \sim 1/8$，与吗啡在等效剂量下可产生同样的镇痛、镇静及呼吸抑制作用，但后者维持时间较短，无吗啡的镇咳作用。

(2) 与吗啡相似，本品为中枢神经系统的 μ 及 κ 受体激动剂而产生镇痛、镇静作用。

(3) 本品有轻微的阿托品样作用，可引起心搏增快。

【体内过程】

(1) 本品口服或注射给药均可吸收，口服时约有 50% 首先经肝脏代谢，故血药浓度较低。

(2) 常用的肌内注射发挥作用较快，10 分钟出现镇痛作用、持续约 2～4 小时。血药浓度达峰时间 1～2 小时，可出现两个峰值。蛋白结合率 40%～60%。主要经肝脏代谢成哌替啶酸、去甲哌替啶和去甲哌替啶酸水解物，然后与葡萄糖醛酸形成结合型或游离型经肾脏排出，尿液 pH 酸度大时，随尿排出的原形药和去甲基衍生物有明显增加。血浆 $t_{1/2}$ 约 3～4 小时，肝功能不全时增至 7 小时以上。

(3) 本品可通过胎盘屏障，少量经乳汁排出。代谢物去甲哌替啶有中枢兴奋作用，因此根据给药途径的不同及药物代谢的快慢情况，中毒患者可出现抑制或兴奋现象。

【临床应用】

(1) 适用于各种剧痛，如创伤性疼痛、手术后疼痛、麻醉前用药，或局麻与静吸复合麻醉辅助用药等。

(2) 对内脏绞痛应与阿托品配伍应用。用于分娩止痛时，须监护本品对新生儿的抑制呼吸作用。

(3) 麻醉前给药、人工冬眠时，常与氯丙嗪、异丙嗪组成人工冬眠合剂应用。

(4) 用于心源性哮喘，有利于肺水肿的消除。

生命至重 慎终如始

守牢底线，远离毒品

药品和毒品，一字之差，千钧之别。毒品对人类的生命和健康造成了巨大的危害，对社会和谐稳定造成重大影响。毒品问题不仅是个人的健康问题，也涉及到伦理和道德问题，更是一个严重的社会问题，需要全社会的关注和努力。我们应该珍惜生命，远离任何形式的毒品。但我们更应该增加对毒品的认知，提升我们的科学素养。鸦片与吗啡、麻黄碱与病毒、古柯叶与可卡因，时时刻刻都在警示着我们。增加警惕性，自觉远离毒品，在以后的工作中要严格遵守特殊药品管理规定，合理使用易成瘾药品，遵守法律法规，严守职业规范，牢守职业底线。

【不良反应】

（1）本品的耐受性和成瘾性程度介于吗啡与可待因之间，一般不应连续使用。

（2）治疗剂量时可出现轻度的眩晕、出汗、口干、恶心、呕吐、心动过速及直立性低血压等。

【药物相互作用】

（1）本品与芬太尼因化学结构有相似之处，两药可有交叉敏感。本品能促进双香豆素、茚满二酮等抗凝药物增效，并用时后者应按凝血酶原时间而酌减用量。

（2）注射液不能与氨茶碱、巴比妥类药钠盐、肝素、碘化物、碳酸氢钠、苯妥英钠、磺胺嘧啶、磺胺甲噁唑、甲氧西林配伍，否则发生浑浊。

（四）舒芬太尼

舒芬太尼（sufentanil）是芬太尼的衍生物，为合成阿片类药物。

【药理作用】

本品是一种强效的阿片类镇痛药。同时也是一种特异性 μ 阿片受体激动剂，对 μ 受体的亲和力强（比芬太尼强 7～10 倍），对 κ 受体和 δ 受体作用弱。舒芬太尼的镇痛效果比芬太尼强，镇痛作用约为芬太尼的 5～10 倍，作用持续时间为芬太尼的两倍；而且有良好的血液动力学稳定性，可同时保证足够的心肌氧供应。

【体内过程】

静脉给药，起效快持续时间短。血浆蛋白结合率为 90%，血浆 $t_{1/2}$ 为 2～3 小时，主要在肝脏代谢少部分在小肠内代谢失活，后经肾排泄，在 24 小时内所给药物的 80% 被排泄，仅有 1%～2% 以原形经肾排出。

【临床应用】

本品用于气管内插管，使用人工呼吸的全身麻醉，作为复合麻醉的镇痛用药，作为全身麻醉大手术的麻醉诱导和维持用药。短时间手术可采用分次静脉注射，长时间手术可采用持续静脉滴注。对心血管系统影响小，常用于心血管手术麻醉。

【不良反应】

典型的阿片样症状，如呼吸抑制、呼吸暂停、骨骼肌强直（脚肌强直）、肌阵挛、低血压、心动过缓、恶心、呕吐、眩晕、缩瞳和尿潴留。在注射部位偶有瘙痒和疼痛。其他较少见的不良反应有咽部痉挛、过敏反应和心搏停止。因在麻醉时使用其他药物，很难确定这些反应是否与舒芬太尼有关。偶尔可出现术后恢复期的呼吸再抑制。

【药物相互作用】

（1）同时使用巴比妥类制剂、阿片类制剂、镇静剂、神经安定类制剂、酒精及其他麻醉剂或其他对中枢神经系统有抑制作用的药物，可能导致本品对呼吸和中枢神经系统抑制作用的加强。

（2）同时给予高剂量的本品和高浓度的笑气时可导致血压、心率降低以及心输出量的减少。

（3）一般建议麻醉或外科手术前两周，不应该使用单胺氧化酶抑制剂。

（4）本品主要由细胞色素的同工酶 CYP3A4 代谢。临床上尚未观察到两者有相互作用，但实验资料却提示 CYP3A4 抑制剂，如红霉素、酮康唑、伊曲康唑会抑制舒芬太尼的代谢从而延长呼吸抑制作用。

（5）如果必须与上述药物同时应用，应该对患者进行特殊监测，并且应降低本品的剂量。

（五）瑞芬太尼

瑞芬太尼（remifentanil）于 1990 年合成，是一种超短效亲脂性芬太尼衍生物。

【药理作用】

本品为合成阿片类药物，是新型短效 μ 型阿片受体激动剂，超短效镇痛药，镇痛作用为吗啡的 100～200 倍。本品脂溶性高，人体内迅速（1 分钟左右）达到血-脑平衡，在组织和血液中被迅速水解，重复和持续输注无体内蓄积，故起效快、作用维持时间短，与其他芬太尼类似物明显不同。瑞芬太尼的镇痛作用及其副作用呈剂量依赖性，与催眠药、吸入性麻醉药和苯二氮䓬类药物合用有协同作用。瑞芬太尼的 μ 型阿片受体激动作用可被纳洛酮所拮抗。瑞芬太尼也可引起呼吸抑制、骨骼肌（如胸壁肌）强直、恶心呕吐、低血压和心动过缓等，在一定剂量范围内，随剂量增加而作用加强。

【体内过程】

静脉给药后，本品快速起效，1 分钟可达有效浓度，作用持续时间仅 5～10 分钟。有效的生物学半衰期约 3～10 分钟，与给药剂量和持续给药时间无关。血浆蛋白结合率约 70%，主要与 α_1-酸性糖蛋白结合，稳态分布容积约 350mL/kg。瑞芬太尼代谢不受血浆胆碱酯酶及抗胆碱酯酶药物的影响，不受肝、肾功能及年龄、体重、性别的影响，主要通过血浆和组织中非特异性酯酶水解代谢，大约 95% 的瑞芬太尼代谢后经尿排泄，主要代谢物活性仅为瑞芬太尼的 1/4600。本品长时间输注给药或反复注射用药其代谢速度无变化，体内无蓄积。

【临床应用】

静脉给药，用于全麻诱导和全麻中维持镇痛，也可用于分娩止痛。由于较强的呼吸抑制作用，一般不用于术后镇痛。

【不良反应】

本品具有 μ 阿片受体类药物的典型不良反应，典型的不良反应有恶心、呕吐、呼吸抑制、心动过缓、低血压和肌肉强直，停药或降低输注速度后几分钟内即可消失。在国内外的临床研究中还发现有寒战、发热、眩晕、视觉障碍、头痛呼吸暂停、瘙痒、心动过速、高血压、激动、低氧血症、癫痫、潮红和过敏。另外还有一些较少见的不良反应，如便秘、腹部不适、口干、心肌缺血、胸痛、咳嗽、呼吸困难、皮疹、荨麻疹、贫血、淋巴细胞减少等。

【药物相互作用】

本品与其他麻醉药有协同作用，硫喷妥、异氟烷、丙泊酚及咪达唑仑与本品同时给药时，剂量减至 75%。中枢神经系统抑制药物与本品也有协同作用，合用时应慎重，并酌情减量；如果同时给药时不减少剂量，在患者身上会增加与这些药物有关的不良反应发生率。

第二节　阿片受体部分激动药和激动-拮抗药

阿片受体部分激动药在小剂量或单独使用时，可激动某型阿片受体，呈现镇痛等作用；当剂量加大或与激动药合用时，又可拮抗该受体。此外，某些阿片类药物对某一亚型的阿片受体起激动作用，而对另一亚型的阿片受体则起拮抗作用，因此被称为阿片受体混合型激动-拮抗药（mixed agonists-antagonists）。本类药物以镇痛作用为主，呼吸抑制作用较弱，成瘾性较小，但有拟精神失常等副作用。

(一) 喷他佐辛

喷他佐辛（pentazocine）又名镇痛新，为阿片受体的部分激动剂。

【药理作用】

本品镇痛效力较强，皮下注射 30mg 相当于吗啡 10mg 的镇痛效应。呼吸抑制作用约为吗啡的 1/2。增加剂量其镇痛和呼吸抑制作用并不成比例增加。对胃肠道平滑肌作用与吗啡相似，但对胆道括约肌作用较弱，对心血管作用不同于吗啡，大剂量反可引起血压上升，心率加快，此作用可能与升高血浆中儿茶酚胺含量有关。

【体内过程】

肌注后 15 分钟血浆浓度达峰值，静注后 2～3 分钟血浆浓度达峰值，$t_{1/2}$ 约为 2 小时。主要在肝脏代谢，经肾脏排泄。

【临床应用】

(1) 适用于各种疼痛。如癌性疼痛、创伤性疼痛、手术后疼痛。

(2) 可用手术前或麻醉前给药，作为外科手术麻醉的辅助用药。

【不良反应】

本品的不良反应多种多样，较常见的有：视觉模糊或复视、便秘、腹痛、多汗、少尿、尿频、尿急、排尿困难；晕眩感、步态不稳、疲乏感；嗜睡、梦幻、头痛眩晕等。急症和第一次给药时可伴有口干、食欲不振、饮食乏味以及恶心呕吐等不适。少见呼吸频率减慢又很不规则、潮气量小、胸壁呼吸肌僵直；中枢性抑制过度，可引起神志模糊、抑郁、消沉、迟钝等；组胺释放过多，可诱发弹性荨麻疹、皮肤瘙痒、颜面红润微肿、支气管痉挛、喉痉挛、喉水肿等。

【药物相互作用】

(1) 吩噻嗪类中枢性抑制药以及三环类抗抑郁药等与本药合用时，呼吸抑制和（或）低血压可更明显，便秘也增加，依赖性更容易产生，用量应彼此配合互减。

(2) 高血压治疗用药不论是作用于神经节的如胍乙啶或美卡拉明，利尿药如氢氯噻嗪等，或其他药物如金刚烷胺、溴隐亭、左旋多巴、利多卡因、亚硝酸盐、普鲁卡因胺、奎尼丁等，与本药同用时，有发生体位性低血压的危险，给药后立即随访监测。

(3) 与 M 胆碱药尤其是阿托品并用时，不仅便秘严重，而且可有麻痹性肠梗阻和尿潴留的危险。

(4) 静注硫酸镁后的中枢性抑制，尤其是呼吸抑制和低血压，会因同时使用阿片类药而加剧。

(5) 阿片类镇痛药，通过引起胃肠道蠕动徐缓，括约肌痉挛，可使甲氧氯普胺应有的效应不明。

(6) 应先停用单胺氧化酶抑制药（如：呋喃唑酮、丙卡巴肼等）14～21 天后，才可应用本药，尤其是哌替啶、芬太尼等；而且应先试用小量（1/4 常用量），以免发生难以预料的、严重的、足以致死的循环虚脱，后者的先驱症状一般为：激动（狂躁）、多汗、僵直、血压很高或很低、呼吸抑制严重、昏迷、惊厥或（和）高热。

（二）纳布啡

纳布啡（nalbuphine）是一种强效镇痛剂，镇痛效果与吗啡基本相当。

【药理作用】

受体研究显示，纳布啡能与 μ、κ 和 δ 受体结合，而不与 σ 受体结合，纳布啡为 κ 受体激动剂/μ 受体部分拮抗型镇痛药。本品的阿片拮抗效应为烯丙吗啡的 1/4，为喷他佐辛的 10 倍。盐酸纳布啡在剂量等于或低于其镇痛剂量时具有很强的阿片受体拮抗作用。盐酸纳布啡与同等镇痛剂量的吗啡产生相同程度的呼吸抑制作用，但盐酸纳布啡具有天花板效应，即在与不影响呼吸的其他中枢活性药物合用时，剂量大于 30mg 时呼吸抑制也不再随剂量进一步增加。与 μ 受体激动型镇痛药（如吗啡、羟吗啡酮、芬太尼）同时，或给予上述药物后给予盐酸纳布啡，可部分逆转或阻断由这些药物引起的阿片诱导的呼吸抑制。

【体内过程】

本品静脉给药后 2～3 分钟起效，皮下、肌内注射不到 15 分钟起效。纳布啡的血浆半衰期为 5 小时，作用持续时间为 3～6 小时。

【临床应用】

（1）用于缓解中度至重度的疼痛。

（2）可作为复合麻醉时辅助用药，用于术前、术后镇痛和生产、分娩过程中的产科镇痛。

【不良反应】

据国外文献报道，临床应用纳布啡治疗时，最常见的不良反应为镇静。不常见的不良反应包括：多汗、恶心、呕吐、眩晕。

【药物相互作用】

尽管纳布啡有麻醉拮抗剂效应，但对于非依赖性患者，注射盐酸纳布啡不会很快就产生其麻醉拮抗镇痛作用。故麻醉性止痛剂、全麻药、苯二氮䓬类或其他镇静、催眠药和中枢神经系统抑制药（包括酒精）与本品同时给药时，会产生协同效应。当考虑联合用药时，应该减少其中一种或同时减少两种药物的剂量。

第三节 阿片受体拮抗药

（一）纳洛酮

纳洛酮（naloxone）为阿片受体竞争性拮抗剂。

【药理作用】

本品本身无内在活性，作用机理尚不完全清楚，但有充分证据表明是通过竞争性拮抗各类阿片受体而发挥作用，对 μ 受体有很强的亲和力。

【体内过程】

本品口服易吸收，但首过消除明显。静脉给药时，通常在 2 分钟内起效，当肌内注射或皮下注射给药时起效缓慢。本品在体内快速分布并迅速透过胎盘。纳洛酮主要与血浆白蛋白结合，还可与血浆中的其他成分结合。在肝脏与葡萄糖醛酸结合代谢失活，主要代谢产物为纳洛酮-3-葡萄糖醛酸化合物。本品经尿排泄，约 $25\%～40\%$ 的药物以代谢物形式在 6 小时内通过尿液排出，72 小时排出 $60\%～70\%$；尚不清楚纳洛酮是否会通过人乳排泄。血浆 $t_{1/2}$ 为 40～55 分钟，巴比妥类药物或长期饮酒诱导肝微粒体酶，可缩短其 $t_{1/2}$。

【临床应用】

（1）阿片类药物急性中毒。用于阿片类药物过量、完全或部分逆转阿片类药物引起的呼吸抑制。首选用于已知或疑为阿片类药物过量引起的呼吸抑制和昏迷等，可迅速改善呼吸，使意识清醒；对阿片类药物的其他效应均能对抗。亦能解除喷他佐辛引起的焦虑、幻觉等精神症状。对阿片类药物依赖者，可同时促进戒断症状产生，应注意区别。

（2）解除阿片类药物麻醉术后呼吸抑制。用于阿片类药物复合麻醉药术后，拮抗该类药物所致的呼吸抑制，促使患者苏醒。芬太尼、哌替啶等作静脉复合麻醉或麻醉辅助用药时，术后呼吸抑制仍明显者，纳洛酮可反转呼吸抑制。用量过大或给药过快，可同时取消或显著减弱阿片类药物的镇痛作用，故应注意掌握用量和给药速度。

（3）急性阿片类药物过量的诊断。对阿片类药物依赖者，肌内注射本品可诱发严重戒断症状，结合用药史和尿检结果，可确认为阿片类药物成瘾。但纳洛酮鉴别试验阴性者，不能排除阿片类药物依赖性。

（4）解救急性乙醇中毒。试用于急性酒精中毒、休克、脊髓损伤、脑卒中以及脑外伤的救治。

（5）研究疼痛与镇痛的重要工具药。

【不良反应】

（1）术后患者使用本品的不良反应偶见：低血压、高血压、室性心动过速和纤颤、呼吸困难、肺水肿和心脏停搏，报道其后遗症有死亡、昏迷和脑病。术后患者使用本品过量可能逆转痛觉缺失并引起患者激动。

（2）突然逆转阿片类抑制可能会引起恶心、呕吐、出汗、心悸亢进、血压升高、发抖、癫痫发作、室性心动过速和纤颤、肺水肿以及心脏停搏、甚至可能导致死亡。

（3）对阿片类药物产生躯体依赖的患者突然逆转其阿片作用可能会引起急性戒断综合征，包括但不局限于下述症状和体征：躯体疼痛、发热、出汗、流鼻涕、喷嚏、竖毛、打哈欠、无力、寒战或发抖、神经过敏、不安或易激惹、痢疾、恶心或呕吐、腹部痛性痉挛、血压升高、心悸亢进。

（4）对新生儿，阿片戒断症状可能有惊厥、过度哭泣以及反射性活动过多等症状。

【药物相互作用】

（1）丁丙诺啡与阿片受体的结合率低、分离速度慢决定了其作用时间长，因此在拮抗丁丙诺啡的作用时应使用大剂量纳洛酮，对丁丙诺啡的拮抗作用需要逐渐增强逆转效果，缩短呼吸抑制的时间。

（2）甲己炔巴比妥可阻断纳洛酮诱发阿片成瘾者出现的急性戒断症状。

（3）不应把本品与含有硫酸氢钠、亚硫酸氢钠、长链高分子阴离子或任何碱性的制剂混合。在把药物或化学试剂加入本品溶液中以前，应首先确定其对溶液的化学和物理稳定性的影响。

知识拓展

纳曲酮

纳曲酮为阿片受体拮抗剂。可阻断外源性阿片类物质的药理作用，作为阿片类依赖者脱毒后预防复吸的辅助药物。本品可能干扰含有阿片类药物的治疗作用，凡使用阿片类镇痛药应避免与这类药物同时使用。

（二）纳美芬

纳美芬（nalmefene）为阿片受体拮抗剂，是纳曲酮的 6-亚甲基类似物。

【药理作用】

本品能抑制或逆转阿片药物的呼吸抑制、镇静和低血压作用。药效学研究显示，在完全逆转剂量下本品的作用持续时间长于纳洛酮。本品无阿片激动活性，不产生呼吸抑制、致幻效应或瞳孔缩小。在无阿片激动剂存在时给予纳美芬，未见药理学作用。

【体内过程】

本品口服吸收迅速，但有首过效应。肌注或皮下注射与静脉注射具生物等效性，绝对生物利用度无明显差别。药物分布迅速，用药后 5 分钟内可阻断 80% 的大脑阿片受体，紧急情况下静注 1mg 剂量 5～15 分钟内就可达到治疗浓度。血浆蛋白结合率为 45%，血浆 $t_{1/2}$ 约 11 小时。本品主要通过肝脏代谢，与葡萄糖醛酸化合物结合形成无活性的代谢物随尿液排出，5% 以下的原形药物随尿液排出，部分药物经胆道、粪便排出。

【临床应用】

本品适用于完全或部分逆转阿片类药物的作用，包括由天然的或合成的阿片类药物引起的呼吸抑制。

【不良反应】

（1）对健康用药者，即使剂量达到推荐剂量的 15 倍或 15 倍以上，纳美芬的耐受性都很好，没有出现严重的不良反应。对少数患者，当本品的剂量超过推荐剂量时，纳美芬产生的症状显示出对内源性阿片类药物作用的逆转。这些症状（如恶心、寒战、肌痛、烦躁不安、腹部痉挛和关节痛）常为一过性的且发生率低。

（2）有阿片类药物用药史患者，术后低剂量（临床推荐剂量）用药可出现一过性的戒断症状。

（3）术后使用纳美芬与使用生物等效剂量的纳洛酮出现心动过速和恶心的频率相同，随着剂量的增加其发生率也随之增加。因此，推荐剂量为术后使用时不超过 $1.0\mu g/kg$、治疗阿片类药物过量时不超过 $1.5mg/70kg$。本品的使用剂量超过推荐剂量时，不良反应的发生率增高。

【药物相互作用】

（1）在使用苯二氮䓬类、吸入性麻醉剂、肌肉松弛剂和肌肉松弛拮抗剂后使用纳美芬会引起感觉缺失。本品还可用于门诊患者，用于有意识的镇静患者和多种药物过量使用的紧急情况。未观察到有害的药物相互作用。

（2）临床前试验显示氟马西尼和纳美芬能诱发动物的癫痫发作。联用氟马西尼和纳美芬产生的癫痫发作比在啮齿动物试验中预计的少，因为单独使用药物就可达到预期的效果。根据这些数据，不能预计联用这两种药物会产生不良反应，但应知道纳美芬与这类药物联用可能引起癫痫。

第四节　其他镇痛药

（一）曲马多

曲马多（tramadol）为合成的可待因类似物，具有较弱的激动阿片受体作用。

【药理作用】

本品为中枢作用的阿片类镇痛药，为非选择性的 μ、δ 和 κ 阿片受体完全激动剂，与 μ 受体的亲和力最高，但仅为吗啡的 1/6000，镇痛效力与喷他佐辛相当。此外，尚能抑制神经元对 NA 和 5-HT 的再摄取，并促进 5-HT 的释放。本品同时具有镇咳作用，镇咳效力为可待因的 1/2。与吗啡相比，镇痛剂量的盐酸曲马多在较宽的范围内无呼吸抑制作用，对胃肠道无影响，对心血管系统的作用也很弱。长期应用有成瘾性。

【体内过程】

本品口服后 1 小时起效，2～3 小时血药浓度达峰值，作用维持约 6 小时，生物利用度为 70%。本品可穿过血脑屏障和胎盘屏障。血浆 $t_{1/2}$ 为 6 小时，代谢物 $t_{1/2}$ 为 7.5 小时，主要经肝代谢和肾排泄。

【临床应用】

本品适用于中度至重度急慢性疼痛，如手术、创伤、分娩及晚期癌症疼痛等。

【不良反应】

不良反应有多汗、头晕、恶心、呕吐、口干、疲劳等，可引起癫痫，静脉注射过快可有颜面潮红、一过性心动过速。禁与单胺氧化酶抑制药合用，从事驾驶或机械操作的人员慎用。长期使用亦可引起耐受性与依赖性。

【药物相互作用】

（1）本品与选择性 5-HT 再摄取抑制剂（SSRI），三环类抗抑郁剂（TCA），单胺氧化酶抑制剂（MAO），抗精神病药物合用时能增加癫痫发作的危险性。

（2）与乙醇、镇静剂、镇痛药或其他精神药物合用会引起急性中毒。

（3）本品与中枢神经系统抑制剂（如地西泮）合用时应适当减量。

（4）与巴比妥类药合用时可延长本品的作用时间。

（5）已证明本品不能与下列注射剂配伍使用：双氯芬酸、消炎痛、保泰松、地西泮、氟硝基安定和硝酸甘油。

（6）同时使用或用药前使用卡马西平会导致镇痛效果及药物有效作用时间的降低。

（7）不建议与曲马多激动剂/拮抗剂（如丁丙诺啡、纳布啡、喷他佐辛）同时使用，因为这种情况下理论上会削弱纯激动剂的镇痛作用。

（8）有报道 5-HT 综合征的散发病例与曲马多和其他 5-HT 能药物比如选择性 5-HT 再摄取抑制剂一起使用有关。停用 5-HT 能药物通常迅速改善。药物治疗依症状的性质和严重程度而定。

（9）曲马多与香豆素衍生物（如华法林）一起使用要小心，因为有报道有些患者国际标准化比值（INR）和淤斑会增多。

（二）罗通定

罗通定（rotundine，左旋四氢帕马丁）镇痛作用弱于哌替啶，强于解热镇痛药，镇痛作用机制可能与促进脑啡肽和内啡肽释放有关。偶见眩晕、乏力、恶心和锥体外系症状。大剂量对呼吸中枢有一定抑制作用。本药安全性较大，久用无耐受性及依赖性。

（三）延胡索乙素和罗通定

延胡索乙素（tetrahydropalmatine，消旋四氢帕马汀）为我国学者从罂粟科植物延胡索的块茎中提取分离得到的生物碱，罗通定为其有效成分，现已人工合成。镇痛作用较哌替啶弱，但强于解热镇痛药，无明显的成瘾性。罗通定尚有安定、镇静及催眠作用，临床可用于失眠。镇痛作用与脑内阿片受体及前列腺素系统无关，可能与药物阻断脑内 DA 受体有关。药物能阻断脑内 DA 受体，同时促进与痛觉有关的特定脑区脑啡肽和内啡肽的释放，过量可致帕金森病。口服吸收后，10～30 分钟起效，作用维持 2～5 小时。对慢性持续性钝痛效果较好，对创伤或手术后疼痛或晚期癌症的止痛效果较差。主要用于头痛、痛经、胃肠及肝胆系统等内科疾病引起的钝痛等。因对产程及胎儿无不良影响，也可用于分娩痛。

（四）奈福泮

奈福泮（nefopam）为一种新型的非麻醉性镇痛药，兼有轻度的解热和肌松作用。

【药理作用】

本品化学结构属于环化邻甲基苯海拉明，所以不具有非甾体抗炎药的特性，亦非阿片受体激动剂，镇痛作用不被纳洛酮所拮抗。对中、重度疼痛有效，肌注本品 20mg 相当于 12mg 吗啡效应。对呼吸抑制作用较轻。对循环系统无抑制作用。无耐受性和依赖性。

【体内过程】

本品口服吸收迅速，但首过效应明显，血药浓度达峰时间（t_{max}）1～3 小时；肌注给药 5～10 分钟生效，t_{max}1.5 小时。血浆 $t_{1/2}$4～8 小时，血浆蛋白结合率 71%～76%。本品经肝代谢而失去药理活性，大部分经肾脏排泄，原形药不足 5%。

【临床应用】

本品用于手术后止痛、癌症痛、急性外伤痛。亦可用于急性胃炎、胆道蛔虫症、输尿管结石等内脏平滑肌绞痛，局部麻醉、针麻等麻醉辅助用药。

【不良反应】

不良反应有心绞痛、心动过速、癫痫发作、神经刺激症状、呼吸抑制、尿潴留、呼吸异常、瞌睡、恶心、出汗、头晕、头痛等，但一般持续时间不长，偶见口干、眩晕、皮疹。

【药物相互作用】

（1）本品不宜与抗惊厥药合用。

（2）本品不得与单胺氧化酶抑制剂合用。

（3）本品与可待因、喷他佐辛合用时，后者的不良反应和成瘾性增强。

知识拓展

其他临床常见镇痛药

1.布桂嗪：用于偏头痛、三叉神经痛、牙痛、炎症性疼痛、神经痛、月经痛、关节痛、外伤性疼痛、手术后疼痛，以及癌症痛（属二阶梯镇痛药）等。

2.二氢埃托啡：适用于各种急性重度疼痛的镇痛，如重度创伤性疼痛和使用吗啡、哌替啶无效的急性剧烈疼痛的镇痛。

3.美沙酮：本品作用性质与吗啡类似，但作用时间长，适用于慢性、中度至重度剧烈疼痛和剧烈咳嗽患者，主要用于癌症患者镇痛。

 目标检测

一、单项选择题

1. 慢性钝痛不宜用吗啡治疗的主要原因是（　　）。

A. 对钝痛疗效差　　　　　　　　B. 可引起体位性低血压

C. 可引起呕吐　　　　　　　　　D. 久用易成瘾

2. 吗啡可用于下列哪种疼痛（　　）。

A. 诊断未明的急腹症　　　　　　B. 颅脑外伤

C. 分娩止痛　　　　　　　　　　D. 癌症剧痛

3. 吗啡的药理作用为（　　）。

A. 镇痛、镇静、止吐　　　　　　B. 镇痛、镇静、兴奋呼吸

C. 镇痛、镇静、抑制呼吸　　　　D. 镇痛、欣快、止吐

4. 喷他佐辛的特点是（　　）。

A. 无呼吸抑制作用　　　　　　　B. 成瘾性很小，不属于麻醉药品

C. 可引起体位性低血压　　　　　D. 镇痛作用很强

5. 吗啡中毒致死的主要原因是（　　）。

A. 昏睡　　　　　　　　　　　　B. 呼吸抑制

C. 震颤　　　　　　　　　　　　D. 血压降低

6. 吗啡引起胆绞痛是因为（　　）。

A. 胃肠道平滑肌和括约肌张力提高　　B. 胆道括约肌收缩

C. 抑制消化液分泌　　　　　　　D. 食物消化延缓

7. 心源性哮喘应选用哪种药物（　　）。

A. 肾上腺素　　　　　　　　　　B. 异丙肾上腺素

C. 麻黄碱　　　　　　　　　　　　D. 哌替啶

二、多项选择题（每题的备选答案中有 2 个或 2 个以上正确答案。少选或多选均不得分。）

1. 心源性哮喘可用下列哪些方法及药物治疗（　　）。

A. 强心苷　　　　B. 氨茶碱　　　　C. 吗啡　　　　D. 肾上腺素

E. 吸入氧气

2. 吗啡对中枢神经系统的药理作用包括（　　）。

A. 镇痛镇静作用　　　　　　　　B. 镇咳作用

C. 抑制呼吸作用　　　　　　　　D. 缩瞳作用

E. 恶心、呕吐作用

3. 连续应用吗啡易产生耐受性及成瘾性，一旦停药，即出现戒断症状，表现为（　　）。

A. 兴奋、失眠、震颤　　　　　　B. 呼吸抑制

C. 流涕、出汗、意识丧失　　　　D. 镇静

E. 呕吐、腹泻、虚脱

4. 吗啡用于心源性哮喘是利用以下哪些作用（　　）。

A. 镇静作用　　　　　　　　　　B. 降低呼吸中枢对 CO_2 敏感性

C. 扩张血管，降低外周阻力　　　D. 兴奋心脏，增加心排出量

E. 支气管平滑肌松弛

5. 哌替啶取代吗啡用于（　　）。

A. 内脏绞痛　　　B. 手术后疼痛　　　C. 慢性钝痛　　　D. 创伤性剧痛

E. 晚期癌症

第十五章
解热镇痛抗炎药

学习目标

知识要求： 掌握解热镇痛抗炎药物的分类及其代表药物的药理作用、体内过程、临床应用、不良反应和药物相互作用；熟悉其他解热镇痛抗炎药的作用特点及应用；了解解热镇痛抗炎药的合理用药原则。

能力要求： 学会正确分析涉及本章药物的处方合理性，提供用药咨询服务；解释不同配方在临床上的应用。

素养提升： 结合药物的不良反应，通过改变药物给药方式或改变药物剂型的方法扩大药物使用范围，提升学生的创新能力。

第一节　解热镇痛抗炎药物基本作用

一、作用机制

解热镇痛抗炎药（antipyretic-analgesic and anti-inflammatory drugs）是一类具有解热、镇痛，而且大多数还有抗炎、抗风湿作用的药物。在化学结构上虽属不同类别，但都可抑制体内前列腺素（prostaglandin，PG）的生物合成，由于其抗炎作用与糖皮质激素不同，故本类药物又称为非甾体抗炎药（nonsteroidal anti-inflammatory drugs，NSAIDs）。

解热镇痛抗炎药的作用机制是抑制机体内 PG 的生物合成。PG 是一族含有一个五碳环和两条侧链的二十碳不饱和脂肪酸，广泛存在于人和哺乳动物的各种重要组织和体液中，多种细胞都可合成 PG。细胞膜的磷脂中以脂化方式结合有花生四烯酸（arachidonic acid，AA），在磷脂酶 A_2 的作用下，AA 可从磷脂中释放出来。游离的 AA 转化途径有两种：一是经细胞微粒体内 PG 合成酶（环氧酶，cyclo-oxygenase，COX）的催化生成各种 PG，如 PGE_2、$PGF_{2\alpha}$、PGI_2 及血栓素 A_2（TXA_2）等。它们参与多种生理和病理过程的调节，如炎症、发热、疼痛、凝血、胃酸分泌，以及血管、支气管和子宫平滑肌的舒缩；AA 的另一代谢途径为经细胞质中的脂氧酶的催化生成白三烯类（leukotrienes，LTs），参与过敏反应、诱发炎症、增强白细胞和巨噬细胞的趋化以及支气管、胃肠平滑肌收缩等活动。AA 这两条代谢途径的产物有相互调节和制约作用。近年来发现了环氧酶（COX）的两种同工酶，简称 COX-1 与 COX-2。COX-1 多参与血管紧张度的调节等一些生理反应，各种损伤性因子也诱导多种细胞因子，这些因子又能诱导 COX-2 表达，增加 PG 合成，参与机体的炎症反应等病理过程。NSAIDs 的解热镇痛抗炎作用可能与抑制 COX-2 有关；而抗血栓作用及多数不良反应则可能与抑制 COX-1 有关，药物对两种 COX 的选择性不同。现已明确这两种 COX 的异构形式基因编码不同。选择性 COX-2 抑制剂的研制提高了 NSAIDs 对胃的安全性。临床上还将 COX 抑制药用于结肠癌和阿尔茨海默病的治疗，这表明 COX 抑制剂的作用机制可能不只局限于抑制 PG 系统。然而两种 COX 的各种作用尚未完全阐明，COX-2 抑制剂对肾脏有无毒性尚有争论。

> **课堂活动**
>
> 　　患者，女，56岁，多关节肿痛10余年，以双手、双足、双膝关节为主，现肿痛明显，活动受限。查体：双下肢呈X型。双手2、3、4掌指关节肿胀压痛，屈曲畸形，双腕关节肿胀压痛，右足第一足趾关节肿胀压痛，半脱位。诊断为类风湿关节炎。
>
> 　　请同学们分析一下，我们该采取什么治疗措施，选用什么药物？

二、药理作用

　　（1）解热作用。本类药能降低发热者的体温，而对体温正常者几无影响。发热是由于各种外热原（如病原体及其毒素、致炎物、抗原抗体复合物等）刺激中性粒细胞，产生与释放内热原，作用于下丘脑体温调节中枢，使中枢合成与释放 PG 增多，将调定点提高至 37℃ 以上，此时产热增加，散热减少，因此体温升高。解热镇痛药可抑制 COX，减少 PG 的合成，使体温调节点恢复到正常水平，通过散热增加而降低发热者体温。

　　（2）镇痛作用。解热镇痛药仅有中低等程度镇痛作用，对各种严重创伤性剧痛及内脏平滑肌绞痛无效；对临床常见的慢性钝痛如头痛、牙痛、神经痛、肌肉或关节痛、痛经等则有良好镇痛效果；久用不产生耐受性与依赖性，故临床广泛应用。

　　在组织损伤或发炎时，局部产生与释放某些致痛化学物质（也是致炎物质）如缓激肽等，同时产生与释放 PG。缓激肽作用于痛觉感受器引起疼痛；PG 则可使痛觉感受器对缓激肽等致痛物质的敏感性提高。因此，在炎症过程中，PG 的释放对炎性疼痛起到了放大作用，而 PG 本身也有致痛作用。本类药物镇痛作用部位主要在外周，通过抑制 COX，减少外周 PG 的合成，产生镇痛作用。

　　（3）抗炎抗风湿作用。本类药除苯胺类外都具有抗炎、抗风湿作用，能显著减轻炎症的红、肿、热、痛等症状。目前认为，PG 是参与炎症反应的重要活性物质，它不仅能扩张血管，增加血管通透性，引起局部充血、水肿和疼痛，还能协同增强其他致痛致炎物质（如缓激肽、5-羟色胺、白三烯等）的作用。解热镇痛抗炎药能抑制 PG 合成，而发挥抗炎、抗风湿作用，能有效地缓解炎症引起的临床症状。

第二节　非选择性环氧化酶抑制药

一、水杨酸类

阿司匹林

　　阿司匹林（aspirin）又称乙酰水杨酸。

心灵启迪　医路故事

百年经典，阿司匹林

阿司匹林的发现充满了曲折。早在古代人们就发现柳树皮具有较好的抗关节炎作用，到了1828年，从柳树皮里先后分离出了水杨苷，十年后提取出衍生物水杨酸，具有更强的抗炎作用，但刺激性很大。经过不断的努力，最终化学家霍夫曼于1897年合成了阿司匹林。从柳树治疗疾病，到柳树皮中提取水杨酸，最终经过了乙酰化结构修饰，乙酰胺水杨酸华丽转身，走进千家万户，成就百年经典阿司匹林！从水杨酸到乙酰水杨酸，看似一个简单的结构修饰，却是无数人漫长时间一点一滴的积累。正是在科学家们的探索精神和创新思维指引下，不同领域的专家坚持不懈的努力，才有了今天的百年经典。

【药理作用】

本品使血小板的环氧合酶（即前列腺素合成酶）乙酰化，从而减少血栓素 A_2（TXA_2）的生成，对 TXA_2 诱导的血小板聚集产生不可逆的抑制作用；对 ADP 或肾上腺素诱导的 II 相聚集也有阻抑作用；并可抑制低浓度胶原、凝血酶、抗体-抗原复合物、某些病毒和细菌所致的血小板聚集和释放反应及自发性聚集，由此预防血栓的形成。

知识拓展

阿司匹林的抗血栓作用

血栓素（TXA_2）是血小板聚集的诱导剂，小剂量阿司匹林能可抑制COX，因而减少血小板中TXA_2的生成，抑制血小板聚集，防止血栓形成。但在高浓度时，阿司匹林也能抑制血管壁中PG合成酶，减少了前列环素（prostacyclin，PGI_2）合成。PGI_2是TXA_2的生理对抗剂，它的合成减少可能促进血栓形成。实验证明，血小板中COX对阿司匹林的敏感性远较血管中COX为高，因而建议采用小剂量（每日口服80mg）用于防止血栓形成。治疗缺血性心脏病、包括稳定型、不稳定型心绞痛及进展性心肌梗塞患者能降低病死率及再梗塞率。此外，应用于血管成形术及旁路移植术也有效。对一过性脑缺血发作者，服用小剂量阿司匹林（50~100mg），可防止血栓形成。

【体内过程】

本品口服后经胃肠道完全吸收，吸收后迅速降解为主要代谢产物水杨酸。本品和水杨酸血药浓度达峰时间分别为 10~20 分钟和 0.3~2 小时。本品和水杨酸均和血浆蛋白紧密结合并迅速分布于全身。水杨酸能进入乳汁和穿过胎盘。水杨酸主要经肝脏代谢，水杨酸及其代谢产物主要从肾脏排泄。

【临床应用】

（1）解热、镇痛、抗炎、抗风湿作用。阿司匹林有较强的解热、镇痛作用，常与其他解热镇痛药配成复方，用于头痛、牙痛、肌肉痛、神经痛、痛经及感冒发热等；较大剂量有明显抗炎、抗风湿作用，可使急性风湿热患者于 24~48 小时内退热，关节红、肿及疼痛缓解，血沉下降，患者主观感觉好转。由于控制急性风湿热的疗效迅速而确实，故也可用于鉴别诊断。对类风湿性关节炎也可迅速镇痛，消退关节炎症，减轻关节损伤。

（2）预防心肌梗死复发，降低急性心肌梗死疑似患者的发病风险。

（3）中风的二级预防。

（4）降低短暂性脑缺血发作及其继发脑卒中的风险。

（5）动脉外科手术或手术介入后，如经皮冠脉腔内成形术、冠状动脉旁路术、颈动脉内膜剥离术、动静脉分流术。

（6）预防大手术后深静脉血栓和肺栓塞。

【不良反应】

（1）胃肠道反应。较常见的有恶心、呕吐、上腹部不适或疼痛（由于本品对胃黏膜的直接刺激引起）等胃肠道反应（发生率 3%～9%），停药后多可消失。长期或大剂量服用可有胃肠道出血或溃疡。

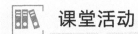

课堂活动

请同学们分组讨论哪些人群不适宜使用阿司匹林口服制剂？

（2）凝血障碍。由于阿司匹林对血小板的抑制作用，会增加出血的风险，严重者可威胁生命。急性或慢性出血后可能导致贫血。

（3）水杨酸反应。剂量过大（5g/d）时，可出现头痛、眩晕、恶心、呕吐、耳鸣、视、听力减退，严重者可出现精神错乱、昏迷等症状，称为水杨酸反应。应立即停药，静脉滴入碳酸氢钠加速水杨酸的排泄。

（4）过敏反应。发生率为 0.2%，表现为哮喘、荨麻疹、血管神经性水肿或过敏性休克。多为易感者，服药后迅速出现呼吸困难，严重者可致死亡，称为阿司匹林哮喘。有的是阿司匹林过敏、哮喘和鼻息肉三联征，往往与遗传和环境因素有关。

（5）瑞氏（Reye）综合征。患病毒性感染伴有发热的儿童或青年应用阿司匹林后，出现严重肝功能异常、惊厥、昏迷及急性脑水肿等症状称瑞氏综合征，虽少见，但可致死，故 14 岁以下患病毒性感染的儿童忌用本药。

（6）其他。如中枢神经系统影响，出现可逆性耳鸣、听力下降和肝、肾功能损害，与剂量大小有关，多在服用一定疗程、剂量过大（血药浓度达 200～300μg/L）后出现。损害均是可逆性的，停药后可恢复。

【药物相互作用】

（1）与其他非甾体抗炎镇痛药合用时疗效并不加强，因为本品可以降低其他非甾体抗炎药的生物利用度。再则胃肠道副作用（包括溃疡和出血）却增加；此外，由于对血小板聚集的抑制作用加强，还可增加其他部位出血的危险。本品与对乙酰氨基酚长期大量合用有引起肾脏病变包括：肾乳头坏死、肾癌或膀胱癌的可能。

（2）与任何可引起低凝血酶原血症、血小板减少、血小板聚集功能降低或胃肠道溃疡出血的药物合用时，可有加重凝血障碍及引起出血的危险。

（3）与抗凝药（双香豆素、肝素等）、溶栓药（链激酶、尿激酶）合用，可增加出血的危险。

（4）尿碱化药（碳酸氢钠等）、抗酸药（长期大量应用）可增加本品自尿中排泄，使血药浓度下降。但当本品血药浓度已达稳态而停用碱性药物，又可使本品血药浓度升高到毒性水平。碳酸酐酶抑制药可使尿碱化，但可引起代谢性酸中毒，不仅能使血药浓度降低，而且使本品透入脑组织中的量增加，从而增加毒性反应。

（5）尿酸化药可减低本品排泄，使其血药浓度升高。本品血药浓度已达稳态的患者加用尿酸化药后可能导致本品血药浓度升高，毒性反应增加。同时应用丙磺舒或磺吡酮时，可降低二者的排尿酸作用，剂量越大对排尿酸影响也越大（浓度＞50μg/mL 时即明显降低）。此外，丙磺舒可降低水杨酸盐自肾脏的清除率，从而使后者的血药浓度升高。

（6）糖皮质激素可增加水杨酸盐的排泄，合用时为了维持本品的血药浓度，必要时应增加本品的剂量。本品与激素长期合用，尤其是大量应用时，当激素减量或停药时可出现水杨酸反应，甚至有增加胃肠溃疡和出血的危险性。为此，目前临床上不主张将此两种药物同时应用。

（7）胰岛素或口服降糖药物的降糖效果可因与本品合用而加强和加速。

（8）与甲氨蝶呤合用时，可减少甲氨蝶呤与蛋白的结合，减少其从肾脏的排泄，使血药浓度升高而增加毒性反应。

课堂活动

请同学们总结一下不能与阿司匹林合用的药物有哪些？

二、苯胺类

对乙酰氨基酚

对乙酰氨基酚（acetaminophen）俗称扑热息痛，是非那西丁的体内代谢物，临床常用作复方感冒药的有效成分之一。

【药理作用】

本品通过抑制下丘脑体温调节中枢前列腺素合成酶 COX，减少前列腺素 PGE_1 的合成和释放，导致外周血管扩张、出汗而达到解热的作用，其解热作用强度与阿司匹林相似；通过抑制前列腺素 PGE_1、缓激肽和组胺等的合成和释放，提高痛阈而起到镇痛作用，属于外周性镇痛药，作用较阿司匹林弱，仅对轻、中度疼痛有效。本品无明显抗炎作用。

【体内过程】

本品口服吸收快而完全，0.5～1 小时血药浓度达高峰，血浆蛋白结合率为 25％，90％～95％在肝脏代谢。$t_{1/2}$ 平均为 2 小时，肾功能不全时不变，但在某些肝病患者可能延长，老年人和新生儿可有所延长，而小儿则有所缩短。本品主要以葡萄糖醛酸结合的形式从肾脏排泄，中间代谢产物对肝脏有毒性作用。

【临床应用】

临床常作为感冒药组方之一，用于发热，也可用于缓解轻中度疼痛，如头痛、肌肉痛、关节痛以及神经痛、痛经、癌性痛和手术后止痛等。本品可用于对阿司匹林过敏或不能耐受的患者。

【不良反应】

（1）常规剂量下，本品的不良反应很少，偶尔可引起恶心、呕吐、出汗、腹痛、皮肤苍白等，少数病例可发生过敏性皮炎（皮疹、皮肤瘙痒等）、粒细胞缺乏、血小板减少、贫血、肝功能损害等，很少引起胃肠道出血。

（2）偶见皮疹、荨麻疹、药物热及粒细胞减少。长期大量用药会导致肝肾功能异常。

（3）过量服用本品可引起严重肝损伤。有报道极少数患者使用对乙酰氨基酚可能出现致命的、严重的皮肤不良反应（如急性泛发性发疹性脓疱病、中毒性表皮坏死松解症、大疱性多形红斑综合征）。

知识拓展

对乙酰氨基酚的肝脏毒性

对乙酰氨基酚在体内代谢时主要与硫酸或葡萄糖醛酸结合成酯，排出体外。少部分经肝脏氧化代谢成 N-羟基衍生物，进一步转化为有毒性的乙酰亚胺醌。

大剂量或超剂量服用对乙酰氨基酚时，可由于乙酰亚胺醌与含巯基的肝蛋白质结合成共价结合物而导致肝坏死、肾小管坏死和低葡萄糖昏迷。

【药物相互作用】

（1）在长期饮酒或应用其他肝酶诱导剂，尤其是应用巴比妥类或抗惊厥药的患者，长期使用本品时，更有发生肝脏毒性的危险。

（2）本品与氯霉素合用，可延长后者的半衰期，增强其毒性。

（3）与抗凝血药合用，可增强抗凝血作用，故要调整抗凝血药的用量。

（4）长期大量与阿司匹林及其他非甾体抗炎药合用时，有明显增加肾毒性的危险。

（5）本品与抗病毒药齐多夫定合用时，可增加其毒性，应避免同时应用。

三、吡唑酮类

保泰松

保泰松（phenylbutazone）又称布他酮，不良反应较大，现已少用。

【药理作用】

本品为吡唑酮类非甾体抗炎药，有较强的抗炎作用，对炎性疼痛效果较好，有促进尿酸排泄作用，解热作用较弱。

【体内过程】

本品在胃肠道易吸收，达峰时间约为 2 小时。口服吸收完全，血浆蛋白结合率高，表观分布容积为 120mL/kg，剂量增加血药浓度不增加，故重复给药时稳态血药浓度不呈线性增加。血浆蛋白结合率 98%。主要在肝脏经氧化缓慢代谢，代谢物之一羟基保泰松仍有抗炎活性。本品代谢和排泄均较慢，血浆 $t_{1/2}$ 约为 70 小时。

【临床应用】

（1）本品适用于治疗风湿性关节炎、类风湿性关节炎、强直性脊柱炎。

（2）本药大剂量可减少肾小管对尿酸盐的再吸收，促进尿酸盐排泄，故可用于治疗急性痛风。

【不良反应】

本品不良反应发生率较高，以消化道的不良反应最常见。常见不良反应有恶心、呕吐、胃肠道不适、水钠潴留、水肿、皮疹等。可引起腹泻、眩晕、头痛、长期大剂量可致消化道溃疡及胃肠出血。偶有引起肝炎、黄疸、肾炎、血尿、剥脱性皮炎、多型性红斑、甲状腺肿、粒细胞及血小板缺乏症。服药一周以上应检查血象。如出现发热、咽痛、皮疹、黄疸及柏油样大便应即停药。

【药物相互作用】

本品具有较强的血浆蛋白结合作用和较高的肝药酶诱导作用。

（1）本品与利尿剂氨苯蝶啶合用可引起肾功能损害。

（2）应避免与其他具有骨髓抑制作用的药物合用。

（3）本品能抑制香豆素类抗凝药和磺酰脲类降糖药的代谢，并可将其从血浆蛋白结合部位置换出来，从而明显增强其作用及毒性，可引起血糖过低或出血症状。与增加肝微粒体酶活性的药物合用可减少本药的消除半衰期。

四、吲哚类

吲哚美辛

吲哚美辛（indometacin）别名消炎痛。

背景知识

吲哚美辛的发现

20世纪50年代，人们发现5-羟色胺是炎症反应中的致痛物质，它是色氨酸在体内的代谢产物，而风湿患者色氨酸的代谢水平较高，所以人们设计从5-羟色胺的吲哚衍生物中来筛选抗炎药物，从而发现了吲哚美辛具有很强的镇痛、抗炎活性。但吲哚美辛的毒副作用较严重，可引起过敏反应及胃肠道反应，一般制成搽剂、栓剂等外用制剂使用。

【药理作用】

本品为非甾体抗炎药，通过对环氧化酶COX-1和COX-2的抑制而减少PG的合成，具有抗炎、解热及镇痛作用。抗炎方面，通过制止炎症组织痛觉神经冲动的形成，抑制炎性反应，包括抑制白细胞的趋化性及溶酶体酶的释放等，抗炎作用强大。本品一方面抑制下丘脑前列腺素合成，使过高的体温调定点下移，同时直接作用于下丘脑体温调节中枢，引起外周血管扩张及出汗，使散热增加。

【体内过程】

口服吸收迅速而完全，4小时可达给药量的90%，食物或服用含铝或镁的抗酸药可稍使吸收缓慢，血浆蛋白结合率约为99%。口服1~4小时血药浓度达峰值，$t_{1/2}$平均为4.5小时，早产儿明显延长。本品在肝脏代谢为去甲基化物和去氯苯甲酰化物，又可水解为吲哚美辛重新吸收再循环。60%从肾脏排泄，其中10%~20%以原形排出；33%从胆汁排泄，其中1.5%为原形药；在乳汁中也有排出。本品不能被透析清除。

【临床应用】

(1) 本品可用于类风湿关节炎、风湿性关节炎、强直性脊柱炎、骨关节炎及痛风急性发作期，可缓解疼痛和肿胀。

(2) 用于软组织损伤和炎症。

(3) 针对高热的对症解热，可迅速大幅度短暂退热。

(4) 可治疗肌肉痛、肩部僵硬酸痛、腰痛、关节痛、腱鞘炎（手和腕部疼痛）、肘部疼痛（网球肘等）及跌打损伤、扭伤引起的疼痛。

(5) 其他：用于治疗偏头痛、痛经、手术后痛、创伤后痛等。

【不良反应】

胃肠道反应常见，可引起消化不良、胃痛、胃烧灼感、恶心反酸等症状，出现溃疡、胃出血及胃穿孔。神经系统可出现头痛、头晕、焦虑及失眠等，严重者可有精神行为障碍或抽搐等。肾脏可见血尿、水肿、肾功能不全，多见于老年患者。因造血系统受抑制而出现再生障碍性贫血，白细胞减少或血小板减少等。过敏反应可致哮喘、血管性水肿及休克等。

【药物相互作用】

(1) 与对乙酰氨基酚长期合用可增加肾脏毒性，与其他非甾体抗炎药同用时消化道溃疡的发病率增高。与阿司匹林或其他水杨酸盐同用时并不能加强疗效，而胃肠道不良反应则明显增多，由于抑制血小板聚集的作用加强，可增加出血倾向。

(2) 饮酒或与皮质激素、促肾上腺皮质激素同用，可增加胃肠道溃疡或出血的危险。与肝素、口服抗凝药及溶栓药合用时，因本品与之竞争性结合蛋白，使抗凝作用加强。同时本品有抑制血小板聚集作用，因此有增加出血的潜在危险。与秋水仙碱、磺吡酮合用时可增加胃肠溃疡及出血的危险。

（3）与洋地黄类药物同用时，本品可使洋地黄的血浓度升高（因抑制从肾脏的清除）而增加毒性，因而需调整洋地黄剂量。本品与胰岛素或口服降糖药合用，可加强降糖效应，须调整降糖药物的剂量。

（4）与呋塞米同用时，可减弱后者排钠及抗高血压作用。其原因可能是由于抑制了肾脏内前列腺素的合成。本品还有阻止呋塞米、布美他尼及吲达帕胺等对血浆肾素活性增强的作用，对高血压患者评议其血浆肾素活性的意义时应注意此点。

（5）与氨苯蝶啶合用时可致肾功能减退（肌酐清除率下降、氮质血症）。

（6）本品与硝苯地平或维拉帕米同用时，可致后二者血药浓度增高，因而毒性增加。丙磺舒可减少本品自肾及胆汁的清除，增高血药浓度，使毒性增加，合用时须减量。与锂盐同用时，可减少锂自尿排泄，使血药浓度增高，毒性加大。与抗病毒药齐多夫定同用时，可使后者清除率降低，毒性增加。同时本品的毒性也增加，故应避免合用。

（7）本品可使甲氨蝶呤血药浓度增高，并延长高血浓度时间。正在用本品的患者如需做中或大剂量甲氨蝶呤治疗，应于24～48小时前停用本品，以免增加其毒性。

五、芳基烷酸类

（一）双氯芬酸

双氯芬酸（diclofenac）是一种衍生于苯乙酸类的非甾体消炎镇痛药。

【药理作用】

本品抑制环氧化酶活性，从而阻断花生四烯酸向前列腺素的转化，也能促进花生四烯酸与甘油三酯结合，降低细胞内游离的花生四烯酸浓度，而间接抑制白三烯的合成。

【体内过程】

本品口服吸收快，完全。与食物同服可降低吸收率。空腹服药平均1～2小时达峰值，与食物同服时6小时达峰值。药物半衰期约为2小时。血浆蛋白结合率为99%。表观分布容积0.1～0.55L/kg。服药4小时后，在关节滑液中药物浓度高于同期血清药物浓度，并可维持12小时。大约50%在肝脏代谢，40%～65%从肾排出，35%从胆汁排泄。长期应用无蓄积作用。

【临床应用】

（1）本品用于急性关节炎和痛风发作、慢性关节炎、类风湿性关节炎、强直性脊柱关节和脊柱的其他炎性风湿性疾病、与关节和脊柱的退行性疾病有关的疼痛、软组织风湿病、创伤或手术后的肿痛或炎症，治疗痛经和由整形、牙科手术或其他外科小手术引起的术后痛和炎症。

（2）用于眼科手术后非细菌性炎症的治疗。

 课堂活动

目前临床治疗感冒时常常使用复方制剂，请同学们对市场常用感冒药进行调研总结，看看这些药里都含有哪些芳基烷酸类药物。

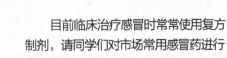

【不良反应】

偶见上腹疼痛、恶心、呕吐、腹泻、腹部痉挛、消化不良、胀气和厌食。罕见胃肠道出血（呕血、黑便、血性腹泻）、伴有或不伴有出血或穿孔的胃或肠道溃疡。中枢（外周）神经系统偶见头痛、头晕、晕眩。偶见皮疹、血清转氨酶增高。个别病例报道血小板减少、白细胞减少、溶血性贫血、再生障碍性贫血、粒细胞缺乏。

【药物相互作用】

（1）饮酒或与其他非甾体消炎药同时使用可增加胃肠道副作用，并有致溃疡的危险。长期与对乙酰氨基酚同用时可增加对肾脏的毒副作用。

（2）与阿司匹林或其他水杨酸类药物同用时，药效不增强，而胃肠道不良反应及出血倾向发生率增高。

（3）与肝素、双香豆素等抗凝血及血小板抑制药同用时有增加出血的危险；与呋塞米同用时，后者的排钠和降压作用减弱；与维拉帕米、硝苯地平同用时，本品的血药浓度增高；与抗高血压药同用时可影响后者的降压效果；与保钾利尿药同用时可引起高钾血症；本品可降低胰岛素作用，使血糖升高。

（4）本品可增高地高辛的血药浓度，同用时须注意调整地高辛的剂量。

（5）丙磺舒可降低本品的排泄，增加血药浓度，从而增加毒性，故同用时宜减少本品剂量；阿司匹林可降低本品的生物利用度。

（6）本品可降低甲氨蝶呤的排泄，增加其血药浓度，甚至可达中毒水平，故本品不应与中或大剂量甲氨蝶呤疗法同用。

（二）布洛芬

布洛芬（ibuprofen）是第一个应用的到临床的芳基丙酸类 NSAIDs。

【药理作用】

本品通过抑制环氧化酶，减少前列腺素的合成，产生镇痛、抗炎作用；通过下丘脑体温调节中枢而起解热作用。

【体内过程】

本品口服吸收迅速而完全，吸收量较少受食物和药物影响。1～2 小时达峰值，血浆蛋白结合率高，主要经肝脏代谢，肾脏排泄。

【临床应用】

本品用于缓解轻至中度疼痛如头痛、关节痛、偏头痛、牙痛、肌肉痛、神经痛、痛经。也用于普通感冒或流行性感冒引起的发热。

【不良反应】

少数患者可出现恶心、呕吐、胃烧灼感或轻度消化不良、胃肠道溃疡及出血、转氨酶升高、头痛、头晕、耳鸣、视物模糊、精神紧张、嗜睡、下肢水肿或体重骤增。罕见皮疹、过敏性肾炎、膀胱炎、肾病综合征、肾乳头坏死或肾功能衰竭、支气管痉挛。

【药物相互作用】

本品与其他解热、镇痛、抗炎药物同用时可增加胃肠道不良反应，并可能导致溃疡；与肝素、双香豆素等抗凝药同用时，可导致凝血酶原时间延长，增加出血倾向；与地高辛、甲氨蝶呤、口服降血糖药物同用时，能使这些药物的血药浓度增高，不宜同用；与呋塞米（呋喃苯胺酸）同用时，后者的排钠和降压作用减弱；与抗高血压药同用时，也降低后者的降压效果。

课堂活动

同学们分组讨论并列出表格：在日常生活中你所使用或者接触到的复方感冒药中哪些含有布洛芬成分？除了布洛芬，还有哪些常用的解热镇痛成分会被添加到复方制剂中？

（三）萘普生

萘普生（naproxen）属芳基丙酸类衍生物。

【药理作用】

本品是非甾体消炎镇痛药，具有明显的抑制前列腺素合成酶的作用，使前列腺素的释放减少甚至停止，从而起到消炎、解热、镇痛作用。

【体内过程】

本品口服或静脉注射用后 15 分钟血浆浓度达到峰值，血浆 $t_{1/2}$ 为 12～14 小时。在体内达到治疗浓度时，有 99% 的本品与血浆蛋白结合，95% 的本品以原形或代谢物 6-氧-去甲基萘普生以及它们的结合物从尿中排出。本品可穿过胎盘，并从乳汁排出。不影响各种酶的代谢，在体内无积蓄作用。

【临床应用】

本品用于各种原因引起的发热及疼痛的对症治疗。并常用于类风湿性关节炎、骨关节炎、强直性脊椎炎、肌腱炎、神经痛、痛风等症，尤其适用于上述疾病的急性发作期，另外也可用于原发性痛经及中、小手术后的止痛。

【不良反应】

（1）皮肤瘙痒、呼吸短促、呼吸困难、哮喘、耳鸣、下肢水肿、胃烧灼感、消化不良、胃痛或不适、便秘、头晕、嗜睡、头痛、恶心及呕吐等。

（2）视物模糊或视觉障碍、听力减退、腹泻、口腔刺激或痛感、心慌及多汗等。

（3）胃肠出血、肾脏损害（过敏性肾炎、肾病、肾乳头坏死及肾功能衰竭等）、荨麻疹、过敏性皮疹、精神抑郁、肌肉无力、出血或粒细胞减少及肝功损害等较少见。

（4）注射部位可能有烧灼感。

【药物相互作用】

本品与其他解热镇痛药同用可使胃肠道不良反应增多，并有致溃疡发作的危险；与肝素、双香豆素等抗凝药同用，出血时间延长，可出现出血倾向，并有导致胃肠道溃疡的可能；与丙磺舒同用时，本品血药浓度升高，半衰期延长，疗效增加，但不良反应也相应增加。萘普生可降低呋塞米的排钠和降压作用，也可抑制锂的排泄，使血锂浓度升高。

六、烯醇酸类

美洛昔康

美洛昔康（meloxicam）为烯醇酸类非甾体抗炎药。

【药理作用】

本品具有镇痛、抗炎、解热作用。能抑制前列腺素的合成，对 COX-2 的选择性抑制作用比 COX-1 强 10 倍，较其他 NSAIDs 更具有安全性。

【体内过程】

本品经口服或肛门给予都能很好的吸收。片剂、栓剂与胶囊具有相同的生物等效性。进食时服用药物对吸收没有影响，3～5 天可进入稳定状态。在血浆中，99％以上的药物与血浆蛋白结合。本品能很好地穿透进入滑液，浓度接近在血浆中的一半。本品代谢非常彻底，其主要的代谢途径是氧化该物质的噻唑基部分的甲基，代谢产物从尿或粪便中排泄。$t_{1/2}$约为 20 小时，肝功能不全或轻、中度肾功能不全对美洛昔康片药代动力学均无较大影响。

知识拓展

美洛昔康是高度的COX-2选择性抑制剂，因而对胃以及十二指肠溃疡的诱发均比吡罗昔康小，可用于长期治疗类风湿性关节炎。

【临床应用】

临床用于类风湿关节炎的症状治疗、疼痛性骨关节炎（关节病、退行性骨关节病）的症状治疗。

【不良反应】

治疗量时不良反应较轻，胃肠道常见消化不良、恶心、呕吐、便秘、胀气、腹痛、腹泻等；血液系统可见贫血、血细胞计数失调；中枢神经系统常见轻微头晕、头痛；心血管系统可引起水肿，偶见血压升高、心悸、潮红；可引起皮肤瘙痒、皮疹。剂量过大或长期服用可诱发或加重消化道出血、溃疡。

【药物相互作用】

（1）同时使用一种以上的非甾体抗炎药可能通过协同作用而增加胃肠道溃疡及出血的可能性；可增加肝素、溶栓剂等出血风险，必须合用时需密切监视抗凝剂的作用。

（2）与利尿剂合用时，应补充足够的水，并在治疗开始前监控肾功能，避免发生急性肾功能不全；可提高环孢菌素的肾毒性，在结合治疗期间要测定肾功能。与其他的非甾体抗炎药相似，美洛昔康片会增加甲氨蝶呤的血液毒性，应严格监控血细胞数。

（3）在应用 NSAIDs 治疗期间，可通过抑制具有血管舒张作用的前列腺素使得抗高血压药作用下降，如 β 受体阻断剂、ACEI 制剂、血管舒张药以及利尿剂。

七、其他类

酮咯酸氨丁三醇

酮咯酸氨丁三醇（ketorolac Tromethamine）是由美国 Syntex 公司开发的吡咯酸衍生物，并于 1990 年在意大利首先上市的新的非甾体抗炎药。

【药理作用】

本品是一种非甾体抗炎药，抑制前列腺素 E_2（PGE_2）的生物合成，生物活性与其 S-型有关。动物研究显示本品有镇痛作用，无镇静或抗焦虑作用。

【体内过程】

本品主要组分是由左旋、右旋异构体组成的消旋体，其右旋 S（＋）异构体具有止痛作用。左旋异构体的 $t_{1/2}$ 约为 2.5 小时，右旋异构体的 $t_{1/2}$ 约为 5 小时，消旋体的 $t_{1/2}$ 在 5～6 小时范围内。口服、肌注的生物利用度等同于静注。本品口服吸收率可达 100％，但高脂食物能影响本品的口服吸收，使其血浆峰浓度降低，并使达峰时间推迟约 1 小时；制酸剂不影响本品的吸收。本品吸收后与血清蛋白结合率较高，治疗浓度时可达 99％。本品主要经肝脏部分代谢，肾脏排泄，约给药剂量 94％ 的药物经肾随尿液排出，其余自粪便排出。

【临床应用】

本品用于需要阿片水平镇痛药的急性较严重疼痛的短期治疗，通常用于手术后镇痛，不适用于轻度或慢性疼痛的治疗。

【不良反应】

临床治疗过程中可能会出现的不良反应有：恶心、呕吐、消化不良、腹泻、便秘、胃气胀、胃肠胀痛等胃肠道反应；风疹、瘙痒等过敏反应；头痛、头晕、出汗、震颤、抑郁、失眠、口干、注意力不集中、麻痹等神经系统反应；水肿、血尿、蛋白尿、多尿、尿频等泌尿系统反应等。用药不当或增加剂量会增加不良反应发生率，导致可能会出现严重的并发症，如胃肠道溃疡、出血、穿孔、手术后出血、肾功能衰竭、过敏及过敏样反应和肝功能衰竭。

【药物相互作用】

（1）尚无研究资料明确证实本品和华法林、地高辛、水杨酸盐及肝素之间的相互作用。但对使用抗凝剂的患者给予本品时需极其慎重，并需对患者进行密切观察。

（2）可降低呋塞米的利尿效果降低约 20％；可将降低甲氨蝶呤的清除率，使其毒性加大；与 ACEI 制剂联合用药有增加肾功能损伤的可能性，尤其是对血容衰竭的患者这种危险性更大。

（3）禁与丙磺舒联合应用。本品口服制剂和丙磺舒联合用药能降低酮咯酸的清除率，并明显增加了酮咯酸的血浆浓度水平，使 $t_{1/2}$ 延长 2 倍。

（4）本品与吗啡联合用药治疗术后疼痛未见不良相互作用，但勿将本品和吗啡混合在同一个注射器中注射。

第三节　选择性环氧化酶-2 抑制药

知识拓展

认识环氧化酶（COX）

环氧化酶分为环氧化酶-1（COX-1）和环氧化酶-2（COX-2）：

1. COX-1：为原生酶，促进胃黏膜PGs的合成，具有细胞生理调节功能，对消化道黏膜起保护作用。

2. COX-2：为诱导酶，在炎症细胞中，受炎症因子的诱惑，大量产生，使炎症部位的前列腺素含量增加。

传统的 NSAIDs最常见的不良反应是胃肠道的损伤，如消化道溃疡、消化道出血等，人们通过对 COX-1 和 COX-2 的研究，发现药物发挥解热、镇痛和抗炎作用的主要机制是抑制 COX-2，而对 COX-1 的非选择性抑制作用是导致常见不良反应的主要原因，因此陆续开发了一些选择性的 COX-2 抑制剂，在减少胃肠道不良反应方面取得了较好效果。然而，随着基础研究和临床研究的发展，对两种环氧酶认识的不断加强，COX-2 不仅是病理状态下产生，同时也具有生理作用。选择性 COX-2 抑制剂在减少胃肠道不良反应的同时，有些也带来心血管系统等更严重不良反应的发生，用药后心脏病发作、卒中及其他严重后果的可能性成倍增加，更有甚者被迫退出市场。目前，COX-2 抑制剂的效果与实际安全性仍有待进一步确定。临床用药过程中应综合考虑每种药物给患者带来的利益和风险，合理选用药物。

（一）塞来昔布

塞来昔布（celecoxib）是第一个用于临床的选择性 COX-2 抑制剂。

【药理作用】

本品是非甾体类抗炎药，通过抑制 COX-2 抑制前列腺素生成。

【体内过程】

本品口服后约 3 小时达峰值血药浓度。由于药物溶解度低使吸收过程延长，$t_{1/2}$ 差异较大，空腹时 $t_{1/2}$ 约为 11 小时。多剂量给药后，5 天内可达到稳态血药浓度水平。血浆蛋白结合率可达 97%，主要经肝脏 CYP2C9 酶代谢，代谢产物有醇、相应的羧基酸和其葡糖苷酸结合物，代谢产物无活性，CYP2C9 代谢酶缺乏的患者应慎用本品。本品主要通过肝脏代谢，仅有少于 3%剂量的药物以原形从尿液和粪便中排出。粪便中排出约占 57%，尿液中排出约占 27%。

【临床应用】

（1）用于缓解骨关节炎的症状和体征。

（2）用于缓解成人类风湿关节炎的症状和体征。

（3）用于治疗成人急性疼痛。

（4）用于缓解强直性脊柱炎的症状和体征。

【不良反应】

本品可致严重的心血管血栓事件：心肌梗死、卒中；较大剂量可引起胃肠道出血、溃疡和穿孔。对肝脏毒性，可引起谷丙转氨酶、谷草转氨酶升高。此外，本品可导致新发高血压或使已有的高血压加重；部分患者可出现液体潴留，引起心力衰竭和水肿。长期服用本品会导致肾乳头坏死和其他程度的肾脏损害、血清钾浓度增加。尚可引起过敏性反应、严重皮肤反应（如皮疹）、血液学毒性（如贫血）。

【药物相互作用】

（1）塞来昔布主要经肝脏 CYP2C9 代谢。一般情况下，当塞来昔布与有抑制 CYP2C9 作用的药物同时服用时，会产生明显的药物相互作用。临床研究发现：塞来昔布与氟康唑和锂之间有潜在明显药物相互作用；与呋塞米和血管紧张素转化酶抑制剂有潜在的相互作用。氟康唑可抑制 CYP2C9 酶，使塞来昔布的血药浓度升高两倍，接受氟康唑治疗的患者应给予本品最低的推荐剂量。塞来昔布能抑制 CYP2D6 的活性，可能与需要经 CYP2D6 代谢的药物发生相互作用。

（2）阿司匹林：本品可以和低剂量的阿司匹林合用。然而与单独使用本品相比，同阿司匹林联合使用时胃肠道的溃疡和其他并发症的发生率会增加。由于缺乏对血小板的作用，本品不能替代阿司匹林在预防心血管事件方面的治疗。

（3）ACEI 制剂和血管紧张素 Ⅱ 拮抗剂：有报道提示非甾体抗炎药会减弱血管紧张素转化酶抑制剂和血管紧张素 Ⅱ 拮抗剂的抗高血压作用。在同时服用 ACEI 制剂、血管紧张素 Ⅱ 拮抗剂和塞来昔布胶囊的患者中要考虑这种药物相互作用。

（4）非甾体抗炎药可抑制肾脏的前列腺素合成，在一些患者中会降低呋塞米和噻嗪类利尿药物的促尿钠排泄作用。

（5）接受华法林或其他类似药物治疗的患者，特别在开始服用本品的数天内或改变其剂量时，患者发生出血并发症的危险性会增高，要监测患者的抗凝血活性。

（二）帕瑞昔布

帕瑞昔布（parecoxib）临床用其钠盐，是伐地昔布的水溶性、非活性前体药物，可供静脉或肌内注射用。

【药理作用】

本品是 COX-2 选择性抑制剂伐地昔布的前体药物，在体内可经肝脏迅速几乎完全转化成伐地昔布。其对 COX-2 的抑制强度是对 COX-1 的 2.8 万倍，发挥镇痛及抗炎作用时，不影响胃黏膜、肾脏及血小板的功能，主要用于手术后疼痛的短期治疗，是临床多模式镇痛的基础用药之一，常用其钠盐。帕瑞昔布钠具有镇痛效果好、起效迅速、作用持久、能有效抑制痛觉超敏，胃肠安全性高、不影响血小板功能、不会额外增加心血管风险等特点；与阿片类药物联用能显著减少阿片类药物用量及相关不良反应。

【体内过程】

本品静注或肌注后经肝脏酶水解，迅速转化为有药理学活性的物质伐地昔布。一天给药两次，在 4 天内可达到伐地昔布的稳态血药浓度。血浆蛋白结合率在最高推荐剂量（80mg/d）时达到 98%。帕瑞昔布在体内快速并几乎完全地转化为伐地昔布和丙酸，血浆 $t_{1/2}$ 约为 22 分钟，伐地昔布的 $t_{1/2}$ 约为 8 小时。伐地昔布主要在肝脏经 CYP3A4 和 CYP2C9 同工酶代谢；少于 5% 的伐地昔布通过尿液以原形形式排泄。

【临床应用】

本品用于手术后疼痛的短期治疗。

【不良反应】

用药后约 1/10 患者出现恶心症状（非常常见），其他胃肠道反应常见恶心、腹痛、呕吐、便秘、消化不良、胃肠胀气等；心血管系统常见高血压、低血压，少见心肌梗死、心动过缓；神经系统常见焦虑、失眠、感觉减退、头晕；常规检查常见血肌酐升高；其他可见咽炎、牙槽骨炎（干槽症）、低钾血症、少尿、外周水肿、术后贫血，少见伤口感染。

【药物相互作用】

（1）药效学相互作用：帕瑞昔布增加华法林或其他抗凝血药物的出血风险；与肝素合用虽然可活化部分凝血活酶时间但不影响肝素的药效学特性；对阿司匹林抑制血小板聚集的作用或出血时间没有影响。但与其他非甾体抗炎药一样，帕瑞昔布和低剂量阿司匹林合用将增加发生消化道溃疡或其他消化道并发症的风险。

（2）NSAIDs可以减弱利尿药以及抗高血压药的作用。前列腺素受到NSAIDs（包括COX-2抑制剂）抑制可能会降低血管紧张素转化酶抑制剂、血管紧张素Ⅱ拮抗剂、β受体阻滞剂和利尿剂的作用。

（3）老年人或肾功能受损者，合用NSAIDs（包括选择性COX-2抑制剂）与ACEI制剂时可能导致肾脏功能恶化，包括可能出现急性肾功能衰竭。这些影响通常是可逆的。因此，合用这些药物时应慎重。患者应补充足够的水分，联合用药开始时及此后应定期对监测肾功能的必要性进行评估。

（4）本品可以和阿片类止痛药合用，可以显著减少按需给药的阿片类药物的每日需求量。

（5）由于NSAIDs对肾脏前列腺素的作用，NSAIDs与环孢素或他克莫司合用可以增强环孢素或他克莫司的肾毒性；可能会导致血浆甲氨蝶呤水平升高，因此当甲氨蝶呤与NSAIDs合用时应谨慎；与锂剂合用可导致锂血清清除率及肾脏清除率明显下降，应严密监测其血清中的锂浓度。

（6）CYP2C9抑制剂氟康唑可升高伐地昔布的血浆暴露水平（AUC上升62%，C_{max}上升19%），合并用药应降低帕瑞昔布剂量；CYP3A4抑制剂酮康唑也可升高伐地昔布的血浆暴露水平，但一般无需调整帕瑞昔布剂量。当与酶诱导剂合用时，可加速伐地昔布的代谢过程。伐地昔布可导致右美沙芬、奥美拉唑血浆浓度升高，与氟卡尼、普罗帕酮及美托洛尔等（CYP2D6底物）合用时应密切监测血药浓度；与苯妥英、地西泮或丙米嗪（CYP2C19底物）合用时应予密切注意。

 目标检测

一、单项选择题

1. 乙酰水杨酸的镇痛作用机制是（　　）。

A. 兴奋中枢阿片受体　　　　　　　　B. 抑制外周PG的合成

C. 抑制痛觉中枢　　　　　　　　　　D. 阻断中枢的阿片受体

2. 解热镇痛药解热作用的特点是（　　）。

A. 能降低正常人体温　　　　　　　　B. 解热作用受环境温度的影响明显

C. 仅能降低发热患者的体温　　　　　D. 以上都是

3. 阿司匹林的适应证不包括（　　）。

A. 缓解关节痛　　　　　　　　　　　B. 缓解肠绞痛

C. 预防脑血栓形成　　　　　　　　　D. 预防急性心肌梗死

4. 可引起粒细胞减少的药物是（　　）。

A. 对乙酰氨基酚　　　B. 吲哚美辛　　　C. 布洛芬　　　D. 阿司匹林

5. 阿司匹林的临床应用不包括下列哪一项（　　）。

A. 预防脑血栓形成　　　　　　　　　B. 治疗风湿性关节炎

C. 治疗感冒引起的头痛   D. 减轻溃疡症状

6. 阿司匹林的不良反应不包括（   ）。

A. 胃肠道反应   B. 成瘾性   C. 凝血障碍   D. 过敏反应

7. 下列药物中不具有抗炎、抗风湿作用的是（   ）。

A. 乙酰水杨酸   B. 吲哚美辛   C. 对乙酰氨基酚   D. 布洛芬

8. 伴有胃溃疡的发热患者宜选用（   ）。

A. 阿司匹林   B. 吲哚美辛   C. 扑热息痛   D. 布洛芬

9. 为减轻乙酰水杨酸对胃的刺激，可采取（   ）。

A. 餐后服药或同服抗酸药   B. 餐前服药或同服抗酸药

C. 餐前服药   D. 合用乳酶生

二、多项选择题（每题的备选答案中有 2 个或 2 个以上正确答案。少选或多选均不得分。）

1. 解热镇痛药的基本作用包括（   ）。

A. 解热作用   B. 镇痛作用   C. 抗凝血作用   D. 抗炎、抗风湿作用

E. 松弛胆道平滑肌作用

2. 可用于治疗风湿及类风湿性关节炎的药物有（   ）。

A. 阿司匹林   B. 保泰松   C. 消炎痛   D. 双氯芬酸

E. 对乙酰氨基酚

3. 阿司匹林解热镇痛作用的机制包括（   ）。

A. 直接抑制体温调节中枢   B. 抑制前列腺素的合成

C. 加速前列腺素的灭活   D. 对抗前列腺素直接引起的发热

E. 抑制前列腺素的释放

4. 阿司匹林的不良反应包括（   ）。

A. 胃肠道反应   B. 过敏反应   C. 水杨酸样反应   D. 凝血障碍

E. 瑞氏综合征

三、简答题

1. 比较阿司匹林与吗啡的镇痛作用有何区别。

2. 比较阿司匹林与氯丙嗪对体温影响有何不同。

第十六章
中枢兴奋药

学习目标

知识要求： 掌握中枢兴奋药的分类及其代表药物的的药理作用、体内过程、临床应用、不良反应和药物相互作用；熟悉呼吸中枢兴奋药的作用特点及应用；了解大脑皮质兴奋药、呼吸中枢兴奋药及脊髓兴奋药的作用机制。

能力要求： 学会正确阐述中枢兴奋药的适应证及主要不良反应；能够解释涉及本章药物的处方合理性指导合理使用本章药物。

素养提升： 运用所学知识，指导人民合理用药，提升人民幸福指数。

中枢兴奋药（central nervous system stimulants）是指能提高中枢神经系统机能活动的药物。可相对分为三类：主要兴奋大脑皮质的药物、主要兴奋延脑呼吸中枢的药物和促进脑功能恢复药。

第一节　大脑皮质兴奋药

哌甲酯

哌甲酯（methylphenidate）系苯丙胺类药物，其作用性质与苯丙胺相似。

【药理作用】

本品是一个中枢神经兴奋剂，其治疗注意缺陷多动障碍的作用机制尚不清楚。被认为通过阻断突触前神经元对去甲肾上腺素和多巴胺的再摄取，以及增加这些单胺物质释放至外神经元间隙。哌甲酯是外消旋体，右旋异构体比左旋异构体更具药理活性。

【体内过程】

本品口服易吸收，存在首过效应，1次给药作用可持续 4 小时左右，控释剂 t_{max} 延迟至 6～8 小时。迅速代谢，70%经尿排泄，重复给药无蓄积。$t_{1/2}$ 为 30 分钟。

【临床应用】

用于治疗儿童多动综合征、轻度抑郁、小儿遗尿。

【不良反应】

偶有失眠、眩晕、头晕、头痛、运动障碍、恶心、食欲缺乏、心律失常、心悸。注射后可引起血压升高。有静脉注射产生心律失常或休克的

课堂活动

安安是一名三年级的男孩子，近期老师发现他在学校上课时坐不住，经常绕着桌子走来走去或跑来跑出，叫也叫不住。老师在讲故事的时候，基本都在发呆、走神。经与父母沟通，得知安安平时在家里也是这样，而且安安容易冲动，有轻微暴力倾向。后去医院看医生，经检查，诊断为儿童多动症。

同学们，针对安安这种情况，大家讨论一下该用何药物治疗。

报道。此外，有产生精神依赖性的报道，可能发生皮疹等过敏反应。

【药物相互作用】

（1）本品不应用于正在使用或在2周内使用过单胺氧化酶抑制剂的患者。

（2）因为本品可能引起血压升高，与升压药合用要谨慎。

（3）人体药理学研究表明哌甲酯可能抑制香豆素类抗凝剂、抗惊厥药（如苯巴比妥、苯妥英）和一些抗抑郁药（三环类和选择性5-羟色胺再摄取抑制剂）的代谢。如与哌甲酯合用，应减少上述药物剂量。在开始或停止与哌甲酯合用时，如需要，应调节剂量或监测血浆药物浓度，如与香豆素合用时，应监测凝血时间。

（4）已有哌甲酯与可乐定合用发生严重不良事件的报道，但尚不能确定因果关系。尚未对哌甲酯与可乐定或其他作用于中枢的 α_2 激动剂合用时的安全性进行系统性评价。

第二节　呼吸中枢兴奋药

（一）尼可刹米

尼可刹米（nikethamide）又名可拉明，系烟酰胺衍生物。

【药理作用】

治疗量尼可刹米可直接兴奋延脑呼吸中枢，也可作用于颈动脉体和主动脉体化学感受器反射性地兴奋呼吸中枢，并提高呼吸中枢对二氧化碳的敏感性，使呼吸加深加快，当呼吸中枢处于抑制状态时，其兴奋作用更明显；对血管运动中枢有微弱兴奋作用，剂量过大可引起惊厥。

【体内过程】

本品吸收好，起效快，作用时间短暂，一次静脉注射只能维持作用5～10分钟，进入体内后迅速分布至全身，体内代谢为烟酰胺，然后再被甲基化成为 N-甲基烟酰胺经尿排出。

【临床应用】

本品用于中枢性呼吸抑制及各种原因引起的呼吸抑制。作用维持时间较短，一次用药维持5～10分钟，故需间歇多次给药。

【不良反应】

常见不良反应有面部刺激征、烦躁不安、抽搐、恶心、呕吐等。大剂量时可出现血压升高、心悸、出汗、面部潮红、呕吐、震颤、心律失常、惊厥甚至昏迷。

【药物相互作用】

本品与其他中枢兴奋药合用，有协同作用，可引起惊厥。

（二）洛贝林

洛贝林（lobeline）为从山梗菜中提取的生物碱，现已人工合成。本品可刺激颈动脉窦和主动脉体化学感受器（均为 N_N 受体），反射性的兴奋呼吸中枢而使呼吸加快，但对呼吸中枢并无直接兴奋作用。对迷走神经中枢和血管运动中枢也同时有反射性的兴奋作用；对植物神经元先兴奋而后阻断。静脉注射后，其作用持续时间短，一般为20分钟。主要用于各种原因引起的中枢性呼吸抑制。临床上常用于新生儿窒息，一氧化碳、阿片中毒等。常见不良反应可有恶心、呕吐、呛咳、头痛、心悸等。

 课堂活动

尼可刹米和洛贝林的作用机制上有何不同？

第三节　促进脑功能恢复药

(一) 吡拉西坦

吡拉西坦（piracetam）又名脑复康，是 Γ-氨基丁酸（GABA）的衍生物。

【药理作用】

本品为脑代谢改善药，属于 GABA 的环形衍生物。具有抗物理因素、化学因素所致的脑功能损伤的作用。能促进脑内 ATP 的生成，可促进乙酰胆碱合成并增强神经兴奋的传导，具有促进脑内代谢作用。对缺氧所致的逆行性健忘有改进作用。可以增强记忆，提高学习能力。

【体内过程】

本品进入体内后，血浆 $t_{1/2}$ 为 5～6 小时，血浆蛋白结合率 30％，分布于机体的大部分组织和器官。本品可透过血脑屏障到达脑和脑脊液，大脑皮质和嗅球的浓度较脑干中浓度更高，易通过胎盘屏障。本品在体内基本不发生降解或生物转化，主要以原形药物从尿中排出，只有极少量（2％）从粪便中排出。

【临床应用】

本品临床用于老年精神衰退综合征、阿尔茨海默病、脑动脉硬化症、脑血管意外等原因引起的思维与记忆功能减退，也可用于儿童智力低下者。对巴比妥、氰化物、CO、乙醇中毒后的意识恢复有一定疗效。

知识拓展

阿尔茨海默病

阿尔茨海默病：又叫老年性痴呆，是一种中枢神经系统变性病。主要表现为渐进性记忆障碍、认知功能障碍、人格改变及语言障碍等神经精神症状，严重影响社交、职业与生活功能。

该病病因及发病机制尚未阐明，特征性病理改变为 β 淀粉样蛋白沉积形成的细胞外老年斑和tau蛋白过度磷酸化形成的神经细胞内神经原纤维缠结，以及神经元丢失伴胶质细胞增生等。奥拉西坦和吡拉西坦是目前使用比较成熟的用于改善记忆与智能障碍等症的治疗药物。

【不良反应】

可有口干、食欲减退、荨麻疹及记忆思维减退等反应。少见兴奋、易激动、头晕、头痛和失眠等，偶见轻度氨基转移酶升高。

【药物相互作用】

本品与华法林联合应用时，可延长凝血酶原时间，可诱导血小板聚集的抑制。在接受抗凝治疗的患者中，同时应用吡拉西坦时应特别注意凝血时间，防止出血危险，并调整抗凝治疗的药物剂量和用法。

(二) 奥拉西坦

奥拉西坦（oxiracetam）为吡拉西坦的类似物。

【药理作用】

本品可改善老年性痴呆和记忆障碍症患者的记忆和学习功能。机理研究结果提示，奥拉西坦可促进磷酰胆碱和磷酰乙醇胺合成，提高大脑中 ATP/ADP 的比值，使大脑中蛋白质和核酸的合成增加。

【体内过程】

本品口服吸收迅速，入血后能迅速分布于全身体液。血药浓度达峰时间约为 1 小时，$t_{1/2}$ 3～6 小时。奥拉西坦体内分布广泛，以肾脏、肝脏和肺内浓度最高。血浆蛋白结合率低，很少能通过胎盘屏障，主要以原形经肾脏排出。个体间差异很小，老年人与健康年轻人的肾脏消除速度无显著性差异。

【临床应用】

用于脑损伤及其引起的神经功能缺失、记忆与智能障碍等症的治疗。

【不良反应】

奥拉西坦的不良反应少见，偶见皮肤瘙痒、恶心、精神兴奋、睡眠紊乱，但症状较轻，停药后可自行恢复。

（三）胞磷胆碱

胞磷胆碱（citicoline）为核苷衍生物，参与体内卵磷脂的生物合成，是大脑代谢激活剂，能增强上行性网状结构激活系统的功能，降低脑血管阻力，增加脑血流量，改善大脑血液循环，促进大脑物质代谢，功能恢复。注射后血药浓度迅速下降，30 分钟降到给药后立即测定值的 1/3，在 1～2 小时内基本稳定，大部分在 2 小时内转移到尿中，最后以原形从尿中排出。本品较难通过血脑屏障，进入脑内的药物很少，仅占 0.1%，但进入脑内的药物停留时间很长，注射后 3 小时内药物浓度达峰值，并在 24 小时内保持不变，而且损伤脑比正常脑、受损半球比未受损半球的胞磷胆碱含量明显升高。临床用于治疗颅脑损伤或脑血管意外所引起的神经系统的后遗症。偶见胃肠道反应：恶心、呕吐、食欲不振等。

 目标检测

一、单项选择题

1. 尼可刹米主要兴奋（   ）。

A. 颈动脉体化学感受器，反射性兴奋呼吸中枢

B. 颈动脉体和主动脉体化学感受器，反射性兴奋呼吸中枢

C. 延髓呼吸中枢

D. 直接及反射性兴奋延髓呼吸中枢

2. 中枢性呼吸衰竭时，可选用下列哪一种药物（   ）。

A. 阿拉明   B. 酚妥拉明   C. 尼可刹米   D. 美卡拉明

3. 治疗吗啡急性中毒引起的呼吸抑制，可首选的中枢兴奋药是（   ）。

A. 尼可刹米   B. 哌甲酯   C. 咖啡因   D. 山梗菜碱

4. 中枢兴奋药主要应用于（   ）。

A. 呼吸肌麻痹所致呼吸抑制   B. 低血压状态

C. 中枢性呼吸抑制   D. 支气管哮喘所致呼吸困难

二、多项选择题（每题的备选答案中有 2 个或 2 个以上正确答案。少选或多选均不得分。）

1. 有关山梗莱碱的论述正确的是（   ）。

A. 反射性兴奋呼吸中枢　　　　　　　B. 对呼吸肌麻痹引起的呼吸抑制无效

C. 对呼吸兴奋作用强而持久　　　　　D. 常用于新生儿窒息和一氧化碳中毒

E. 安全范围窄，过量易致惊厥

2. 具有中枢兴奋作用的药物包括（　　　）。

A. 咖啡因　　　　　B. 尼可刹米　　　　C. 山梗莱碱　　　　D. 回苏灵

E. 可拉明

第四篇

心血管系统药理

第十七章
抗高血压药

学习　　**知识要求：**掌握利尿药、β受体阻断药、钙通道阻滞药、血管紧张素转化酶抑制药
目标　　及血管紧张素Ⅱ受体阻断药的作用机制、作用特点、临床应用及不良反应；熟悉抗高
血压药的分类、代表药物名称及抗高血压药的临床应用原则；了解中枢性降压药、α_1
受体阻断药、血管扩张药的降压特点、作用机制和临床应用。
能力要求：能合理选用常见抗高血压药物，具有观察药物疗效和常见不良反应的能力。
素养提升：能够与患者及家属进行沟通，开展防治高血压病的健康教育，指导患者
合理用药。

　　高血压是以体循环动脉血压增高为主要表现的临床综合征，是最常见的心血管疾病，也是
严重危害人类健康的常见病、多发病。随着年龄增长发病率逐渐增高，可引起严重的心、脑、
肾并发症，是脑卒中、冠心病的主要危险因素。我国现采用国际上统一的高血压诊断标准，
1999年，世界卫生组织/国际高血压联盟（WHO/ISH）规定：18岁以上成人未使用抗高血压药
的情况下，收缩压持续≥140mmHg和（或）舒张压持续≥90mmHg，即可诊断为高血压。
　　按其发病原因分为两类：原发性高血压，又称为高血压病，占患病人群90%～95%，病
因尚未阐明；继发性高血压，占5%～10%，是某些疾病如肾动脉狭窄、肾实质病变、嗜铬
细胞瘤等的继发表现，或由药物、妊娠所致，治疗重点在于祛除病因，减少并发症。
　　合理应用抗高血压药不仅能有效控制血压，改善症状，还可减少心功能不全、脑血管意
外、肾衰竭等并发症的发生，提高患者生活质量、降低病死率、延长寿命。

第一节　抗高血压药的作用机制及
　　　　　药物分类

　　动脉血压形成的基本因素是心排血量和外周血管阻力。心排血量受心脏功能、回心血量

和血容量的影响，外周血管阻力受小动脉紧张度的影响。血压调节有赖于神经调节和体液调节系统，前者主要包括交感神经-肾上腺素系统，后者则包括肾素-血管紧张素-醛固酮系统、血管内皮松弛因子-收缩因子系统、血管舒缓肽-激肽-前列腺素系统等。抗高血压药是通过影响上述血压调节系统中的不同环节，产生降压作用。根据作用部位或机制，可将抗高血压药物分为以下几类（表 17-1）。

表 17-1　抗高血压药的分类及常用药物

类别		常用药物
利尿药		氢氯噻嗪、吲达帕胺
钙通道阻滞药		硝苯地平、尼群地平、氨氯地平、非洛地平
血管紧张素转化酶抑制药		卡托普利、依那普利
血管紧张素 II 受体阻断药		氯沙坦、缬沙坦
β受体阻断药		普萘洛尔、美托洛尔、阿替洛尔
其他抗高血压药物	$α_1$ 受体阻断药	哌唑嗪、多沙唑嗪、特拉唑嗪
	血管平滑肌扩张药	硝普钠、肼屈嗪
	中枢性降压药	可乐定、莫索尼定
	肾上腺素能神经末梢阻断药	利血平、胍乙啶

第二节　常用抗高血压药

目前临床最为常用抗高血压药包括利尿药、β受体阻断药、钙通道阻滞药、血管紧张素转化酶抑制药及血管紧张素 II 受体阻断药，因疗效确切、安全有效，称为一线抗高血压药。

一、利尿药

利尿药是治疗高血压的常用药物，称为基础抗高血压药，既可单用，也可联合用药，常用药物有氢氯噻嗪和吲达帕胺。

（一）氢氯噻嗪

氢氯噻嗪（hydrochlorothiazide，双氢克尿噻）为中效利尿药。

【药理作用】

本药降压作用温和、持久，对患者立位和卧位均有降压作用，长期用药无明显耐受性，多数患者用药 2～4 周显效。降压机制：①用药初期通过排钠利尿，减少细胞外液和有效循环血量，导致心排血量减少而降压；②长期用药则因持续排钠，使血管平滑肌细胞内 Na^+ 减少，使 Na^+-Ca^{2+} 交换减少，从而使细胞内 Ca^{2+} 浓度降低，导致血管舒张而降压。

【临床应用】

本品单独应用可治疗轻度高血压，也可与其他抗高血压药联合用药治疗中、重级高血压。尤其适用于老年高血压、单纯性收缩期高血压或伴有心力衰竭患者，也是难治性高血压的常用药物之一。

【不良反应】

本品小剂量应用不良反应少。长期大剂量应用可引起低血钾、高尿酸血症、高血糖、血浆胆固醇升高等，并可提高血浆肾素活性。小剂量（12.5～25mg/d）氢氯噻嗪配合使用留钾利尿药、ACEI可减少不良反应。

【药物相互作用】

本品与拟交感胺类、雌激素、两性霉素B、非甾体抗炎药合用，利尿作用降低，易发生低钾血症；与多巴胺合用，利尿作用加强。增强非去极化肌松药的作用，降低抗凝药、降糖药的作用。与抗痛风药合用时，后者应调整剂量；与洋地黄类药物、胺碘酮等合用，慎防低血钾引起的副作用；与锂制剂合用，肾毒性增加；与碳酸氢钠合用，发生低氯性碱中毒机会增加。

（二）吲达帕胺

吲达帕胺（indapamide）为新型的强效、长效降压药，具有利尿和钙通道阻滞双重作用。口服后30分钟血药浓度达峰值，作用可持续24小时。单独用于轻、中度高血压，长期应用可减轻和逆转左心室肥厚，对糖和脂肪代谢影响小，伴有高脂血症患者可用本品代替氢氯噻嗪。不良反应轻，可有上腹不适、恶心、食欲减退、头痛、嗜睡、皮疹等。孕妇慎用，严重肝、肾功能不全和急性脑血管病患者禁用。

二、钙通道阻滞药

钙通道阻滞药（calcium channel blockers，简称CCB）又称为钙拮抗药，通过选择性地阻滞心肌及血管平滑肌等细胞膜的钙通道，抑制Ca^{2+}内流，减少细胞内Ca^{2+}浓度而使心肌收缩力减弱，血管平滑肌松弛，降低血压。根据其化学结构可分为苯烷胺类（如维拉帕米）、二氢吡啶类（如硝苯地平）和地尔硫䓬三类，各类钙通道阻滞药对心脏和血管的选择性不同，二氢吡啶类对血管的作用较强，常用于高血压的治疗。其降压效果与基础血压水平有关，基础血压越高，降压效果越好。常用药物有硝苯地平（nifedipine）、尼群地平（nitrendipine）、氨氯地平（amlodipine）等。

（一）硝苯地平

硝苯地平又称心痛定，属第一代二氢吡啶类钙通道阻滞药。

【药理作用】

硝苯地平选择性地阻滞血管平滑肌等细胞膜的钙通道，抑制Ca^{2+}内流，减少细胞内Ca^{2+}浓度，血管平滑肌松弛而降低血压。降压作用快而强，对正常血压无明显影响。降压时常伴有反射性心率加快，心排血量增多，可使肾素活性水平增高，合用β受体阻断药可对抗此反应，并可加强降压效果。

【体内过程】

本品舌下含服3分钟起效，口服0.5～1小时起效，作用持续4～6小时。口服吸收率大于90%，生物利用度60%～70%，血浆蛋白结合率高达98%。经肝脏代谢，80%原药及代谢产物自肾脏排泄。

【临床应用】

本品适用于轻、中、重度高血压的治疗，尤其适用于合并心绞痛、肾脏疾病、糖尿病、哮喘、高脂血症等高血压患者。可单用应用或与β受体阻断药、利尿药、血管紧张素转化酶抑制药等合用。目前多推荐使用缓释或控释制剂，起效缓慢，药效持久，降压平稳，患者依从性好。也用于治疗心绞痛。

【不良反应】

因血管扩张作用常引起的面部潮红、头痛、直立性低血压、踝部水肿等，血压下降可反射性引起心悸等，长期使用也可引起牙龈增生。在用药过程中要规律监测血压，尤其是同服β受体阻断药和其他降压药的患者，应从小剂量开始服用，逐渐增加剂量。

【药物相互作用】

本品与洋地黄类合用，可增加血药浓度。与双香豆素类、苯妥英钠、奎尼丁、奎宁、华法林等蛋白结合率高的药物合用，血药浓度改变。

（二）尼群地平

尼群地平为第二代二氢吡啶类钙通道阻滞药。作用与硝苯地平相似，但扩血管作用较硝苯地平强，可使总外周阻力降低，血压下降。降压作用温和而持久。对冠状动脉有较强的选择性作用，能降低心肌耗氧量，对缺血性心肌细胞具有保护作用。适用于各级高血压。不良反应与硝苯地平类似，肝肾功能不全者慎用或减量使用。

（三）氨氯地平

氨氯地平属第三代二氢吡啶类钙通道阻滞药，为长效制剂。口服生物利用度高，$t_{1/2}$为40～50小时。每日口服1次降压效果可维持24小时。对血管平滑肌有较高选择性，通过降低血管外周阻力达到降压目的。此外，通过扩张小动脉降低心肌耗氧量，增加冠脉血流量，对缺血心肌有一定的保护作用。临床上主要用于各级高血压和缺血性心脏病的治疗。不良反应与硝苯地平相似。

三、肾素-血管紧张素-醛固酮系统抑制药

肾素-血管紧张素-醛固酮系统（rennin-angiotensin-aldosterone system，RAAS）是人体内重要的体液调节系统。RAAS存在于循环系统和肾脏、心脏、血管和脑组织等局部组织中，不仅对心血管系统有重要的调节作用，而且在高血压、心肌肥大、充血性心力衰竭等病理过程中具有重要作用。血管紧张素原在肾素的作用下转变为血管紧张素Ⅰ（angiotensin Ⅰ，Ang Ⅰ），后者在血管紧张素转化酶（ACE）的作用下转变为血管紧张素Ⅱ（angiotensin Ⅱ，Ang Ⅱ）。循环中的Ang Ⅱ通过激动血管紧张素受体（angiotensin receptor，AT）亚型1，即AT$_1$受体，产生收缩血管、促进肾上腺皮质分泌醛固酮、水钠潴留、血压升高等作用，Ang Ⅱ还有生长激素样作用，可促进心肌肥大、血管增生及动脉粥样硬化等病理过程。此外，ACE还可降解组织内缓激肽。

（一）血管紧张素转化酶抑制药

血管紧张素转化酶抑制药（angiotensin-converting enzyme inhibitor，ACEI）通过抑制ACE，减少Ang Ⅱ形成，进而减弱其血管收缩作用，血管扩张，降低血压。本类药物可以防止或逆转心血管重构，减少醛固酮分泌而有利于水钠排出，还可减少缓激肽的降解，进而促进一氧化氮（NO）及前列环素（PGI$_2$）的生成，增强扩张血管效应，产生良好的降压作用。ACEI降压特点：可防止或逆转高血压患者的血管壁增厚、心肌重构；能增加肾血流量，保护肾脏；能改善胰岛素抵抗；降压时不伴有反射性心率加快，对心排血量没有明显影响；不引起电解质紊乱和脂质代谢改变；久用不易产生耐受性。

1. 卡托普利

卡托普利（captopril，巯甲丙脯酸）为第一代血管紧张素转化酶抑制药。

【体内过程】

本品口服 15 分钟即可生效，1～2 小时达高峰，持续 4～5 小时。口服生物利用度约 70%，食物可减少其吸收，宜在餐前 1 小时服用。部分在肝脏代谢，40%～50% 原形药物随尿排出。肾功能不全者易引起蓄积，乳汁中有少量分泌，不透过血脑屏障。

【临床应用】

卡托普利作用强、起效快，具有中等强度的降压作用。用于各型高血压，特别适用于合并有糖尿病、左心室肥厚、心力衰竭、心肌梗死、胰岛素抵抗的高血压患者对血浆肾素活性高者疗效较好。重型及难治性高血压宜与利尿药或 β 受体阻断药合用。此外，卡托普利还可用于治疗糖尿病肾病。

【不良反应】

（1）刺激性干咳。为最常见的不良反应，咳嗽并非剂量依赖性，通常在开始用药几周内出现，夜间更为多见。这也是导致患者被迫停药的主要原因之一，一般停药后数日咳嗽便可缓解。可能与肺部的缓激肽及前列腺素等物质的堆积，刺激气管而引起的气管痉挛。吸入色甘酸钠可以缓解。

（2）低血压。与开始剂量过大有关，宜从小剂量开始。

（3）高血钾。与长期应用卡托普利抑制醛固酮分泌有关。避免与保钾利尿药及其他补钾药物合用。

（4）急性肾功能衰竭。主要发生于肾动脉阻塞或肾动脉硬化者，由于卡托普利扩张肾小球出球小动脉的效应更为明显，继而使该类患者的肾灌注压、肾小球滤过率降低，甚至出现急性肾功能衰竭。双侧肾动脉狭窄患者禁用。

（5）其他。少数患者可出现咽喉、唇部等部位的血管神经性水肿，与缓激肽体内蓄积有关；因含有巯基（—SH），可产生味觉障碍、皮疹等；卡托普利可引起胎儿畸形，妊娠期妇女禁用。

【药物相互作用】

本品与利尿药合用降压作用增强，为避免引起严重低血压，利尿药宜减量；与扩血管药同用可能致低血压，如合用，应从小剂量开始；与非甾体抗炎药合用，降压作用减弱；与抗酸药合用，卡托普利生物利用度下降；与保钾利尿药合用，可诱发高钾血症；与锂剂联合，可升高血清锂浓度而出现毒性；与辣椒素合用，咳嗽加重。卡托普利可增加地高辛血药浓度，增加别嘌醇过敏反应。

2. 依那普利

依那普利（enalapril）为第二代血管紧张素转化酶抑制药。降压作用较卡托普利强 10 倍，口服易吸收，在体内需转化为依那普利拉发挥作用，因此起效缓慢，口服后 4～6 小时作用达高峰，作用维持 24 小时，每日给药 1 次。不良反应轻且短暂，干咳发生率低，因不含巯基，味觉障碍少见。

其他 ACEI 类药物还有：赖诺普利（lisinopril）、喹那普利（quinapril）、培哚普利（perindopril）、雷米普利（ramipril）、福辛普利（fosinopril）等。这些药物的共同特点是作用维持时间长，每日只需服用 1 次。药理作用及临床应用与依那普利相似。

（二）血管紧张素Ⅱ受体阻断药

血管紧张素Ⅱ受体阻断药（angiotensin Ⅱ receptor blockers，ARB）有氯沙坦（losartan）、缬沙坦（valsartan）、厄贝沙坦（irbesartan）等。

氯沙坦

氯沙坦又称洛沙坦，是第一个 ARB 类的抗高血压药物。

【药理作用】

本品竞争性阻断 AT_1 受体，拮抗 Ang Ⅱ 的缩血管作用，降低外周血管阻力及减少血容量，使血压下降；能预防与逆转高血压所致的血管平滑肌增生和左心室肥厚；尚能促进尿酸排泄。

【体内过程】

氯沙坦口服易吸收，首过效应明显，生物利用度约为 33%，达峰时间约为 1 小时，$t_{1/2}$ 为 2 小时。部分在体内转变为作用更强、$t_{1/2}$ 更长的活性代谢产物。每日服药 1 次，作用可维持 24 小时。

【临床应用】

本品可用于各型高血压的治疗，适用于不能耐受 ACEI 所致咳嗽的患者，还可用于治疗慢性心功能不全。

【不良反应】

本品不良反应与 ACEI 相似，也可引起低血压、高血钾及影响胎儿发育等。因不影响缓激肽降解，不引起咳嗽及血管神经性水肿。妊娠期妇女和双侧肾动脉狭窄者禁用。应避免与保钾利尿药物合用。

四、β 受体阻断药

(一) 普萘洛尔

普萘洛尔（propranolol，心得安）是 β 受体阻断药中第一个用于临床且至今仍然广泛应用的药物。

【药理作用】

普萘洛尔为非选择性 β 受体阻断药，降压时不引起直立性低血压和水钠潴留，长期应用不易产生耐受性。降压机制通过多环节产生：①阻断心肌 $β_1$ 受体，使心肌收缩力减弱、心率减慢、心输出量减少而发挥降压；②阻断肾小球旁器的 $β_1$ 受体，减少肾素分泌，从而抑制 RAAS 系统，使血管扩张，血压下降；③阻断去甲肾上腺素能神经突触前膜 $β_2$ 受体，抑制其正反馈作用，减少 NA 的释放；④阻断血管运动中枢的 β 受体，从而抑制外周交感神经张力，使血管扩张而降压。

【体内过程】

本品口服首过效应明显，生物利用度为 25%，个体差异大，血浆 $t_{1/2}$ 约为 4 小时。起效缓慢，需连用 2～3 周，才产生降压效果，使收缩压、舒张压均降低。

【临床应用】

主要用于轻、中度高血压的治疗。对伴有心输出量偏高或血浆肾素活性增高者效果好，尤其适用于伴有心绞痛、心动过速或脑血管疾病的患者。治疗重度高血压时需与利尿药或扩血管药合用，以增强降压效果，减少不良反应。

【不良反应】

常见恶心、呕吐、腹泻、头痛、头晕、忧郁、失眠等。可致心动过缓、房室传导阻滞等心脏抑制反应，还可引起外周血管痉挛如四肢发冷、皮肤苍白等。因阻断支气管 $β_2$ 受体可诱发支气管哮喘。长期用药还可见血糖下降、血脂升高等。支气管哮喘、严重左心室衰竭及重度房室传导阻滞者禁用。

（二）美托洛尔和阿替洛尔

美托洛尔（metoprolol）、阿替洛尔（atenolol）对心脏 β_1 受体选择性高，对支气管的 β_2 受体影响较小。口服用于轻、中度高血压，降压作用持续时间较长，每日用药 $1 \sim 2$ 次，作用优于普萘洛尔。诱发或加重支气管哮喘，延缓血糖水平恢复的作用较普萘洛尔小。

（三）拉贝洛尔

拉贝洛尔（labetalol）兼有 α、β 受体阻断作用，阻断 β_1 和 β_2 受体作用强度相似，对 α_1 受体作用较弱，对 α_2 受体则无阻断作用。起效快，降压作用中等偏强，适用于各级高血压，高血压急症（如高血压危象）可采用静脉给药，还可用于治疗嗜铬细胞瘤、妊娠期高血压等。常见眩晕、乏力、幻觉、胃肠反应等不良反应，大剂量可致直立性低血压。支气管哮喘患者禁用。

第三节　其他抗高血压药

一、α_1 受体阻断药

（一）哌唑嗪

哌唑嗪（prazosin）为选择性 α_1 受体阻断药。

【药理作用】

本品选择性阻断血管平滑肌的 α_1 受体，扩张小动脉及静脉血管，使外周血管阻力降低，具有中等偏强的降压作用。作用特点：①其降压时不引起反射性心率加快，对肾血流量和肾小球滤过率无明显影响，不提高肾素水平；②长期应用可降低血浆总胆固醇、甘油三酯、低密度脂蛋白和极低密度脂蛋白，升高血浆高密度脂蛋白浓度，改善血脂代谢，有助于减轻冠脉病变；③松弛前列腺平滑肌，改善轻、中度良性前列腺增生引起的排尿困难的症状。

【体内过程】

哌唑嗪口服吸收良好，生物利用度为 60%。30 分钟起效，血药浓度 $1 \sim 2$ 小时达峰值，$t_{1/2}$ 为 $2 \sim 4$ 小时，作用可持续 $6 \sim 8$ 小时。药物大部分经肝脏代谢，由胆汁排泄，小部分以原形经肾排出。

【临床应用】

本品适用于轻、中度高血压及伴有肾功能不全、高脂血症或前列腺肥大的高血压患者。临床常与利尿药和 β 受体阻断药合用，可提高疗效。

【不良反应】

（1）首剂现象。部分患者首次用药 $30 \sim 90$ 分钟左右易出现严重的直立性低血压，尤其在直立、饥饿、低钠时发生率高，表现为晕厥、心悸、甚至意识丧失等。应嘱咐患者首次用量减为 0.5mg 并于临睡前服用，可避免此反应发生。一般多次用药后首剂现象可消失。

（2）其他。可见口干、鼻塞、头晕、头痛、嗜睡、乏力、心悸、恶心等，减少剂量可逐渐减轻。严重心脏病患者、有精神病史者慎用，禁用于有活动性肝脏疾病及过敏者。

（二）其他 α_1 受体阻断药

同类药物还有特拉唑嗪（terazosin）、多沙唑嗪（doxazosin）等，与哌唑嗪比较，作用维持时间长，每日服药 1 次可有效控制血压。

二、血管平滑肌松弛药

本类药物通过直接松弛血管平滑肌，降低外周阻力而产生降压作用。由于本类药物的不良反应较多，临床上一般不单独用于高血压治疗，仅在其他降压药无效时才加用本类药物，常与利尿药、β受体阻断药合用。

硝普钠

硝普钠（sodium nitroprusside）口服不吸收，需静脉滴注给药。静脉滴注 1～2 分钟起效，停药后 5 分钟血压回升，可通过调节静滴速度将血压控制在所需水平。

【药理作用及临床应用】

硝普钠直接作用于血管平滑肌，扩张小静脉、小动脉血管，降低心脏前、后负荷，为速效、强效、短效的降压药。主要用于高血压急症的治疗，也可用于急性心肌梗死及急、慢性心功能不全的治疗。

背景知识

高血压危象与高血压脑病

高血压危象是发生在高血压患者病程中的特殊临床现象。指患者在高血压的基础上，由寒冷、紧张、疲劳、嗜铬细胞瘤发作、突然停服降压药等不良诱因导致小血管发生强烈痉挛，引起血压急剧升高，影响心、脑、肾、视网膜等重要脏器血液供应而产生的急性损害危急症候。临床表现有剧烈头痛、恶心呕吐、烦躁不安、心慌气短、呼吸困难等。病情凶险，抢救措施不力可导致死亡。

高血压脑病是指过高的血压突破了脑血流自动调节范围，大脑过度灌注，导致脑水肿和颅内压增高，引起弥漫性头痛、呕吐、意识障碍、精神错乱等脑病症状与体征的一系列临床表现，严重者可致抽搐、昏迷。

【不良反应】

（1）主要有呕吐、头痛、心悸、出汗等不良反应，为血压过度降低所致。故应严格控制滴速，使血压平稳下降至所需水平。

（2）长期或大剂量使用，可出现氰化物蓄积中毒症状，如厌食、恶心、乏力、定向障碍、肌肉痉挛等，可用硫代硫酸钠防治。

（3）硝普钠遇光易分解，药液现配现用，溶液内不宜加入其他药品，静脉滴注过程中应注意用黑色布包裹整个静滴系统以避光。

（4）肝、肾功能不全，甲状腺功能减退者慎用。孕妇禁用。

三、中枢性降压药

（一）可乐定

【药理作用】

可乐定（clonidine）降压作用中等偏强，降压时伴有心率减慢、心排血量减少及肾血流量的增加；还有镇静、抑制胃肠道分泌和蠕动的作用。其降压机制主要是激动延髓腹外侧区的 I_1 咪唑啉受体，使交感神经张力下降，外周血管阻力降低而降压。

【体内过程】

可乐定口服吸收良好，生物利用度约为 75%。30 分钟起效，可持续 6～8 小时，50% 经肝代谢，50% 以原形经肾排泄，能透过血脑屏障，$t_{1/2}$ 约为 5.2～13 小时。

【临床应用】

适用于中度高血压，尤其适用于伴有溃疡病的高血压患者。与利尿药合用有协同作用，可用于重度高血压。不影响肾血流量和肾小球滤过率，可用于高血压的长期治疗。口服用于预防偏头痛和阿片类镇痛药成瘾者的脱瘾治疗。

【不良反应】

常见口干、便秘、嗜睡、抑郁、眩晕、食欲减退等。久服可致水钠潴留，合用利尿药可以避免。长期服用突然停药会出现交感神经亢进而引起反跳现象，因此不宜突然停药，可逐渐减量。用药过程中要注意血压和脉搏的监测，告诉患者用药后避免体位的突然变化。

（二）莫索尼定

莫索尼定（moxonidine）为第二代中枢性降压药。主要激动延髓腹外侧区的咪唑啉 I_1 受体而降压，因与受体结合牢固，降压作用维持时间较长。降压时不减慢心率，能逆转高血压患者的左心室肥厚，还能促进肾脏 Na^+ 的排出。可用于轻、中度高血压的治疗。不良反应少，不激动中枢 α_2 受体，不产生镇静作用，所以较少引起嗜睡、口干等，且无停药后的反跳现象。

四、肾上腺素能神经末梢阻滞药

利血平

利血平（reserpine）主要通过影响儿茶酚胺递质的贮存、释放及再摄取而产生降压作用。降压作用缓慢、温和、持久。适用于轻度高血压患者。不良反应多，可引起鼻塞、胃酸分泌过多、胃肠蠕动亢进、心率减慢、嗜睡、淡漠、疲惫、精神抑郁等，现已很少单独使用。消化性溃疡和抑郁症禁用。

五、神经节阻断药

樟磺咪芬和美卡拉明

樟磺咪芬（trimethaphan camsylate）、美卡拉明（mecamylamine）均为神经节 N_N 胆碱受体阻断药，通过阻断交感神经节扩张小动、静脉，使外周阻力降低，回心血量和心排出量减少而产生降压作用。由于降压作用快而强，且不良反应多，现已少用。目前本类药物仅用于特殊情况，如高血压危象、主动脉夹层动脉瘤、外科手术中控制血压。

六、钾通道开放药

米诺地尔

米诺地尔（minoxidil）为 K^+ 通道开放药。其能促进血管平滑肌细胞膜上 K^+ 通道开放，

K^+ 外流增加，使细胞膜超极化而致 Ca^{2+} 通道失活，Ca^{2+} 内流减少，导致小动脉扩张，血压下降。本药降压作用强而持久，临床上主要用于治疗其他降压药无效的顽固性高血压和肾性高血压。由于降压时可反射性兴奋交感神经，故不宜单用。常与利尿药及 β 受体阻断药合用，可提高疗效，减少不良反应。主要不良反应有水钠潴留、心悸、多毛症等。

同类药物还有尼可地尔（nicorandil）、吡那地尔（pinacidil）等。

第四节　抗高血压药的临床用药原则

高血压的治疗旨在长期有效控制血压达目标水平，减轻靶器官损害，降低高血压并发症的发生率和病死率，提高患者的生活质量，延长寿命。药物治疗是主要手段，应遵循以下原则。

（1）非药物治疗，即改变生活方式，应贯穿药物治疗始终。非药物治疗措施包括：戒烟、限酒、限盐；如超重，应减轻体重；合理膳食，保证从饮食中摄入足够的钙、钾和镁，如牛奶、水果等，减少饱和脂肪酸和胆固醇摄入；适当运动，坚持有氧代谢运动，每次 30～45 分钟，每周 5 次左右等。

（2）降压过程要平稳达标，即减少血压的波动（用缓释、控释制剂）；达标即达到目标血压（<140/90mmHg），要长期达标；联合用药是达标的关键。

① 服药时间：如果每日服药一次，以早晨 7 点为最佳服药时间，如每日需 2 次，则以早晨 7 点和下午 3 点为好，降压药不宜在夜晚服用。

② 服药量：从小剂量开始，尽可能用长效制剂。

③ 联合用药：可通过不同作用机制的药物联合以增强疗效，减少不良反应。应避免作用机制相同、不良反应相似的药物联合应用。常用的一线抗高血压药物中，任何两类间的联用都是可行的，其中 β 受体阻断药与 CCB 联用、ACEI 类或 ARB 与 CCB 联用效果较好。

④ 长期用药：目前主张高血压患者应终身治疗，减少并发症的发生，切忌中途随意停药。必要时，更换药物应逐步替代。

（3）考虑已存在的靶器官损害。

① 合并心力衰竭者，宜用利尿药、硝苯地平、卡托普利等。

② 合并窦性心动过速，年龄小于 50 岁者，宜用 β 受体阻断药。

③ 合并肾功能不全者，宜用卡托普利、硝苯地平、甲基多巴。

④ 合并支气管哮喘、慢性阻塞性肺部疾病者，宜用 CCB、利尿药等，不用 β 受体阻断药及 ACEI。

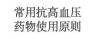

常用抗高血压药物使用原则

（4）保护靶器官，避免用药过程中对靶器官造成进一步损害，尽可能选用能阻止或逆转靶器官损伤的药物，目前认为 ACEI、ARB 和长效 CCB 对靶器官有良好保护作用。

（5）个体化给药。由于药物种类繁多，作用特点各异，患者的病情轻重、是否有并发症、能否耐受以及药物剂量个体差异性等方面的原因，主张采用个体化治疗原则。根据具体情况选用合适的治疗药物和剂量，达到有效控制血压，减少不良反应的目的。

目标检测

一、单项选择题

1. 在使用卡托普利治疗中最常见的不良反应是（　　　）。

A. 电解质紊乱　　　　B. 胃肠道症状　　　　C. 刺激性干咳　　　　D. 低血钾

　E. 血管神经性水肿

2. 对伴有支气管哮喘的高血压患者不宜选用下列哪类降压药（　　）。

A. 利尿降压药　　　　B. β 受体阻断药　　　　C. 神经节阻滞药　　　　D. 钙通道阻滞药

E. α 受体阻断药

3. 通过利尿作用产生降压的药物是（　　）。

A. 利血平　　　　　　B. 卡托普利　　　　　　C. 氢氯噻嗪　　　　　　D. 硝苯地平

E. 普萘洛尔

4. 伴有血脂、血糖异常的高血压患者不宜选用（　　）。

A. 硝苯地平　　　　　B. 卡托普利　　　　　　C. 氢氯噻嗪　　　　　　D. 依那普利

E. 哌唑嗪

5. 卡托普利的降压机制是（　　）。

A. 直接扩血管　　　　　　　　　　　　B. 抑制前列腺素的合成

C. 抑制血管紧张素转化酶　　　　　　　D. 促进缓激肽的降解

E. 阻断血管紧张素 II 受体

6. 通过阻滞钙通道，减少血管平滑肌细胞内 Ca^{2+} 含量的降压药是（　　）。

A. 卡托普利　　　　　B. 氢氯噻嗪　　　　　　C. 利血平　　　　　　　D. 硝苯地平

E. 氯沙坦

7. 可治疗高血压危象、高血压脑病的降压药是（　　）。

A. 氢氯噻嗪　　　　　B. 可乐定　　　　　　　C. 硝普钠　　　　　　　D. 普萘洛尔

E. 氯沙坦

8. 普萘洛尔的降压机制为（　　）。

A. 抑制血管紧张素转化酶　　　　　　　B. 抑制去甲肾上腺素释放

C. 阻断 α 受体　　　　　　　　　　　　D. 阻断 β 受体

E. 阻断多巴胺受体

9. 利血平的降压作用机制是（　　）。

A. 阻断 α 受体　　　　B. 阻断 β 受体　　　　　C. 激动 β 受体

D. 耗竭去甲肾上腺素神经末梢递质　　　E. 扩张外周血管

10. 既能阻断 α 受体，也可阻断 β 受体的降压药物是（　　）。

A. 尼群地平　　　　　B. 卡托普利　　　　　　C. 多沙唑嗪　　　　　　D. 拉贝洛尔

E. 氯沙坦

二、配伍选择题（备选答案在前，题干在后，在五个备选答案中给每个试题选配一个最佳答案，每个备选答案可选用一次或一次以上，也可不选用）。

A. 氯沙坦　　　　　　B. 氢氯噻嗪　　　　　　C. 哌唑嗪　　　　　　　D. 普萘洛尔

E. 硝苯地平

1. 易引起"首剂现象"的药物是（　　）。

2. 通过阻断血管紧张素 II 受体的药是（　　）。

3. 高血压伴心绞痛患者宜选用（　　）。

4. 可引起踝部水肿的药物是（　　）。

三、多项选择题（每题的备选答案中有 2 个或 2 个以上正确答案。少选或多选均不得分。）

1. 与其他降压药相比，ACEI 的降压特点是（　　）。

A. 适用于各型高血压

B. 降压时不引起心率加快

C. 可防止逆转高血压患者血管壁增厚和心肌肥厚

D. 长期应用不易引起脂质代谢紊乱

E. 能改善高血压患者的生活质量，降低死亡率

2. 普萘洛尔的降压机制是（　　）。

A. 阻断血管运动中枢β受体

B. 阻断心肌上β₁受体

C. 阻断血管平滑肌上β受体

D. 阻断外周突触前膜β受体

E. 阻断肾球旁细胞上β₁受体

3. 伴有下列哪些疾病的高血压患者宜用普萘洛尔（　　）。

A. 心力衰竭　　　B. 心绞痛　　　C. 支气管哮喘　　　D. 窦性心动过速

E. 窦性心动过缓

第十八章
抗心绞痛药

学习目标

知识要求： 掌握抗心绞痛药的分类，硝酸甘油、普萘洛尔、硝苯地平的药理作用及临床应用；熟悉硝酸甘油的给药方法，硝酸酯类与β受体阻断药联合用药的目的和意义；了解硝酸甘油、普萘洛尔、硝苯地平的常见不良反应。

能力要求： 学会观察本类药的疗效及不良反应。

素养提升： 具有合理选用抗心绞痛药及指导患者合理用药的能力。

心绞痛是冠状动脉粥样硬化斑块形成和（或）冠脉痉挛等因素造成冠脉狭窄，导致冠状动脉供血不足，心肌急剧的、暂时的缺血与缺氧所引起的临床综合征。心绞痛典型临床表现为阵发性胸骨后压榨性疼痛，可放射至心前区和左上肢。心绞痛持续发作不能及时缓解则可能发展为急性心肌梗死，故应采取有效的治疗措施及时缓解心绞痛。

根据世界卫生组织《缺血性心脏病的命名及诊断标准》，临床上将心绞痛分为以下三种类型：①劳累型心绞痛，其特点是由劳累、情绪波动或其他增加心肌耗氧量的因素所诱发，休息或舌下含服硝酸甘油可缓解。此型心绞痛又可分为稳定型、初发型及恶化型心绞痛。②自发性心绞痛，多发生于安静状态，与冠状动脉血流贮备量减少有关，而与心肌耗氧量增加无明显关系，发作时症状重、持续时间长，且不易被硝酸甘油缓解，包括卧位型（休息或熟睡时发生）、变异型（冠脉痉挛所诱发）、中间综合征和梗死后心绞痛。③混合型心绞痛，其特点是在心肌需氧量增加或无明显增加时都可能发生。临床常将初发型、恶化型及自发性心绞痛通称为不稳定型心绞痛。

心绞痛的发生与心肌组织氧供需失衡有关，当心肌供氧减少和（或）心肌耗氧量增加时，致心肌暂时性缺血缺氧，引起心绞痛。决定心肌耗氧量的主要因素有：①心室壁肌张力。心室壁肌张力越大，则耗氧量越大。它与心室内压、心室容积成正比，与心室壁厚度成反比。血压升高可使心室内压增加，而回心血量增加可使心室容积增加。②心率。心脏收缩的频率越快，则耗氧越多。③心肌收缩力。心肌收缩力越强，则耗氧量增加。心肌的供氧取决于动、静脉的氧分压差及冠状动脉的血流量。

基于心绞痛的病理生理基础，治疗心绞痛的主要对策是降低心肌耗氧量、扩张冠状动脉以改善缺血心肌供血。此外，冠状动脉粥样硬化斑块变化、血小板聚集和血栓形成也是诱发不稳定型心绞痛的重要因素，因此，临床应用抗血小板药、抗血栓药、血管张素 I 转化酶抑制药及他汀类药物等，也有助于心绞痛的防治。

目前常用的抗心绞痛药包括三类：①硝酸酯类，如硝酸甘油、硝酸异山梨酯、单硝酸异山梨酯等；②β受体阻断药，如普萘洛尔、阿替洛尔、美托洛尔等；③钙通道阻滞药，如硝苯地平、地尔硫䓬、维拉帕米等。

冠心病和心绞痛

第一节　硝酸酯类

硝酸酯类药物包括硝酸甘油、硝酸异山梨酯、单硝酸异山梨酯、戊四硝酯。本类药物均具有硝酸多元酯结构，脂溶性高，分子中的—O—NO_2是发挥疗效的关键部位。其中硝酸甘油最常用。

（一）硝酸甘油

硝酸甘油（nitroglycerin）用于心绞痛已有百余年历史，至今仍是防治心绞痛最常用的药物。

【药理作用】

硝酸甘油的基本作用是松弛平滑肌，特别是血管平滑肌，直接松弛血管平滑肌是其防治心绞痛的作用基础。

（1）扩张外周血管，降低心肌耗氧量。硝酸甘油扩张静脉血管的作用大于动脉。扩张静脉，增加静脉贮备量，减少回心血量，减轻心脏前负荷，缩小心脏容积，降低心室壁张力而减少心肌耗氧量；较大剂量时扩张动脉，使外周阻力下降，降低心脏射血阻力，减轻心脏后负荷，使左心室内压与室壁张力降低，降低左心室做功，减少心肌耗氧量。值得注意的是，硝酸甘油扩张血管后由于血压降低，反射性引起心率加快可增加心肌耗氧量，但上述效应综合后，硝酸甘油明显降低心肌耗氧量。合用普萘洛尔可克服硝酸甘油引起的心率加快与心肌收缩力加强。

（2）改善冠脉血流分布，增加缺血心肌供血。①选择性舒张心外膜较大的输送血管，增加缺血区供血供氧；②开放或增加侧支循环，使冠脉的灌注压差增大，增加缺血区血流供应，可防止梗死区扩大或再梗死；③减少回心血量，降低左室舒张末期压力，有利于血液从心外膜流向心内膜下缺血区，增加缺血区血液灌注。

（3）保护缺血心肌细胞。硝酸甘油释放一氧化氮（NO），可内源性促进前列环素（PGI_2）和降钙素基因相关肽等物质的生成与释放，对缺血的心肌细胞产生保护作用。

（4）防止血栓形成。硝酸甘油通过释放 NO，激活血小板中鸟苷酸环化酶，使环鸟苷酸（cGMP）生成增多，降低血小板聚集和黏附，防止血栓形成。

【体内过程】

脂溶性高，易于通过黏膜、皮肤吸收，口服首过效应明显，生物利用度仅为 8%，故不宜口服给药。采用舌下含服可避免首过效应，生物利用度仅为 80%，1～3 分钟显效，5 分钟作用达高峰，作用维持 20～30 分钟。硝酸甘油也可经皮肤吸收，用 2% 硝酸甘油软膏或贴膜剂睡前涂抹在前臂皮肤或贴在胸部皮肤，其作用持续时间达 24 小时。主要在肝代谢，通过肾排出。

【临床应用】

（1）心绞痛。硝酸甘油对各型心绞痛均有效，是治疗稳定型心绞痛的首选药。舌下含服或喷雾吸入硝酸甘油能迅速缓解心绞痛症状，有效中止发作，并可预防发作。对心绞痛发作患者，初服宜采取坐位，因立位易引起直立性低血压，卧位回心血量增多而减弱药效。硝酸甘油可反射性兴奋交感神经，使心率加快，因此，常与 β 受体阻断药联合应用防治心绞痛，疗效优于单独用药。

（2）急性心肌梗死。多采用静脉给药，不仅能降低心肌耗氧量、增加缺血区供血，还可抑制血小板聚集和黏附，从而缩小梗死范围，减轻心肌缺血损伤。应用时硝酸甘油不可过量，否则可使血压过度下降，冠状动脉灌注压过低，加重心肌缺血。

（3）心力衰竭。硝酸甘油可降低心脏前、后负荷，有利于缓解心衰的症状和体征。急性心力衰竭采用静脉滴注，慢性心力衰竭与强心药合用，作为辅助用药。

（4）其他。硝酸甘油可扩张肺血管，降低肺血管阻力，改善肺通气，用于治疗急性呼吸衰竭、肺动脉高压。

【不良反应】

（1）血管舒张反应。面部皮肤潮红，局部发热，脑血管扩张引起搏动性头痛，眼压升高，外周血管扩张可引起反射性心率加快，严重者出现直立性低血压、晕厥等，故低血容量者禁用。

（2）耐受性。连续用药 2～3 周后可出现耐受性，停药 1～2 周后可恢复敏感性。现多主张采用小剂量、间歇给药法，以减少耐受性发生。

（3）高铁血红蛋白血症。大剂量或频繁用药时可发生，表现为呕吐、发绀等。

严重肝肾功能障碍、心肌梗死伴有心动过速者慎用。颅脑损伤、颅内出血、严重低血压、青光眼、梗阻性心肌病以及对本类药物过敏者禁用。

【药物相互作用】

硝酸酯类和所用的抗高血压药物合用可以使降血压作用显著增强。阿司匹林可降低硝酸甘油在肝脏内的清除率，合用时引起硝酸甘油血药浓度升高。静脉使用硝酸甘油可减弱肝素的抗凝作用。因硝酸酯类耐受性的产生与巯基消耗有关，而乙酰半胱氨酸为巯基供体，故可减少硝酸酯类的耐受性而提高其疗效。

（二）其他硝酸类药物

硝酸异山梨酯（isosorbide dinitrate，消心痛），属于长效硝酸酯类。作用机制与硝酸甘油相似，但作用弱，起效较慢，作用维持时间较长。口服生物利用度低，个体差异大，40～60 分钟起效，作用维持时间 3～6 小时，可作为心绞痛的预防用药。也可用于心肌梗死后心力衰竭的长期治疗。

单硝酸异山梨酯（isosorbide mononitrate）是硝酸异山梨酯的活性代谢物，口服生物利用度高，作用持续时间长达 8 小时，适用于预防心绞痛、心肌梗死后和肺动脉高压。

第二节　β 受体阻断药

β 受体阻断药通过阻断 β 受体产生抗心绞痛作用，可减少心绞痛的发作次数、提高运动耐量、减少心肌耗氧量、改善缺血区的代谢、减少心肌梗死患者的病死率，现已成为一线防治心绞痛的药物。临床常用药物有非选择性 β 受体阻断药，如普萘洛尔（propranolol）、吲哚洛尔（pindolo）、噻吗洛尔（timolol）等；选择性 β 受体阻断药，如阿替洛尔（atenolol）、美托洛尔（metoprolol）、醋丁洛尔（acebutolol）等。

【药理作用】

（1）降低心肌耗氧量。阻断心脏的 β_1 受体，使心率减慢、心肌收缩力减弱，降低心肌耗氧量。但因抑制心肌收缩力使得心室射血不完全，继而导致心室容积扩大，心室壁张力增加，加之心室射血时间延长，心肌耗氧量增加。但总效应仍是心肌耗氧量降低的。

（2）增加缺血区血液供应。用药后使心肌耗氧量降低，通过冠脉血管的自身调节机制，非缺血区血管阻力增高，而缺血区血管因缺氧呈代偿性扩张状态，促使血液流向缺血区，从而增加缺血区供血；同时，由于心率减慢，心室舒张期相对延长，冠脉灌流时间增加，均有利于血液从心外膜区血管流向易缺血的心内膜区，从而改善缺血区血液供应。

（3）改善心肌代谢。改善缺血区心肌对葡萄糖的摄取与利用，进而改善糖代谢，降低心肌耗氧量；还可抑制脂肪酶活性，减少游离脂肪酸含量。此外，能促进氧合血红蛋白解离，增加全身组织包括心肌的供氧。

【临床应用】

主要用于对硝酸酯类药不敏感或疗效差的稳定型心绞痛患者，对合并高血压及快速型心律失常者更为适用；对不稳定型心绞痛，如无禁忌证，效果较好。对冠脉痉挛引起的变异型心绞痛不宜应用，因为 β_2 受体被阻断，可能导致冠脉收缩。对心肌梗死也有效，可降低发病率、缩小梗死范围、减少病死率。

β受体阻断药与硝酸酯类合用治疗心绞痛，既可获得协同作用，又能减少不良反应的发生。β受体阻断药可对抗硝酸酯类药引起的反射性心率加快，而硝酸酯类药扩张静脉可对抗β受体阻断药引起的心室容积扩大。但两类药均有降压作用，所以合用时应减少各自用量。β受体阻断药与硝酸酯类合用时，宜选用作用时间相近的药物，通常将普萘洛尔与硝酸异山梨酯合用。

第三节　钙通道阻滞药

钙通道阻滞药是临床预防和治疗心绞痛的常用药。抗心绞痛常用的钙通道阻滞药有硝苯地平（nifedipine）、维拉帕米（verapamil）、地尔硫䓬（ditiazem）及普尼拉明（prenylamine）等。

【药理作用】

(1) 降低心肌耗氧量。通过阻滞血管平滑肌细胞膜上钙通道，抑制 Ca^{2+} 内流，舒张血管平滑肌，尤其是小动脉平滑肌松弛明显，外周阻力下降，减轻心脏后负荷；抑制心肌收缩力、减慢心率，从而降低心肌耗氧量。

(2) 改善缺血区供血。可扩张冠状动脉，缓解冠脉痉挛，增加心肌血液供应；还可促进侧支循环开放，改善缺血区血液灌注。

(3) 保护缺血心肌。缺氧时能量代谢障碍，细胞内"钙超载"，使线粒体功能受损，可诱导细胞凋亡。本类药物通过阻滞钙通道，减轻心肌细胞钙超载，从而发挥保护缺血心肌细胞的作用。

(4) 抑制血小板聚集。降低血小板内 Ca^{2+} 浓度，抑制血小板聚集，从而防止血栓形成，改善心绞痛症状。

【临床应用】

对各型心绞痛均有效，尤其对变异型心绞痛疗效最好，首选硝苯地平；也可用于稳定型及不稳定型心绞痛，与硝酸酯类合用可产生协同作用，特别适合于伴有高血压、快速性心律失常、哮喘、慢性阻塞性肺疾病、外周血管痉挛性疾病的心绞痛。

【药物相互作用】

维拉帕米、地尔硫䓬可抑制肝微粒体药物代谢酶（硝苯地平无此作用）。维拉帕米和其他钙通道阻滞药的代谢可被诱导。地尔硫䓬和维拉帕米降低卡马西平的代谢，卡马西平可能促进钙通道阻滞药的代谢；西咪替丁减慢钙通道阻滞药的代谢；尼卡地平、地尔硫䓬和维拉帕米可降低环孢素的代谢；利福平促进钙通道阻滞药的代谢。

 目标检测

一、单项选择题

1. 硝酸甘油的基本作用是（　　）。

A. 减少心输出量　B. 减弱心肌收缩力　C. 扩张血管　D. 减少心容量　E. 减慢心率

2. 普萘洛尔抗心绞痛作用机制主要是（　　）。

A. 扩张冠脉血管　　　　　　　　B. 抑制交感神经末梢释放递质

C. 阻滞 Ca^{2+} 内流　　　　　　　　D. 阻断 β 受体

E. 减慢传导

3. 变异型心绞痛首选药是（　　）。

A. 硝酸甘油　　　B. 硝酸异山梨醇酯　C. 普萘洛尔　D. 硝苯地平　E. 美托洛尔

4. 硝酸甘油常用的给药方法（　　）。

A. 吸入给药　　　B. 口服给药　　　C. 舌下给药　D. 肌内给药　E. 静脉给药

5. 对心绞痛伴有窦性心动过速患者可选用（　　）。

A. 普萘洛尔　　　B. 硝酸甘油　　　C. 苯妥英钠　D. 普鲁卡因胺　E. 硝苯地平

6. 变异型心绞痛不宜用（　　）。

A. 硝酸甘油　　　B. 普萘洛尔　　　C. 利多卡因　D. 硝苯地平

E. 硝酸异山梨醇酯

7. 久用后易产生耐受性的药物是（　　）。

A. 硝酸甘油　　　B. 普萘洛尔　　　C. 利多卡因　D. 硝苯地平　E. 阿司匹林

8. 伴有高血压的变异型心绞痛者宜选用（　　）。

A. 硝酸甘油　　　B. 戊四硝酯　　　C. 美托洛尔　D. 硝苯地平　E. 普萘洛尔

9. 抗心绞痛药的治疗作用主要是通过（　　）。

A. 加强心肌收缩力，改善冠脉血流　B. 抑制心肌收缩力

C. 增加心肌耗氧　　　　　　　　D. 降低心肌耗氧，增加心肌缺血区供血

E. 减少心室容积

10. 伴有青光眼的心绞痛患者不宜选用（　　）。

A. 地尔硫䓬　　　B. 美托洛尔　　　C. 普萘洛尔　D. 维拉帕米　E. 硝酸甘油

二、配伍选择题（备选答案在前，题干在后，在五个备选答案中给每个试题选配一个最佳答案，每个备选答案可选用一次或一次以上，也可不选用。）

A. 硝酸甘油　　　B. 维拉帕米　　　C. 阿替洛尔　D. 普萘洛尔　E. 硝苯地平

1. 可引起高铁血红蛋白症的抗心绞痛药物是（　　）。

2. 不宜用于变异性心绞痛的药物是（　　）。

3. 口服首过效应明显的药物是（　　）。

4. 通过阻滞 Ca^{2+} 内流发挥作用的药物是（　　）。

第十九章
抗心律失常药

学习目标

知识要求：掌握抗心律失常药的分类，各类代表药的药理作用、临床应用及不良反应；熟悉抗心律失常药的基本电生理作用及临床常见心律失常的选药；了解正常心肌电生理及心律失常发生的电生理机制。

能力要求：学会观察抗心律失常药物的疗效及判断不良反应的能力。

素养提升：能与患者及家属进行沟通，帮助和指导患者正确合理用药。

第一节　心律失常的电生理学基础

心律失常是心动频率和节律的异常，常由于心脏的冲动形成或和传导障碍引起的。正常时心脏能协调而规律地收缩、舒张，完成泵血功能。心律失常可导致心脏泵血功能障碍，影响全身血液供应。临床上将心律失常分为快速型及缓慢型两类。缓慢型心律失常包括窦性心动过缓、传导阻滞等，常采用异丙肾上腺素或阿托品治疗。快速型心律失常包括房性及室性期前收缩、心房纤颤及扑动、室性心动过速及心室颤动等。其中，某些快速型心律失常（如心室颤动）必须及时纠正，以免危及生命。治疗心律失常的方式包括药物治疗和非药物治疗（起搏器、电复律、导管消融及手术等），本章所述药物是治疗快速型心律失常的药物。药物治疗在抗心律失常方面发挥重要作用，但抗心律失常药同时存在致心律失常的毒副作用。要合理使用抗心律失常药，必须熟悉心律失常的电生理基础、发病机制及药物作用机制。

一、正常心肌细胞的电生理特性

正常的心脏冲动起自窦房结，顺序经过心房、房室结、房室束及浦肯野纤维，最后到达心室肌，引起心脏的节律性收缩。心脏活动依赖于心肌正常电活动，而心肌细胞动作电位（action potential，AP）的整体协调平衡是心脏电活动正常的基础。单个心肌细胞动作电位特性又取决于各种跨膜电流的平衡状态。不同部位的心肌细胞其动作电位不完全一样。

1. 心肌细胞膜电位

心肌细胞在静息时，膜两侧呈内负外正的极化状态，细胞内膜电位约为$-90mV$，称为静息电位。心肌细胞受刺激而兴奋时，发生除极和复极，形成动作电位。动作电位可分为5个时相，0相为除极化过程，心肌细胞膜快钠通道突然开放，大量Na^+迅速内流，电位迅速减小，并有超射。复极过程包括4个时相，1相为快速复极初期；2相为缓慢复极期，此期电位维持较稳定水平，形成平台；3相为快速复极末期；4相为静息期。0相至3相时间称为动作电位时程（action potential duration，APD）。

2. 自律性

心肌的自律细胞能够在没有外来刺激的条件下，自动地发生节律性兴奋。心脏的自律细胞主要有希-普细胞、窦房结和房室结细胞。自律性的产生源于动作电位 4 相自动除极，快反应细胞主要是由 Na^+ 内流所造成，慢反应细胞主要是由 Ca^{2+} 持续内流所致。影响自律性的因素有 3 个：4 相自动除极的速度、最大舒张电位水平及阈电位的高低。4 相自动除极的速度即 4 相的斜率，斜率大，自律性越高。

3. 传导性

心肌细胞任何部位产生的兴奋不但可以沿整个细胞膜扩布，且可通过细胞间通道传到另一个心肌细胞。传导的快慢主要取决于 0 相除极速度及幅度、膜电位和阈电位水平，以 0 相除极速度及幅度最为重要。一般膜电位负值越大，0 相上升速率越快，传导速度越快，即膜反应性越高。

4. 兴奋性和有效不应期

兴奋性是指细胞受到刺激后产生动作电位的能力。从 0 相开始至 3 相膜电位复极到 $-60mV$ 这一段时间，心肌细胞对任何刺激都不产生可扩布的动作电位，称为有效不应期（effective refractive period，ERP）。有效不应期是两个可扩布反应之间的最短间隔时间，反映钠通道恢复有效开放所需要的最短时间。ERP 的长短一般与 APD 的长短相对应，但两者所代表的意义不同。ERP 反应兴奋性恢复的时间，取决于钠通道开放的情况，反映膜去极化的能力；而 APD 取决于钾外流的速度，反映复极的快慢。抗心律失常药可延长 ERP，使异常冲动更多地落在 ERP 中，从而中止心律失常。

二、心律失常的发生机制

窦房结是心脏的正常起搏点，窦房结的兴奋沿着正常传导通路依次传导下行，直至整个心脏兴奋，完成一次正常的心脏节律。传导通路中的任一环节发生异常，都会产生心律失常。

1. 自律性升高

交感神经活性增高、低血钾、心肌细胞受到机械牵张均可使动作电位 4 相斜率增加，导致自律细胞自律性升高。而心肌梗死、缺血缺氧、强心苷中毒则可使非自律心肌细胞如心室肌细胞出现异常自律性，这种异常兴奋向周围组织扩布可引起心律失常。

2. 折返激动

折返激动是指一次冲动下传后，又沿另一环形通路折回，再次兴奋已兴奋过的心肌并反复运行的现象，是引发快速型心律失常的重要机制之一。心肌传导功能障碍是诱发折返的重要原因。折返环路中通常存在单向传导阻滞区，冲动不能正常通过该区域从近端下传，却可使周围正常心肌顺序去极化，当冲动到达单向传导阻滞区远端时可缓慢逆向通过该区并到达其近端，此时相邻心肌已恢复其反应性并可在该冲动作用下再次兴奋，从而形成折返。折返发生于房室结或房室之间，表现为阵发性室上性心动过速；发生于心房内，则可表现为心房扑动或心房颤动；若心室中存在多个折返环路，则可诱发心室扑动或颤动。

3. 后除极

后除极是指心肌细胞在一个动作电位后产生一个提前的去极化。后除极的扩布可触发异常节律，形成心律失常。后除极又分为早后除极和迟后除极，早后除极是一种发生在完全复极之前的后除极，通常发生于 2、3 相复极中，诱发早后除极的因素有药物、低血钾等；迟后除极是细胞内钙超载情况下，发生在动作电位完全或接近完全复极时的一种短暂的振荡性除极，大都由于心肌细胞内 Ca^{2+} 浓度增加及由 Na^+-Ca^{2+} 交换而导致 Na^+ 内流所致。诱发迟后除极的因素有强心苷中毒、细胞外高钙及低钾等。

第二节　抗心律失常药的基本电生理作用及药物分类

一、抗心律失常药的基本电生理作用

心脏细胞膜上各种跨膜电流保持正常状态是心脏正常电活动的基础。各种致病因素改变了心脏细胞膜电位的正常状态就会导致心律失常。抗心律失常药是通过影响细胞膜上的各种跨膜电流来纠正异常电活动。

目前治疗心律失常的主要策略：①降低自律性；②减少后除极和触发活动；③影响传导性，通过改善传导，消除单向传导阻滞，终止折返激动；或通过减慢传导变单向传导阻滞为双向传导阻滞，终止折返激动；④延长有效不应期。

二、抗心律失常药的分类

根据药物对心肌电生理特性的影响及作用机制，将抗心律失常药分为 4 类。

（1）Ⅰ类：钠通道阻滞药。

ⅠA 类：适度阻滞钠通道药，代表药有奎尼丁、普鲁卡因胺等。

ⅠB 类：轻度阻滞钠通道药，代表药有利多卡因、苯妥英钠等。

ⅠC 类：重度阻滞钠通道药，代表药有普罗帕酮、氟卡尼等。

（2）Ⅱ类：β 受体阻断药，代表药有普萘洛尔、阿替洛尔等。

（3）Ⅲ类：延长动作电位时程药，代表药有胺碘酮。

（4）Ⅳ类：钙通道阻滞药，代表药有维拉帕米。

第三节　常用抗心律失常药

一、Ⅰ类 钠通道阻滞药

（一）ⅠA 类——适度阻滞钠通道药

1. 奎尼丁

奎尼丁（quinidine）是金鸡纳树的提取物。

【药理作用】

奎尼丁低浓度时即可阻滞 Na^+ 通道，抑制 Na^+ 内流；较高浓度尚可抑制 K^+ 外流及 Ca^{2+} 内流。此外，本药还具有明显的抗胆碱作用和拮抗外周血管 α 受体作用。奎尼丁阻滞激活状态的钠通道，并使通道复活减慢，因此显著抑制异位起搏和除极化组织的兴奋性和传导性，并延长除极化组织的不应期，有利于消除折返。奎尼丁阻滞多种钾通道，延长心房、心室和浦肯野细胞的动作电位时程，在心率减慢和细胞外低钾时此作用使奎尼丁易诱发早后除极。奎尼丁还减少 Ca^{2+} 内流，大剂量可呈现负性肌力作用。

【体内过程】

本品口服易吸收，1～2小时血药浓度达高峰，生物利用度为70%～80%。血浆蛋白结合率约80%，心肌浓度较血药浓度高10～20倍，$t_{1/2}$为5～7小时。主要经肝代谢，20%以原形随尿液排出。

【临床应用】

本品为广谱抗心律失常药，可用于各种快速型心律失常的治疗。临床上适用于心房纤颤、心房扑动、室上性和室性心动过速的转复与预防，还用于治疗频发室上性和室性期前收缩。心房纤颤和心房扑动目前虽多采用电转律法，但奎尼丁仍可用于转律后防止复发。

【不良反应】

本药安全范围小，不良反应较多见。

（1）胃肠道反应：为常见不良反应，可有恶心、呕吐、腹痛、腹泻等。

（2）金鸡纳反应：长期用药可出现头痛、头晕、耳鸣、恶心、视物模糊等症状，一般与剂量无关。

（3）心血管系统反应：较为严重。长期用药可导致低血压、心力衰竭、各种心律失常及传导障碍，严重者可发展为奎尼丁晕厥，表现为突然意识丧失、四肢抽搐、呼吸停止等，甚至出现心室纤颤引起死亡。须立即进行人工呼吸、胸外按摩、电除颤及采用异丙肾上腺素、乳酸钠等救治。用药前后需监测心率、血压等。

肝肾功能不全、病态窦房结综合征、严重房室传导阻滞、血小板减少症、强心苷中毒、低血压等患者禁用。心力衰竭患者慎用。

【药物相互作用】

本品与地高辛合用，使后者肾清除率降低，血药浓度升高，故应监测血药浓度及调整剂量；本品与口服抗凝药华法林合用，通过对血浆蛋白结合的竞争，使后者抗凝血作用延长。

2. 普鲁卡因胺

普鲁卡因胺（procainamide）是局麻药普鲁卡因的衍生物。作用与奎尼丁相似，属于广谱抗心律失常药，无明显的抗胆碱作用和α受体阻断作用。

临床主要用于室性期前收缩及室性心动过速，作用优于奎尼丁，静脉注射或静脉滴注可用于抢救危急病例。对心房颤动与心房扑动的疗效较差。对室上性心律失常也有效，但不作为首选药。

口服常可致胃肠道反应；静脉给药可引起低血压，大剂量可致心脏抑制，出现窦性心动过缓、房室传导阻滞等；过敏反应较常见，如皮疹、药物热、肌痛等；长期应用少数患者可出现粒细胞减少及红斑狼疮样反应，停药后可消失，必要时可用皮质激素治疗。用药期间，应监测患者血压及心电图的变化。

肝肾功能严重损害者、严重的心力衰竭者、房室传导阻滞者、重症肌无力者、系统性红斑狼疮者禁用。合用碘酮、甲氧苄啶、西咪替丁，普鲁卡因胺血药浓度可能增加；合用拟胆碱药，普鲁卡因胺可抑制这类药物对横纹肌的效应。乙醇通过肝酶诱导降低普鲁卡因胺的血药浓度。

（二）ⅠB类——轻度阻滞钠通道药

1. 利多卡因

利多卡因（lidocaine）是局部麻醉药，目前也是治疗室性心律失常和急性心肌梗死的常用药物，具有安全、高效、速效的特点。

【药理作用】

利多卡因主要作用于浦肯野纤维和心室肌细胞，对心房几乎没有作用。其可轻度抑制Na^+内流、促进K^+外流，具有降低心肌自律性、相对延长浦肯野纤维和心室肌的有效不应期的作用，可改善传导，有利于消除折返激动。

【体内过程】

本品首过效应明显，不宜口服给药，常静脉注射给药。静脉注射 1～2 分钟起效，作用仅维持 20 分钟左右，故一般采用静脉滴注给药。$t_{1/2}$ 约 2 小时，血浆蛋白结合率约 70%，主要在肝代谢，经肾排泄。

【临床应用】

本品主要用于室性心律失常，如急性心肌梗死或强心苷中毒所致的室性期前收缩、室性心动过速、心室纤颤等有效。也可用于防治心脏手术、全身麻醉、强心苷中毒、电复律后等引起的各种室性心律失常。

【不良反应】

毒性较小，随着血药浓度的增大，可出现如头晕、嗜睡或激动不安、感觉异常等中枢神经系统症状。静脉注射剂量过大可引起心率减慢、房室传导阻滞和低血压。用药期间应给予心电监护。严重房室传导阻滞、窦房结功能障碍及严重肝肾功能障碍者禁用。

【药物相互作用】

合用普萘洛尔、美托洛尔和西咪替丁可增加利多卡因的血药浓度；合用苯巴比妥可降低利多卡因的血药浓度。

2. 苯妥英钠

苯妥英钠（phenytoin sodium）作用与利多卡因相似，本药还能抑制 Ca^{2+} 内流，与强心苷竞争 Na^+-K^+-ATP 酶，用于防止强心苷中毒所引起的延迟后除极和触发活动，并可加快房室传导。

主要用于室性心律失常，特别是强心苷中毒所致室性心律失常的治疗，常作为首选药。也可用于心脏手术、心导管术、心肌梗死等引起的室性心律失常。

静脉注射过量或过快可引起低血压、心动过缓、传导阻滞甚至心脏停搏。

3. 美西律

美西律（mexiletine）对电生理的影响与利多卡因相似。主要用于各种室性心律失常，如室性期前收缩、阵发性室性心动过速、心室纤颤等，尤其是心肌梗死引起者。不良反应有与剂量相关，常见胃肠道反应；长期用药可引起神经系统症状如共济失调、震颤、眩晕等；静脉注射可出现低血压、心动过缓、传导阻滞等。有癫痫病史、低血压、缓慢性心律失常、重度心力衰竭的患者应慎用或禁用。用药过程中应注意心率、血压和心电图的监测。

（三）ⅠC类——重度阻滞钠通道药

普罗帕酮

普罗帕酮（propafenone，心律平）结构类似普萘洛尔，属广谱抗心律失常药。

【药理作用】

普罗帕酮可明显阻滞钠通道，抑制 Na^+ 内流，也能阻滞钾通道，而降低浦肯野纤维的自律性、减慢传导和延长有效不应期。此外，尚有较弱的 β 受体阻断作用和钙通道阻滞作用。

【体内过程】

本品口服吸收良好，2～3 小时作用达高峰。给药后 0.5～1 小时起效，作用持续 6～8 小时，$t_{1/2}$ 为 5～8 小时。主要在肝代谢，经肾排泄。

【临床应用】

本品应用广泛，临床可用于室上性和室性期前收缩、预激综合征伴发的心动过速和心房颤动者的治疗。

【不良反应】

本品不良反应较轻，常见胃肠道症状，可引起直立性低血压、房室传导阻滞等心血管系统反应，还可加重心力衰竭，诱发心律失常等。本药一般不宜与其他抗心律失常药合用，以免加重心脏抑制。用药过程中注意血压及心电的监测。心源性休克、严重房室传导阻滞患者禁用；心力衰竭、低血压患者应慎用或不用。

【药物相互作用】

维拉帕米、普萘洛尔、胺碘酮及奎尼丁等抗心律失常药，可能增加普罗帕酮不良反应；与奎尼丁合用，有协同的抗心律失常作用，对治疗顽固性室性期前收缩有效；与地高辛合用，可增加血清地高辛浓度；与麻醉药或抑制心肌收缩力的药物合用，可增强普罗帕酮的作用；与华法林合用可增强其抗凝作用。

二、Ⅱ类 β 受体阻断药

用于抗心律失常的 β 肾上腺素受体阻断药主要有普洛尔（propranolol）、美托洛尔（metoprolol）、阿替洛尔（atenolol）、纳多洛尔（nadolol）、醋丁洛尔（acebutolol）、噻吗洛尔（timolol）、阿普洛尔（alpenol）、艾司洛尔（esmolol）、比索洛尔（bisoprolol）等，拮抗β肾上腺素受体是其治疗心律失常的基本机制，可通过减慢心率、抑制细胞内钙超载、减少后除极等作用治疗心律失常。

1. 普萘洛尔

普萘洛尔（propranolol，心得安）为非选择性肾上腺素 β 受体阻断药。

【药理作用】

本品可竞争性阻断 β 受体，从而降低窦房结、房室结、浦肯野纤维的自律性，减少儿茶酚胺所致的延迟后除极而防止触发活动，在运动或情绪激动时作用明显。较高浓度可减慢房室结及浦肯野纤维的传导，延长其有效不应期。

【体内过程】

普萘洛尔口服吸收完全，首过效应明显，生物利用度约30%，口服后约 2 小时血药浓度达峰值，但个体差异大。血浆蛋白结合率达93%。主要在肝脏代谢，$t_{1/2}$ 为 3～4 小时，肝功能受损时明显延长。90%以上药物以代谢物形式经肾排泄，尿中原形药不足 1%。

【临床应用】

本品主要用于室上性心律失常，尤其是对交感神经过度兴奋、甲状腺功能亢进及嗜铬细胞瘤等引起的窦性心动过速治疗效果好，可作为首选。与强心苷或地尔硫䓬合用，控制心房纤颤、心房扑动及阵发性室上性心动过速时的心室频率过快效果较好。可降低心肌梗死患者的心律失常发生率，缩小心肌梗死范围并降低死亡率。也可用于运动或情绪变化所引起的室性心律失常。

【不良反应】

本品可引起窦性心动过缓、房室传导阻滞、低血压、精神抑郁等，还可诱发心力衰竭、支气管哮喘。长期用药可使脂质代谢及糖代谢异常，故血脂异常及糖尿病患者慎用。

2. 阿替洛尔

阿替洛尔（atenolol，氨酰心安）为长效选择性 β 受体阻断药，抗心律失常作用与普萘洛尔相似。主要用于治疗室上性心律失常，对室性心律失常也有效。因对心脏的选择性高，可用于糖尿病和哮喘患者，但剂量不宜过大。不良反应与普萘洛尔相似。

三、Ⅲ类 延长动作电位时程药

本类药物能选择性地阻滞 K^+ 通道，抑制 K^+ 外流，延长 APD 和 ERP，有利于消除折返，产生抗心律失常作用。

胺碘酮

胺碘酮（amiodarone）药理作用广泛，结构与甲状腺素相似。

【药理作用】

胺碘酮对心肌细胞膜 K^+ 通道、Na^+ 通道和 Ca^{2+} 通道均有阻滞作用，并可非竞争性轻度阻断 α、β 受体及阻断 T_3、T_4 与其受体结合。降低窦房结和浦肯野纤维的自律性、减慢传导、明显延长动作电位时程和有效不应期。此外，胺碘酮还可扩张冠状动脉和外周血管、降低心肌耗氧量。

【体内过程】

本品口服吸收缓慢而不完全，给药 1 周左右呈现明显作用。静脉注射 5～10 分钟起效，维持 1～2 小时。消除缓慢，几乎全部在肝脏代谢，经胆汁排泄。$t_{1/2}$ 长达数周，停药后作用仍可维持 1～3 个月。

【临床应用】

本品为广谱抗心律失常药，用于各种室上性和室性心律失常的治疗。可使心房扑动、心房颤动和阵发性室上性心动过速转复并维持其窦性节律；对预激综合征合并心房颤动或室性心动过速者疗效好。

【不良反应】

常见心血管反应如窦性心动过缓、房室传导阻滞、Q-T 间期延长及低血压等；长期应用可出现角膜褐色微粒沉着，不影响视力；少数患者可出现甲状腺功能紊乱；个别患者可发生间质性肺炎或肺纤维化，一旦发生应立即停药。首剂负荷剂量给药时必须在住院和心电监护下给予；用药过程中要密切监护患者血压、心率和节律；长期应用必须定期监测血 T_3、T_4 浓度和肺功能，进行肺部 X 线检查。房室传导阻滞、Q-T 间期延长、对碘过敏、甲状腺功能异常者禁用。

【药物相互作用】

胺碘酮是肝药酶 CYP3A4 的代谢底物。西咪替丁抑制 CYP3A4，增加胺碘酮血药浓度；利福平诱导 CYP3A4，降低胺碘酮血药浓度。胺碘酮也抑制其他肝脏代谢酶，故能增加相应底物如地高辛、华法林等的血药浓度。

四、Ⅳ类 钙通道阻滞药

钙通道阻滞药通过阻滞 Ca^{2+} 通道，抑制 Ca^{2+} 内流，防止 Ca^{2+} 超载而发挥抗心律失常作用。

维拉帕米

维拉帕米（verapamil）是钙通道阻滞药中最常用的抗心律失常药。

【药理作用】

维拉帕米主要通过阻滞心肌细胞膜 Ca^{2+} 通道，抑制 Ca^{2+} 内流，降低慢反应细胞（如窦房结、房室结等）的自律性，减慢传导，延长有效不应期，消除折返。可防止心房纤颤、心房扑动引起的心率加快。

【体内过程】

本品口服吸收迅速完全，首过消除明显，生物利用度仅 10%～30%，血药浓度 2～3 小时达峰，$t_{1/2}$ 为 3～7 小时。

【临床应用】

本品用于治疗室上性和房室结折返引起的心律失常效果好，是阵发性室上性心动过速的首选药，静注后数分钟可终止发作，恢复窦性节律。可控制心房纤颤与心房扑动的心室率。对强心苷中毒、急性心肌梗死、心肌缺血引起的室性期前收缩也有效。

【不良反应】

本品口服常可引起头晕、头痛、面红、便秘、踝部水肿等。静脉注射可引起血压降低、心动过缓、房室传导阻滞甚至心功能不全。病态窦房结综合征、低血压、心功能不全、Ⅱ～Ⅲ度房室传导阻滞及心源性休克患者禁用。用药前应先检查血压、心率和肝功能。

同类药物还有地尔硫䓬，药理作用、临床应用与维拉帕米相似，但其扩张血管作用较强，而减慢心率的作用较弱。主要用于室上性心律失常，如阵发性室上性心动过速及频发性房性期前收缩。不良反应少。

第四节　抗心律失常药的临床用药原则

心律失常是临床的一个症状，而不是一个独立的疾病。临床用药应在了解病因、确定心律失常的具体类型以及熟悉患者的身体状况等基础上，根据药物作用、适应证、不良反应、禁忌证及药物相互作用等因素综合考虑，合理应用抗心律失常药。以求达到以下目的：最好是恢复或维持窦性节律；如果不能恢复窦性节律，就要减少或取消异位节律，争取恢复窦律；如仍达不到，就要控制心室率，维持一定的循环功能。抗心律失常药的临床用药要遵循以下原则。

（1）了解心律失常的促发因素并予以纠正，如电解质紊乱、心肌缺血缺氧、甲状腺功能亢进、强心苷中毒等均可诱发心律失常，应采取有效措施及时治疗。

（2）根据心律失常的类型合理选药：

① 窦性心动过速：β受体阻断药。

② 房性早搏：β受体阻断药、维拉帕米、胺碘酮。

③ 心房纤颤、心房扑动：转律用胺碘酮、普罗帕酮；减慢心室率用β受体阻断药、强心苷。

④ 阵发性室上性心动过速：首选维拉帕米，亦可选用普萘洛尔、胺碘酮、普罗帕酮等。

⑤ 室性早搏：由急性心肌梗死所致者宜选用β受体阻断药、利多卡因；强心苷中毒所致者宜选苯妥英钠；其他情况酌选胺碘酮、美西律等。

⑥ 室性心动过速：多选用胺碘酮、利多卡因，亦可选择普罗帕酮。

⑦ 心室纤颤：宜选用胺碘酮、β受体阻断药、利多卡因。

（3）个体化用药根据患者的具体情况制订用药方案。先单用药物，后联合用药；以最小剂量取得满意疗效；先降低危险性，后缓解症状；注意药物的不良反应及致心律失常作用，适时进行血药浓度和心电图监测。

（4）注意药物相互作用、不良反应及用药禁忌严重心功能不全、房室传导阻滞、血压过低等情况应慎用药物。

 目标检测

单项选择题

1. 胺碘酮抗心律失常作用机制是（　　）。

A. 阻断 Na^+ 内流　　　B. 阻断 Ca^{2+} 内流　　　C. 促进 Na^+ 内流　　　D. 阻断 β 受体

E. 延长动作电位时程

2. 治疗窦性心动过速首选下列哪一种药物（　　）。

A. 胺碘酮　　　　　　B. 苯妥英钠　　　　　　C. 普萘洛尔　　　　　D. 利多卡因

E. 维拉帕米

3. 作为治疗阵发性室上性心动过速的首选药是（　　）。

A. 利多卡因　　　　　B. 奎尼丁　　　　　　　C. 维拉帕米　　　　　D. 地高辛

E. 普萘洛尔

4. 治疗窦性心动过缓的首选药是（　　）。

A. 奎尼丁　　　　　　B. 阿托品　　　　　　　C. 普萘洛尔　　　　　D. 利多卡因

E. 苯妥英钠

5. 强心苷中毒所致的快速型心律失常的最佳治疗药物是（　　）。

A. 维拉帕米　　　　　B. 胺碘酮　　　　　　　C. 奎尼丁　　　　　　D. 苯妥英钠

E. 普萘洛尔

6. 以下哪种药物既可以作为抗心律失常的药物使用，也可以作为局麻药使用（　　）。

A. 利多卡因　　　　　B. 苯妥英钠　　　　　　C. 普萘洛尔　　　　　D. 硝苯地平

E. 维拉帕米

7. 患者女性，60岁，高血压病史10年，肺心病病史2年，近日感冒引起心率加快，使用美托洛尔进行治疗。美托洛尔属于（　　）。

A. β_1受体阻断药　　B. β_2受体阻断药　　C. α、β受体阻断药　　D. β受体阻断药

E. α受体阻断药

8. 利多卡治疗心律失常的主要机制是（　　）。

A. 阻滞钾通道　　　　B. 阻滞β受体　　　　C. 阻滞钙通道　　　　D. 阻滞α受体

E. 阻滞钠通道

9. 维拉帕米疗效最好的心律失常是（　　）。

A. 房室传导阻滞　　　　　　　　　　B. 阵发性室上性心动过速

C. 强心苷中毒所致室性心动过速　　　D. 室性心动过速

E. 室性早搏

10. 心律失常伴有支气管哮喘禁用（　　）。

A. 普萘洛尔　　　　　B. 苯妥英钠　　　　　　C. 利多卡因　　　　　D. 维拉帕米

E. 硝苯地平

第二十章
抗充血性心力衰竭药

学习目标

知识要求： 掌握血管紧张素转化酶抑制药、利尿药、β受体阻断药、醛固酮拮抗剂、强心苷的药理作用、临床应用、不良反应及注意事项；熟悉抗充血性心力衰竭药的分类及代表药物名称、血管紧张素Ⅱ受体阻断药、血管扩张药、非苷类正性肌力药的作用特点及临床应用；强心苷类药物的给药方法及相互作用、血管扩张药及非苷类正性肌力药的不良反应及注意事项。

能力要求： 具有根据适应证合理选择药物及防治不良反应的能力。

素养提升： 能与患者及家属进行沟通，正确指导患者合理用药。

充血性心力衰竭（congestive heart failure，CHF）又称慢性心功能不全（chronic cardiac insufficiency），是由多种原因引起的心脏收缩和/或舒张功能障碍，心排出量不能满足机体代谢的需要，导致组织、器官血液灌流不足（动脉系统缺血），同时出现肺循环淤血（静脉系统淤血）的一种临床综合征。临床多表现为疲劳、水肿、呼吸困难和运动耐力下降等。引起CHF的病因有多种，主要与缺血性心脏病、高血压、心肌肥厚、特发性扩张型心肌病、心脏瓣膜病或先天性心脏病等有关。

第一节　概述

一、充血性心力衰竭的病理生理

目前认为CHF的发生是由于多种调节机制异常调节的结果。CHF的基本病理生理是心室重构和神经内分泌系统过度激活。前者是心力衰竭不断发生发展的病理基础，后者是加剧心室重构和促进心力衰竭进一步恶化发展的主要机制。充血性心力衰竭发生早期，血流动力学的改变表现为心排出量下降，使心、脑和肾等重要脏器血流量下降，机体激活交感神经和肾素-血管紧张素-醛固酮系统等进行适应性或代偿性调节。但这些代偿机制使心脏负荷进一步加重，导致心肌细胞凋亡、胞外基质增加、心肌细胞纤维化以及心肌细胞代偿性肥厚、心脏扩大等病理改变，称为心室重构（ventricular remodeling），进一步损伤心肌顺应性，从而使心力衰竭进入失代偿阶段（图20-1）。充血性心力衰竭时，机体的神经-体液发生以下变化：

（1）激活交感神经系统。机体交感神经系统的反射性活性增高是心力衰竭最早、最基本的调节代偿机制。交感神经活性增强使儿茶酚胺递质水平升高，心率加快以维持心排出量、收缩外周血管以减少组织对氧的需求，导致心肌耗氧量增加和心脏做功效率下降。长期的交感神经张力升高还可引起心肌 β_1 受体下调，这一作用对心肌有保护意义，可使细胞免受过量去甲肾上腺素的损害，但同时也导致心肌收缩力下降，并促使心功能进一步恶性。

（2）激活肾素-血管紧张素-醛固酮系统（renin-angiotensin-aldosterone system，RAAS）。RAAS是机体重要的体液系统，在调节心血管系统的正常生理功能及高血压、心肌肥大、充血性心力衰竭等的病理过程中具有重要作用。肾血流量减少和交感神经兴奋均可激活肾素-血管紧张素-醛固酮系统，使血浆血管紧张素（angiotensin Ⅱ，Ang Ⅱ）生成和分泌增加，Ang Ⅱ除通过收缩血管、刺激醛固酮分泌而增加心脏负荷外，还诱导心肌细胞生长因子表达，介导心室重构，使心肌肥厚、顺应性下降。

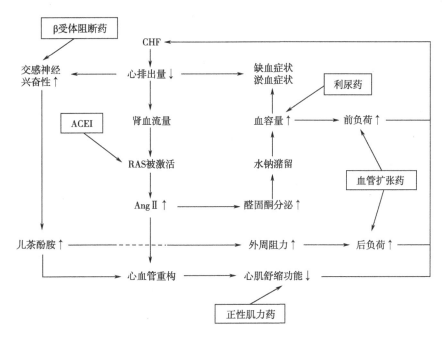

图 20-1　CHF 的病理生理学变化及药物的作用环节

二、抗充血性心力衰竭药的分类

基于目前对心力衰竭病理生理的研究进展，临床上治疗充血性心力衰竭的理念有了明显的改变，已从改善短期血流动力学的措施（强心、利尿、扩张血管）转为长期的、修复性的策略（抑制神经内分泌系统过度激活，并积极应用非药物的器械治疗），通过改变衰竭心脏的生物学性质，抑制神经体液的过度活化，防止和延缓心肌重构的发展，从而降低心衰的病死率和住院率。根据其药物的作用和作用机制的不同，治疗充血性心力衰竭药物分为以下几类。

（1）肾素-血管紧张素-醛固酮系统抑制药。
① 血管紧张素转化酶抑制药：卡托普利、依那普利和福辛普利等。
② 血管紧张素Ⅱ受体拮抗药：氯沙坦、缬沙坦和厄贝沙坦等。
③ 醛固酮受体拮抗药：螺内酯等。
（2）利尿药。如呋塞米、氢氯噻嗪等。
（3）β受体阻断药。如卡维地洛、比索洛尔和美托洛尔等。
（4）正性肌力药。
① 强心苷类：洋地黄毒苷、地高辛、毛花苷 C 和毒毛花苷 K 等。
② 非苷类强心药：β_1 受体激动药，如多巴酚丁胺；磷酸二酯酶抑制药，如氨力农、米力农等。
（5）血管扩张药。如硝酸酯类（硝酸甘油等）、硝苯地平、硝普钠和哌唑嗪等。

第二节　常用的抗充血性心力衰竭药

一、肾素-血管紧张素-醛固酮系统抑制药

　　血管紧张素转化酶抑制药（ACEI）、血管紧张素Ⅱ受体阻断药（ARB）及醛固酮拮抗药分别作用在 RAAS 的不同环节，在防止和逆转心室重构、提高心脏及血管的顺应性方面发挥了重要作用。多项临床实验结果表明，ACEI 和 ARB 不仅能够缓解 CHF 的症状，提高运动耐力和生活质量，而且能够提高 CHF 患者的生存率，降低病死率，改善预后，已成为治疗 CHF 的常用药物。

（一）血管紧张素转化酶抑制药

　　ACEI 为降低心衰患者病死率的常用药物，也是循证医学证据积累最多的药物，是公认的治疗 CHF 的基石和首选药物。临床常用药物包括卡托普利、依那普利、雷米普利、福辛普利等。

　　【药理作用】

　　（1）扩张血管，改善血流动力学。ACEI 通过抑制血管紧张素转换酶，从而使血液及组织的血管紧张素Ⅱ生成减少，并抑制缓激肽的降解，使全身阻力血管和容量血管扩张，降低心脏前、后负荷，增加心排出量；降低肾血管阻力，增加肾血流量，改善肾功能。用药后可改善症状，增加运动耐力。

　　（2）抑制心血管重构。本类药物减少血管紧张素Ⅱ和醛固酮的生成，抑制心肌细胞增生、胶原含量增加及心肌间质纤维化，防止和逆转心肌及血管重构，改善左心室功能，降低病死率。

　　（3）减少醛固酮分泌。血管紧张素Ⅱ生成减少，可使醛固酮分泌减少，进而减轻水钠潴留，缓解或消除 CHF 症状；减少回心血量，使心脏前负荷降低。

　　【临床应用】

　　本品用于各种程度、不同阶段的 CHF 的治疗。尤其是心功能不全伴高血压或血中去甲肾上腺素、血管紧张素Ⅱ水平较高的患者。应用中要从小剂量起始逐渐递增，直至达到目标剂量或最大耐受剂量后终身维持使用。

（二）血管紧张素Ⅱ受体阻断药（ARB）

　　ARB 可阻断 AngⅡ与 AT_1 受体的结合，从而阻断或改善因 AT_1 受体过度兴奋导致的不良作用，如血管收缩、水钠潴留、组织增生、胶原沉积等，可有效地阻止或逆转心室重构。与 ACEI 相比，ARB 具有以下特点：①对 AT_1 受体有高度特异性阻断作用；②因不影响缓激肽代谢，无咳嗽、血管神经性水肿等不良反应；③直接在受体水平阻断血管紧张素Ⅱ的作用，具有预防及逆转心血管重构的作用，可改善心功能，降低 CHF 患者的病死率。可作为 ACEI 的替代药物，主要用于不能耐受 ACEI 的患者，也可用于经利尿药、ACEI 和 β 受体阻断药治疗后临床状况改善仍不满意，且不能耐受醛固酮拮抗药、有症状的心衰患者。孕妇及哺乳期妇女禁用。常用药物有氯沙坦、缬沙坦、厄贝沙坦等。

（三）醛固酮受体拮抗药

　　心力衰竭患者的心脏醛固酮生成及活性增加，且与心衰严重程度成正比。大量的醛固酮除了保钠排钾、引起水钠潴留之外，还有明显的促生长作用，引起心房、心室、大血管重构，

特别是促进心肌细胞外基质纤维增生、胶原蛋白的合成，加速心衰恶化。醛固酮还可阻断心肌细胞对儿茶酚胺的摄取，使细胞外儿茶酚胺增加，加重心肌缺血，诱发心律失常和猝死。本类药物通过拮抗醛固酮受体、减轻心室重构、改善左室功能、保护血管、改善血管内皮功能，可降低慢性心衰患者的发病率和死亡率。常用药物包括螺内酯、依普利酮。

二、利尿药

心衰时常伴有水钠潴留，增加心脏前负荷，从而加重心功能不全。利尿药通过排钠利尿，减少血容量和回心血量，减轻心脏前负荷，改善心脏功能。由于排钠作用，使血管壁细胞内 Na^+ 减少，导致 Na^+-Ca^{2+} 交换减少，使细胞内 Ca^{2+} 浓度降低，对收缩血管物质的敏感性下降，血管平滑肌舒张，降低心脏后负荷，从而减轻 CHF 的症状。利尿药能降低静脉压，消除或缓解静脉淤血及其所引发的肺水肿和外周水肿。

与其他治疗 CHF 的药物比较，利尿药是唯一能迅速缓解 CHF 症状的药物，可使肺水肿和外周组织水肿迅速消退，显著控制 CHF 的体液潴留。利尿药目前是治疗心力衰竭的基础药物，也是必不可少的药物之一。对轻度 CHF 可单独应用噻嗪类利尿药；中、重度 CHF 或单用噻嗪类疗效不佳者，可用髓袢利尿药或与保钾利尿药合用；对严重 CHF、急性肺水肿或全身水肿者，可选用呋塞米静脉注射。从小剂量开始用药，逐渐增加剂量直至尿量增加，体质量每天减轻 0.5～1.0 kg 为宜。

利尿药的主要不良反应是电解质和代谢紊乱等，尤其是排钾利尿药引起的低血钾，是慢性心衰时诱发心律失常的常见原因之一，与强心苷合用时发生率更高，应注意补充钾盐或与保钾利尿药合用的注意事项。

三、β 受体阻断药

交感神经系统的激活是充血性心力衰竭时机体的早期代偿机制之一，然而，当其兴奋性过度增强时，高浓度的儿茶酚胺可直接损伤心肌，同时也使心肌细胞表面 β_1 受体下调，并对正性肌力药物的反应逐渐减弱。根据多项临床试验证明，长期应用 β 受体阻断药卡维地洛、比索洛尔和美托洛尔可以改善 CHF 的症状，提高射血分数，改善患者的生活质量，降低死亡率，目前已被推荐作为治疗慢性心力衰竭的常规用药。β 受体阻断药与 ACE 抑制药合用尚能进一步增加疗效。

【药理作用】

（1）抑制交感神经及 RAAS 过度激活。①阻断心脏 β_1 受体，拮抗过量儿茶酚胺对 CHF 患者心脏的毒性作用，减轻由于 NA 过多导致的大量钙内流、细胞能量消耗及线粒体损伤，避免心肌坏死；②阻断肾小球旁细胞 β 受体，减少肾素释放，抑制 RAAS，延缓或逆转心血管重构；③减慢心率，降低心肌耗氧量；④卡维地洛可阻断 α_1 受体，扩张血管，减轻心脏负荷。

（2）抗心律失常与抗心肌缺血作用。本类药物有明显的抗心律失常与抗心肌缺血作用，这也是其降低 CHF 病死率的重要机制。

【临床应用】

主要用于扩张型心肌病及缺血性 CHF，β 受体阻断药长期应用可阻止临床症状恶化、改善心功能、降低猝死风险。

【不良反应】

本类药使用时须正确选择适应证；长期应用，至少使用 3 个月以上方能奏效；剂量应个体化，从小剂量开始，逐渐增加至患者可以耐受又不加重病情的剂量，否则因本类药物有抑制心肌收缩力的作用，可加重心功能障碍而使病情恶化。严重心动过缓、严重左室功能减退、明显房室传导阻滞、低血压及支气管哮喘者禁用或慎用。

四、正性肌力药

(一) 强心苷类

强心苷类是一类来源于玄参科紫花和毛花洋地黄等植物，化学结构相似的苷类化合物，可选择性作用于心脏，显著加强心肌收缩力。主要药物有洋地黄毒苷（digitoxin）、地高辛（digoxin）、毛花苷 C（lanatoside C，西地兰）和毒毛花苷 K（strophanthin K）等。

强心苷类药物的化学结构和作用性质基本相同，但不同药物的侧链不同，其药物代谢动力学也有所不同（表 20-1）。

表 20-1 强心苷类药物的药动学特点

药物	口服吸收率/%	蛋白结合率/%	肝肠循环/%	生物转化/%	原形肾排泄/%	$t_{1/2}$
洋地黄毒苷	90～100	97	26	70	10	5～7d
地高辛	62～85	25	7	20	60～90	36h
毛花苷 C	20～30	<20	少	少	90～100	23h
毒毛花苷 K	2～5	5	少	0	100	19h

【药理作用】

(1) 加强心肌收缩力（正性肌力作用）。强心苷选择性作用于心脏，能显著增强衰竭心脏的收缩力，增加心排出量，从而缓解 CHF 的症状。这是其治疗 CHF 的主要药理学基础。强心苷的正性肌力作用有以下特点：①强心苷可加快心肌纤维收缩速度，使心肌收缩敏捷有力，收缩期缩短，相对延长舒张期，既有利于衰竭心脏充分休息，又有利于静脉回流和冠状动脉的血液灌注，增加心肌供氧和改善心肌代谢。②强心苷加强衰竭心肌收缩力，改善心脏泵血功能，并反射性降低交感神经兴奋性，外周阻力下降，增加心排出量的同时使心肌总耗氧量下降，这是强心苷类药物区别于肾上腺素等儿茶酚胺类药物的显著特点。

强心苷的作用机制如下：治疗量的强心苷与心肌细胞膜上的 Na^+-K^+-ATP 酶（强心苷受体）结合并抑制其活性，导致钠泵失灵，使心肌细胞内 Na^+ 浓度增加，K^+ 浓度降低，此时通过双向性的 Na^+-Ca^{2+} 交换增加，导致心肌细胞内 Ca^{2+} 增加，又进一步促使肌质网 Ca^{2+} 释放，心肌细胞兴奋-收缩耦联过程中可利用的 Ca^{2+} 量增加，心肌收缩力加强。中毒量强心苷过度抑制 Na^+-K^+-ATP 酶，使心肌细胞内 K^+ 浓度降低，导致心肌细胞自律性增高，易导致心律失常。

(2) 减慢心率（负性频率作用）。强心苷的正性肌力作用使心排出量增加，反射性兴奋迷走神经而使心率变慢。强心苷还可增加心肌对迷走神经的敏感性而减慢心率。负性频率作用有利于改善 CHF 的症状。因心率减慢，心脏得到休息，降低了心肌耗氧量，同时舒张期延长使回心血量和心肌供血增加，进一步改善心功能。

(3) 减慢房室传导（负性传导作用）。治疗量强心苷通过兴奋迷走神经而使房室结传导减慢，不应期延长；较大剂量时，可直接抑制房室结和浦肯野纤维的传导速度，使部分心房冲动不能到达心室，特别在心房颤动和心房扑动时尤为明显；中毒剂量时，可引起不同程度的房室传导阻滞，甚至引起心搏停止。

(4) 其他作用。强心苷对 CHF 患者具有利尿和扩张血管作用。利尿作用一方面是因心功能改善后增加了肾血流量和肾小球的滤过功能，此外，强心苷可直接抑制肾小管 Na^+-K^+-ATP

酶，减少肾小管对 Na^+ 的重吸收，促进钠和水排出，发挥利尿作用，进而能减少血容量，减轻心脏的负担；扩张血管，心输出量及组织灌流增加，动脉压不变或略升。

【临床应用】

1. 充血性心力衰竭

强心苷多用于以收缩功能障碍为主的 CHF。对不同原因引起的 CHF 疗效有一定的差异：①对伴有心房颤动及心室率快的 CHF 疗效最好；②对风湿性心脏病、高血压性心脏病、先天性心脏病及冠心脏等引起的低排血量 CHF 疗效较好；③对继发于严重贫血、甲亢及维生素 B_1 缺乏症等能量代谢障碍的 CHF 疗效较差；④对肺源性心脏病、严重心肌损伤或活动性心肌炎（如风湿活动期）的 CHF 不但疗效较差，且易发生中毒；⑤对心肌外机械因素引起的 CHF，如缩窄性心包炎、严重二尖瓣狭窄者几乎无效。

2. 治疗某些心律失常

（1）心房纤颤（房颤）。心房肌细胞细弱而不规则的纤维性颤动，每分钟可达 400～600 次，其危害是过多的冲动下传到心室，引起心室率过快，妨碍心脏排血功能，出现严重的循环障碍。多发生于风湿性二尖瓣狭窄、缺血性心肌病、高血压性心脏病等。强心苷类虽不能终止房颤，但可通过兴奋迷走神经或对房室结的直接作用而减慢房室传导，阻止过多的冲动进入心室，从而减慢心室率，增加心排出量，改善 CHF 症状。

（2）心房扑动。快速而规则的心房异位节律，心房率一般为 250～300 次/min，但此时心房的异位节律相对强而规则，更易传至心室，导致心室率过快而影响泵血功能。强心苷通过缩短心房的有效不应期，引起折返，使心房扑动转为心房颤动，进而通过兴奋迷走神经或对房室结的直接作用减慢房室传导，阻止过多的冲动进入心室。部分患者在停用强心苷类药物后，由于缩短心房有效不应期的作用被取消，相对延长有效不应期，使折返冲动落于不应期而被终止，窦性节律得以恢复。

（3）阵发性室上性心动过速。强心苷类通过兴奋迷走神经，降低心房的兴奋性而终止阵发性室上性心动过速的发作，一般在其他方法无效时使用。

【不良反应】

强心苷的安全范围小，一般治疗量接近于中毒量的 60%，加之生物利用度、敏感性等个体差异性较大，易发生不同程度的毒性反应。进行血药浓度监测有利于预防中毒的发生。

1. 强心苷的毒性反应

（1）消化道反应。是最常见的早期中毒症状，患者可出现厌食、恶心、呕吐、腹泻等症状，剧烈呕吐可引起失钾而加重强心苷中毒，应注意补钾并减量或停药。应注意与强心苷用量不足而使心衰症状未得到控制时引起的消化道症状相鉴别。

（2）神经系统反应。临床表现有眩晕、头痛、疲倦、失眠、谵妄等不适症状及视觉障碍，如视物模糊、黄视、绿视等。视觉异常是强心苷中毒的先兆，是停药指征之一。

（3）心脏反应。是强心苷最严重、最危险的不良反应，临床可出现各种心律失常：①快速型心律失常，出现最早、最常见的是室性早搏，也可发生二联律、三联律，严重时可致室性心动过速，甚至心室颤动；②缓慢型心律失常，表现为房室传导阻滞或窦性心动过缓，心率降至 60 次/min 以下时，作为停药指征之一。

2. 中毒的防治

（1）去除诱因。低血钾、低血镁、高血钙、心肌缺氧及老年人肾功能低下等是强心苷中毒的诱因，应警惕并注意排除。

（2）警惕中毒先兆。须密切观察用药前后患者的反应，如出现胃肠道反应，视觉障碍，注意观察心电图，出现一定次数的室性早搏、二联律、三联律、窦性心动过缓（低于 60 次/min）等，即提示强心苷中毒。测定强心苷的血药浓度对确诊有重要意义。

（3）中毒的解救。一旦出现强心苷中毒，应立即停用强心苷及排钾利尿药，并根据中毒症状的类型和严重程度，及时采取措施。①快速型心律失常：应及时补钾，轻者可口服10％氯化钾溶液，情况较严重可用氯化钾1.5～3.0g溶于5％葡萄糖500～1000mL中，缓慢静脉滴注。肾功能不全、高血钾及严重房室传导阻滞者不宜用钾盐。对严重室性心律失常还可选用苯妥英钠，苯妥英钠能与强心苷竞争Na^+-K^+-ATP酶，恢复酶的活性，是强心苷中毒所致的频发性室性期前收缩、室性心动过速的首选药；此外，利多卡因可用于强心苷中毒所致的室性心动过速、心室颤动。②对严重的、危及生命的地高辛中毒者可用地高辛抗体Fab片段静脉注射，显效快，作用强。③缓慢型心律失常：不宜补钾，可用阿托品治疗。

【药物间相互作用】

奎尼丁、胺碘酮、普罗帕酮等可提高强心苷类血药浓度，联合应用时，强心苷类应减量；苯妥英钠因增加强心苷类的清除而降低强心苷类血药浓度；拟肾上腺素药可提高心肌自律性，增强心肌对强心苷类的敏感性，易致强心苷类中毒；排钾利尿药致低血钾而增加强心苷类的毒性等。

（二）非苷类正性肌力药

非苷类正性肌力药包括β受体激动药及磷酸二酯酶抑制药。因该类药物可能增加CHF患者的病死率，故不宜作常规治疗用药。

（1）β_1受体激动药。代表药物为多巴酚丁胺（dobutamine），本品选择性激动心脏的β_1受体，心肌收缩力增强，心排量增加；治疗量对心率影响较小，较少引起心律失常。主要用于难治性CHF和急性左心衰的紧急治疗。

（2）磷酸二酯酶抑制药。磷酸二酯酶抑制药通过抑制磷酸二酯酶Ⅲ，增加细胞内cAMP的浓度，发挥正性肌力和扩张血管的双重作用，从而缓解心衰症状。目前主要用于心衰时短时间的支持疗法，尤其是对强心苷、利尿药和扩血管药反应不佳者。代表药有氨力农（amrinone）、米力农（milrinone）和维司力农（vesnarinone）。

五、血管扩张药

血管扩张药治疗CHF的机制：通过扩张小静脉，使回心血量减少，减轻心脏前负荷，降低肺动脉楔压和左室舒张末压，缓解肺部淤血症状；扩张小动脉，降低外周血管阻力，降低心脏后负荷，增加心输出量，增加动脉供血，缓解组织缺血症状，并可弥补或抵消因小动脉扩张而可能发生的血压下降和冠状动脉供血不足等不利影响，明显改善急性CHF患者的症状。

血管扩张药主要适用于强心苷和利尿药疗效差的严重CHF，如急性心梗或高血压合并急性左心衰竭，在常规治疗的基础上加用扩血管药，可提高疗效。常用的药物有：①以扩张小静脉为主的药物，如硝酸酯类（硝酸甘油、硝酸异山梨醇酯），用药后可明显减轻呼吸急促和呼吸困难；②以扩张小动脉为主的药物，如肼屈嗪、硝苯地平、氨氯地平等，主要用于外周阻力高、心排量减少的CHF患者；③扩张小动脉和小静脉药，如哌唑嗪和硝普钠，其中硝普钠静脉滴注对急性心肌梗死及高血压所致CHF效果较好，哌唑嗪对缺血性心脏病的CHF效果较好。

应用血管扩张药时，需注意监测血压，随时调整给药剂量。需防止动脉血压下降超过10～15mmHg，影响冠脉流量，使心肌供血减少。

 目标检测

一、单项选择题

1. 强心苷治疗心力衰竭的作用是（　　　）。

A. 正性肌力作用　　　　　　　　　B. 增加自律性

C. 正性频率作用　　　　　　　　D. 缩短心房不应期

E. 加强房室传导

2. 强心苷中毒的早期症状是（　　）。

A. 视觉障碍　　　　　　　　　　B. 厌食、恶心和呕吐

C. 快速心律失常　　　　　　　　D. 房室传导阻滞

E. 心脏毒性

3. 强心苷最严重的不良反应是（　　）。

A. 胃肠道反应　　　　　　　　　B. 视觉障碍

C. 中枢神经系统反应　　　　　　D. 心脏反应

E. 室性早搏

4. 强心苷中毒所引起的心动过缓和传导阻滞可用哪个药来对抗（　　）。

A. 苯妥英钠　　　　B. 利多卡因　　　　C. 阿托品　　　　D. 氯化钾

E. 多巴胺

5. 能有效地防止和逆转心衰患者的心肌重构的药物是（　　）。

A. 地高辛　　　　　B. 多巴酚丁胺　　　C. 米力农　　　　D. 氢氯噻嗪

E. 依那普利

6. 下列哪种药对洋地黄中毒引起的快速型心律失常疗效较好（　　）。

A. 苯妥英钠　　　　B. 阿托品　　　　　C. 普鲁卡因胺　　D. 普萘洛尔

E. 奎尼丁

7. 通过抑制磷酸二酯酶而加强心肌收缩力的药物是（　　）。

A. 地高辛　　　　　B. 米力农　　　　　C. 洋地黄毒苷　　D. 维司力农

E. 多巴酚丁胺

8. 以下药物中，是 CHF 治疗的首选药，且能降低 CHF 患者的病死率的是（　　）。

A. 哌唑嗪　　　　　B. 肼屈嗪　　　　　C. 卡托普利　　　D. 地高辛

E. 米力农

9. 螺内酯用于 CHF 治疗的作用是（　　）。

A. 抑制 ACE　　　　B. 阻断 β 受体　　　C. 阻断 AT_1 受体　　D. 拮抗醛固酮

E. 抑制 Na^+-K^+-ATP 酶

10. 以下不属于常用的治疗 CHF 药是（　　）。

A. 螺内酯　　　　　B. 氢氯噻嗪　　　　C. 美托洛尔　　　D. 依那普利

E. 哌唑嗪

二、多项选择题（每题的备选答案中有 2 个或 2 个以上正确答案。少选或多选均不得分。）

1. 能增加强心苷对心脏毒性的因素有（　　）。

A. 低血　　　　　　B. 低血镁　　　　　C. 高血钙　　　　D. 合用高效利尿药

E. 心肌缺血

2. 强心苷中毒时可引起哪些心律失常（　　）。

A. 室性期前收缩　　B. 窦性过缓　　　　C. 房室传导阻滞　D. 室性心动过速

E. 室颤

3. 可用于治疗心力衰竭的血管扩张药是（　　）。

A. 硝酸甘油　　　　B. 卡托普利　　　　C. 肼屈嗪　　　　D. 硝苯地平

E. 硝普钠

第二十一章
调血脂药和抗动脉粥样硬化药

第一节 血脂和脂蛋白

血脂是血浆中所含脂类的总称，包括胆固醇（cholesterol，Ch）、甘油三酯（triglyceride，TG）、磷脂（phospholipid，PL）和游离脂肪酸（free fatty acid，FFA）等。胆固醇又分为胆固醇酯（cholesterolester，CE）和游离胆固醇（free cholesterol，FC），两者合称为总胆固醇（total cholesterol，TC）。血浆中脂类与载脂蛋白（apo）结合形成脂蛋白复合物，是脂类在血液中存在、转运和代谢的形式。应用超速离心法，可将血浆中的脂蛋白分为乳糜微粒（CM）、极低密度脂蛋白（VLDL）、中间密度脂蛋白（IDL）、低密度脂蛋白（LDL）、高密度脂蛋白（HDL）。

血浆脂蛋白水平与动脉粥样硬化（atherosclerosis，As）的形成有着密切的关系。血浆中VLDL、LDL、CM、IDL的水平高出正常，胆固醇沉积在动脉壁可导致动脉粥样硬化。近年研究表明，HDL有抗动脉粥样硬化作用，其血浆水平与动脉粥样硬化的发生率呈明显负相关，HDL水平低于正常，也是动脉粥样硬化危险因素。

正常情况下，各种脂蛋白在血浆中的浓度保持基本恒定并维持相互间的平衡，如果比例失调则为脂代谢异常，血浆脂质尤其是TC和（或）TG水平升高达一定程度时即为高脂血症或高脂蛋白血症，常见的有高胆固醇血症、高甘油三酯血症及混合型高脂血症。尤其高胆固醇血症是导致冠心病及其他动脉粥样硬化性疾病，进而引发多种心血管疾病的重要因素。高脂血症按病因可分为原发性和继发性两大类，原发性者为遗传性脂代谢紊乱疾病，按脂蛋白升高的类型不同分为6种类型（表21-1）。继发性者常见于糖尿病、酒精中毒、肾病综合征、慢性肾衰竭、甲状腺功能低下、肝脏疾病和药物因素（如应用β受体阻断药、噻嗪类利尿药）等。

血脂异常早期应采取合理膳食、改变生活方式等措施，避免和纠正其他心血管危险因子等措施，若通过非药物干预后血脂水平仍未达到正常水平，应根据血脂异常的类型、动脉粥样硬化病变的症状或存在的其他心血管疾病危险因素，尽早采用调血脂药。调血脂药通过调整血浆脂蛋白含量或纠正脂蛋白紊乱，用于治疗高脂蛋白血症，有效防止动脉粥样硬化的发生。根据药物作用机制不同，调血脂药可分为降低TC和LDL的药物、降低TG及VLDL的药物等。

表 21-1 原发性高脂蛋白血症的分型

分型	脂蛋白	甘油三酯（TG）	总胆固醇（TC）	临床分型	发生可能性
I	CM↑	↑↑↑	↑	高甘油三酯血症	罕见
ⅡA	LDL↑		↑↑	高胆固醇血症	较多见

续表

分型	脂蛋白	甘油三酯（TG）	总胆固醇（TC）	临床分型	发生可能性
ⅡB	VLDL↑ LDL↑	↑↑	↑↑	混合型高脂血症	较多见
Ⅲ	IDL↑	↑↑	↑↑	混合型高脂血症	少见
Ⅳ	VLDL↑	↑↑		高甘油三酯血症	较多见
Ⅴ	CM↑ VLDL↑	↑↑↑	↑↑	混合型高脂血症	少见

第二节 调血脂药

一、降低 TC 和 LDL 的药物

TC 或 LDL 升高是冠心病的重要危险因素，降低 TC 或 LDL 的血浆水平可降低冠心病和脑血管病的发病率和死亡率。药物通过抑制肝细胞内胆固醇的合成、加速 LDL 分解或减少肠道内胆固醇的吸收发挥作用，包括他汀类、胆固醇吸收抑制剂等。

（一）他汀类

他汀类（statins）为羟甲基戊二酰辅酶 A（HMG-CoA）还原酶抑制药，最早是从红曲霉菌培养液中提取出来的，是目前作用最强的降低血浆胆固醇药物，也是临床治疗血脂异常的首选药。临床上常用的有洛伐他汀（lovastain）、辛伐他汀（simvastain）、普伐他汀（pravastain）等。

【药理作用】

（1）调血脂作用。HMG-CoA 还原酶为肝内合成胆固醇的限速酶，本类药物可竞争性抑制 HMG-CoA 还原酶的活性，抑制肝细胞合成胆固醇，降低血浆中胆固醇及 LDL 水平，亦可减少 VLDL 的合成。此外，还可轻度升高 HDL。

（2）其他作用。本类药物还可抑制动脉平滑肌细胞增殖，延缓内膜增厚，改善血管内皮对扩血管物质的反应性；抑制血小板聚集，提高纤溶活性；稳定和缩小动脉粥样硬化斑块等，均有助于抗动脉粥样硬化。

【体内过程】

他汀类药口服吸收较好，生物利用度高。部分药需在肝活化后才能发挥作用，如洛伐他汀、辛伐他汀等，多数药原形及活性代谢产物与血浆蛋白结合率较高。药物主要在肝代谢，大部分经消化道排泄，少量由肾排出。

【临床应用】

适用于治疗高胆固醇血症为主的高脂蛋白血症，是伴有胆固醇升高的Ⅱ、Ⅲ型高脂蛋白血症的首选药。本类药物还可预防冠心病，降低冠心病引起的病死率及非致死性心肌梗死的危险性。

【不良反应】

不良反应轻微。常见胃肠道刺激症状如腹痛、腹泻、便秘、胃肠胀气等；部分患者出现头痛、皮肤潮红、视物模糊及味觉障碍，偶可出现无症状性血清氨基转移酶及肌酸激酶升高。较为罕见的是可出现横纹肌溶解症，表现为肌痛、肌无力、肌红蛋白升高等症状，严重者可导致急性肾衰竭。与苯氧酸类、烟酸、红霉素、环孢素合用可增加横纹肌溶解症的发生率或

使其加重。少数患者出现肝炎以及血管神经性水肿等，故长期用药应定期检查肝功能和肌酸激酶。有肝病史者慎用。孕妇和哺乳期妇女禁用。

【药物相互作用】

多数他汀类药物由肝脏细胞色素（CYP450）进行代谢，因此同其他与 CYP 药物代谢系统有关的药物同时使用可发生不良的药物相互作用。联合使用他汀类和苯氧酸类药物有可能增加发生肌病的危险，必须合用时应采取谨慎、合理的方法。

（二）胆固醇吸收抑制剂

1. 胆汁酸结合树脂（胆汁酸螯合剂）

人体血液循环中胆固醇主要来源于两种途径，即体内（肝脏与外周组织）生物合成和肠道胆固醇吸收。胆固醇在体内的代谢主要是在肝脏内转化为胆汁酸，随胆汁排入肠腔，参与脂肪的消化吸收。95％的胆汁酸经肝肠循环，被重新利用。

胆固醇生成胆汁酸的过程需 α-羟化酶催化，胆汁酸能反馈性制此酶活性从而减少胆汁酸的合成。胆汁酸螯合剂（bile acid binding resins）又称胆汁酸结合树脂，为碱性阴离子交换树脂，口服后不被消化道吸收，在肠道内与氯离子和胆汁酸进行离子交换，与胆汁酸牢固结合形成胆汁酸螯合物，阻止胆汁酸的肝肠循环和反复利用，从而大量消耗胆固醇而间接降低血浆和肝脏中 TC 和 LDLC 的水平。代表药物有考来烯胺（cholestyramine，消胆胺）和考来替泊（cholestipol，降胆胺）。

【药理作用】

本类药物口服后，在消化道内与胆汁酸形成不被吸收的螯合物，随粪便排出，阻碍胆汁酸的肝肠循环，减少外源性胆固醇的吸收，促进内源性胆固醇向胆汁酸的转化，降低血浆中 TC 和 LDL-C 水平。

【临床应用】

主要用于以 TC 及 LDL 升高的高胆固醇血症，如 IIa、IIb 型高脂蛋白血症。用于 IIb 型时应与降 TG 和 VLDL 的药物合用。

【不良反应】

本类药物不良反应较多，由于应用剂量较大，可出现胃肠道不良反应，如胃肠不适、腹胀、便秘等。长期应用可出现脂肪痢，影响脂溶性维生素及叶酸的吸收，应注意补充。

【药物相互作用】

本类药物与酸性化合物有很高的亲和力，可和酸性药物结合而阻碍其吸收，如华法林、氯噻嗪、保泰松、巴比妥类、甲状腺素、强心苷、四环素、万古霉素、铁盐、普伐他汀、氟伐他汀、叶酸、维生素 C 等，如与这些药物合用，应在用胆汁酸结合树脂前 1 小时或其后 2 小时使用。

2. 胆固醇吸收抑制剂

依折麦布

依折麦布（ezetimibe）口服吸收迅速，$t_{1/2}$ 为 22 小时，代谢物和原形经胆汁和肾脏排出。依折麦布是第一个上市的胆固醇吸收抑制剂，主要阻止胆固醇的外源性吸收途径。其作用机制通过作用于小肠细胞的刷状缘，抑制肠道胆固醇的吸收同时减少了胆固醇向肝脏的转运，促进肝脏 LDL 受体的合成，加速 LDL 的代谢，同时降低 TG，升高 HDL-C。主要用于原发性高胆固醇血症的治疗。临床上与他汀类药物联合应用分别胆固醇内、外源性途径对血脂水平进行调节。

不良反应少见且轻微，口服后少数患者出现头痛、腹痛、腹泻，一般无需特殊处理，多不影响继续治疗。肝损伤患者、妊娠和哺乳期妇女禁用。

二、降低 TG 及 VLDL 的药物

(一) 苯氧酸类

苯氧酸类 (fibrates) 又称贝特类。最早应用的是氯贝丁酯，于 1967 年在美国获准应用，它与吉非贝齐 (gemfibrazil)、共同成为该类药的第一代产物，氯贝丁酯调节血脂作用强，但不良反应多而严重，现已少用。目前应用的新型苯氧酸类，调血脂作用增强而不良反应减少。第二代苯氧酸类有苯扎贝特 (benzafibrate)、非诺贝特 (fenofibrate) 等，具有作用强、毒性低的特点。

【药理作用】

(1) 调血脂作用。苯氧酸类药物使血浆中 TG、VDVL、TC、LDL 降低，使 HDL 升高。其主要机制是：①通过激活脂蛋白脂肪酶，加速 CM 和 VLDL 的分解，使 TG 水平降低；②抑制脂肪酸合成的限速酶，即乙酰辅酶 A 羧化酶，减少游离脂肪酸进入肝脏，使肝脏合成 TG 及 VLDL 减少；③增加 HDL 的合成，延缓其清除，加速胆固醇的逆向转运；④促进 LDL、VLDL 的分解和清除。

(2) 其他作用。本类药物还有抑制血小板聚集、降低血浆黏度和增加纤溶酶活性等作用。

【临床应用】

本品适用于治疗以甘油三酯及 VLDL 升高为主的高脂蛋白血症。包括Ⅱb、Ⅲ、Ⅳ、Ⅴ型高脂血症；也用于伴有Ⅱ型糖尿病的高脂蛋白血症。

【不良反应】

少数患者有胃肠道反应如恶心、食欲不振、腹痛腹泻；偶有肌痛、血清氨基转移酶及尿素氮增高。肝或肾功能不良者、孕妇、哺乳期妇女及胆石症患者禁用。

【药物相互作用】

本类药物可增强口服抗凝药的抗凝活性；与他汀类联合应用，可能增加肌病的发生。

(二) 烟酸类

1. 烟酸

烟酸 (nicotinic acid) 属于水溶性维生素，与烟酰胺统称为维生素 PP。大剂量的烟酸对多种类型高脂蛋白血症均有效。

【药理作用】

口服大剂量烟酸可抑制肝脏合成 TG 和 VLDL，继而降低 LDL 水平；也能促进胆固醇经胆汁排泄，阻止胆固醇的酯化；还能适度升高 HDL 水平。

【临床应用】

烟酸为广谱调血脂药，除Ⅰ型以外的各型高脂血症均可应用，为Ⅴ型高脂蛋白血症的首选。与胆汁酸螯合剂或苯氧酸类药物合用，可提高疗效。

【不良反应】

本品口服易出现胃肠道刺激症状，如恶心、呕吐、腹泻等，并可加重消化性溃疡。皮肤血管扩张可引起皮肤潮红、瘙痒等。大剂量可引起血糖、尿酸增高，长期应用可致肝功能异常。故长期应用应定期检查血糖、肝功能和肾功能。消化性溃疡、痛风、糖尿病患者禁用。

2. 阿昔莫司

阿昔莫司 (acipimox) 为烟酸衍生物，其作用机制与烟酸相似。可改善糖尿病患者的空腹血糖和糖耐量，不引起尿酸的升高，可用于治疗伴有Ⅱ型糖尿病或伴有痛风的高脂血症患者。

第三节　抗氧化剂

氧自由基（oxygen free radical）在动脉粥样硬化的发生和发展过程中发挥着重要作用，防止氧自由基脂蛋白的氧化修饰，已成为阻止动脉粥样硬化发生和发展的重要措施。

普罗布考

普罗布考（probucol）是疏水性抗氧化剂。

【药理作用】

（1）调血脂。抑制胆固醇的早期合成、抑制食物中胆固醇吸收并促进胆汁酸排泄，使血浆中 TC 和 LDL 水平降低。

（2）抗氧化及抗动脉粥样硬化。药物分布于脂蛋白后被氧化为普罗布考自由基，阻断脂质过氧化，减少过氧化物产生，减缓动脉粥样硬化，降低冠心病的发病率。

【体内过程】

本品口服吸收不完全，低于 10%，且不规则，餐后服用可增加吸收，吸收后主要蓄积于脂肪组织（可达血药浓度的 100 倍）和肾上腺。半衰期长达 20～50 天，90% 经粪便排泄，2% 经尿液排出。

【临床应用】

临床用于各型高胆固醇血症，与其他降血脂药合用作用增强。

【不良反应】

本品不良反应少而轻，胃肠道刺激症状常见，偶可引起嗜酸性粒细胞增多、血尿酸浓度增高等。个别患者可出现 Q-T 间期延长，用药期间注意心电图变化。心肌损伤患者、孕妇及小儿禁用。

第四节　多烯脂肪酸

多烯脂肪酸（ployenoie fatty acids）又称多不饱和脂肪酸类（polyunsaturated fatty acids，PUFA），根据其不饱和键在脂肪酸链中开始出现的位置，分为 n-3 型多烯脂肪酸和 n-6 型多烯脂肪酸两类。

n-3 型多烯脂肪酸包括二十碳五烯酸（eicoapentaenoic acid，EPA）和二十二碳六烯酸（docosahexaenoic acid，DHA），主要来自于海洋生物如海藻、鱼及贝壳类。本类药有明显调血脂作用，降低血中 TG 及 VLDL 水平，升高 HDL 水平，DHA 还能降低 TC 及 LDL 水平，从而产生抗动脉粥样硬化作用。此外，还有扩张血管、降低血压、抑制血小板聚集等作用。适用于高甘油三酯血症，对心肌梗死者预后有明显改善。不良反应较少，长期或大剂量服用可出现消化道不适、出血时间延长、免疫反应降低等，有出血性疾病患者禁用。

n-6 型多烯脂肪酸主要来源于植物油，常用的有亚油酸（linoleic acid，LA）、γ-亚麻酸（gamma-linolenicacid，γ-LNA）及月见草油（evening primroseoil）。其降 TG 和抗血小板聚集作用较弱，可作为防治冠心病及心肌梗死的辅助用药。

第五节　保护动脉内皮药

目前常用的动脉内皮保护药主要为低分子量肝素和类肝素等硫酸多糖。有替地肝素（tedelparin)、依诺肝素（enoxaparin）、弗希肝素（fraxiparin）、瑞维肝素（reviparin）、洛吉肝素（logiparin）、硫酸皮肤素（dermatansalfate）和硫酸软骨素 A（chondroitin sulfate A）等。本类药物分子表面带有大量负电荷，可中和多种血管活性物质，保护动脉内皮。硫酸多糖还具有抗血栓形成，降低血浆 LDL，VLDL 和升高血浆 HDL 的作用，并可以阻滞血管平滑肌细胞的增殖迁移。临床上用于治疗冠心病、脑血管疾病等。

 目标检测

单项选择题

1. 预防动脉粥样硬化应首先防治（　　）。
A. 口腔疾病　　　　　B. 高血压　　　　　　C. 高脂血症　　　　　D. 糖尿病
E. 心脏病

2. 治疗原发性高胆固醇血症应首选（　　）。
A. 吉非贝齐　　　　　B. 烟酸　　　　　　　C. 普罗布考　　　　　D. 洛伐他汀
E. 苯扎贝特

3. 下列药物中能减少胆固醇合成的是（　　）。
A. 普罗布考　　　　　B. 烟酸　　　　　　　C. 洛伐他汀　　　　　D. 考来烯胺
E. 亚油酸

4. 能抑制羟甲基戊二酰辅酶 A 还原酶活性的是（　　）。
A. 普罗布考　　　　　B. 烟酸　　　　　　　C. 普伐他汀　　　　　D. 考来烯胺
E. 苯扎贝特

5. 长期用药，可导致脂溶性维生素缺乏的药物是（　　）。
A. 考来烯胺　　　　　B. 烟酸　　　　　　　C. 普罗布考　　　　　D. 苯扎贝特
E. 普伐他汀

6. 高 TC 血症首选（　　）。
A. 贝丁酸类　　　　　　　　　　　　　　　B. 他汀类＋苯氧酸类
C. 他汀类　　　　　　　　　　　　　　　　D. 普罗布考
E. n-6 脂肪酸

7. 下列哪种药物能阻断肠道胆固醇的吸收（　　）。
A. 苯扎贝特　　　　　B. 考来烯胺　　　　　C. 烟酸　　　　　　　D. 氯贝丁酯
E. 吉非贝齐

8. 具有动脉内皮保护作用的抗动脉粥样硬化药是（　　）。
A. 考来烯胺　　　　　B. 普罗考布　　　　　C. 硫酸多糖　　　　　D. 苯扎贝特
E. 烟酸

9. 属于苯氧酸类调血脂药物的是（　　）。
A. 阿托伐他汀　　　　B. 吉非贝齐　　　　　C. 阿昔莫司　　　　　D. 依折麦布
E. 烟酸

10. 俗称"血管清道夫"的脂蛋白是（　　）。
A. VLDL　　　　　　　B. IDL　　　　　　　　C. LDL　　　　　　　　D. HDL
E. CM

第五篇

内脏系统药理

第二十二章
利尿药和脱水药

学习目标

知识要求：掌握呋塞米、氢氯噻嗪、螺内酯的利尿作用特点、临床应用及不良反应；熟悉利尿药的分类、各类药物的作用机制；甘露醇的作用及临床应用；了解其他利尿药和脱水药的作用特点及临床应用。

能力要求：学会根据适应证合理选择利尿药、脱水药及防治不良反应。

素养提升：具有指导患者合理应用利尿药，开展用药咨询服务的能力。

第一节 利尿药

利尿药是选择性作用于肾脏，促进电解质和水的排出、使尿量增多的药物。临床上主要用于治疗各种原因所致的水肿，也用于高血压、慢性心功能不全等非水肿性疾病的治疗。

背景知识

水肿

组织间隙或体腔内过量的体液潴留称为水肿。临床通常所称的水肿是指组织间隙内的体液增多，体腔内体液增多则称积液。

全身性水肿时液体在体内组织间隙呈弥漫性分布，可分为：心源性水肿、肾源性水肿、肝源性水肿、营养缺乏性水肿、内分泌性水肿等。心源性水肿是由各种原因的心脏病出现心功能不全时，体循环淤血而导致，往往从下肢开始逐渐向上蔓延；肝源性水肿由各种原因肝病造成低白蛋白血症引起，往往从腹水开始，而双下肢足踝部位水肿表现却不明显；肾源性水肿由肾脏疾病导致肾功能不全引起，可从眼睑开始逐渐向全身蔓延。

一、利尿药作用的生理学基础

尿液的生成要通过肾小球的滤过、肾小管和集合管的重吸收及分泌三个环节。利尿药通过作用于肾单位的不同部位而产生利尿作用。肾小管功能和利尿药作用部位见图 22-1。

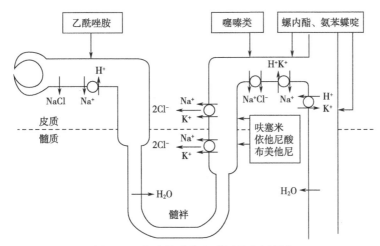

图 22-1　肾小管功能和利尿药作用部位

1. 肾小球滤过

正常成人每日经肾小球滤过形成的原尿约 180L，但排出的终尿仅为 1～2L，说明约 99％的原尿被肾小管和集合管重吸收，仅 1％左右形成终尿而排出体外。由于肾脏存在球-管平衡的调节机制，因此通过增加肾小球滤过的药物其利尿作用不明显。

2. 肾小管和集合管的重吸收与分泌

肾小管不同部位对 Na^+、水重吸收的量和机制不同，与利尿药的作用强弱密切相关。

（1）近曲小管：对 Na^+、水均通透，管腔内液等渗。原尿中 65％～70％的 Na^+ 在近曲小管被重吸收，Na^+ 的重吸收主要通过 Na^+-H^+ 交换，水随之吸收。肾小管细胞内，碳酸酐酶催化 CO_2 和 H_2O 结合生成 H_2CO_3，后者快速解离出 H^+，虽然药物可抑制此段 Na^+ 的重吸收，但近曲小管本身及以下各段可出现代偿性重吸收增加，使利尿作用不明显。如乙酰唑胺（acetazolamide）通过抑制碳酸酐酶，使 H^+ 生成减少，Na^+-H^+ 交换抑制而利尿，但作用弱，现较少用于利尿。

（2）髓袢升支粗段：髓袢降支细段对钠不通透，只对水通透，与利尿药作用关系不大。髓袢升支粗段与利尿药关系密切，只对 Na^+、Cl^- 通透，对水不通透，对尿液的稀释和浓缩具有重要意义。原尿中大约 20％～30％的 Na^+ 在此部位被重吸收。当原尿流经髓袢升支粗段的皮质部和髓质部，通过 Na^+-K^+-$2Cl^-$ 共转运子，Na^+、K^+ 重吸收，但不伴有水的重吸收，管腔内尿液逐渐由高渗变为低渗，这是肾脏的稀释功能。同时离子被重吸收到髓质间液，形成髓质高渗。当低渗尿液流经集合管的髓质部，由于管腔内尿液与高渗髓质间存在着较大渗透压差，在抗利尿激素（ADH）作用下，水被大量重吸收，这是肾脏的浓缩功能。高效能利尿药呋塞米等通过抑制髓袢升支粗段 Na^+-K^+-$2Cl^-$ 共转运子，降低肾脏的稀释和浓缩功能，可产生强大的利尿作用。

（3）远曲小管和集合管：约 5％～10％的 Na^+ 在此部位被重吸收。①远曲小管近端对 Na^+、Cl^- 通透，对水不通透，管腔液继续稀释。原尿中 10％的 Na^+ 被重吸收，主要通过 Na^+-Cl^- 共同转运子进行转运。中效能利尿药噻嗪类药物等可抑制此处的 Na^+-Cl^- 共转运子，抑制肾脏的稀释功能而产生利尿作用。②在远曲小管远端和集合管通过抗利尿激素作用下，对水的通透性增强，尿液浓缩。原尿中 2%～5% 的 Na^+ 通过 Na^+-H^+ 交换、Na^+-K^+ 交换的方式被重吸收。醛固酮促进 Na^+-K^+ 交换，引起水钠潴留。弱效能利尿药螺内酯拮抗醛固酮的作用产生利尿作用；此段有向管腔分泌 H^+ 和 K^+ 的功能，均可与尿液中的 Na^+ 进行交换。氨苯蝶啶、阿米洛利等药物直接抑制 K^+、Na^+ 交换，有弱的利尿作用。

二、利尿药的分类

根据利尿药的效能及其作用部位和机制，将利尿药分为三类（表 22-1）。

表 22-1 利尿药的分类、作用部位和常用药物

分类	作用部位及机制	常用药物
高效能利尿药（髓袢利尿药）	髓袢升支粗段皮质部和髓质部抑制 Na^+-K^+-$2Cl^-$ 共转运子	呋塞米、依他尼酸、布美他尼
中效能利尿药	髓袢升支粗段皮质部和远端小管近端抑制 Na^+-Cl^- 共同转运子	氢氯噻嗪、环戊噻嗪、苄氟噻嗪
低效能利尿药	远曲小管和集合管醛固酮受体拮抗药 Na^+ 通道阻断药	螺内酯 氨苯蝶啶、阿米洛利

三、常用利尿药

（一）高效能利尿药（袢利尿药）

主要作用于髓袢升支粗段，抑制 Na^+-K^+-$2Cl^-$ 共转运子，减少 15%～25% Na^+ 的重吸收，利尿作用强大。

1. 呋塞米

呋塞米（furosemide，速尿）是目前应用最广泛的高效、速效利尿药。

【药理作用】

（1）利尿作用。呋塞米特异性抑制髓袢升支粗段髓质部和皮质部的 Na^+-K^+-$2Cl^-$ 共转运子，抑制 Na^+、Cl^- 的重吸收，降低肾脏对尿液的稀释和浓缩功能，排出近似于等渗的尿液而产生强大的利尿作用。Na^+ 重吸收减少，使到达远曲小管尿液中的 Na^+ 浓度升高，促进 Na^+-K^+ 交换导致 K^+ 排出增加。除增加 Na^+、K^+、Cl^- 和水的排出外，还可增加 Mg^{2+} 和 Ca^{2+} 的排出。起效迅速、作用强大、维持时间短。

（2）扩血管作用。静脉注射呋塞米可扩张肾血管，降低肾血管阻力，显著增加肾血流量，改善肾皮质血液供应，对受损的肾功能有保护作用；还可扩张容量血管，降低心脏前负荷。扩张肺部容量血管，降低左心室充盈压，减轻肺水肿。

【体内过程】

本品口服易吸收，30 分钟起效，静脉注射 5 分钟生效，1 小时作用达峰值，作用维持 2～4 小时。血浆蛋白结合率为 95% 以上，大部分药物以原形随尿液排出。

【临床应用】

（1）急性肺水肿和脑水肿。静脉注射呋塞米可迅速扩张容量血管，使回心血量减少，在利尿作用发生之前即可缓解急性肺水肿，可作为治疗急性肺水肿的迅速有效的治疗手段之一。对于脑水肿患者，由于其强大利尿作用，使血液浓缩，血浆渗透压升高，脑组织脱水，从而

降低颅内压，消除治疗脑水肿，对脑水肿合并心衰者尤为适用。

（2）其他严重水肿。对心、肝、肾性水肿均有效。因利尿作用强大，易引起电解质紊乱，一般水肿不宜常规使用，主要用于治疗其他利尿药无效的严重水肿。

（3）急、慢性肾功能衰竭。急性肾衰竭早期，静脉注射呋塞米能改善少尿和肾缺血，通过强大的利尿作用，冲洗肾小管，防止肾小管的萎缩和坏死。大剂量呋塞米可治疗慢性肾衰，增加尿量，在其他药物无效时仍能产生利尿作用。

（4）促进某些毒物的排泄。常用高渗葡萄糖或甘露醇加呋塞米静脉滴注，产生强大利尿作用，促使经肾脏排泄的药物（如巴比妥类、水杨酸类药物等）的排泄，可用于药物、毒物中毒的抢救。

【不良反应】

（1）水和电解质紊乱。常因过度利尿所致，表现为低血容量、低血钾、低血钠、低氯性碱血症，其中低钾血症最常见，表现为恶心、呕吐、腹胀、乏力及心律失常等，应注意补钾或与保钾利尿药合用。长期应用还可引起低血镁、低血钙，应予相应的补充。

（2）耳毒性。是本类最严重的不良反应。与剂量有关，长期大剂量静脉给药或速度过快时，可引起耳鸣、听力下降或耳聋，一般为暂时性，少数为不可逆，肾功能不全或同时联用其他耳毒性药物时更易发生。

（3）高尿酸血症。尿酸是嘌呤核苷酸的代谢产物，从肾小管分泌排出体外。呋塞米和尿酸竞争近曲小管有机酸分泌通道，抑制尿酸排泄，可引起高尿酸血症，继而诱发痛风。

（4）其他。①胃肠道反应，常见恶心、呕吐、上腹不适等，大剂量可引起胃肠出血，故本品宜餐后服用；②过敏反应，表现为皮疹、皮炎等，对磺胺类药物过敏的患者可发生交叉过敏反应。

【药物相互作用】

肾上腺皮质激素、促肾上腺皮质激素及雄激素能降低本药的利尿作用；并增加电解质紊乱，尤其会导致严重的低钾血症；与氨基糖苷类、头孢菌素和两性霉素合用，药物的肾毒性和耳毒性增强；所致低血钾可增加洋地黄中毒的发生率和危险性，故两者合用时应补钾；利尿作用使凝血因子在血中的浓度升高，导致抗凝药物和抗纤溶药物的作用降低；与阿司匹林、双香豆素、华法林等合用时，竞争血浆蛋白，增加后者的游离药物比例，从而导致出血；与巴比妥类药、麻醉药、镇静药等合用，可引起直立性低血压反应。

2. 布美他尼

布美他尼（bumetanide）是目前利尿作用最强的利尿药。其利尿作用部位和机制与呋塞米相似，作用强度是呋塞米的 20～40 倍，具有速效、高效、短效和低毒的特点，可作为呋塞米的代用品，用于顽固性水肿及急性肺水肿。不良反应与呋塞米相似，但较轻。

3. 依他尼酸

依他尼酸（etacrynic acid），利尿酸的药理作用、作用机制及临床应用与呋塞米相似，但更易引起水电解质紊乱和耳毒性，故临床少用。对磺胺类过敏者，可选用本药。

（二）中效能利尿药

中效能利尿药也称为噻嗪类利尿药。包括氯噻嗪（chlorothiazide）、氢氯噻嗪（hydro-chlorothiazide）、氢氟噻嗪（hydroflumethiazide）等，利尿作用相似，但作用强度和时间不同，以氢氯噻嗪最为常用。

氢氯噻嗪

氢氯噻嗪又称双氢克尿噻。

【药理作用】

（1）利尿作用。抑制髓袢升支粗段皮质部和远曲小管近端 Na^+-Cl^- 共同转运子，减少 NaCl 的重吸收，降低肾脏对尿的稀释功能，但不影响尿浓缩功能。产生温和而持久的利尿作用。由于转运至远曲小管的 Na^+ 增加，促进 Na^+-K^+ 交换，导致 K^+ 排出增加，长期服用可引起低血钾。

（2）抗利尿作用。能明显减少尿崩症患者尿量。其作用机制可能与药物促进 Na^+ 排泄，降低血浆渗透压，改善患者烦渴症状，减少饮水量，使尿量减少。

（3）降压作用。噻嗪类利尿药是最常用的一线降压药，用药早期通过利尿、减少血容量降压，长期用药则通过扩张血管而降压。

【体内过程】

本品脂溶性高，口服吸收迅速完全，约 $1\sim2$ 小时效，作用维持 $6\sim12$ 小时。主要分布于肾脏，经肾小管分泌，95％以原形从尿中排出。可通过胎盘屏障。

【临床应用】

（1）水肿。用于治疗各种原因所致的水肿，为轻、中度心源性水肿的首选利尿药，是治疗充血性心力衰竭的常用药物之一。

（2）治疗尿崩症。能明显减少尿崩症患者的尿量，主要用于治疗肾性尿崩症和加压素无效的中枢性尿崩症。

（3）抗高血压。为基础降压药，也可与其他降压药合用，提高疗效，减少不良反应。

背景知识

尿崩症

尿崩症是由于下丘脑-神经垂体病变引起精氨酸加压素（AVP，又称抗利尿激素，ADH）不同程度缺乏，或由于多种病变引起肾脏对AVP敏感性缺陷，导致肾小管重吸收水的功能障碍的一组临床综合征。前者为中枢性尿崩症，后者为肾性尿崩症，其临床特点为多尿、烦渴或低渗尿。

尿崩症的治疗除可用AVP替代疗法外，还可应用一些抗利尿药：①氯磺丙脲，可刺激垂体释放AVP，增加水的重吸收，但对肾性尿崩症无效，可引起严重低血糖，应加以注意；②氢氯噻嗪，可使尿量减少，长期服用可引起缺钾、高尿酸血症等，应适当补充钾盐；③卡马西平，可刺激AVP释放，使尿量减少，但作用不及氯磺丙脲。

【不良反应】

（1）水和电解质紊乱。较常见，如低血钾、低血钠、低血镁、低氯性碱血症等，其中低钾血症最常见。临床常见口干、烦渴、肌肉痉挛、乏力等，用药期间应注意补钾或合用保钾利尿药，并加强对血钾的监测。

（2）高尿酸血症。氢氯噻嗪可竞争性抑制肾小管尿酸的分泌，可使尿酸排出减少，导致高尿酸血症，有痛风史者可诱发或加剧痛风症状。

（3）对代谢的影响。可致高血糖、高脂血症。①高血糖：长期服用可使糖耐量下降，血糖升高，使糖尿病患者病情加重，其原因可能是抑制胰岛素的释放及减少组织利用葡萄糖；②脂代谢异常：长期服用可引起总胆固醇、甘油三酯和低密度脂蛋白升高，高密度脂蛋白降低。对代谢的影响与剂量有关，应用时宜小剂量。糖尿病、高脂血症患者慎用。

【药物相互作用】

本品与磺胺类药物有交叉过敏反应；与肾上腺皮质激素、促肾上腺皮质激素、雌激素等合用可增加电解质紊乱发生率，尤其是低钾血症，并降低利尿效应；与非甾体抗炎药合用可减少前列腺素的合成，降低肾血流量及本药的肾小管浓度，使利尿作用减弱；与治疗量的多巴胺等扩血管降压药物合用，可加强本药的利尿、降压作用；痛风患者使用本药时，应增加抗痛风药物的给药剂量；可使降糖药的降糖作用和抗凝药的抗凝作用减弱；所致的低血钾易致强心苷类、胺碘酮等药物中毒，合用时应调整后者剂量。

（三）低效能利尿药

低效能利尿药也称为保钾利尿药，本类药物作用弱，单用效果差，主要与其他利尿药合用，提高疗效，减少不良反应。

1. 螺内酯

螺内酯（spironolactone，安体舒通）是人工合成的甾体类利尿药。

【药理作用】

螺内酯化学结构与醛固酮相似，与醛固酮在远曲小管和集合管部位竞争醛固酮受体，从而对抗醛固酮保钠排钾作用，抑制 Na^+ 重吸收，使尿中 Na^+ 及水的排出量增加，同时减少 K^+ 分泌，产生保钾排钠的利尿作用，属保钾利尿药。起效慢、作用弱而持久，且与体内醛固酮的水平有关，当体内醛固酮较高时，利尿作用明显。

【体内过程】

口服吸收好，生物利用度高，起效缓慢，服药后 1 天显效，2~3 天达到最大效应，停药后作用维持 2~3 天。约 10% 以原形经肾脏排泄，其余的以结合型无活性代谢产物形式经肾脏和胆道排泄。

【临床应用】

（1）水肿。主要用于治疗与醛固酮升高有关的顽固性水肿，对肝硬化腹水、肾病综合征水肿患者效果好。利尿作用弱，较少单独应用，常与高效能利尿药或中效能利尿药合用，以增加利尿效果并减少 K^+ 排出。

（2）充血性心力衰竭。螺内酯不仅通过利尿消除水肿、维持 K^+ 平衡而改善心衰症状，尚可防止左心室肥厚时心肌间质纤维化，改善血流动力学和临床症状，降低心衰患者的死亡率。

（3）低钾血症的预防。常与排钾利尿药合用，增强利尿效果并预防低钾血症。

【不良反应】

本品不良反应较轻，少数患者可引起头痛、困倦与精神紊乱等。久用可引起高钾血症、肾功能损害，少尿、无尿时易发生，故肾功能不全者禁用。此外还可引起性激素样作用，可引起女性多毛症、男子乳房女性化和性功能障碍等，停药可消失。

【药物相互作用】

本品与噻嗪类药物合用，既可增强疗效、延长作用时间，又可减轻不良反应；下列药物可降低本药的利尿作用：非甾体抗炎药物、肾上腺皮质激素、促肾上腺激素、雌激素等。

2. 氨苯蝶啶和阿米洛利

氨苯蝶啶（triamterene）和阿米洛利（amiloride）作用机制相似，直接抑制远曲小管和集合管，阻滞 Na^+ 通道，抑制 Na^+-K^+ 交换，产生排 Na^+、利尿及保 K^+ 作用。利尿作用较螺内酯快、短、强，且不受血中醛固酮的影响。常与中效、高效利尿药合用治疗肝硬化腹水及其他顽固性水肿。不良反应较少，主要为高钾血症，严重肝肾功能不全、高钾血症患者禁用。偶见低钠血症、胃肠道反应等。

第二节　脱水药

脱水药又称渗透性利尿药，静脉注射后，可提高血浆渗透压，产生组织脱水作用；药物通过肾脏时，不易被重吸收，提高肾小管腔内渗透压，从而增加水和部分离子排出，产生渗透性利尿作用。本类药物的特点：①静脉注射后不易通过毛细血管进入组织；②易经肾小球滤过，但不易被肾小管重吸收；③多数在体内不被或很少被代谢。

1. 甘露醇

甘露醇（mannitol）是临床最常用的脱水药。临床常用 20％甘露醇高渗溶液静脉注射或静脉滴注。

【药理作用】

（1）脱水作用。静脉给药后，能迅速提高血浆渗透压，使组织间水分向血浆转移，减轻组织水肿，可降低颅内压和眼内压。

（2）利尿作用。甘露醇可扩张肾血管，增加肾脏血流量，提高肾小球滤过率；且药物不易被肾小管重吸收，升高管腔渗透压，阻止 Na^+、K^+、Cl^- 和水的重吸收而产生利尿作用。

【临床应用】

（1）脑水肿。甘露醇是治疗脑水肿、降低颅内压安全有效的首选药。用于治疗颅内肿瘤、颅脑损伤、脑组织炎症及缺氧等引起的脑水肿。

（2）青光眼。降低青光眼患者的房水量及眼内压，短期用于青光眼急性发作和术前降低眼内压。

（3）预防急性肾功能衰竭。急性肾功能衰竭早期及时应用甘露醇，通过利尿、脱水和增加肾血流量等作用，可迅速消除水肿，加速有毒物质排出，防止肾小管萎缩和坏死。

【不良反应】

本品不良反应少见，静脉注射过快时可引起一过性头痛、眩晕、畏寒和视物模糊。充血性心力衰竭（因增加循环血量而增加心脏负担）、活动性颅内出血患者禁用。静脉滴注外漏，可发生局部组织肿胀，严重者可引起组织坏死。

【药物相互作用】

甘露醇可增加洋地黄的毒性作用，与低钾血症有关；甘露醇可增加利尿药、碳酸酐酶抑制剂的利尿和降眼内压作用，与这些药物合并时应注意调整给药剂量。

2. 山梨醇

山梨醇（sorbitol）是甘露醇的同分异构体，药理作用及临床应用均与甘露醇相似，一般常用 25％山梨醇的高渗溶液，因可在体内转变为果糖，使其高渗作用减弱，作用弱且维持时间短。

3. 50％葡萄糖

50％葡萄糖（glucose）高渗溶液兼有脱水及高渗透性利尿作用，但因其可部分自血管弥散进入组织中，且易被代谢，故作用弱而不持久。多与甘露醇交替应用，治疗脑水肿和急性肺水肿。近年来研究发现，在脑供血障碍情况下，应用高渗葡萄糖降低颅内压，易引起乳酸增加，加重脑组织损伤，且停药后颅内压"反跳"明显，可能加剧病情，故目前已较少应用。

目标检测

单项选择题

1. 高效利尿药的主要作用部位是（　　　）。

A. 近曲小管　　　　B. 髓袢升支粗段　　C. 髓袢升支细断　　D. 远曲小管

E. 集合管

2. 属于保钾利尿药的是（　　　）。

A. 氢氯噻嗪　　　　B. 螺内酯　　　　　C. 甘露醇　　　　　D. 呋塞米

E. 乙酰唑胺

3. 治疗急性肺水肿首选（　　　）。

A. 氢氯噻嗪　　　　B. 氨苯蝶啶　　　　C. 螺内酯　　　　　D. 呋塞米

E. 甘露醇

4. 具有耳毒性的利尿药是（　　　）。

A. 呋塞米　　　　　B. 氢氯噻嗪　　　　C. 阿米洛利　　　　D. 螺内酯

E. 山梨醇

5. 伴有糖尿病的水肿患者，不宜选用的利尿药是（　　　）。

A. 布美他尼　　　　B. 氢氯噻嗪　　　　C. 螺内酯　　　　　D. 乙酰唑胺

E. 依他尼酸

6. 具有对抗醛固酮而引起利尿作用的药物是（　　　）。

A. 呋塞米　　　　　B. 氢氯噻嗪　　　　C. 螺内酯　　　　　D. 氨苯蝶啶

E. 乙酰唑胺

7. 可用于治疗尿崩症的利尿药是（　　　）。

A. 呋塞米　　　　　B. 氢氯噻嗪　　　　C. 螺内酯　　　　　D. 氨苯蝶啶

E. 乙酰唑胺

8. 氢氯噻嗪的不良反应不包括（　　　）。

A. 低钾血症　　　　B. 高尿钙　　　　　C. 高尿酸血症　　　D. 高血糖

E. 高血脂

9. 甘露醇的适应证不包括（　　　）。

A. 心力衰竭　　　　　　　　　　　　B. 青光眼

C. 脑水肿　　　　　　　　　　　　　D. 大面积烧伤引起的水肿

E. 预防急性肾衰竭

10. 降低颅内压、消除脑水肿的首选药是（　　　）。

A. 呋塞米　　　　　B. 氢氯噻嗪　　　　C. 甘露醇　　　　　D. 螺内酯

E. 依他尼酸

第二十三章
作用于血液及造血
系统的药物

学习目标

知识要求： 掌握抗凝血药（肝素）、促凝血药（维生素K）、抗贫血药（铁制剂）的药理作用、临床应用及不良反应；熟悉香豆素类、叶酸、维生素B_{12}、酚磺乙胺、垂体后叶素、氨甲苯酸、枸橼酸钠、链激酶的药理作用及临床应用；了解造血细胞生长因子、抗血小板药的药理作用及临床应用。

能力要求： 学会观察本章药物的疗效及不良反应；具备指导患者正确使用此类药物的能力。

素养提升： 培养医学生的道德感使命感、加强对患者的人文情怀、提高社会责任。

生理状态下，机体内血液凝固、抗凝和纤维蛋白溶解过程维持动态平衡，使循环系统中的血液处于流动状态。一旦此平衡被打破，就会出现血栓或出血性疾病。此外，血液的成分和循环中的有效血容量也是维持机体正常生理功能的重要因素。各类血细胞数量或功能的改变亦可导致血液系统功能障碍，如贫血、粒细胞减少、再生障碍性贫血等；而由于大量失血等引起的血容量降低，会造成机体重要器官的灌注不足，甚至引起休克。本章的内容包括抗凝血药、抗血小板药、纤维蛋白溶解药、促凝血药、抗贫血药及造血细胞生长因子和血容量扩充药。

案例分析

患者，男，30岁。出现怕热、多汗、心悸、乏力的症状，双侧颈动脉肿大，眼球轻度突出，双手震颤等症状1年。

诊断：甲状腺功能亢进症。

医嘱：甲巯咪唑片。10mg/次，3次/日，口服。

请分析：选用甲巯咪唑治疗的必要性。甲巯咪唑有哪些不良反应？使用时应注意哪些问题？

第一节　抗凝血药

血液凝固是由一系列凝血因子参与的复杂的蛋白质水解活化过程。按瀑布学说，血液通过 3 条通路发生凝固：①内源性激活通路，是指完全靠血浆内的凝血因子逐步使因子 X 激活，从而发生凝血的通路；②外源性激活通路，是指被损伤的血管外组织释放因子Ⅲ所发动的凝血通路；③共同通路，是指从内源性或外源性通路激活的因子 X 开始，到纤维蛋白形成的过程（图 23-1）。抗凝血药（anticoagulants）是通过影响凝血因子，从而阻止血液凝固过程的药物，临床主要用于血栓栓塞性疾病的预防与治疗。

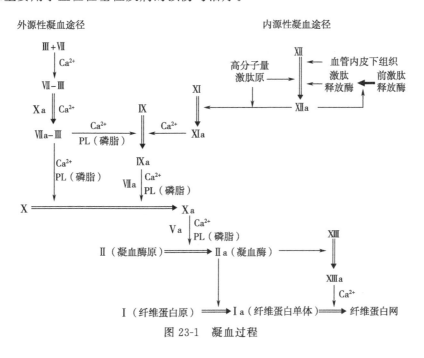

图 23-1　凝血过程

一、凝血酶间接抑制药

(一) 肝素

肝素（heparin）因最初得自肝脏而得名，目前多来源于猪肠黏膜和猪、牛的肺脏。

背景知识

凝血四项

凝血四项属于检验科临检检查项目之一，归属于血栓性疾病检查。为手术前必查项目、血栓前检查项目及监控临床口服抗凝药物患者。患者住院做手术前，医生总会要求患者取血做凝血4项检查，凝血四项包括凝血酶原时间（prothrombin time，PT）、活化部分凝血活酶时间（activated partial thromboplastin time，APTT）、凝血酶时间（thrombin time，TT）、纤维蛋白原（fibrinogen，FIB）。目的是在术前了解患者的止血功能有无缺陷，若止血功能不健全，患者术中可能会大出血以至发生手术意外甚至死亡。

【药理作用】
（1）抗凝作用：肝素在体内、体外均有强大抗凝作用。静脉注射后，抗凝作用立即发生，可使多种凝血因子灭活。静脉注射后 10 分钟内血液凝固时间及部分凝血酶时间均明显延长，对凝血酶原时间影响弱。作用维持 3～4 小时。肝素的抗凝作用主要依赖于抗凝血酶Ⅲ（antithrombin Ⅲ，AT-Ⅲ）的存在。AT-Ⅲ是血浆中正常存在的蛋白质，可抑制内源性及共同通路中活化的凝血因子，是凝血因子 II_a 及 IX_a、X_a、XI_a、XII_a 等含丝氨酸残基蛋白酶的抑制剂。肝素通过其酸性基团与 AT-Ⅲ的碱性赖氨酸残基结合，生成肝素-AT-Ⅲ复合物。肝素与 AT-Ⅲ结合后，使 AT-Ⅲ构型改变，易与上述凝血因子活性中心丝氨酸残基的结合，抗凝作用明显加强。

（2）其他：①使血管内皮细胞释放脂蛋白酯酶，水解血中 CM 和 VLDL，发挥调血脂作用；②抑制炎症介质活性和炎症细胞活动，呈现抗炎作用；③抑制血管平滑肌细胞增殖，抗血管内膜增生；④抑制血小板聚集（可能通过抑制凝血酶产生的间接作用）等。

【体内过程】

肝素是极性很高的大分子物质，不易通过生物膜，口服不吸收，肌内注射易引起局部出血和刺激症状，临床常静脉注射给药。注射后约 60% 集中于血管内皮，大部分经肝脏单核-巨噬细胞系统的肝素酶分解代谢，以肝素降解产物或原形经肾排出。肝素抗凝活性 $t_{1/2}$ 因给药剂量而异，静脉注射 100U/kg、400U/kg 和 800U/kg，抗凝活性 $t_{1/2}$ 分别为 1 小时、2.5 小时和 5 小时。肺气肿、肺栓塞及肝、肾功能严重障碍患者，$t_{1/2}$ 明显延长。

【临床应用】

（1）血栓栓塞性疾病。主要用于防治血栓的形成和扩大，如深静脉血栓、肺栓塞和周围动脉血栓栓塞等，也可用于防治心肌梗死、脑梗死、心血管手术及外周静脉术后血栓形成。

（2）弥散性血管内凝血（DIC）。用于各种原因引起的 DIC，如脓毒血症、胎盘早期剥离、恶性肿瘤溶解等所致的 DIC。这是肝素的主要适应证。注意应早期应用，可防止因纤维蛋白和凝血因子的消耗而引起的继发性出血。

（3）体外抗凝。如心导管检查、体外循环及血液透析等。

背景知识

弥散性血管内凝血

弥散性血管内凝血（DIC）不是一种独立的疾病，而是许多疾病在进展过程中产生凝血功能障碍的最终共同途径，是一种临床病理综合征。一方面，由于血液内凝血机制被弥散性激活，促发小血管内广泛纤维蛋白沉着，导致组织和器官损伤；另一方面，由于凝血因子的消耗引起全身性出血倾向。在DIC的发生、发展过程中，其始动环节是由于某些促凝物质大量入血，使机体凝血系统被激活，进而引起机体凝血-抗凝血功能平衡紊乱。在微血管内纤维蛋白和血小板聚集形成血栓，而在形成微血栓的过程中，消耗了大量凝血因子和血小板，加上继发性纤维蛋白溶解功能增强，导致患者出现明显的出血、休克、器官功能障碍及贫血。多器官功能障碍综合征是DIC患者死亡的主要原因。DIC病死率高达31%~80%。

【不良反应】

（1）出血。出血是肝素的主要不良反应，表现为各种黏膜出血、关节腔积血和伤口出血等。应仔细观察患者，控制剂量及监测凝血时间或部分凝血活酶时间（partial thromboplastin time，PTT），使 PTT 维持在正常值（50～80s）的 1.5～2.5 倍，可减少这种出血的危险。肝素常致老年妇女和肾衰竭患者出血。肝素轻度过量，停药即可，如严重出血，可缓慢静脉注射鱼精蛋白（protamine）解救，后者是强碱性蛋白质，带有正电荷，与肝素结合成稳定的复合物而使肝素失活。每 1.0～1.5mg 的鱼精蛋白可使 100U 的肝素失活，但每次剂量不可超过 50mg。

（2）血小板减少症。发生率可达 5%。一般是肝素引起的一过性血小板聚集作用所致，多数发生在给药后 7～10 天，与免疫反应有关。可能因肝素促进血小板因子 4（PF_4）释放并与之结合，形成肝素-PF_4 复合物，后者再与特异性抗体形成 PF_4-肝素-IgG 复合物，引起病理反应所致。停药后约 4 天可恢复。

（3）其他。偶有过敏反应，如哮喘、荨麻疹、结膜炎和发热等。长期应用可致骨质疏松和骨折。孕妇应用可致早产及死胎。

【禁忌证】

对肝素过敏、有出血倾向、血友病、血小板功能不全和血小板减少症、紫癜、严重高血压、细菌性心内膜炎、肝肾功能不全、溃疡病、颅内出血、活动性肺结核、孕妇、先兆流产、产后、内脏肿瘤、外伤及术后等禁用。

【药物相互作用】

肝素为酸性药物，不能与碱性药物合用；与阿司匹林等非甾体抗炎药、右旋糖酐、双嘧达莫等合用，可增加出血危险；与糖皮质激素类、依他尼酸合用，可致胃肠道出血；与胰岛素或磺酰脲类药物合用能导致低血糖；静脉同时给予肝素和硝酸甘油，可降低肝素活性；与血管紧张素转化酶抑制剂合用可引起高血钾。

（二）低分子量肝素

低分子量肝素（low molecular weight heparin，LMWH）是从普通肝素中分离或由普通肝素降解后得到的短链制剂，一般分子量低于 7kDa。LMWH 具有选择性抑制抗凝血因子 Xa 活性而对凝血酶及其他凝血因子影响较小的特点。肝素对凝血酶或其他凝血因子发挥作用，须同时与 AT-Ⅲ 和凝血酶其他凝血因子三者结合形成三元复合物。LMWH 分子链较短，不能同时与 AT-Ⅲ 和凝血酶结合形成复合物，对凝血酶的影响小。分子量越小，对凝血酶的影响越小，进而出血的风险也就越小。LMWH 可直接结合 AT-Ⅲ，仅对凝血因子 Xa 发挥抗凝作用，选择性高（见图 23-2）。与普通肝素相比，分子量小、生物利用度高，$t_{1/2}$ 较长。

在临床应用中低分子量肝素具有以下优点：①抗凝剂量易掌握，个体差异小；②一般不需要实验室监测抗凝活性；③毒性小，安全；④作用时间长，皮下注射每日只需 1～2 次；⑤可用于门诊患者。

由于来源和制作方法不同，LMWH 有许多种类，其分子量和硫酸化程度各异，药动学参数及剂量范围也不同。临床常用制剂有依诺肝素（enoxaparin）、替地肝素（tedelparin）、弗希肝素（fraxiparin）、洛吉肝素（logiparin）及洛莫肝素（lomoparin）等，主要用于深静脉血栓和肺栓塞的预防与治疗、外科手术后预防血栓形成、急性心肌梗死、不稳定型心绞痛和血液透析、体外循环等。

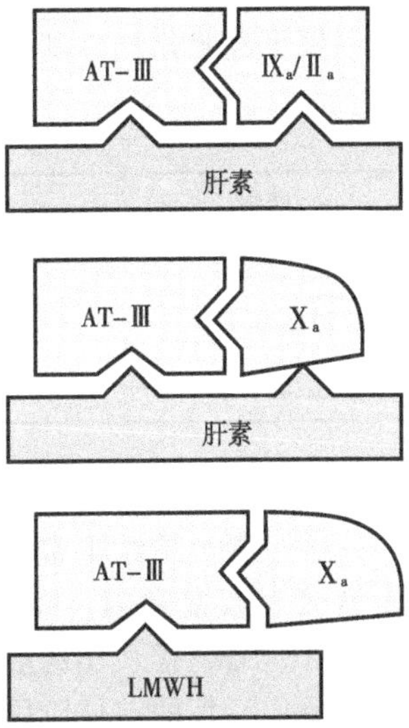

图 23-2 肝素和低分子量肝素（LMWH）与 AT-Ⅲ 及凝血因子作用示意图

二、凝血酶抑制药

（一）凝血酶直接抑制药

水蛭素

水蛭素（hirudin）是水蛭唾液中的抗凝成分，含 65 个氨基酸残基，分子量约为 7kDa，其基因重组技术产品为重组水蛭素（lepirudin）。

【药理作用与机制】

水蛭素是强效、特异的凝血酶抑制剂，以 1∶1 分子比直接与凝血酶的催化位点和阴离子外位点结合，抑制凝血酶活性，减少纤维蛋白的生成；由于凝血酶是最强的血小板激活物，水蛭素也抑制凝血酶引起的血小板聚集和分泌，从而产生抗血栓作用。

【体内过程】

本品口服不吸收，静脉注射后进入细胞间隙，不易透过血脑屏障。主要以原形经肾脏迅速排出，$t_{1/2}$ 约 1 小时。

【临床应用】

用于预防术后血栓形成、经皮冠状动脉成形术后再狭窄、不稳定型心绞痛、急性心肌梗死后溶栓的辅助治疗、DIC、血液透析及体外循环等。

【用药注意事项】

肾衰竭患者慎用。

（二）维生素 K 拮抗药

维生素 K 是凝血因子 Ⅱ、Ⅶ、Ⅸ、Ⅹ 活化必需的辅助因子，具有拮抗维生素 K 作用的药物为香豆素类抗凝药（coumarins），是一类含有 4-羟基香豆素基本结构的物质，口服吸收后参与体内代谢，发挥抗凝作用，又称口服抗凝药。包括双香豆素（dicoumarol）、华法林（warfarin，苄丙酮香豆素）和醋硝香豆素（acenocoumarol，新抗凝）等，其中以华法林最为常用。

【体内过程】

华法林口服后吸收快而完全，其钠盐的生物利用度几乎为 100%，吸收后 99% 以上与血浆蛋白结合，表观分布容积小，可通过胎盘。主要在肝中代谢，最后以代谢物形式由肾排出，$t_{1/2}$ 约 40 小时。作用维持 2～5 天。双香豆素口服吸收慢且不规则，吸收后几乎全部与血浆蛋白结合，主要分布于肺、肝、脾及肾，经肝药酶羟基化失活后自尿中排出。醋硝香豆素大部分以原形经肾排出，其主要药动学参数见表 23-1。

表 23-1　口服抗凝药半衰期与作用时间

药物	每日量/mg	$t_{1/2}$/h	达峰时间/h	持续时间/d
华法林	5～15	10～60	24～48	3～5
醋硝香豆素	4～12	8	34～48	2～4
双香豆素	25～150	10～30	36～72	4～7

【药理作用】

香豆素类是维生素 K 拮抗药，抑制维生素 K 在肝由环氧化物向氢醌型转化，从而阻止维生素 K 的反复利用。维生素 K 是 γ-羧化酶的辅酶，其循环受阻则影响含有谷氨酸残基的凝血因子 Ⅱ、Ⅶ、Ⅸ、Ⅹ 的前体、抗凝血蛋白 C 和抗凝血蛋白 S 的 γ-羧化作用，使这些因子停留于无凝血活性的前体阶段，从而影响凝血过程。对已经 γ-羧化的上述因子无抑制作用。因此，香豆素类在体外无效，在体内也须在原有的凝血因子 Ⅱ、Ⅶ、Ⅸ、Ⅹ、抗凝血蛋白 C 和抗凝血蛋白 S 耗竭后才发挥抗凝作用。凝血因子 Ⅱ、Ⅶ、Ⅸ、Ⅹ、抗凝血蛋白 C 和抗凝血蛋白 S 的 $t_{1/2}$ 分别为 50 小时、6 小时、24 小时、36 小时、8 小时及 30 小时，故香豆素类口服后至少需要 12～24 小时才出现作用，1～3 天达高峰，维持 3～4 天（表 23-1）。

【临床应用】

本品口服用于防治血栓栓塞性疾病（如心房纤颤和心脏瓣膜病所致血栓栓塞），这是华法林的常规应用，接受心脏瓣膜修复手术的患者需长期服用华法林；髋关节手术患者应用可降低静脉血栓形成的发病率。应注意本类药物显效慢，作用时间长，不易控制。防治静脉血栓和肺栓塞一般采用先用肝素或者先与肝素合用，后用香豆素类维持治疗的序贯疗法。与抗血小板药合用，可减少外科大手术、风湿性心脏病、人工瓣膜置换术后的静脉血栓发生率。

【不良反应与注意事项】

应用过量易致自发性出血，最严重者为颅内出血，应密切观察，使用药物期间必须测定凝血酶原时间，一般控制在 18～24 秒（正常为 12 秒）较好，并据此调整剂量。如用量过大引起出血时，应立即停药并缓慢静脉注射大量维生素 K 或输新鲜血液。华法林能通过胎盘屏障，引起胎儿出血性疾病，还可影响胎儿骨骼和血液蛋白质的 γ-羧化作用，影响胎儿骨骼正常发育，孕妇禁用。"华法林诱导的皮肤坏死"为罕见不良反应，通常发生在用药后 3～7 天内，为避免该不良反应，华法林的起始剂量不宜过大。

【药物相互作用】

合用阿司匹林、保泰松等使血浆中游离香豆素类浓度升高，抗凝作用增强。与降低维生素 K 生物利用度的药物合用或各种病理状态导致胆汁减少均可增强香豆素类的作用。广谱抗生素抑制肠道产生维生素 K 的菌群，减少维生素 K 的生成，增强香豆素类的作用。肝病时凝血因子合成减少也可增强其作用。肝药酶诱导药苯巴比妥、苯妥英钠、利福平等能加速香豆素类的代谢，降低其抗凝作用，胺碘酮等肝药酶抑制药可增强其凝血作用。

（三）新型口服抗凝药

新型口服抗凝药（new oral anticoagulants，NOAC）是血栓栓塞性疾病治疗的新兴替代选择，主要包括 II_a 因子抑制剂达比加群酯（dabigatran etexilate）与 X_a 因子抑制药利伐沙班等。与华法林相比，NOAC 具有药动学和药效学可预测、可以采用无需常规抗凝监测的固定剂量疗法、与食物和其他药物的相互作用少等优点，主要临床应用为替代华法林，用于非瓣膜病性房颤患者。

达比加群酯为前体药，在体内转化为达比加群后竞争性抑制凝血酶，生物利用度低，一般包裹在酒石酸中以增加吸收。用药后一旦发生出血，可使用特异性拮抗剂依达赛珠单抗（idarucizumab）抑制其抗凝作用，该拮抗剂与达比加群的亲和力是凝血酶的 350 倍。

利伐沙班（rivaroxaban）、阿哌沙班（apixaban）、依度沙班（edoxaban）均为活性药，生物利用度高。通过竞争性结合凝血因子 X_a 位点发挥抗凝作用。用药后发生出血使用重组型 X_a 因子制剂 Andexanet Alfa 拮抗其抗凝作用。

第二节　抗血小板药

抗血小板药又称血小板抑制药，即具有抑制血小板黏附、聚集以及释放，阻抑血栓形成等功能的药物。根据作用机制可分为：①抑制血小板花生四烯酸代谢的药物；②增加血小板内 cAMP 的药物；③抑制 ADP 活化血小板的药物；④GP $\mathrm{II}_b/\mathrm{III}_a$ 受体阻断药；⑤凝血酶抑制药，如水蛭素、阿加曲班等。

一、抑制血小板花生四烯酸代谢的药物

（一）环氧化酶抑制药

环氧化酶抑制药阻断花生四烯酸转化为 PGG_2 和 PGH_2，从而使血小板 TXA_2 合成减少，以非甾体抗炎药阿司匹林为代表，磺吡酮、吲哚美辛、布洛芬等作用机制与阿司匹林相似，作用强度和持续时间有差异。

阿司匹林

阿司匹林（aspirin）又称乙酰水杨酸。早在 18 世纪，阿司匹林就作为解热镇痛抗炎药物用于临床，1954 年发现其可以延长出血时间，1971 年发现其可以抑制 PG 合成，之后作为主要抗血小板药物广泛用于临床。

【药理作用】

低剂量阿司匹林（75～150mg/d）即可抑制血小板聚集，作用持续 5～7 天。阿司匹林对胶原、ADP、抗原-抗体复合物以及某些病毒和细菌引起的血小板聚集都有明显的抑制作用，可防止血栓形成。在较大剂量（300mg）时，阿司匹林也能抑制血管内皮 COX-1 的活性，减少 PGI_2 的合成，抵消部分抗血小板作用。

【临床应用】

阿司匹林是临床应用最广泛的抗血小板药。小剂量用于冠状动脉硬化性疾病、心肌梗死、脑梗死、深静脉血栓形成和肺梗死等，作为溶栓疗法的辅助抗栓治疗，能减少缺血性心脏病发作和复发的危险，也可使一过性脑缺血发作患者的卒中发生率和病死率降低。

（二）TXA_2 合酶抑制药和 TXA_2 受体阻断药

TXA_2 合酶抑制药可抑制 TXA_2 的形成，导致环内过氧化物（PGG_2、PGH_2）蓄积，从而促进 PGI_2 生成。从药理学角度，具有阻断 TXA_2 受体和抑制 TXA_2 合酶双重作用的制剂会有更高的疗效。

利多格雷

利多格雷（ridogrel）为强大的 TXA_2 合酶抑制药并具中度的 TXA_2 受体拮抗作用，临床报道其对血小板血栓和冠状动脉血栓的作用比水蛭素及阿司匹林更有效。对降低再栓塞、反复心绞痛及缺血性卒中等发生率比阿司匹林强，对防止新的缺血病变比阿司匹林更有效。在急性心肌梗死患者的血管梗死率、复灌率及增强链激酶的纤溶作用等方面与阿司匹林相当。有轻度胃肠道反应，易耐受，未发现有出血性卒中等并发症。

同类药物尚有奥扎格雷（ozagrel）、匹可托安（picotamide），作用弱于利多格雷，不良反应轻。

二、增加血小板内 cAMP 的药物

（一）依前列醇

依前列醇（epoprostenol，PGI_2）为人工合成的 PGI_2，而内源性 PGI_2 由血管内皮细胞合成，具有强大的抗血小板聚集及松弛血管平滑肌作用，是迄今为止发现的活性最强的血小板聚集内源性抑制药。依前列醇能抑制 ADP、胶原纤维、花生四烯酸等诱导的血小板聚集和释放。对体外旁路循环中形成的血小板聚集体具有解聚作用。还能阻抑血小板在血管内皮细胞上的黏附。

依前列醇性质不稳定，作用短暂，临床应用受限。主要用于体外循环以防止血小板减少、血栓性血小板减少性紫癜、微血栓形成和出血倾向。静脉滴注过程中常见血压下降、心率加速、头痛、眩晕、潮红等现象，可减少剂量或暂停给药。此外，对消化道刺激症状也较常见。

同类药物还有伊洛前列素（iloprost）、前列腺素 E_2（prostaglandin E_2）等。

(二) 双嘧达莫

双嘧达莫（dipyridamole）又称潘生丁（persantin）。

【药理作用】

对胶原、ADP、肾上腺素及低浓度凝血酶诱导的血小板聚集有抑制作用，体内、体外均可抗血栓，还可延长已缩短的血小板生存时间。

【体内过程】

口服吸收缓慢，个体差异大，生物利用度为 $27\%\sim66\%$。口服后 $1\sim3$ 小时血药浓度达峰值，与蛋白结合率高（$91\%\sim99\%$）。主要在肝脏转化为葡萄糖醛酸偶联物，血浆 $t_{1/2}$ 为 $10\sim12$ 小时。自胆汁排泄，可因肠肝循环而延缓消除，少量自尿中排出。

【临床应用】

本品主要用于防治血栓栓塞性疾病、人工心脏瓣膜置换术后、缺血性心脏病、脑卒中和短暂性脑缺血发作，防止血小板血栓形成。还可阻抑动脉粥样硬化早期的病变过程。

【不良反应】

本品不良反应有胃肠道刺激以及由于血管扩张引起的血压下降、头痛、眩晕、潮红、晕厥等。少数心绞痛患者用药后可出现"窃血"现象，诱发心绞痛发作，应慎用。

三、抑制 ADP 活化血小板的药物

人类血小板包括 3 种不同的 ADP 受体：P2Y1、P2Y12、P2X1。P2Y1、P2Y12 是两种 G 蛋白偶联受体，P2X1 是配体门控离子通道型受体。其中 P2Y1、P2Y12 是 ADP 作用的受体，也是 ADP 受体阻断药的作用靶点。研究发现，选择性的 P2Y1 受体拮抗药对 ADP 诱导的腺苷酸环化酶抑制效果不理想，目前临床使用的 ADP 受体拮抗药主要为 P2Y12 受体拮抗药。阿司匹林基础上加用 P2Y12 受体拮抗药已被证实对于接受冠状动脉介入治疗术（PCI）的患者有明确获益，被称为双联抗血小板治疗（dual antiplatelet therapy，DAPT）。

(一) 噻氯匹定

噻氯匹定（ticlopidine）为第一代 P2Y12 受体拮抗药，能选择性及特异性地干扰 ADP 介导的血小板活化，不可逆地抑制血小板聚集和黏附。作用缓慢，口服给药 $3\sim5$ 天见效，$5\sim6$ 天作用达高峰，停药后可持续作用 10 天。

主要用于预防脑卒中、心肌梗死及外周动脉血栓性疾病的复发，疗效优于阿司匹林。不良反应有血栓性血小板减少性紫癜、中性粒细胞减少、腹泻、骨髓抑制等。

(二) 氯吡格雷

氯吡格雷（clopidogrel）属第二代 P2Y12 受体拮抗药，为一种前体药，通过氧化作用形成 2-氧基氯吡格雷，再经过水解形成活性代谢物发挥作用。药理作用及机制与噻氯吡啶相似，但作用较强，不良反应少。肝肾功能不良者慎用。

四、血小板膜糖蛋白 II_b/III_a 受体阻断药

ADP、凝血酶、TXA2 等血小板聚集诱导药引起血小板聚集的最终共同通路都是暴露于血小板膜表面的糖蛋白 II_b/III_a 受体。当血小板激活时，GP II_b/III_a 受体就被释放并转变为具有

高亲和力状态，暴露出新的配体诱导的结合位点。GP Ⅱb/Ⅲa受体的配体有纤维蛋白原和血管性血友病因子（von Willebrand Factor，vWF）及内皮诱导因子，如糖蛋白和玻璃体结合蛋白。血小板之间借助于纤维蛋白原、vWF 因子、纤维连接蛋白（fibronectin）等配体联结在一起而聚集。已知引起血小板聚集的黏附蛋白大多含有 RGD（精-甘-天冬氨酸）序列，也是GP Ⅱb/Ⅲa受体特异性的识别结合位点。GP Ⅱb/Ⅲa受体拮抗药阻碍血小板同上述配体结合，抑制血小板聚集。阿昔单抗（abciximab，c7E3Fab，ReoPro）是较早的 GP Ⅱb/Ⅲa受体单克隆抗体，抑制血小板聚集作用明显，对血栓形成、溶栓治疗防止血管再闭塞有明显治疗作用。以后相继开发出非肽类 GP Ⅱb/Ⅲa受体拮抗药拉米非班（lamifiban）、替罗非班（tirofiban）及可供口服的珍米罗非班（xemilofiban）、夫雷非班（fradafiban）及西拉非班（sibrafiban）等，抑制血小板聚集作用强，应用方便，不良反应较少。用于急性心肌梗死、溶栓治疗、不稳定型心绞痛和血管成形术后再梗死的效果良好。

第三节　纤维蛋白溶解药

纤维蛋白溶解药（fibrinolytics）可使纤维蛋白溶酶原（plasminogen，又称纤溶酶原）转变为纤维蛋白溶酶（plasmin，又称纤溶酶），纤溶酶通过降解纤维蛋白和纤维蛋白原而限制血栓增大和溶解血栓（图 23-3），故又称血栓溶解药（thrombolytics）。

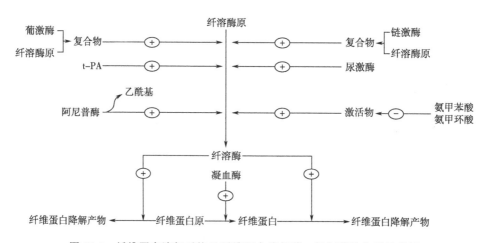

图 23-3　纤维蛋白溶解系统及纤维蛋白溶解药、抑制药的作用示意图

（一）链激酶

链激酶（streptokinase，SK）为第一代天然溶栓药，是由 C 族 β-溶血性链球菌培养液中提取的蛋白质，分子量约 47kDa，现以基因工程技术制成重组链激酶（recombinant streptokinase，rSK）。其对纤溶酶原的激活作用是间接的，即先与内源性纤溶酶原结合成 SK-纤溶酶原复合物，并促使纤溶酶原转变为纤溶酶，迅速水解血栓中的纤维蛋白而溶解血栓。主要用于治疗血栓栓塞性疾病。静脉注射治疗动静脉内新鲜血栓形成和栓塞，如急性肺栓塞和深部静脉血栓。冠脉注射可使阻塞冠脉再通，恢复血流灌注，用于心肌梗死的早期治疗。不良反应为引起出血，注射局部可出现血肿。严重出血可注射抗纤溶药对抗。禁用于出血性疾病、新近创伤、消化道溃疡、伤口愈合中及严重高血压患者。因具抗原性，链激酶可致皮疹、药热等过敏反应。

（二）尿激酶

尿激酶（urokinase）是从人尿中分离或肾细胞培养液中提取的类似胰蛋白酶的丝氨酸蛋白水解酶，由两条多肽链组成，分子量分别为 20kDa 及 34kDa，肽链间以一条双硫键连接。尿激酶可直接激活纤溶酶原，将其分子中的精氨酸 560-缬氨酸 561 间的肽键断裂而转变为纤溶酶，发挥溶解血栓作用。纤溶酶裂解血块表面上的纤维蛋白，也可裂解血液中游离的纤维蛋白原。进入血液中的尿激酶可被循环中的纤溶酶原激活剂的抑制物（plasminogen activator inhibitor，PAI）所中和，但连续用药后 PAI 很快耗竭。产生的纤溶酶可被血液中 α-抗纤溶酶（α-antiplasmin，α-AP）灭活，故治疗效果不佳，需大量尿激酶使 PAI 和 α-AP 耗竭，才能发挥溶栓作用。尿激酶血浆 $t_{1/2}$ 约 16 分钟，作用短暂。适应证和禁忌证同链激酶。尿激酶无抗原性，不引起过敏反应，可用于对链激酶过敏者。

（三）阿尼普酶

阿尼普酶（anistreplase）又称茴香酰化纤溶酶原-链激酶激活剂复合物（anisolated plasminogen streptokinase activator complex，ASPAC），为第二代溶栓药，分子量约 131kDa，是链激酶以 1∶1 分子比例与人赖氨酸-纤溶酶原形成的复合物，纤溶酶原的活性中心与 1 个酰基（对位茴香酰）可逆性结合而被封闭。

【药理作用】

阿尼普酶进入血液后弥散到血栓纤维蛋白表面，通过复合物的赖氨酸纤溶酶原活性中心与纤维蛋白结合，缓慢脱掉乙酰基后，促进纤维蛋白表面的纤溶酶原变为纤溶酶，溶解血栓。有一定潜伏期，但不影响与纤维蛋白的结合力。

【临床应用】

本品用于急性心肌梗死，可改善症状，降低病死率，亦可用于其他血栓性疾病。

【不良反应】

可导致长时间血液低凝状态。出血常发生在注射部位或胃肠道，亦有抗原性，可发生与链激酶类似的变态反应。

（四）葡激酶

葡激酶（staphylokinase，SAK，葡萄球菌激酶）是从金黄色葡萄球菌中分离出来的一种能够特异溶解血栓的酶类物质，现已能用 DNA 重组技术制成重组葡激酶（r-SAK）。葡激酶与血栓中的纤溶酶原有较高的亲和力，在血栓部位与纤溶酶原结合，激活纤溶酶原转变为纤溶酶，从而溶解血栓。临床用于治疗急性心肌梗死等血栓性疾病，疗效强于链激酶。不良反应与链激酶相似，出血少，但免疫原性比链激酶强。

（五）阿替普酶

组织型纤溶酶原激活剂（tissue plasminogen activator，t-PA）为人体内生理性纤溶酶原激活剂，主要由血管内皮细胞合成并释放入血液循环，含有 527 个氨基酸。t-PA 在靠近纤维蛋白-纤溶酶原相结合的部位，通过其赖氨酸残基与纤维蛋白结合，并激活与纤维蛋白结合的纤溶酶原转变为纤溶酶。这种作用比激活循环中游离型纤溶酶快数百倍，因而不产生应用链激酶时常见的出血并发症。t-PA 主要在肝中代谢，$t_{1/2}$ 约 5 分钟。

阿替普酶主要用于治疗急性心肌梗死、肺栓塞和脑栓塞，使阻塞血管再通率比链激酶高，且不良反应小，是较好的第二代溶栓药。同类溶栓药还有西替普酶（silteplase）和那替普酶（nateplase）等。

（六）瑞替普酶

瑞替普酶（reteplase，rPA）为第三代溶栓药，是通过基因重组技术改良天然溶栓药的结构，提高选择性溶栓效果，半衰期延长，减少用药剂量和不良反应。瑞替普酶有以下优点：①溶栓疗效高，生效快，耐受性好；②生产成本低，给药方法简便，不需要按体重调整给药剂量。临床主要用于急性心肌梗死患者，常见不良反应有出血、血小板减少症，有出血倾向患者慎用。

第四节　促凝血药

（一）维生素 K

维生素 K（vitamin K）广泛存在于自然界，基本结构为甲萘醌。植物性食物如苜蓿中所含的为维生素 K_1（phytomenadione），由腐败鱼粉所得及肠道细菌产生者为维生素 K_2（menaquinone），二者均为脂溶性，需胆汁协助吸收。维生素 K_3（menadione sodium bisulfite）和维生素 K_4（menadiol）为人工合成品，二者均为水溶性，不需胆汁协助吸收。

【药理作用】

维生素 K 是 γ-羧化酶的辅酶，参与肝脏合成凝血因子 Ⅱ、Ⅶ、Ⅸ、Ⅹ 等的活化过程，使血液凝固正常进行。缺乏维生素 K 时，肝脏仅能合成无凝血活性的凝血因子 Ⅱ、Ⅶ、Ⅸ、Ⅹ，导致凝血障碍，凝血酶原时间延长而发生出血。维生素 K_3 微量脑室注射有明显镇痛作用，此作用可被纳洛酮拮抗，且维生素 K_3 和吗啡镇痛作用有交叉耐受现象。

【临床应用】

主要用于梗阻性黄疸、胆瘘、慢性腹泻、早产儿及新生儿出血等患者及因使用香豆素类、水杨酸类药物或其他原因导致凝血酶原过低而引起的出血者，亦可用于预防长期应用广谱抗菌药继发的维生素 K 缺乏症。

【不良反应】

维生素 K 毒性低。静脉注射维生素 K_1 速度过快时，可产生面部潮红、出汗、血压下降，甚至发生虚脱。一般以肌内注射为宜。维生素 K_3 和维生素 K_4 常致胃肠道反应，引起恶心、呕吐等，较大剂量可致新生儿及早产儿溶血性贫血、高胆红素血症及黄疸，对红细胞缺乏葡萄糖-6-磷酸脱氢酶（G-6-PD）的特异质者也可诱发急性溶血性贫血。肝功能不良者应慎用。

（二）凝血因子制剂

凝血因子制剂是由健康人体或动物血液中提取，经分离提纯、冻干后制备的制剂，主要用于凝血因子缺乏时的补充治疗。

凝血酶原复合物（prothrombin complex concentrate，人因子Ⅸ复合物）是由健康人静脉血分离而得的含有凝血因子 Ⅱ、Ⅶ、Ⅸ、Ⅹ 的混合制剂。上述 4 种凝血因子的凝血作用均依赖维生素 K 的存在。临床主要用于治疗乙型血友病（先天性凝血因子Ⅸ缺乏）、严重肝脏疾病、香豆素类抗凝剂过量和维生素 K 依赖性凝血因子缺乏所致的出血。

抗血友病球蛋白（antihemophilic globulin，抗甲型血友病因子，）含凝血因子Ⅷ及少量纤维蛋白原。临床主要用途为甲型血友病（先天性因子Ⅷ缺乏症）的治疗。还可用于治疗溶血性血友病、抗因子Ⅷc抗体所致的严重出血。静脉滴注过速能引起头痛、发热、荨麻疹等症状。

纤维蛋白原（fibrinogen）从健康人血浆中提制而得，输注后可迅速提高血中纤维蛋白原浓度，在凝血酶作用下转变为纤维蛋白，达到促进血凝和止血的目的。适用于原发性低纤维蛋白原血症，也可用于由于严重肝损害、产科并发症、外伤、大手术、内脏出血所致的继发性纤维蛋白原缺乏症。

凝血酶（thrombin）是从猪、牛血提取精制而成的无菌制剂。直接作用于血液中纤维蛋白原，使其转变为纤维蛋白，发挥止血作用。此外，还有促进上皮细胞有丝分裂，加速创伤愈合的作用。用于通常止血困难的小血管、毛细血管以及实质性脏器出血的止血，也用于创面、口腔、泌尿道以及消化道等部位的止血，还可缩短穿刺部位出血的时间。局部止血时，用灭菌生理盐水溶解成 $50 \sim 1000 U/mL$ 溶液喷雾或敷于创面。

（三）纤维蛋白溶解抑制药

氨甲苯酸（aminomethylbenzoic acid，PAMBA）又称对羧基氨苄，结构与赖氨酸类似，能竞争性抑制纤溶酶原激活因子，使纤溶酶原不能转变为纤溶酶，从而抑制纤维蛋白的溶解，产生止血作用。PAMBA 的生物利用度为 70%，$t_{1/2}$ 为 60 分钟。主要用于纤维蛋白溶解症所致的出血，如肺、肝、胰、前列腺、甲状腺及肾上腺等手术所致的出血及产后出血、前列腺肥大出血、上消化道出血等，因这些脏器及尿内存有较大量纤溶酶原激活因子。对癌症出血、创伤出血及非纤维蛋白溶解引起的出血无止血效果。PAMBA 不良反应少，但应用过量可致血栓并可能诱发心肌梗死。

氨甲环酸（tranexamic acid，AMCHA，凝血酸）作用及用途与 PAMBA 相同，但较强。

第五节　抗贫血药及造血细胞生长因子

一、抗贫血药

贫血是指循环血液中血红蛋白量或红细胞数低于正常，根据病因及发病机制可分为缺铁性贫血（由铁缺乏所致，可补充铁剂）、巨幼细胞贫血（由叶酸或维生素 B_{12} 缺乏所致，可补充叶酸或维生素 B_{12}）和再生障碍性贫血（骨髓造血功能低下所致，可使用造血细胞生长因子）。

（一）铁剂

铁（iron）是血红蛋白、肌红蛋白、细胞色素系统、电子传递链主要的复合物，过氧化物酶及过氧化氢酶等的重要组成部分。因此，铁缺乏时可导致贫血。正常成年男性体内铁的总量约为 $46mg/kg$，女性约为 $30mg/kg$。正常人对铁的需要量因不同年龄和生理状态而有所差别（表 23-2）。

表 23-2　正常人每日铁需要量

分类	每日平均需吸收铁量/mg	每日食物中需提供的最低供铁量/mg
婴儿	1.0	10
儿童	0.5	5
有月经的妇女	2.0	20
孕妇	3.0	30
成年男子和绝经后妇女	1.0	10

临床上常用铁剂有硫酸亚铁（ferrous sulfate）、枸橼酸铁铵（ferric ammonium citrate）、富马酸亚铁（ferrous fumarate）和右旋糖酐铁（iron dextran）、山梨醇铁（iron sorbitex）等。

吸收进入肠黏膜的铁，根据机体需要或直接进入骨髓供造血使用，或与肠黏膜去铁蛋白结合以铁蛋白（ferritin）形式贮存。体内铁的转运需要转铁蛋白（transferrin），为分子量为76kDa的β_1-糖蛋白，有两个铁结合位点。胞质膜上有转铁蛋白受体，铁-转铁蛋白复合物与受体结合，通过受体调节的胞饮作用进入细胞，铁分离后，去铁的转铁蛋白被释放出细胞外继续发挥作用。人类细胞通过调节转铁蛋白受体和细胞内铁蛋白的表达以控制铁的吸收。当体内铁丰富时，转铁蛋白受体的合成减少而铁蛋白的产生增加；相反，铁缺乏时，转铁蛋白受体合成增加，铁蛋白产生减少，以此增加铁的摄取利用，减少贮存。铁主要通过肠黏膜细胞脱落以及胆汁、尿液、汗液而排出体外，每日约1mg。

【药理作用】

铁是红细胞成熟阶段合成血红素必不可少的物质。吸收到骨髓的铁，吸附在有核红细胞膜上并进入细胞内的线粒体，与原卟啉结合形成血红素。后者再与珠蛋白结合，形成血红蛋白。

【体内过程】

铁的吸收部位主要在十二指肠及空肠上段。食物中的铁以Fe^{2+}形式吸收，Fe^{3+}难吸收，凡能将Fe^{3+}还原为Fe^{2+}的物质（如胃酸、维生素C、果糖、谷胱甘肽等）有利于铁的吸收，但高磷、高钙、鞣酸、四环素、抗酸药、H_2受体阻断药、质子泵抑制剂等，可使铁沉淀或抑制Fe^{2+}的形成而阻碍铁吸收。

【临床应用】

本品用于治疗失血过多或需铁增加所致的缺铁性贫血，疗效极佳。对慢性失血（如月经过多、痔疮出血和子宫肌瘤等）、营养不良、妊娠、儿童生长发育所引起的贫血，用药后一般症状及食欲迅速改善，网织红细胞数于治疗后10～14天达高峰，血红蛋白每日可增加0.1%～0.3%，4～8周接近正常。为使体内铁贮存恢复正常，待血红蛋白正常后尚需减半量继续服药2～3个月。

【不良反应】

铁制剂刺激胃肠道，引起恶心、呕吐、上腹部不适、腹泻等，Fe^{3+}较Fe^{2+}多见。此外，也可引起便秘、黑便。小儿误服1g以上铁剂可引起急性中毒，表现为坏死性胃肠炎症状，可有呕吐、腹痛、血性腹泻，甚至休克、呼吸困难、死亡。急救措施以磷酸盐或碳酸盐溶液洗胃，并以特殊解毒剂去铁胺（deferoxamine）注入胃内以结合残存的铁。

课堂活动

案例讨论

患者，女，26岁。因月经量过多引起缺铁性贫血，目前正在服用铁制剂治疗，她平时有大量饮茶和喝牛奶的习惯，问现在能否继续，另外补铁能否与补充维生素C和钙剂同时进行呢？

1. 茶叶中含鞣酸，牛奶含钙均可与Fe^{3+}、Fe^{2+}结合形成不易溶解的化合物，减少铁的吸收，Ca^{2+}与Fe^{2+}会发生竞争性吸收，也不利于铁的吸收。

2. 维生素C既具有弱酸性又是还原剂，有利于离子铁的存在；又可使Fe^{3+}还原为Fe^{2+}，有利于铁剂吸收。

（二）叶酸

叶酸（folic acid）由蝶啶核、对氨苯甲酸及谷氨酸三部分组成，广泛存在于动物、植物食品中。动物细胞自身不能合成叶酸，需从食物中摄取。

【药理作用】

叶酸进入体内后，在二氢叶酸还原酶的作用下转化为四氢叶酸，后者能与一碳单位结合成四氢叶酸类辅酶，传递一碳单位，参与体内多种生化代谢，包括：①嘌呤核苷酸的从头合成；②从尿嘧啶脱氧核苷酸（dUMP）合成胸腺嘧啶脱氧核苷酸（dTMP）；③促进某些氨基酸的互变（图 23-4）。当叶酸缺乏时，上述代谢障碍，其中最为明显的是 dTMP 合成受阻，导致 DNA 合成障碍，细胞有丝分裂减少。由于对 RNA 和蛋白质合成影响较少，使血细胞 RNA/DNA 比率增高，出现巨幼细胞贫血，消化道上皮增殖受抑制，出现舌炎、腹泻。

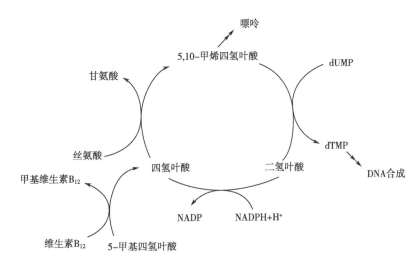

图 23-4 叶酸作用示意图

【临床应用】

叶酸用于治疗各种巨幼细胞贫血。由于营养不良或婴儿期、妊娠期对叶酸的需要量增加所致的营养性巨幼细胞贫血，治疗时以叶酸为主，辅以维生素 B_{12}，效果良好。叶酸对抗药甲氨蝶呤、乙胺嘧啶等所致的巨幼细胞贫血，因二氢叶酸还原酶受抑制，四氢叶酸生成障碍，故需用四氢叶酸制剂亚叶酸钙（calcium leucovorin，甲酰四氢叶酸钙）治疗。此外，对维生素 B_{12} 缺乏所致的"恶性贫血"，叶酸仅能纠正异常血象，不能改善神经损害症状。故治疗时应以注射维生素 B_{12} 为主，叶酸为辅。对缺铁性贫血无效。

（三）维生素 B_{12}

维生素 B_{12}（vitamin B_{12}，钴胺素）为含钴复合物，广泛存在于动物内脏、牛奶、蛋黄中。

【药理作用及临床应用】

维生素 B_{12} 参与机体多种代谢过程，是细胞发育成熟和维持神经髓鞘完整所必需的物质，参与体内甲基转移及四氢叶酸的循环利用，使同型半胱氨酸甲基化转变为甲硫氨酸；参与神经髓鞘脂蛋白的合成，维持中枢及外周髓鞘神经纤维的功能。当维生素 B_{12} 缺乏时，叶酸代谢循环受阻，出现叶酸缺乏症。维生素 B_{12} 主要用于治疗恶性贫血，需注射使用，辅以叶酸；亦与叶酸合用治疗各种巨幼细胞贫血。也可作为神经系统疾病（如神经炎、神经萎缩等）、肝脏

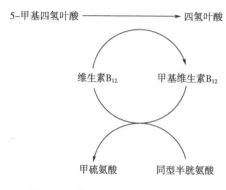

图 23-5　维生素 B_{12} 的作用示意图

疾病（肝炎、肝硬化）等的辅助治疗。还可用于高同型半胱氨酸血症。

【体内过程】

维生素 B_{12} 必须与胃壁细胞分泌的糖蛋白即"内因子"结合才能免受胃液消化而进入空肠吸收。胃黏膜萎缩所致"内因子"缺乏可影响维生素 B_{12} 吸收，引起恶性贫血。吸收后有 90% 贮存于肝，少量经胆汁、胃液、胰液排入肠内，其中小部分吸收入血，主要经肾排出。维生素 B_{12} 的作用示意图如图 23-5 所示。

【不良反应】

本品可致过敏反应，甚至过敏性休克，不宜滥用。不可静脉给药。

背景知识

维生素B_{12}史话

1849年，英国医师阿迪生报道了一种恶性贫血，患者除了贫血症状还伴有食欲减退、腹胀、腹泻和舌炎以及神经精神症状，如乏力、感觉障碍、行走困难、幻觉甚至精神错乱。由于缺乏有效的治疗手段，患者备受折磨，会在2~5年内病情不断恶化，甚至死亡。其后的70多年间，此病的研究治疗一直停滞不前。直到1926年，美国哈佛医学院的迈诺特和默菲报道，恶性贫血患者摄食生牛肝可使红细胞恢复到正常水平。后来医师们用动物肝浓缩物治疗，挽救了不少恶性贫血患者的生命。迈诺特等因此于1934年获得了诺贝尔医学奖。但迈诺特并不知道生牛肝治疗恶性贫血的作用机制，直到1948年，英国和美国的科学家从动物肝脏浓缩物中分离出一种红色晶体，称为"抗恶性贫血病因子"，即现在的维生素B_{12}。正是维生素B_{12}缺乏引起了恶性贫血，当用提纯的维生素B_{12}治疗时，其效果远远超过标准肝浓缩物，从此恶性贫血得到根本治愈。

二、造血细胞生长因子

血细胞是由多功能造血干细胞衍生而来，干细胞既能自身分裂，又能在生长因子（growth factors）和细胞因子（cytokine）作用下分化产生各种血细胞生成细胞。由于分子生物学技术的发展，目前某些因子可用基因重组技术合成供临床使用。

（一）促红素

促红素（erythropoietin，EPO）又称红细胞生成素，是由肾皮质近曲小管管周细胞分泌的由 165 个氨基酸组成的糖蛋白，分子量为 34kDa。现临床应用的 EPO 为 DNA 重组技术合成，称重组人促红素（recombinant human erythropoietin，r-HuEPO），静脉或皮下注射应用。EPO 与红系干细胞表面上的 EPO 受体结合，导致细胞内磷酸化及 Ca^{2+} 浓度增加，促进红系干细胞增生和成熟，并促使网织红细胞从骨髓中释放入血。贫血、缺氧时肾脏合成和分泌 EPO 迅速增加百倍以上，以促使红细胞生成。但肾脏疾病、骨髓损伤、铁供应不足等均可干扰这一反馈机制。

EPO 对多种原因引起的贫血有效，最佳适应证为慢性肾衰竭和晚期肾病所致的贫血，对骨髓造血功能低下、肿瘤化疗、艾滋病药物治疗及结缔组织病（类风湿关节炎和系统性红斑狼疮）所致的贫血也有效。EPO不良反应少，主要不良反应为与红细胞快速增加、血黏滞度增高有关的高血压，血凝增强等。应用时应经常进行血细胞比容测定。偶可诱发脑血管意外、癫痫发作。其他可出现瘙痒、发热、恶心、头痛、关节痛、血栓等。

（二）非格司亭

非格司亭（filgrastim）又称重组人粒细胞集落刺激因子，是粒细胞集落刺激因子（granulocyte colony stimulating factor，G-CSF）的基因重组产物。G-CSF是血管内皮细胞、单核细胞和成纤维细胞合成的糖蛋白。主要与靶细胞膜受体结合，刺激粒细胞集落形成，促进中性粒细胞成熟；刺激成熟的粒细胞从骨髓释出；增强中性粒细胞趋化及吞噬功能。对巨噬细胞、巨核细胞影响很小。用于骨髓移植及肿瘤化疗后严重中性粒细胞缺乏症。可缩短中性粒细胞缺乏时间，降低感染的发病率，对先天性中性粒细胞缺乏症也有效，对某些骨髓发育不良或骨髓损害患者，可增加中性粒细胞数量。可部分或完全逆转艾滋病患者中性粒细胞缺乏。

临床可出现过敏反应如皮疹、低热，偶可发生过敏性休克，大剂量过久使用，可产生轻、中度骨痛，皮下注射可有局部反应。对本品或其他G-CSF制剂过敏者禁用。

第六节 血容量扩充药

大量失血或大面积烧伤可使血容量降低，严重者可导致休克。迅速扩充血容量是治疗低血容量性休克的基本疗法。除全血和血浆外，也可应用人工合成的血容量扩充药。理想的血容量扩充药应能维持血液胶体渗透压，作用持久，无毒性，无抗原性。

右旋糖酐

右旋糖酐（dextran）为高分子葡萄糖聚合物。按聚合的葡萄糖分子数目的不同，分为不同分子量的产品。临床常用的有右旋糖酐70（中分子右旋糖酐，平均分子量约为70kDa）、右旋糖酐40（低分子右旋糖酐，平均分子量约为40kDa）及右旋糖酐10（小分子右旋糖酐，平均分子量约为10kDa）。

【药理作用】

右旋糖酐分子量较大，能提高血浆胶体渗透压，从而扩充血容量，维持血压。作用强度与维持时间随分子量减少而逐渐降低，右旋糖酐70维持12小时，右旋糖酐20和右旋糖酐10作用时间短，仅维持3小时。低、小分子量右旋糖酐阻止红细胞和血小板集聚及纤维蛋白聚合，降低血液黏滞性，并对凝血因子Ⅱ有抑制作用，从而改善微循环。右旋糖酐具渗透性利尿作用，以分子量小者更为明显。

【临床应用】

各类右旋糖酐主要用于低血容量性休克，包括急性失血、创伤和烧伤性休克。低分子和小分子右旋糖酐改善微循环作用较佳，用于中毒性、外伤性及失血性休克，可防止休克后期DIC。也用于防治心肌梗死、心绞痛、脑血栓形成、血管闭塞性脉管炎和视网膜动静脉血栓等。

【不良反应】

偶见过敏反应如发热、荨麻疹等。少见血压下降、呼吸困难等严重反应。连续应用时，制剂中的少量大分子右旋糖酐蓄积可致凝血障碍和出血。禁用于血小板减少症、出血性疾病、血浆中纤维酶原低下等。心功能不全和肺水肿及肾功能不佳者慎用。

目标检测

一、单项选择题

1. 肝素使用过量可引起（　　　）。

A. 心功能不全　　　　B. 血压升高　　　　C. 手足抽搐　　　　D. 自发性出血

2. 机体缺铁时可导致（　　　）。

A. 红细胞中血红蛋白含量减少　　　　B. 白细胞计数减少

C. 细胞体积减少，颜色加深　　　　D. 全血减少

3. 铁剂可用于治疗（　　　）。

A. 巨幼红细胞性贫血　　　　B. 溶血性贫血

C. 小细胞低色素性贫血　　　　D. 再生障碍性贫血

4. 关于肝素抗凝血作用特点的叙述，正确的是（　　　）。

A. 仅在体内有效　　　　B. 仅在体外有效

C. 体内、体外都有效　　　　D. 仅口服有效

5. 肝素过量所导致的自发性出血可选用何药治疗（　　　）。

A. 维生素 K　　　　B. 安络血　　　　C. 鱼精蛋白　　　　D. 止血敏

6. 铁制剂与下列哪种物质同服能促进吸收（　　　）。

A. 维生素 C　　　　B. 四环素　　　　C. 浓茶　　　　D. 氢氧化铝凝胶

7. 铁剂可用于治疗（　　　）。

A. 巨幼红细胞性贫血　　　　B. 溶血性贫血

C. 小细胞低色素性贫血　　　　D. 再生障碍性贫血

二、多项选择题（每题的备选答案中有 2 个或 2 个以上正确答案。少选或多选均不得分。）

1. 下列哪项属于铁剂的不良反应（　　　）。

A. 便秘　　　　B. 粒细胞减少

C. 胃肠道反应　　　　D. 急性中毒时可引起休克

2. 为促进口服铁剂的吸收，可采用（　　　）。

A. 用牛奶送服　　　　B. 用茶水送服

C. 同服 $NaHCO_3$　　　　D. 同服稀盐酸和维生素 C

3. 下列哪项属于肝素的禁忌证（　　　）。

A. 肝肾功能不全　　　　B. 溃疡病　　　　C. 心肌梗死　　　　D. 严重高血压

三、简答题

补充铁剂时，促进铁吸收的因素和抑制铁吸收的因素都有哪些？

第二十四章
作用于消化系统的药物

学习目标

知识要求： 掌握抗消化性溃疡药的分类及各类代表药的药理作用、临床应用和主要不良反应；熟悉促胃肠动力药、止吐药的药理作用及临床应用；了解助消化药、泻药及止泻药的药理作用及临床应用。

能力要求： 学会根据适应证合理选择抗消化性溃疡药、促胃肠动力药、止吐药、助消化药等常见药物及防治不良反应。

素养提升： 具有指导患者合理应用本类药物，开展用药咨询服务的能力。

人体在新陈代谢过程中，不仅要从外界环境中摄取氧气，还必须摄取足够的营养物质，作为新陈代谢的物质和能量的来源。营养物质主要来自于食物，包括蛋白质、脂肪、糖类、维生素、水和无机盐等。其中水、无机盐和维生素可以直接被吸收利用，而蛋白质、脂肪和糖类属于结构复杂的大分子物质，必须先在消化管内加工、分解为结构简单的小分子物质，才能被机体吸收利用。食物在消化管内被分解成可吸收的小分子物质的过程称为消化。消化方式有两种，一种是机械性消化，即通过消化管的运动将食物磨碎并使之与消化液充分混合，同时将食糜不断向消化管的远端推进的过程；另一种是化学性消化，即通过消化液中的各种消化酶的化学作用将食物中的大分子物质分解为可吸收的小分子物质的过程。食物经消化后，小分子物质透过消化管黏膜的上皮细胞进入血液和淋巴液的过程称为吸收。消化与吸收是两个相辅相成、紧密联系的过程。消化与吸收是消化系统的主要功能。此外，消化器官还能分泌多种胃肠激素，具有重要的内分泌功能以及免疫功能。

第一节　概述

消化系统由消化道和消化腺组成。消化道是指自口腔至肛门的整个消化管道，包括口腔、咽、食管、胃、小肠（十二指肠、空肠、回肠）、大肠（盲肠、结肠、直肠、阑尾）、肛门；消化腺包括肝、胆、胰、唾液腺、胃肠腺等。消化系统主要生理功能是摄取和消化食物、吸收营养及排泄废物，为机体新陈代谢提供物质和能量来源。还有内分泌调节、防御和免疫功能。消化系统的这些功能受神经、体液-内分泌系统的调控，如工作压力大、精神紧张或思虑过度等，均可导致胃肠道功能减弱甚至损伤，严重者可产生溃疡、出血甚至穿孔。因为消化道直接与外界相通，自然界中的灰尘、细菌、病毒、寄生虫、毒物等各种有害物质可通过口咽部进入胃肠道，也会对胃肠道产生损伤，引发胃肠道疾病甚至全身疾病，胃肠道肿瘤的高发病率也与此有关。

消化系统疾病属常见病，病因复杂，包括感染、理化因素、大脑皮质功能失调、营养缺乏、代谢紊乱、吸收障碍、肿瘤、自身免疫、遗传及医源性因素等。多呈慢性病程，易造成严重的消化和吸收功能障碍，当病情发展也可因发生急性变化，如出血、穿孔及肝衰竭等而危及患者的生命。消化系统疾病种类繁多，但其临床表现最常见的是：消化不良、腹胀、恶心、呕吐、腹痛、腹泻、溃疡、便秘、黄疸、肝功异常等。治疗消化系统疾病的药物可缓解或消除上述症状和体征。这些药物根据其作用及机制的不同，可分为抗酸药与抑酸药、胃黏膜保护药、助消化药、解痉药与促胃肠动力药、泻药与止泻药、肝胆疾病辅助用药等六种类型。

第二节 抗消化性溃疡药

消化性溃疡是指发生于胃和十二指肠的慢性溃疡，因溃疡的形成与胃酸、胃蛋白酶对胃黏膜的消化作用有关，故得名，是消化道常见病和多发病。临床主要表现为慢性、周期性、节律性的上腹部疼痛。

目前认为其发病的机制与胃黏膜的防御因子（胃黏液、碳酸氢盐、前列腺素、NO、肽类和生长因子等）和黏膜损伤因子（胃酸、胃蛋白酶、促胃泌素、幽门螺杆菌感染和某些药物的损伤等）的动态平衡失调所致。因此，消化性溃疡的药物治疗主要是降低胃黏膜损伤因素，增强胃黏膜保护因素，从而使两者保持平衡，达到减轻溃疡病症状、促进溃疡愈合、防止并发症，预防溃疡复发的目的。常用的抗消化性溃疡药分为抗酸药、抑制胃酸分泌药、胃黏膜保护药及抗幽门螺杆菌药。

一、抗酸药

抗酸药为弱碱性化合物，常用药物有碳酸钙、氧化镁、氢氧化镁、三硅酸镁、氢氧化铝和碳酸氢钠等。口服后在胃内中和胃酸，降低胃液酸度和胃蛋白酶活性，从而缓解溃疡病的症状。有些抗酸药如氢氧化铝、三硅酸镁等在胃液中形成胶状保护膜，覆盖于溃疡面和胃黏膜表面起保护作用，可缓解胃酸和胃蛋白酶对胃及十二指肠黏膜的腐蚀和对溃疡面的刺激，从而缓解溃疡疼痛，促进溃疡愈合。理想的抗酸药应该是作用强、快、持久，不产生 CO_2，不吸收，不引起腹泻或便秘，对黏膜及溃疡面有收敛和保护作用。但是，目前没有符合上述要求的抗酸药，故抗酸药较少单独应用，大多组成复方制剂如复方氢氧化铝、复方铝碳酸镁等。随着抑制胃酸分泌药的发展，本类药在治疗消化性溃疡方面的临床地位显著下降。

由于抗酸药物仅仅是直接中和已经分泌的胃酸，而不能调节胃酸的分泌，有些甚至可能造成反跳性的胃酸分泌增加，目前主要用于消化性溃疡及胃酸过多症的辅助治疗。

二、抑制胃酸分泌药

胃酸可能是引起溃疡病最主要的损伤因素。胃酸是由胃腺壁细胞分泌。在胃壁细胞表面有 H_2 受体、M_1 受体和胃泌素受体，当这些受体被激动时，通过第二信使，激活该细胞表面的 H^+-K^+-ATP 酶（质子泵）而促使胃酸分泌。因此，通过阻断壁细胞膜上 H_2 受体、M_1 受体和胃泌素受体或抑制 H^+-K^+-ATP 酶均能使胃酸分泌减少，从而缓解溃疡症状、促进溃疡愈合。常用抑制胃酸分泌的药物有以下四类。

（一）H_2 受体阻断药

本类药物可竞争性阻断胃壁细胞上的 H_2 受体，可使胃酸分泌减少，其抑制胃酸分泌作用强而持久，疗程短，溃疡愈合率较高。常用药物有西咪替丁、雷尼替丁、法莫替丁等。

【药理作用】

本类药物竞争性阻断胃壁细胞上的 H_2 受体，阻断组胺及组胺受体激动剂与 H_2 受体结合，能明显抑制基础胃酸分泌和夜间胃酸分泌，对进食、胰岛素、五肽胃泌素、咖啡因等刺激引起的胃酸分泌也有抑制作用。雷尼替丁和尼扎替丁抑制胃酸分泌作用比西咪替丁强 4～10 倍，法莫替丁抑制胃酸分泌作用比西咪替丁强 20～50 倍。

H$_2$受体阻断药

【体内过程】

本类药口服易吸收，血药浓度 1～3 小时达峰，血浆蛋白结合率低。作用维持 5～12 小时，仅小部分药物被肝代谢，大部分药物以原形经肾排泄。

【临床应用】

本类药物主要用于消化性溃疡的治疗，能迅速缓解症状，并促进溃疡愈合，对十二指肠溃疡的疗效优于胃溃疡。也可用于反流性食管炎、佐林格-埃利森综合征、急性胃炎引起的出血及预防应激性溃疡等。

【不良反应】

不良反应发生率低。偶可引起头痛、头晕、腹泻、便秘、肌肉痛、药疹、瘙痒等。长期大量使用西咪替丁，因其对内分泌系统有抗雄激素、促催乳素分泌作用，可出现引起男性乳腺发育，女性溢乳，男性阳痿、精子减少等。妊娠期和哺乳期妇女、老年人、幼儿及肝肾功能不全者慎用。

【药物相互作用】

抗酸药可影响西咪替丁的吸收，使其血药浓度降低，如必须与抗酸药合用，两者口服时间应至少相隔 1 小时；如与甲氧氯普胺合用，西咪替丁的剂量需适当增加。西咪替丁抑制肝细胞内细胞色素 P450 的活性并减少肝血流量，降低许多药物在体内的代谢，如华法林、苯妥英钠、氨茶碱、卡马西平、普萘洛尔、维拉帕米、地西泮等与西咪替丁合用时作用时间延长，均应减量应用；雷尼替丁可延缓胃排空，增加胃内 pH，可减少部分弱碱性药物如酮康唑的吸收；法莫替丁、尼扎替丁可以通过影响胃排空、改变胃内 pH 而影响其他药物的吸收；对细胞色素 P450 无明显抑制作用。

（二）H$^+$-K$^+$-ATP 酶抑制药（PPI，质子泵抑制药）

胃壁细胞上的 H$^-$-K$^+$-ATP 酶又称质子泵，其功能是进行 H$^+$-K$^+$ 交换，将 H$^+$ 从壁细胞内转运到胃腔中，将 K$^+$ 从胃腔中转运到壁细胞内，形成胃酸。本类药物直接抑制质子泵产生强大的抑酸分泌作用。目前临床常用药物有奥美拉唑（omeprazole，洛赛克）、兰索拉唑（lansoprazole，达克普隆）、泮托拉唑（pantoprazole，喷托拉唑）和雷贝拉唑（rabeprazole）等。

1. 奥美拉唑

奥美拉唑，为弱碱性化合物，为第一代 H$^-$-K$^+$-ATP 酶抑制药。

质子泵抑制剂

【药理作用】

奥美拉唑能选择性抑制胃壁细胞 H$^-$-K$^+$-ATP 酶，使其活性降低，减少胃酸分泌，对基础胃酸及各种应激性胃酸的分泌均有强大而持久的抑制作用；同时可增加胃黏膜血流量和促进胃黏膜生长，有利于溃疡愈合；能抑制幽门螺杆菌，与抗菌药联合应用有显著的协同作用；能预防阿司匹林、乙醇和应激所致的胃黏膜损伤。

【体内过程】

口服易吸收，1～3 小时达高峰，但胃内容物充盈时吸收减少，故应饭前空腹口服。单次给药生物利用度约为 35%，反复用药的生物利用度可达 60%。主要在肝代谢，经肾排泄。

【临床应用】

适用于治疗消化性溃疡、反流性食管炎、卓-艾综合征、上消化道出血、幽门螺杆菌感染等。

【不良反应】

主要有头晕、头痛、失眠等神经系统症状；消化系统症状有口干、恶心、呕吐、腹痛、腹胀等。偶见皮疹、男性乳腺发育、溶血性贫血等。妊娠期和哺乳期妇女、恶性肿瘤患者慎用或禁用。肝功能不全者慎用。长期应用，应定期检查胃黏膜有无肿瘤样增生。

【药物相互作用】

包括奥美拉唑在内的本类药物经肝脏细胞色素 P450 酶系代谢，与经 P450 酶系代谢且治疗指数低的药物（如苯妥英、双香豆素、地西泮等）合用，可使后者的半衰期延长，代谢减慢。

2. 兰索拉唑

兰索拉唑，为第二代 H^--K^+-ATP 酶抑制药。口服易吸收，生物利用度约为 85%。抑制胃酸分泌及抗幽门螺杆菌作用与奥美拉唑相似，且作用略强。此外还具有保护胃黏膜、增加胃泌素分泌作用。不良反应少而轻。

3. 泮托拉唑和雷贝拉唑

泮托拉唑和雷贝拉唑为第三代 H^--K^+-ATP 酶抑制药。泮托拉唑口服吸收迅速，疗效持久。两药的抗溃疡病作用与奥美拉唑相似。雷贝拉唑抑制胃酸分泌的作用更强、更快。不良反应轻微，临床应用安全。

（三）M_1 胆碱受体阻断药

1. 哌仑西平

哌仑西平（pirenzepine）能选择性地阻滞胃壁细胞上 M_1 胆碱受体，抑制胃酸和胃蛋白酶的分泌；减少组胺和促胃液素等物质释放，间接减少胃酸的分泌。同时，它还能促进胃黏液的合成和分泌，能增强胃黏膜屏障，促进溃疡愈合。此外还有解除胃肠平滑肌痉挛的作用。主要用于治疗消化性溃疡，预防溃疡出血，疗效与 H_2 受体阻断药相似。不良反应多，目前临床已较少使用。同类药物有唑仑西平（zolenzepine）和替仑西平（telenzepine）等。

2. 丙谷胺

丙谷胺（proglumide）可竞争性阻断胃壁细胞的胃泌素受体而抑制胃酸和胃蛋白酶的分泌，还能促进胃黏液成，增强胃黏膜的黏液-碳酸氢盐屏障，对胃黏膜有保护和促进溃疡愈合的作用。用于治疗消化性溃疡及慢性胃炎等，但疗效不及 H_2 受体阻断药。现已少用。

三、胃黏膜保护药

胃黏膜屏障包括细胞屏障和黏液-HCO_3^- 盐屏障。细胞屏障有抵抗胃酸和胃蛋白酶作用。黏液-HCO_3^- 盐屏障对黏膜细胞有保护作用。当胃黏膜屏障功能受损时，可导致溃疡发生。胃黏膜保护药通过增强胃黏膜的细胞屏障、黏液-HCO_3^- 盐屏障而治疗消化性溃疡。常用的胃黏膜保护药见表 24-1。

表 24-1 常用胃黏膜保护药

常用药物	药理作用	临床应用	不良反应
米索前列醇	①促进胃黏液和碳酸氢盐分泌；②增加胃黏膜血流量；③激动前列腺素受体，抑制胃酸分泌	胃及十二指肠溃疡	不良反应轻微，常见腹泻；可引起流产，妊娠期禁用；对前列腺素过敏者禁用
硫糖铝	①酸性环境下在溃疡面上形成保护层；②抑制胃蛋白酶的活性；③抑制幽门螺杆菌繁殖；④增强黏液-碳酸氢盐屏障作用	消化性溃疡、糜烂性胃炎、反流性食管炎	口干、恶心、便秘、腹泻；不宜与抗酸药及 H_2 受体阻断药合用
枸橼酸铋钾	①酸性环境下在溃疡面上形成保护层；②抑制胃蛋白酶；③促进黏膜合成前列腺素；④抑制幽门螺杆菌	消化性溃疡、慢性胃炎和幽门螺杆菌感染	偶见恶心，可使舌、粪便染成黑色。不宜与牛奶和抗酸药、碳酸饮料及其他碱性药物同服

四、抗幽门螺杆菌药

幽门螺杆菌（helicobacterpylori，HP）的感染与胃、十二指肠溃疡的发生有密切关系。在基础与临床研究中显示，杀灭幽门螺杆菌，能显著提高消化性溃疡的治愈率，同时大大降低溃疡复发率。因此，在抗酸治疗的同时，必须根除幽门螺杆菌感染才能真正达到临床治愈消化性溃疡的目的。临床常用的抗幽门螺杆菌药分为三类：① H^+-K^+-ATP 酶抑制药（PPI），如奥美拉唑等；②铋剂，如枸橼酸铋钾等；③抗菌药，如阿莫西林、克拉霉素、四环素、呋喃唑酮、甲硝唑等。根除 HP 的治疗方案：以 PPI 和（或）铋剂为主药，加上两种抗菌药物，组成三联或四联疗法，2 周为一疗程。

第三节　消化功能调节药

一、助消化药

助消化药是指能提高胃肠道消化功能的药物，大多数药物本身就是消化酶的主要成分，用于消化酶分泌不足时，可以发挥替代的作用。另外，有些药物能促进消化液的分泌，调节胃肠功能或制止肠道内容物过度发酵。对消化系统分泌功能减弱或消化不良者起辅助治疗作用。常用助消化药见表 24-2。

表 24-2　常用的助消化药

药物	成分	作用与应用	注意事项
乳酶生	干燥的活乳酸杆菌	分解糖类产生乳酸，抑制肠内腐败菌，减少蛋白质发酵、产气 用于小儿消化不良、腹胀及消化不良引起的腹泻	饭前服用，不宜与抗菌药、抗酸药及吸附剂合用，也不宜开水送服
稀盐酸	10%的盐酸溶液	提高胃蛋白酶的活性，促进胰液和胆汁分泌 用于胃酸缺乏和发酵型消化不良	不宜与抗酸药、抗胆碱药合用
胃蛋白酶	来源于猪、牛、羊等的胃黏膜	水解蛋白质和多肽 用于胃酸、胃蛋白酶缺乏及过量饮食引起的消化不良、慢性萎缩性胃炎	忌与碱性药物配伍，常与稀盐酸合用
胰酶	来源于猪、牛、羊胰腺，含胰蛋白酶、胰淀粉酶、胰脂肪酶	对蛋白质、淀粉和脂肪进行消化 用于治疗肝、胆、胰腺疾病所致的消化不良食欲不振	不宜与酸性药物同服，在中性或弱碱性条件下活性较强

二、胃肠运动功能调节药

胃肠运动受神经、体液和胃肠神经丛调节，如调控失常，则引起胃肠运动功能异常，表现为胃肠运动功能低下或亢进症状。胃肠运动功能调节药是一类增强并协调胃肠节律性运动的药物。主要用于胃肠运动功能低下引起的消化道症状。常用药物有甲氧氯普胺、多潘立酮、西沙比利等。常用促胃肠动力药见表 24-3。

表 24-3   常用促胃肠动力药

药名	药理作用与临床应用	不良反应
甲氧氯普胺（胃复安）	阻断中枢催吐化学感受区 D_2 受体、5-HT_3 受体，发挥中枢性止吐作用；阻断外周胃肠多巴胺受体，增加胃肠运动，加速胃的正向排空 用于胃肠功能失调引起的呕吐和肿瘤放疗、化疗及手术后或药物引起的呕吐	常见嗜睡、乏力，偶见便秘、腹泻等；大剂量长期应用可引起锥体外系症状及焦虑、抑郁等
多潘立酮	阻滞外周 D_2 受体，促进胃肠蠕动、加速胃排空、协调胃肠活动，防止食物反流和止吐作用 用于胃胀气、胃潴留、呕吐	餐前服。偶见轻度腹胀、头痛。无锥体外系反应
西沙必利	激动外周 5-HT_4 受体，促进胃肠全程运动，是治疗胃肠动力障碍性疾病的首选药	餐前服。可见轻度腹痛、腹泻。妊娠期、胃肠出血者禁用，婴幼儿和儿童不推荐使用

三、止吐药

呕吐是一种复杂的反射活动，是指胃内容物或部分小肠内容物通过食管逆流出口腔的一种反射动作，属于保护性反应。呕吐中枢和延髓催吐化学感受区（CTZ）参与呕吐反射。各种原因的肾肠疾病、中枢神经系统疾病、前庭障碍、抗恶性肿瘤药等均可刺激延髓的催吐化学感受区，引起呕吐。催吐化学感受区含有丰富的多巴胺、组胺和胆碱受体，前庭器官有胆碱能、组胺能神经纤维与呕吐中枢相连。5-HT_3 和 5-HT_4 受体也与呕吐有关。

止吐药通过抑制呕吐反射的不同环节发挥止吐作用。常用药物及特点见表 24-4。

表 24-4   常用止吐药

药物类型	常用药物	药理作用	临床应用
M 受体阻断药	东莨菪碱	阻断呕吐中枢和外周 M 受体，降低前庭神经核内耳功能，抑制胃肠蠕动，产生镇静、抗晕止吐	主要用于防治晕动病引起恶心、呕吐等。对妊娠呕吐和放射病也有效
H_1 受体阻断药	苯海拉明、异丙嗪等	阻断中枢 H_1 受体，抑制前庭功能，具有中枢抑制和止吐作用	防治前庭刺激引起的晕动病、内耳性眩晕病
多巴胺受体阻断药	氯丙嗪	通过抑制中枢多巴胺受体，抑制 CTZ 和呕吐中枢	用于各种疾病及药物所致的呕吐，对晕动病无效
	多潘立酮、甲氧氯普胺	抑制外周多巴胺受体，增加胃肠动力，防止食物反流和止吐	用于化疗、放疗及多种原因引起的呕吐
5-HT 受体阻断药	昂丹司琼、格雷司琼	选择性阻断中枢及迷走神经传入纤维的 5-H_3 受体，抑制呕吐	主要用于化疗和放疗引起的恶心、呕吐

四、泻药

泻药是指能促进肠蠕动、增进肠内水分、软化粪便或润滑肠道，以利于肠内容物排出的药物。主要用于治疗功能性便秘，也可用于清洁肠道或加速肠内容物排出。按作用机制分为容积性泻药、接触性泻药和润滑性泻药三类。

（一）容积性泻药

容积性泻药又称渗透性泻药，口服后很少吸收，在肠道内形成高渗透压，增加肠内容积，刺激肠黏膜而促进肠道蠕动，产生导泻。

1. 硫酸镁

硫酸镁（magnesium sulfate）给药途径不同，可以产生不同的药理作用。

【药理作用和临床应用】

（1）导泻作用。硫酸镁口服难以吸收，在肠道形成高渗透压而阻止肠内水分的吸收，扩张肠道，刺激肠壁，促进肠道蠕动加快而导泻。作用迅速而强大，一般空腹应用并大量饮水，1～3 小时即发生泻下作用，排出水样粪便。故临床上主要用于排除肠内毒物，清洁肠道，也可用于急性便秘。

（2）利胆作用。口服高浓度（33％）的硫酸镁或用导管直接注入十二指肠，可刺激肠黏膜，反射性引起胆总管括约肌松弛和胆囊收缩，促进胆囊排空，产生利胆作用。用于慢性胆囊炎、胆石症和阻塞性黄疸等。

（3）抗惊厥、降血压。注射硫酸镁可抑制中枢神经、松弛骨骼肌，从而呈现抗惊厥作用。适用于各种原因所致的惊厥，尤其是子痫。松弛血管平滑肌，使血压下降。可用于治疗高血压危象、高血压脑病，特别适用于妊娠期高血压。

（4）消肿止痛。外用 50％的硫酸镁溶液局部热敷患处，能改善局部血液循环，有消肿止痛作用。用于治疗扭、挫伤引起的局部肿痛。

【不良反应】

本品口服可刺激肠壁，易致盆腔充血和失水。静脉注射过量或过快，导致镁盐中毒，可引起血压急剧下降、呼吸抑制等中毒症状，甚至死亡。一旦出现应立即停药并进行人工呼吸，静脉注射钙盐解救。老年人和体弱者慎用。妇女月经期和妊娠期、急腹症、肠道出血、肾功能不全及中枢抑制药中毒者禁用。

2. 硫酸钠

硫酸钠（sodium sulfate）的导泻机制同硫酸镁，作用较弱，无中枢抑制作用。用于口服中枢抑制药中毒时的导泻。对肾功能不全者用硫酸钠导泻比硫酸镁安全。硫酸钠亦可作为钡化合物中毒的特殊解毒药，用 5％硫酸钠洗胃，可与钡离子结合成无毒的硫酸钡，在消化道难以吸收；静脉注射可与血液的钡离子结合成无毒的硫酸钡，经肾排出。

（二）接触性泻药

接触性泻药又称刺激性泻药，刺激结肠推进性蠕动产生导泻作用（表 24-5）。

表 24-5　常用接触性泻药

常用药物	作用和应用	不良反应
酚酞（果导）	起效缓慢，口服后与碱性肠液形成可溶性钠盐，刺激结肠黏膜，促进肠推进性蠕动，并抑制水的重吸收而产生缓泻作用 用于慢性或习惯性便秘	本药可使碱性尿液和粪便呈红色，用药前应告知患者，偶见皮疹、过敏反应及出血倾向。长期应用可致水、电解质丢失和结肠功能紊乱等
比沙可啶	口服或直肠给药后，其活性代谢物对直肠有较强刺激性而产生导泻作用 用于急慢性功能性便秘、腹部 X 线检查或内镜检查及术前清洁肠道	由于刺激性较强，少数人使用后可致腹胀、肠炎等。妊娠期妇女慎用

（三）润滑性泻药

润滑性泻药通过润滑肠壁并软化粪便促进排便。常用药物有液状石蜡、甘油等（表 24-6）。

表 24-6　常用润滑性泻药

常用药物	作用和应用	不良反应
液状石蜡	口服后不被吸收，能阻止肠道水分吸收，具有润骨肠壁、软化粪便，使粪便易于排出 适用于老年人、儿童便秘；术后排便困难者	睡前服。长期应用可减少脂溶性维生素及钙、磷吸收，不宜用于婴幼儿
甘油	能润滑并刺激肠壁，软化粪便而导泻 适用于老年体弱和儿童便秘	常用甘油栓或开塞露（含 50% 甘油），直肠给药，副作用少，不影响营养物质吸收

五、止泻药与吸附药

腹泻是消化系统疾病的常见症状，腹泻的治疗应以对因治疗为主，但对剧烈而持久的腹泻，可适当给予止泻药。止泻药通过抑制肠道蠕动或保护肠道免受刺激而达到止泻作用（表 24-7）。

表 24-7　常用止泻药与吸附药

药物		作用和应用	不良反应
肠蠕动抑制药	地芬诺酯	为哌替啶衍生物，抑制肠蠕动，延缓肠内容物推进，增加水分吸收而止泻。用于急、慢性功能性腹泻，作用与地芬诺酯相似，止泻作用快、强、持久	不良反应轻而少，久用可产生依赖性。青光眼患者禁用
	洛哌丁胺	用于急、慢性腹泻	不良反应少，大剂量时对中枢有抑制作用。妊娠期、小儿忌用
吸附止泻药	蒙脱石	有很强的覆盖、保护肠黏膜作用 用于急、慢性腹泻，肠道菌群失调，对儿童急性腹泻疗效尤佳	久用可致便秘。止泻时应注意纠正脱水，服用期间不与其他药物合用
收敛止泻药	鞣酸蛋白	服后在肠内释放鞣酸，使肠黏膜表面蛋白质凝固、沉淀形成保护层，从而减轻刺激，降低炎性渗出物，发挥收敛止泻作用 用于治疗各种腹泻	大剂量服用可致便秘

 目标检测

一、单项选择题

1. 通过阻断 H_2 受体抑制胃酸分泌的药物是（　　　　）。

A. 西咪替丁　　　　B. 哌仑西平　　　　C. 奥美拉唑　　　　D. 米索前列醇

E. 硫糖铝

2. 通过抑制胃壁细胞内质子泵而减少胃酸分泌的药物是（　　）。

A. 哌仑西平　　　　B. 奥美拉唑　　　　C. 硫糖铝　　　　D. 枸橼酸铋钾

E. 雷尼替丁

3. 不宜与抗酸药同服的胃黏膜保护药是（　　）。

A. 哌仑西平　　　　B. 米索前列醇　　　　C. 枸橼酸铋钾　　　　D. 阿托品

E. 胃蛋白酶

4. 能选择性阻滞 M_1 受体，抑制胃酸分泌的药物是（　　）。

A. 阿托品　　　　B. 哌仑西平　　　　C. 丙谷胺　　　　D. 西咪替丁

E. 奥美拉挫

5. 某患者，因长期服用非甾体类药物，造成消化性溃疡，宜选用下面哪种药物治疗（　　）。

A. 氢氧化铝　　　　B. 西咪替丁　　　　C. 哌仑西平　　　　D. 奥美拉唑

E. 米索前列醇

6. 易造成流产的胃黏膜保护药是（　　）。

A. 米索前列醇　　　　B. 硫糖铝　　　　C. 奥美拉挫　　　　D. 枸橼酸铋钾

E. 雷尼替丁

7. 关于硫酸镁的药理作用，下列叙述哪项不正确（　　）。

A. 降低血压　　　　B. 导泻作用　　　　C. 中枢兴奋作用　　　　D. 松弛骨骼肌

E. 利胆作用

8. 使胃蛋白酶活性增强的药物是（　　）。

A. 胰酶　　　　B. 稀盐酸　　　　C. 乳酶生　　　　D. 奥美拉唑

E. 抗酸药

9. 乳酶生是（　　）。

A. 胃肠解痉药　　　　　　　　B. 抗酸药

C. 干燥活乳酸杆菌制剂　　　　D. 生乳剂

E. 营养剂

10. 硫酸镁注射过量引起的中毒应立即静脉注射何药解救（　　）。

A. 氯化钾　　　　B. 氯化钠　　　　C. 氯化钙　　　　D. 氯化铵

E. 碳酸氢钠

二、多项选择题（每题的备选答案中有 2 个或 2 个以上正确答案。少选或多选均不得分。）

1. 消化性溃疡药物的治疗目的是（　　）。

A. 止痛　　　　　　　　　　B. 促进溃疡的愈合

C. 保护胃黏膜防止复发　　　　D. 降低消化道分泌功能

E. 促进有害物质排泄

2. 奥美拉唑临床主要用于（　　）。

A. 十二指肠溃疡　　　　　　　B. 急性上消化道出血

C. 胃溃疡　　　　　　　　　　D. 溃疡性结肠炎

E. 反流性食管炎

3. 硫酸镁的药理作用有（　　）。

A. 导泻　　　　B. 利胆　　　　C. 抗惊厥　　　　D. 抗心律失常

E. 保肝

第二十五章
作用于呼吸系统的药物

学习目标

知识要求：掌握糖皮质激素、沙丁胺醇、氨茶碱的平喘作用及临床应用；熟悉平喘药的分类，色甘酸钠的作用及临床应用，可待因的镇咳作用及临床应用；了解右美沙芬、喷托维林、氯化铵、乙酰半胱氨酸的药理作用及临床应用。

能力要求：学会根据适应证合理选择平喘药、镇咳药和祛痰药及防治不良反应。

素养提升：具有指导患者合理应用本类药物，开展用药咨询服务的能力。

机体与环境之间进行的气体交换过程称为呼吸。呼吸全过程包括外呼吸、气体在血液中的运输和内呼吸三个环节，这三个环节既相互衔接又同步进行。①外呼吸：是指肺毛细血管血液与外界环境之间的气体交换，包括肺通气和肺换气。肺通气是指肺与外界环境之间的气体交换过程，肺换气是指肺泡与肺毛细血管血液之间的气体交换过程。②气体在血液中的运输：是连接内呼吸与外呼吸的重要环节。③内呼吸（组织换气）：是指组织毛细血管血液与组织细胞之间的气体交换过程。通常所说的呼吸一般是指外呼吸。

呼吸系统由呼吸道和肺组成。呼吸道是传送气体的管道，包括鼻、咽、喉、气管和各级支气管。临床上通常将鼻、咽、喉称为上呼吸道，将气管和气管的各级分支称为下呼吸道。肺是气体交换的器官。呼吸的生理意义是维持机体内环境 O_2 和 CO_2 含量的相对恒定，以保证生命活动的正常进行。呼吸过程中的任一环节发生障碍，均可引起组织缺 O_2 和 CO_2 蓄积，导致内环境紊乱，严重时将危及生命。

呼吸系统的疾病包括上呼吸道感染、急慢性支气管炎、肺炎、哮喘等疾病。呼吸系统疾病最主要的症状是咳痰、咳嗽、喘息，各种症状单独或同时存在并相互影响、互为因果。因此，在临床药物治疗上，除应根据病因如抗感染、抗炎等针对性治疗外，为减轻患者痛苦，还要针对性的使用平喘、镇咳、祛痰药物，或将几种药物联合应用以解决咳痰、咳嗽、喘息等临床症状。

第一节 平喘药

支气管哮喘是一种慢性变态反应性炎症疾病。病理特征为广泛并可逆的支气管狭窄和气道高反应性，支气管黏膜的嗜酸性粒细胞和淋巴细胞等炎症细胞的浸润和气道重塑，临床表现为反复发作的喘息、气急、胸闷、咳嗽等症状，常在夜间和（或）清晨发作、加剧，大多数患者可经药物治疗得到控制。药物治疗重点是以抗炎为主的综合治疗，防治慢性气道炎症，降低气道的高反应性。

平喘药是指能缓解、消除或预防支气管哮喘的一类药物。常用的平喘药分为：①抗炎平喘药，如糖皮质激素类药（布地奈德等）；②支气管扩张药，如 β_2 受体激动药（沙丁胺醇等）、茶碱类药（氨茶碱等）、M胆碱受体阻断药（异丙托溴铵等）；③抗过敏平喘药（色甘酸钠等）。

一、抗炎平喘药

抗炎平喘药主要指糖皮质激素类药，本类药物具有强大的平喘作用，是目前治疗哮喘最有效的药物。通过多个环节产生强大抗炎平喘作用：①抑制多种参与哮喘发病的炎症细胞的活性；②抑制多种炎症介质的合成及释放；③增加气道对儿茶酚胺的敏感性；④抑制气道的高反应性。由于糖皮质激素的全身用药不良反应多且严重，故不宜长期用药，主要用于重症哮喘或哮喘持续状态，常用药物有泼尼松、泼尼松龙、地塞米松等。目前，多采用气雾吸入给药，可避免全身用药引起的不良反应，且能有效控制哮喘症状，改善肺功能，降低气道高反应性。吸入用糖皮质激素已经成为哮喘治疗的一线药物。

倍氯米松

倍氯米松（beclomethasone，二丙酸倍氯米松）为地塞米松的衍生物。局部抗炎作用是地塞米松作用强度的 500 倍。气雾吸入后可直接作用于呼吸道发挥抗炎平喘作用。吸收很少，几乎无全身不良反应，长期应用对肾上腺皮质功能无抑制作用。用于哮喘的防治，是目前防治慢性哮喘的首选药之一，鼻喷用于过敏性鼻炎。因起效慢，不用于哮喘急性发作和哮喘持续状态的抢救。部分患者吸入后出可出现声音嘶哑、咽部不适感。长期连续吸入，可发生口腔白色念珠菌感染，喷药后应及时漱口。

其他同类药物还有布地奈德（budesonide）、曲安奈德（triamcinolone）、氟替卡松（fluticasone）。作用与倍氯米松相似，均为局部强效糖皮质激素类药物，吸入起效快，作用时间较长，主要用于慢性持续性哮喘的长期治疗，不良反应亦与倍氯米松相似。

二、支气管扩张药

（一）肾上腺素受体激动药

本类药物能选择性激动支气管平滑肌 β_2 受体，松弛支气管平滑肌，使支气管扩张、呼吸畅通，且抑制肥大细胞释放过敏介质，产生平喘作用。包括非选择性 β 肾上腺素受体激动药和选择性 β_2 肾上腺素受体激动药。非选择性 β 肾上腺素受体激动药包括异丙肾上腺素（isoprenaline）、肾上腺素（adrenaline）等，平喘作用强大，但可引起严重的心脏不良反应。选择性 β_2 受体激动药对 β_2 受体有强大的兴奋性，对 β_1 受体作用弱，常规剂量口服或吸入给药时很少产生心血管反应，是控制哮喘症状首选药。控制哮喘急性发作，采用吸入给药，预防发作则口服给药。常用药物有沙丁胺醇、特布他林、克仑特罗等。

1. 沙丁胺醇

沙丁胺醇（salbutamol，舒喘灵）是短效肾上腺素受体激动剂。

【药理作用及临床应用】

选择性激动 β_2 受体，松弛支气管平滑肌，扩张支气管作用较强，兴奋心脏的作用仅为异丙肾上腺素的 1/10。吸入本药 5～15 分钟起效，作用持续 3～6 小时，口服 30 分钟起效，持续 4～6 小时。主要用于防治支气管哮喘、喘息型支气管炎及伴有支气管痉挛的呼吸道疾病。

【不良反应】

治疗量时不良反应较小。长期或大剂量应用，可引起恶心、头晕、心悸、心动过速，四肢与面、颈部肌肉震颤等。长期应用可产生耐受性。高血压、心功能不全、甲状腺功能亢进及糖尿病患者慎用或禁用。

2. 特布他林

特布他林（terbutaline，间羟舒喘宁）较沙丁胺醇的平喘作用弱，心脏兴奋作用更弱，仅为沙丁胺醇的 1%，并可防止支气管黏膜水肿；本品还可降低肺动脉压及外周阻力，减轻心脏后负荷。用于支气管哮喘、喘息型支气管炎及其他伴有支气管痉挛的肺部疾病。不良反应及注意事项同沙丁胺醇。

3. 克仑特罗

克仑特罗（clenbuterol，氨哮素）是强效选择性 β_2 受体激动剂，扩张支气管作用较沙丁胺醇强 100 倍。有增强纤毛运动、溶解黏液的作用。用于防治急、慢性哮喘和喘息型支气管炎。心血管系统不良反应较少。

4. 福莫特罗

福莫特罗（formotero，安通克）是长效 β_2 受体激动药，兼有松弛支气管平滑肌和抗炎作用。用于哮喘持续状态、夜间发作性哮喘、运动诱发性哮喘及其他急性哮喘发作的治疗。心血管不良反应少。

 ## 生命至重　慎终如始

瘦肉精，克仑特罗的警示

盐酸克仑特罗，简称克仑特罗，化学名为羟甲叔丁肾上腺素，又称咳喘素、氨哮素，用于治疗支气管哮喘、慢性支气管炎和慢性肺气肿等疾病。20世纪80年代初，美国一家公司意外地发现在饲料中加入一定量的克仑特罗可使动物生长加快，并使瘦肉增多，所以有人称它"瘦肉精"。随后，在畜牧业生产中，一些非法生产者将其作为一种生长促进剂添加到动物饲料中，造成肉品中瘦肉精残留。食用含有瘦肉精的肉品对人体危害极大，特别是对老年人、儿童，对高血压、心脏病和甲亢等的患者危害性更大，使人出现肌肉震颤、心慌、战栗、头痛、恶心、呕吐等症状，严重的可致人死亡。通过这一事件，我们学到了什么呢？

食品和药品的安全问题关系每个人，而非法添加不仅是诚信问题，更是违法行为。关注食品、药品的安全并规范使用，不仅是个人问题，也是社会责任。

（二）茶碱类

氨茶碱

氨茶碱（aminophylline）为茶碱与乙二胺的复合物。

【药理作用和临床应用】

（1）平喘作用。氨茶碱能松弛支气管平滑肌，其作用机制主要有抑制磷酸二酯酶，减少 cAMP 的降解；促进内源性儿茶酚胺类物质的释放；阻断腺苷受体而解除腺苷引起的支气管痉挛；抑制炎细胞浸润和免疫抑制。临床上用于支气管哮喘和喘息性支气管炎，可口服和静脉注射。

（2）强心、利尿作用。氨茶碱可增强心肌收缩力、增加心排血量；还可增加肾血流量和肾小球滤过率，并抑制肾小管对 Na^+ 的重新收，使尿量增加。临床上可用于治疗心源性哮喘和心源性水肿的辅助治疗。

【不良反应】

（1）局部刺激。本药刺激性强，口服后易引起恶心、呕吐，宜饭后服用。

（2）兴奋中枢用药后有失眠、烦躁、头晕、头痛等症状。

（3）急性中毒使用剂量过大或静脉注射过快时，可引起心律失常、血压骤降、惊厥、昏迷等中毒症状，严重可致猝死。须稀释后缓慢注射。

【药物相互作用】

与克林霉素、林可霉素及某些大环内酯类、喹诺酮类抗菌药物合用时，可降低在肝脏的清除率，使血药浓度升高，甚至出现毒性反应。上述药物的相互作用，以与依诺沙星合用时最为突出，应在给药前调整用量。与锂盐合用时，可加速肾脏对锂的排出，后者疗效因此减低。与普萘洛尔合用时，支气管扩张作用可能受到抑制。与其他茶碱类药合用时，不良反应可增多。

（三）M 胆碱受体阻断药

M 胆碱受体阻断药对平滑肌具有解痉作用，但阿托品、东莨菪碱是非选择性 M 受体阻断药，对支气管解痉作用弱，副作用多，不用于治疗哮喘。临床上常用阿托品的衍生物异丙托溴铵。

异丙托溴铵

异丙托溴铵（ipratropium bromide）可选择性阻断支气管平滑肌上的 M 受体，具有较强的扩张支气管的作用。常用吸入给药，5 分钟左右起效，维持 $4\sim6$ 小时，对 β_2 受体激动药耐受的患者仍有效。临床上用于防治各种支气管哮喘，尤其是老年性哮喘，合并有心血管疾病、对糖皮质激素疗效差或不能耐受及禁用 β_2 受体激动药的患者。

不良反应较少，大剂量可引起口干、干咳、喉部不适等症状。禁忌证同阿托品。

三、抗过敏平喘药

本类药物通过抑制肥大细胞释放过敏介质而发挥平喘作用，起效较慢，不宜用于哮喘急性发作，主要用于预防哮喘发作。常用药物包括肥大细胞膜稳定药，如色甘酸钠；H_1 受体阻断药，如酮替芬；抗白三烯药，如扎鲁司特。

（一）肥大细胞膜稳定药

色甘酸钠

色甘酸钠（sodium cromoglicate，咽泰）口服难吸收，治疗哮喘常采用喷雾剂吸入给药。色甘酸钠通过稳定肥大细胞膜，减少 Ca^{2+} 内流，抑制肥大细胞脱颗粒，阻止组胺、白三烯等过敏介质的释放，对已经释放的过敏介质无效。临床上主要用于支气管哮喘的预防性治疗，能防止变态反应或运动引起的速发型或迟发型哮喘。还可用于过敏性鼻炎、胃肠道过敏性疾病等。本品毒性低，少数患者吸入时因粉末刺激引起呛咳、咽喉刺激感、胸闷、气急甚至诱发哮喘发作，合用少量异丙肾上腺素可防止发生支气管痉挛。

（二）H_1 受体阻断药

酮替芬

酮替芬（ketotifen）除具有抑制过敏介质释放的作用外，还有强大的 H_1 受体阻断作用，作用较色甘酸钠强，口服有效。用于预防各种原因引起的支气管哮喘；也可用于过敏性鼻炎、食物过敏等。不良反应有头晕、困倦、嗜睡、口干等。

（三）抗白三烯药

白三烯（leukotriene，LT）是花生四烯酸经 5-脂氧合酶代谢产物，其中 LTC_4、LTD_4、LTE_4 统称为半胱氨酰白三烯，是强效的炎症介质，与哮喘发病密切相关。能与支气管平滑肌等部位的白三烯受体结合，使支气管黏液分泌，支气管纤毛功能降低，气道微血管通透性增加，引起气管炎症反应。其作用强度比组胺强 1000 倍。抗白三烯药能特异性抑制气道中的白三烯受体，从而达到改善气道炎症，有效控制哮喘症状。

目前，常用的抗白三烯药物有：孟鲁司特（montelukast），用于成人和 12 岁以上儿童支气管哮喘的长期治疗和预防；扎鲁司特（zafirlukast），用于成人和 6 岁以上儿童支气管哮喘的长期治疗和预防。本类药物常见的不良反应为轻度头痛、咽炎、鼻炎、胃肠道反应及转氨酶升高，停药后可以恢复。

第二节　镇咳药

咳嗽是呼吸系统疾病的常见症状，也是一种保护性反射，能将呼吸道内的痰液或异物排出，保持气道的清洁与通畅。轻度、不频繁的咳嗽，只要将痰液或异物排出，即可缓解，无需使用镇咳药。但剧烈、频繁的咳嗽会给患者增加痛苦，影响休息、睡眠，甚至促进疾病的发展。此时，应在对因治疗的同时，使用镇咳药缓解咳嗽。当有异物刺激呼吸道内的感受器时，可通过传入神经传到延髓咳嗽中枢，再通过传出神经和效应器引起咳嗽。镇咳药可通过抑制咳嗽反射弧中的一个或多个环节来发挥镇咳作用，根据其作用的部位不同可分为中枢性镇咳药和外周性镇咳药。

一、中枢性镇咳药

中枢性镇咳药是通过抑制延髓的咳嗽中枢而发挥镇咳作用，镇咳作用较强。常用药物有可待因、右美沙芬、喷托维林等。

1. 可待因

可待因（codeine，甲基吗啡）为阿片类生物碱，对延髓咳嗽中枢有选择性抑制作用，镇咳作用强而迅速，且有镇痛作用。镇痛作用约为吗啡的 1/4，镇咳作用约为吗啡的 1/10，不抑制呼吸，作用维持 4～6 小时。主要用于各种原因引起的剧烈干咳，还可用于中等程度的疼痛，对胸膜炎干咳伴有胸痛的患者尤为适用。不良反应较吗啡轻，可引起恶心、呕吐、便秘等副作用；长期反复使用可产生耐受性和依赖性；大剂量可致兴奋、烦躁不安或惊厥。痰多者禁用。

可待因与抗胆碱药合用时，可加重便秘或尿潴留的副作用。与美沙酮或其他吗啡类药物合用时，可加重中枢性呼吸抑制作用。与肌肉松弛药合用时，呼吸抑制更为显著。烯丙吗啡、纳洛酮能拮抗可待因的镇痛作用和中枢呼吸抑制作用。与甲喹酮合用，可增强镇咳和止痛作用，对疼痛引起的失眠亦有协同疗效。

2. 右美沙芬

右美沙芬（dextromethorphan）为人工合成的吗啡衍生物，镇咳作用与可待因相似或略强，起效快，无镇痛作用，无成瘾性。适用于各种原因引起的干咳及频繁剧烈的咳嗽。治疗量不抑制呼吸，安全范围大，偶有头晕、嗜睡、口干、便秘、恶心和食欲不振。痰多患者慎用，妊娠 3 个月内妇女禁用。

3. 喷托维林

喷托维林（pentoxyverine，咳必清）可抑制延髓咳嗽中枢，同时具有阿托品样作用和局部麻醉作用，能松弛支气管平滑肌和抑制呼吸道感受器，其镇咳作用约为可待因的 1/3。适用于上呼吸道感染引起的干咳、阵咳，尤其对小儿百日咳效果好。无成瘾性，因有阿托品样作用，用药后有头痛、头禁、口干、便秘等，青光眼患者禁用。

二、外周性镇咳药

外周性镇咳药是通过抑制咳嗽反射弧中的末梢感受器、传入或传出神经的传导而发挥镇咳作用。

1. 苯佐那酯

苯佐那酯（benzonatate，退嗽）为丁卡因的衍生物，有较强的局麻作用，能抑制肺牵张感受器及感觉神经末梢，阻止咳嗽反射冲动的传入而镇咳。主要用于刺激性干咳、阵咳，也可用于支气管镜、喉镜检查及支气管造影预防咳嗽。不良反应轻，有轻度嗜睡、头晕、恶心、口干、皮疹等。服用时勿咬碎药丸，以免出现口腔麻木。

2. 苯丙哌林

苯丙哌林（benproperine，咳快好）镇咳作用为可待因的 2～4 倍。具有中枢和外周镇咳作用，且可松弛支气管平滑肌。主要用于治疗各种原因引起的干咳，尤其是刺激性干咳。本药不抑制呼吸，也不引起便秘，偶有口干、头晕、乏力、食欲不振和皮疹等。

3. 那可汀

那可汀（noscapine）为外周性镇咳药，可抑制肺牵张反射引起的咳嗽，且有兴奋呼吸中枢的作用。镇咳作用可持续 4 小时，无依赖性，用于阵发性咳嗽。偶有头痛和轻度嗜睡，痰多患者不宜使用。

第三节 祛痰药

祛痰药是指能使痰液变稀、黏稠度降低易于咳出的药物。按其作用机制不同可分为痰液稀释药和黏痰溶解药。

一、痰液稀释药

口服后刺激胃黏膜引起恶心，反射性促进支气管腺体分泌，使痰液稀释而易于咳出。常用的药物有氯化铵、碘化钾、愈创甘油醚、中药桔梗等。

氯化铵

氯化铵（ammonium chloride）为酸性无机盐，易溶于水。口服后通过刺激胃黏膜，反射性引起呼吸道腺体分泌增加，使痰液稀释而易于咳出；此外少量氯化铵经呼吸道黏膜排出，在盐类高渗透压的作用下可带出水分，进一步稀释痰液。常与其他药物制成复方制剂，用于急、慢性呼吸道炎症，痰液黏稠不宜咳出的患者。氯化铵还可酸化体液及尿液，用于某些代谢性碱中毒。

大剂量或空腹服用可引起恶心、呕吐、胃部不适等，宜饭后服用。消化性溃疡及肝、肾功能不全者慎用。

二、黏痰溶解药

黏痰溶解药可分解痰液中的黏性成分，使痰液的黏稠度降低而易于咳出。

1. 乙酰半胱氨酸

乙酰半胱氨酸（acetyleysteine，痰易净）结构中含有巯基，能使黏痰中二硫键裂解，对脓痰中的 DNA 也有裂解作用，从而降低痰液的黏稠度。可雾化吸入，也可口服。用于大量黏痰阻塞呼吸道引起的呼吸困难和术后咳痰困难者。本药有特殊的臭味及对呼吸道有刺激性，可引起恶心、呕吐、呛咳和支气管痉挛，与异丙肾上腺素合用可预防。支气管哮喘者禁用。

乙酰半胱氨酸可降低青霉素、头孢菌素、四环素等抗菌药物的疗效，故不宜混合或联用，必要时可间隔 4 小时交替使用。与硝酸甘油合用，可增加低血压和头痛的发生。与碘化油、糜蛋白酶、胰蛋白酶存在配伍禁忌。

2. 羧甲司坦

羧甲司坦（carbocisteine，羧甲半胱氨酸）能促进支气管腺体的分泌，使低黏度的蛋白分泌增加，高黏度的蛋白分泌减少，也能使黏蛋白中的二硫键断裂，从而降低痰液的黏稠度，使痰液易于咳出。本药口服有效，用于慢性支气管炎、支气管哮喘等疾病引起的痰液黏稠、咳痰困难及术后咳痰困难者。偶见轻度恶心、头晕、腹泻、胃肠出血、皮疹等。

3. 溴己新

溴己新（bromhexine，溴己铵）能使黏痰中酸性黏蛋白纤维断裂，并能抑制气管、支气管黏膜细胞产生黏液，降低痰液黏稠度，还能促进支气管纤毛运动，促进排痰。用于急慢性支气管炎、支气管扩张及其他呼吸道疾病伴痰液黏稠不易咳出者。不良反应少，偶见恶心、胃部不适、血清转氨酶升高等。消化性溃疡、肝功能不全者慎用。

本类药物还有溴己新的代谢物氨溴索（ambroxol）和溴凡克新（brovanexine）。氨溴索作用强于溴己新，毒性小。溴凡克新还能使痰液中的酸性黏多糖纤维断裂，使黏痰液化而易咳出。

 目标检测

一、单项选择题

1. 主要作用机制为控制支气管哮喘气道炎症的药物是（　　）。

A. H_2 受体阻断药　　　B. β_2 受体激动药　　　C. M 受体阻断药　　　D. 糖皮质激素

E. 茶碱

2. 克仑特罗的药理作用是（　　）。

A. 激动 α 受体　　　B. 激动 β_1 受体　　　C. 激动 β_2 受体　　　D. 阻断 β_1 受体

E. 同时激动 β_1、β_2 受体

3. 支气管哮喘急性发作时最好选用（　　）。

A. 麻黄碱　　　　　B. 沙丁胺醇　　　　C. 色甘酸钠　　　　D. 阿托品

E. 去甲肾上腺素

4. 目前用于控制支气管哮喘患者气道高反应最主要的措施是（　　）。

A. 使用 H_1 受体阻断药　　　　　　　B. 吸入支气管舒张剂

C. 特异性免疫治疗　　　　　　　　　D. 吸入糖皮质激素

E. 使用白三烯调节剂

5. 下列药物中，具有强心作用的药物是（　　）。

A. 氨茶碱　　　　　B. 乙酰唑胺　　　　　C. 呋塞米　　　　　D. 甘露醇

E. 氢氯噻嗪

6. 主要用于预防支气管哮喘的药物是（　　）。

A. 氨茶碱　　　　　B. 肾上腺素　　　　　C. 特布他林　　　　　D. 色甘酸钠

E. 异丙肾上腺素

7. 哮喘持续状态有效的药物治疗是（　　）。

A. 头孢他啶　　　　　　　　　　　　B. 阿托品

C. 地塞米松静脉给药　　　　　　　　D. 哌替啶

E. 右旋糖酐 40

8. 常用于抗喘的 M 受体阻断药是（　　）。

A. 阿托品　　　　　B. 后马托品　　　　　C. 异丙托溴铵　　　　　D. 丙胺太林

E. 山莨菪碱

9. 色甘酸钠预防哮喘发作的机制是（　　）。

A. 直接松弛支气管平滑肌

B. 稳定肥大细胞的细胞膜，抑制过敏介质释放

C. 对抗组胺、白三烯等过敏介质

D. 抑制磷酸二酯酶

E. 阻止抗原与抗体结合

10. 可待因主要用于（　　）。

A. 长期慢性咳嗽　　　B. 多痰的咳嗽　　　C. 剧烈的干咳　　　D. 支气管哮喘

E. 头痛

二、多项选择题（每题的备选答案中有 2 个或 2 个以上正确答案。少选或多选均不得分。）

1. 选择性激动 β_2 受体的平喘药有（　　）。

A. 克仑特罗　　　　　B. 去甲肾上腺素　　　　　C. 麻黄碱　　　　　D. 特布他林

E. 沙丁胺醇

2. 具有祛痰作用的药物是（　　）。

A. 异丙托溴铵　　　　　B. 乙酰半胱氨酸　　　　　C. 溴己新　　　　　D. 氨茶碱

E. 羧甲司坦

3. 哮喘急性发作可选用（　　）。

A. 氨茶碱静脉注射　　　　　　　　　B. 肾上腺素皮下注射

C. 沙丁胺醇吸入　　　　　　　　　　D. 色甘酸钠吸入抗心律失常

E. 麻黄碱口服

第六篇

内分泌系统药理

第二十六章
肾上腺皮质激素类药物

学习目标

知识要求：掌握糖皮质激素类药物的药理作用、临床应用、不良反应及用药指导；熟悉糖皮质激素类种类和体内过程；了解盐皮质激素类药物、促皮质激素类药及皮质激素抑制药的作用与用途。

能力要求：熟练掌握根据疾病治疗需要及时有效供应糖皮质激素的技能；学会指导患者正确使用糖皮质激素类药，防止药物滥用，减少不良反应。

素养提升：具有关爱激素治疗患者，认真主动开展岗位服务的良好职业素质。

第一节　概述

人肾上腺总重量为 8～10g，分皮质和髓质两部分，皮质包裹髓质而为一体。肾上腺皮质激素（adrenocortical hormones）简称为皮质激素。皮质激素可分为盐皮质激素（mineralocorticoids）、糖皮质激素（glucocorticoids）和性激素（sexhormones）三类。通常临床所说的肾上腺皮质激素是指糖皮质激素。

背景知识

肾上腺皮质的分泌功能

肾上腺皮质由三层构成，最外层为球状带，分泌盐皮质激素醛固酮；中层为束状带，分泌糖皮质激素氢化可的松和可的松；内层为网状带，分泌微量的性激素。

一、激素的调节

(一) 糖皮质激素的分泌调节

糖皮质激素是亲脂性激素，主要经细胞质内的高亲和力和糖皮质激素受体介导而发挥作用。血浆中糖皮质激素水平升高可通过负反馈机制调节下丘脑促肾上腺皮质激素释放激素和腺垂体促肾上腺皮质激素（ACTH）的分泌，这是血中促肾上腺皮质激素释放激素水平保持相对稳定的重要环节（图 26-1，图中"＋"为促进，"－"为反馈性抑制）。血中促肾上腺皮质激素释放激素水平升高数分钟即可产生快速反馈抑制，这主要取决于促肾上腺皮质激素释放激素增加的速率。延迟性反馈抑制是促肾上腺皮质激素释放激素水平的持续升高，并经促肾上腺皮质激素释放激素的胞内受体使促肾上腺皮质激素水平不断下降。长时间应用人工合成的糖皮质激素制剂的最终结果是腺垂体促肾上腺皮质激素分泌的抑制，以及因促肾上腺皮质激素不足导致的肾上腺皮束状带和网状带的萎缩，进而受抑制的下丘脑-腺垂体-肾上腺轴失去对刺激的反应性。所以临床上给患者长期应用外源性的皮质激素制剂过程中，如果突然撤除这类药物，将引起急性肾上腺皮质功能减退的危急症状。

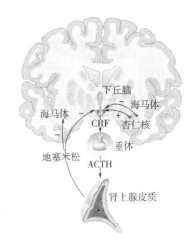

图 26-1　肾上腺皮质激素分泌及调节

(二) 盐皮质激素的分泌调节

（1）肾素-血管紧张素系统的调节作用。醛固酮的合成和分泌主要受血管紧张素的调节，特别是血管紧张素Ⅱ。虽然血管紧张素Ⅲ是醛固酮合成的强力刺激物，但它在血液中的浓度只有血管紧张素Ⅱ的 1/4。血管紧张素可通过 Gq 蛋白耦联受体途径促使球状带细胞生长、提高醛固酮合酶的活性、促进醛固酮的合成与分泌。

（2）血 K^+ 的调节效应。血 K^+ 是调节醛固酮分泌的重要刺激物。血 K^+ 水平较正常时升高 0.1mol/L，就可直接刺激球状带分泌醛固酮。血 Na^+ 降低 10% 以上时，也能刺激醛固酮分泌，通过保钠排钾作用，调节细胞外液和血 K^+、血 Na^+ 水平的稳态。

二、常用药物

常用药物中根据半衰期长短的不同可分为短效类、中效类和长效类（表 26-1）。

表 26-1　常用糖皮质激素类药物分类及作用比较

分类	常用药物	抗炎作用（比值）	水盐代谢（比值）	血浆半衰期/h	生物半衰期/h	等效剂量/mg
短效类	氢化可的松（hydrocortisone）	1.0	1.0	1.5	8～12	20
	可的松（cortisone）	0.8	0.8	1.5	8～36	25
中效类	泼尼松（prednisone）	3.5	0.6	>3.3	8～12	5
	泼尼松龙（prednisolone）	4.0	0.6	>3.3	12～36	5
	曲安西龙（triamcinolone）	5.0	0	>3.3	12～36	4

续表

分类	常用药物	抗炎作用（比值）	水盐代谢（比值）	血浆半衰期/h	生物半衰期/h	等效剂量/mg
长效类	地塞米松（dexamethasone）	30	0	＞5.0	36～54	0.75
	倍他米松（betamethasone）	25～35	0	＞5.0	36～54	0.6
外用	氟氢可的松（fludrocortisone）	12				
	氟轻松（fluocinolone）	40				

三、化学结构与构效关系

肾上腺皮质激素的基本结构为甾核，其共同的结构特点为甾核 A 环的 C_{4-5} 之间为一双键，C_3 上有酮基，C_{20} 上有一个羰基，这些结构是保持其生理功能所必需。天然存在的肾上腺皮质激素及个别人工合成的制剂如氟氢可的松第 1、2 位碳原子之间以单键结合，而人工合成的制剂，绝大部分都为不饱和的双键，后者在机体内的加氢还原灭活反应减弱，故作用更强。糖皮质激素的结构特征是在固醇核 D 环的 C_{17} 上有 α 羟基，而在 C 环的 C_{11} 有氧（如可的松）或羟基（如氢化可的松），这类皮质激素具有较强的影响糖代谢及抗炎等作用，而对水、盐代谢的作用较弱，故称糖皮质激素。盐皮质激素因其对水、盐代谢有较强的作用，而对糖代谢的作用很弱，故称为盐皮质激素。

第二节　糖皮质激素

糖皮质激素是人体分泌的重要激素之一，正常生理情况下在调节物质代谢、应激反应等方面发挥着重要作用，超生理剂量下还可以表现出强大的药理作用。

【生理作用】

1. 对代谢的影响

（1）糖代谢：糖皮质激素在维持血糖正常水平和肝脏、肌肉的糖原含量方面有重要作用，能增加肝糖原、肌糖原含量，升高血糖。其机制为：①促进糖原异生；②利用丙酮酸和乳酸等在肝和肾再合成葡萄糖，增加血糖的来源；③减慢葡萄糖分解；④减少机体组织对葡萄糖的利用。

（2）脂肪代谢：糖皮质激素短期应用对脂肪代谢无明显影响；大剂量长期应用可升高血浆胆固醇，激活四肢皮下的脂肪酶，促进皮下脂肪分解并重新分布在面部和躯干，形成"向心性肥胖"。

（3）蛋白质代谢：糖皮质激素能促进胸腺、淋巴结、肌肉、皮肤、骨等组织的蛋白质分解代谢，使血清氨基酸升高，尿氮排泄增多，造成负氮平衡；大剂量应用还能抑制蛋白质合成，使成骨细胞活力减退，骨质形成障碍等。

（4）水电解质代谢：糖皮质激素有一定的盐皮质激素样作用，能保钠排钾，但作用较弱，长期大剂量应用作用较明显。对水的平衡也有重要影响，有增加肾小球滤过率和拮抗抗利尿激素的作用，从而减少肾小管对水的重吸收，产生利尿作用。还可减少小肠对钙的吸收、抑制肾小管对钙的重吸收，促进尿钙的排泄，造成骨质脱钙等。

2. 允许作用

糖皮质激素对某些组织细胞无直接作用，但可为其他激素发挥作用创造有利条件，称为允许作用。如糖皮质激素可增加儿茶酚胺的收缩血管作用和胰高血糖素的作用。

【药理作用】

糖皮质激素在生理剂量下主要影响物质代谢过程，超过生理剂量的糖皮质激素除影响物质代谢外，还有抗炎、抗免疫、抗休克等重要的药理作用。

（1）抗炎作用。糖皮质激素具有强大的抗炎作用，能抑制多种原因造成的炎症反应，包括物理性、化学性、免疫性及病原生物性等所引起的炎症反应。在炎症早期（初期），能增高血管的紧张性、减轻充血、降低毛细血管的通透性从而减轻渗出和水肿，同时抑制白细胞浸润及吞噬反应，减少各种炎症因子的释放，因此能改善红、肿、热、痛等症状。在炎症后期，糖皮质激素通过抑制毛细血管和成纤维细胞的增生，抑制胶原蛋白、黏多糖的合成及肉芽组织增生，防止粘连及瘢痕形成，减轻后遗症。但须注意的是，炎症反应是机体的一种防御性机制，炎症反应的后期更是组织修复的重要过程，因此，糖皮质激素在抑制炎症及减轻症状的同时也可导致感染扩散、创面愈合延迟。

糖皮质激素抗炎作用的主要机制是基因效应（也称基因组效应）。糖皮质激素是一种脂溶性小分子化合物，易通过细胞膜与胞质内的糖皮质激素受体（GR）结合。GR约由800个氨基酸构成，存在GRα和GRβ两种亚型，两者的主要区别在于羧基端激素结合域不同。GRα活化后产生经典的激素效应，而GRβ不具备与激素结合的能力，作为GRα拮抗体而起作用。未活化的GRα在胞质内与热休克蛋白90（HSP_{90}）等结合成一种大的复合体，防止GRα对DNA产生作用。这种复合体与激素结合后，构型发生变化，HSP_{90}等成分与GRα分离，随之类固醇-受体复合体易位进入细胞核，在细胞核内与特异性DNA位点即靶基因的启动子序列的糖皮质激素反应元件或负性糖皮质激素反应元件相结合，影响基因转录，相应地引起转录增加或减少，改变介质相关蛋白的水平，进而对炎症细胞和分子产生影响而发挥抗炎作用。

（2）抗免疫作用。本类药物对免疫过程的许多环节都有抑制作用，小剂量主要抑制细胞免疫，大剂量也能抑制体液免疫。糖皮质激素的抗免疫作用可减弱机体的免疫力，但不能改变个体的过敏体质。

（3）抗内毒素作用。本类药物不能中和或破坏细菌内毒素，对细菌外毒素无效，对病原微生物没有杀灭抑制作用，一般认为是通过提高机体对内毒素的耐受力发挥抗内毒素作用。具体包括：①对抗细菌内毒素对机体的刺激性反应，减轻细胞损伤，缓解毒血症状；②降低机体对内热原的敏感性，减少内热原的释放，抑制机体发热；③抑制毒血症引起的炎症反应和免疫反应。

糖皮质激素抗休克的作用及临床应用

（4）抗休克作用。其抗休克的主要作用机制有：①通过抗炎、抗毒、抗免疫作用，消除休克的诱发因素。②降低血管对缩血管物质的敏感性，改善微循环。③稳定溶酶体膜，减少水解酶的释放，减轻组织细胞的损害；同时减少心肌抑制因子的形成，增强心肌收缩力，增加心排血量，阻断休克的恶性循环。

（5）影响血液。刺激骨髓造血功能，红细胞、血小板、中性粒细胞、血红蛋白、纤维蛋白原增加，使淋巴细胞、单核细胞、嗜酸性粒细胞减少。

（6）影响代谢。促进糖原合成，抑制机体组织对糖的利用，因而增加肝糖原、肌糖原含量，并升高血糖；促进蛋白质分解，抑制合成；促进脂肪分解，抑制合成；影响水盐代谢，产生保钠、排钾、排钙作用。对代谢的影响是糖皮质激素的生理作用，有利于保障机体的供能及应激反应；当超过生理剂量应用时，则大多表现为副作用。

（7）其他。影响骨骼，干扰骨质形成的多个环节，且促进排钙，减少骨盐，导致骨质疏松及儿童骨骼发育障碍；影响消化，促进胃酸、胃蛋白酶分泌，可刺激食欲，促进消化；阻碍胃液分泌，降低胃黏膜的抵抗力，大剂量或长期应用可诱发加重消化性溃疡；兴奋中枢，可致欣快、失眠、激动等反应，偶尔可诱发精神病和癫痫，大剂量可诱发儿童惊厥。

【体内过程】

本类药物脂溶性高，口服、注射均易吸收，也可关节腔内注射和皮肤黏膜局部用药。药物吸收后部分与血浆中的皮质激素转运蛋白和白蛋白结合，不同药物的结合率高低不同，故作用强度不同。可分布于全身，肝中含量最高。主要经肝脏代谢，肾脏排泄。可的松和泼尼松需经肝脏转化为氢化可的松和泼尼松龙才有活性，故严重的肝功能不全患者不适宜选用可的松和泼尼松。

知识拓展

应激反应

应激是机体在各种内外环境因素及社会、心理因素刺激时出现的全身性排异性适应反应，是在出乎意料的紧迫与危险情况下引起的高速而高度紧张的情绪状态，又称为应激反应。刺激因素称为应激源。当应激状态时，机体分泌大量的糖皮质激素，通过允许作用等，使机体能适应内外环境变化所产生的强烈刺激。应激的最直接变现即精神紧张、生理和心理反应。

【临床用途】

1. 替代疗法

用于急、慢性肾上腺皮质功能不全（包括肾上腺危象、艾迪生病），脑垂体前叶功能减退及肾上腺次全切除术后的补充治疗。

2. 严重感染及防止炎症后遗症

（1）急性严重感染：主要用于严重感染并伴有明显毒血症者，如中毒性菌痢、暴发型流行性脑膜炎、重症伤寒、急性粟粒性肺结核、中毒性肺炎、猩红热及败血症等，利用其抗炎、抗免疫及抗休克等作用，迅速缓解症状，帮助患者度过危险期。但应注意：①只是对症治疗，必须合用足量、有效的抗菌药物。②病毒性感染一般不用，因无抗病毒作用，且降低机体的防御能力，可引起感染扩散。但对严重病毒感染，已威胁患者生命，则必须用糖皮质激素类药，迅速控制症状，防止或减轻并发症和后遗症，如严重传染性肝炎、非典型性肺炎、流行性腮腺炎、麻疹和乙型脑炎等。③短期大剂量突击给药。

知识拓展

"非典"与糖皮质激素类药

非典型性肺炎（简称"非典"）是有SARS病毒引起的严重的呼吸系统传染性疾病。在无特效抗病毒药物时，大剂量使用糖皮质激素类药可使红细胞、血小板、粒细胞增多，淋巴细胞、嗜酸性粒细胞减少，抑制机体的应激反应，调整应激时机体的状态，迅速缓解呼吸困难、高热等症状，预防呼吸衰竭，为进一步治疗赢得时间。另外大剂量的糖皮质激素类药对免疫细胞、炎细胞的激活、分化、趋化和产生免疫作用的过程都有很强的抑制作用。SARS病毒的致病机制除了对肺组织的直接破坏外，还有类似病毒引起的自身免疫性损伤。使用糖皮质激素类药物的目的在于抑制这种损伤，但有很大的风险，因为抑制免疫损伤的同时，正常免疫反应也被抑制，有可能造成病毒肆虐，病情失控，甚至对机体产生潜在的危害。

（2）防止或减少某些炎症后遗症：人体重要器官或要害部位的炎症，感染虽不严重，为了避免重要器官组织粘连及瘢痕形成引起的功能障碍，可应用糖皮质激素类药。如结核性脑膜炎、胸膜炎、心包炎、心瓣膜炎、损伤性关节炎、睾丸炎以及烧伤等，在抗感染治疗的同时，早期应用可减少粘连或瘢痕等后遗症的发生。

3. 自身免疫性疾病、器官移植排斥反应和过敏性疾病

（1）自身免疫性疾病：多发性皮肌炎、全身性红斑狼疮，糖皮质激素类药是首选药，严重风湿热、风湿性心肌炎、结节性动脉周围炎、风湿性及类风湿性关节炎、自身免疫性贫血和肾病综合征等，应用糖皮质激素类药后可有效控制症状，但不能根治，不可单独应用，需综合治疗。

（2）器官移植排斥反应：对异体器官移植手术后产生的免疫排斥反应，糖皮质激素类药有明显抑制作用。如：肾移植、肝移植、骨髓移植术后即用糖皮质激素类药，常能收到满意效果，若与环孢素 A 等免疫抑制剂合用，疗效更好。

（3）过敏性疾病：对各种过敏性疾病如荨麻疹、血清热、花粉症、血管神经性水肿、过敏性鼻炎、风疹、支气管哮喘和过敏性休克等，主要应用抗组胺药物和肾上腺素受体激动药，对严重病例或其他药物无效时，可用糖皮质激素类药辅助治疗。

 课堂活动

同学们，我们已经学了多种治疗过敏的药物，请大家讨论并回答以下问题。
1. 目前共学了哪几种具有抗过敏作用的药物？
2. 它们各自的抗过敏作用机制是什么？
3. 它们治疗过敏性疾病的类型是不是一样？效果有没有区别？

4. 抗休克

广泛用于各种休克、肾上腺皮质危象休克时绝对适应证；感染中毒性休克，在使用足量有效的抗菌药的同时，及早、短时间突击使用大剂量糖皮质激素类药；待微循环改善、脱离休克状态时停用，且尽可能在抗菌药物之后使用，停药则在撤去抗菌药物之前。对过敏性休克，宜首选肾上腺素，糖皮质激素类药为次选，对病情较重或发展较快者，同时静脉滴注氢化可的松 200～400mg，以后视病情决定用量，好转后逐步减少用量。对低血容量性休克，在补充血容量或输血后效果不佳者，可合用大剂量的糖皮质激素类药。对心源性休克，须结合病因治疗。

5. 血液病

多用于治疗儿童急性淋巴细胞性白血病，目前采取与抗肿瘤药物联合应用；但对急性非淋巴细胞性白血病的疗效较差。此外，还可用于再生障碍性贫血、粒细胞减少症、血小板减少症和过敏性紫癜等的治疗，但作用不持久，停药后易复发。

6. 局部应用

对某些皮肤病，如湿疹、肛门瘙痒、接触性皮炎、银屑病（牛皮癣）等都有疗效，多采用氢化可的松、氯化泼尼松或氟轻松等软膏、霜剂或洗剂局部用药。当肌肉韧带或关节劳损时，可将醋酸氢化可的松或醋酸泼尼松龙混悬液加入 1% 普鲁卡因注射液，注入韧带压痛点或关节腔内可以消炎止痛。眼科疾病如眼睑炎、角膜炎、虹膜炎、视网膜炎和视神经炎等非特异性眼炎，局部滴眼可迅速消炎止痛，防止产生瘢痕和粘连。

案例分析

患者女，25岁。全身皮肤因风团、剧痒，经抗过敏治疗5天无效而就诊。患者全身有大小不等的风团，呈淡红色，此消彼长，奇痒难耐，诊断为荨麻疹。之前已用过阿司咪唑、维生素C及清热解毒的中成药治疗，未见好转。在原有治疗方案的基础上，医师为其增开了3日量的泼尼松，每次10mg口服，每日3次。该患者服药1天后，病情开始好转。

分析

1. 该患者是典型的荨麻疹表现，找出病因，排除发病因素是合理的治疗方法。若病因不明，可对症处理，以内服药物为主。一般选用氯苯那敏、苯海拉明、阿司咪唑等为主，这些药物是H_1受体阻断药，对抗组胺的致过敏作用。

2. 如效果不好，可加用糖皮质激素类药，可以缓解症状，增强治疗效果。糖皮质激素的不良反应多，与疗程和剂量密切相关，故一般皮肤黏膜的过敏性疾病用药不要超过3天。

7. 恶性肿瘤

糖皮质激素类药还是控制晚期和转移性乳腺癌的重要药物；前列腺癌术后应用雌激素疗效不佳，不能控制癌症的发展时，用泼尼松可是症状明显改善。

【不良反应】

1. 长期大剂量应用引起的不良反应

（1）医源性肾上腺皮质功能亢进：又称类肾上腺皮质功能亢进综合征，这是过量激素引起脂质代谢和水盐代谢紊乱的结果。表现为满月脸、水牛背、皮肤变薄，多毛、水肿、低血钾、高血压、糖尿病等（图26-2），停药后症状可自行消失。必要时可加用抗高血压药，抗糖尿病药治疗，并采用低盐、低糖、高蛋白饮食及加用氯化钾等措施。

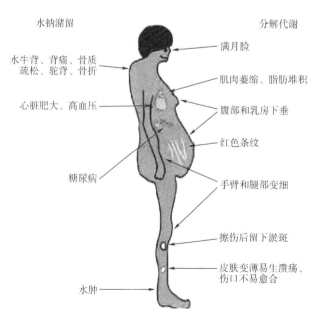

图 26-2　药源性肾上腺皮质功能亢进症典型表现

（2）诱发或加重感染：长期应用可诱发感染或使体内潜在病灶扩散，特别是在原有疾病已使抵抗力降低的白血病、再生障碍性贫血、肾病综合征等患者更易发生。故肺结核、淋巴结核、脑膜结核及腹膜结核等患者应合用抗结核药。

（3）消化系统并发症：因可刺激胃酸、胃蛋白酶的分泌并抑制胃黏液分泌，降低胃肠黏膜的抵抗力，故可诱发或加剧胃、十二指肠溃疡，甚至造成消化道出血或穿孔。对少数患者可诱发胰腺炎或脂肪肝。

（4）心血管系统并发症：长期应用，由于钠、水潴留和血脂升高可引起高血压和动脉粥样硬化。

（5）骨质疏松、肌肉萎缩、伤口愈合迟缓等：与糖皮质激素促蛋白质分解、抑制其合成及增加钙、磷排泄有关。骨质疏松多见于儿童、绝经妇女和老人。严重者可发生自发性骨折。由于抑制生长激素的分泌和造成负氮平衡，还可影响生长发育。孕妇应用偶引起胎儿畸形。长期使用激素引起高脂血症，来源于中性脂肪的栓子易黏附于血管壁上，阻塞软骨下的骨终末动脉，使血管栓塞造成股骨头无菌性缺血坏死。

（6）糖尿病：糖皮质激素促进糖原异生，降低组织对葡萄糖的利用，抑制肾小管对葡萄糖的重吸收作用，因而长期应用超生理剂量糖皮质激素者，将引起糖代谢的紊乱，约半数患者出现糖耐量受损或糖尿病（类固醇性糖尿病）。这类糖尿病对降糖药物敏感性较差，所以应在控制原发病的基础上，尽量减少糖皮质激素的用量，最好停药。如不能停药，应酌情给予口服降糖药或注射胰岛素治疗。

（7）其他：有癫痫或精神病史者禁用或慎用。

2. 停药反应

（1）医源性肾上腺皮质功能不全：长期应用尤其是每天给药的患者，减量过快或突然停药，特别是当遇到感染、创伤、手术等严重应激情况时，可引起肾上腺皮质功能不全或危象，表现为恶心、呕吐、乏力、低血压和休克等，需及时抢救。这是由于长期大剂量使用糖皮质激素，反馈性抑制垂体-肾上腺皮质轴致肾上腺皮质萎缩所致。肾上腺皮质功能的恢复时间与剂量、用药时间长短和个体差异等有关。停用激素后，垂体分泌ACTH的功能一般需经3～5个月才恢复；肾上腺皮质对ACTH起反应功能的恢复需6～9个月，甚至长达1～2年。防治方法：停药须经缓慢的减量过程，不可骤然停药，停用糖皮质激素后连续应用ACTH 7天左右；在停药1年内如遇应激情况（如感染或手术等），应及时给予足量的糖皮质激素。

（2）反跳现象：其发生原因可能是患者对激素产生了依赖性或病情尚未完全控制，突然停药或减量过快而致原病复发或恶化。常需加大剂量再行治疗，待症状缓解后再缓慢减量停药。

【禁忌证】

糖皮质激素的禁忌证有：严重的精神病（过去或现在）和癫痫，活动性消化性溃疡病，新近胃肠吻合术，骨折，创伤修复期，角膜溃疡，肾上腺皮质功能亢进症，严重高血压，糖尿病，孕妇，抗菌药物不能控制的感染如水痘、麻疹、真菌感染。

【用法与疗程】

（1）大剂量冲击疗法。适用于急性、重度、危及生命的疾病的抢救，常用氢化可的松静脉给药，首剂200～30mg，一日量可超过1g，以后逐渐减量，疗程3～5天。大剂量应用时宜并用氢氧化铝凝胶等以防止急性消化道出血。

（2）一般剂量长期疗法。多用于结缔组织病和肾病综合征等。常用泼尼松口服，开始每日10～30mg，一日3次，获得临床疗效后，逐渐减量，每3～5天减量1次，每次按20%左右通减，直到最小有效维持量。

（3）小剂量替代疗法。适用于治疗急、慢性肾上腺皮质功能不全症（包括肾上腺危象、艾迪生病）、脑垂体前叶（腺垂体）功能减退及肾上腺次全切除术后。一般维持量，可的松每日12.5～25mg，或氢化可的松每日10～20mg。糖皮质激素的分泌具有昼夜节律性，每日上午 8～10 时为分泌高峰，随后逐渐下降，午夜 12 时为低潮，这是由 ACTH 昼夜节律所引起（图 26-3）。临床用药可随这种节律进行，以减小对肾上腺皮质功能的影响。基于此，目前维持量用法有两种：①每日晨给药法，即每晨 7～8 时 1 次给药，用短时间作用的可的松、氢化可的松等。②隔晨给药法：即每隔一日，早晨 7～8 时给药 1 次。此法应当用中效的泼尼松、泼尼松龙，而不用长效的糖皮质激素，以免引起对下丘脑-重体-肾上腺轴的抑制。在长时间使用糖皮质激素治疗过程中，遇下列情况之一者，应撤去或停用糖皮质激素：①维持量已减至正常基础需要量，如泼尼松每日 5.0～7.5mg，经过长期观察，病情已稳定不再活动者；②因治疗效果差，不宜再用糖皮质激素，应改药者；③因严重副作用或并发症，难以继续用药者。

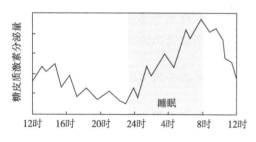

图 26-3 糖皮质激素昼夜节律性分泌示意图

【用药指导】

（1）严格掌握糖皮质激素的适应证和禁忌证，不可滥用。当适应证和禁忌证并存时，应全面分析，权衡利弊，谨慎使用。一旦病情控制，应及时停药或减量。

（2）长期用药停药时须逐渐减量至停药，并适时辅以 ACTH，以预防停药后肾上腺皮质出现失用性萎缩。

（3）糖皮质激素禁用于缺乏有效对因治疗的感染性疾病，如麻疹、水痘、真菌感染、活动性消化性溃疡、新近胃肠吻合术、骨折、创伤修复期、角膜溃疡、严重高血压。糖尿病、孕妇、严重精神病、癫痫、肾上腺皮质功能亢进症等。

（4）应用糖皮质激素前应注意排除潜在感染，用药过程中应警惕诱发感染，必要时合用抗菌药。

（5）长期全身用药时，应定期检查血压、心率、体重，测量血钾、血钙、血糖、血脂浓度；用药期间应给予低盐、低糖、低脂、高蛋白饮食，并注意补充维生素 D、钙剂、钾盐。

第三节 盐皮质激素

盐皮质激素（mineralocorticoids）主要有醛固酮（aldosterone）和去氧皮质酮（desoxy-corticosterone）两种，对维持机体正常的水、电解质代谢起着重要作用。

【药理作用及机制】

醛固酮主要作用于肾脏的远曲小管，促进 Na^+、Cl^- 的重吸收和 K^+、H^+ 的排出，其中潴 Na^+ 的作用是原发的。它与下丘脑分泌的抗利尿激素相互协调，共同维持体内水、电解质的平衡。此外，对唾液腺、汗腺、肌肉和胃肠道黏膜细胞也同样有潴 Na^+、排 K^+ 的作用。醛固酮潴钠排钾机制可能与类固醇的基因效应有关，通过与肾远曲小管上皮细胞内特殊受体相结合，转位进入细胞核，作用于染色质 DNA，引起某种特异 mRNA 的合成，生成一类醛固酮诱导蛋白质（aldosterone induced protein，AIP），使上皮钠通道（epithelial sodium channel，ENaC）活性增大，表现为 ENaC 开放频率及开放数目增加，从而促进肾小管细胞膜对 Na^+ 的重吸收。去氧皮质酮潴钠作用只有醛固酮的 1‰～3‰，但远较氢化可的松大。在天然皮质激素中，醛固酮是作用最强的一种盐皮质激素，其作用是等量糖皮质激素的 500 倍。但由于在正常生理状态下，糖皮质激素的分泌量很大，故在人体总的水盐代谢中糖皮质激素也承担了重要的作用。平时每日醛固酮的分泌量很少，如因某种情况引起醛固酮分泌过多，其显著的水钠潴留及排钾效应则可引起低血钾、组织水肿及高血压。若盐皮质激素分泌水平过低会导致水钠流失和血压降低的症状。

【临床应用】

临床上盐皮质激素常与氢化可的松等合用作为替代疗法，治疗慢性肾上腺皮质功能减退症，以纠正患者失钠、失水和钾潴留等，恢复水和电解质的平衡。替代疗法的同时，每日须补充食盐 6～10g。

第四节　促肾上腺皮质激素与皮质激素抑制药

一、促肾上腺皮质激素

促肾上腺皮质激素（adrenocorticotropic hormone，ACTH）由垂体前叶嗜碱性粒细胞合成分泌，是一种由 39 个氨基酸组成的多肽，它的合成和分泌受到下丘脑促皮质素释放激素（corticotropin releasing hormone，CRH）的调节，对维持机体肾上腺正常形态和功能具有重要作用。ACTH 的生理活性主要依赖于前 24 个氨基酸残基，氨基酸残基 25～39 则主要与 ACTH 的免疫原性有关。在生理情况下，下丘脑、垂体和肾上腺三者处于动态平衡，ACTH 缺乏，将引起肾上腺皮质萎缩、分泌功能减退。人工合成的 ACTH 仅有 24 个氨基酸残基，免疫原性明显降低，故过敏反应显著减少。

ACTH 口服后在胃内被胃蛋白酶破坏而失效，只能注射应用。血浆 $t_{1/2}$ 约为 10 分钟。一般在 ACTH 给药后 2 小时，肾上腺皮质才开始分泌氢化可的松。临床上主要用于 ACTH 兴奋试验以判断肾上腺皮质贮备功能，诊断脑垂体前叶-肾上腺皮质功能状态及检测长期使用糖皮质激素的停药前后的皮质功能水平，以防止因停药而发生皮质功能不全。

二、皮质激素抑制药

抗醛固酮类药物如螺内酯（安体舒通）等详见利尿药章节。皮质激素抑制剂可代替外科的肾上腺皮质切除术，临床常用的有米托坦和美替拉酮等。

(一) 米托坦

米托坦（mitotane，双氯苯二氯乙烷）为杀虫剂 DDT 同类化合物。它能相对选择性地作用于肾上腺皮质细胞，对肾上腺皮质的正常细胞或瘤细胞都有损伤作用，尤其是选择性地作用于肾上腺皮质束状带及网状带细胞，使其萎缩、坏死。用药后血、尿中氢化可的松及其代谢物迅速减少。但不影响球状带，故醛固酮分泌不受影响。

口服可以吸收，分布于全身各部，但脂肪是其主要贮藏器官，其水溶性代谢产物约占给药量的 25％，由尿中排出。停止给药后 6～9 周，在血浆中仍能测到微量的双氯苯二氯乙烷。口服量的 60％以原形药由粪便中排出。主要用于无法切除的皮质癌、切除复发癌以及皮质癌术后辅助治疗。可有消化道不适、中枢抑制及运动失调等反应，减小剂量这些症状可以消失。若由于严重肾上腺功能不全而出现休克，或严重的创伤时，可给予肾上腺皮质类固醇类药物。

(二) 美替拉酮

美替拉酮（metyrapone，甲吡酮）能抑制 11β-羟化反应，干扰 11-去氧皮质酮转化为皮质酮，抑制 11-去氧氢化可的松转化为氢化可的松，而降低它们的血浆水平；又能反馈性地促进

ACTH 分泌，导致 11-去氧皮质酮和 11-去氧氢化可的松代偿性增加，故尿中 17-羟类固醇排泄也相应增加。临床用于治疗肾上腺皮质肿瘤和产生 ACTH 的肿瘤所引起的氢化可的松过多症和皮质癌。还可用于垂体释放 ACTH 功能试验。不良反应较少，可有眩晕、消化道反应等。

(三) 氨鲁米特

氨鲁米特（aminoglutethimide，氨基苯哌啶酮）能抑制胆固醇转变成 20-α-羟胆固醇，而阻断类胆固醇生物合成的第一个反应，从而对氢化可的松和醛固酮的合成产生抑制作用。能有效减少肾上腺肿瘤和 ACTH 过度分泌时氢化可的松的增多。它也能与美替拉酮合用，治疗由垂体所致 ACTH 过度分泌诱发的库欣综合征。为了防止肾上腺功能不足，可给予生理剂量的氢化可的松。

(四) 酮康唑

酮康唑（ketoconazole）是一种抗真菌药，其机制是阻断真菌类固醇的合成。但由于哺乳类动物组织对其敏感性远较真菌为低，因此它对人体类固醇合成的抑制作用仅在高剂量时才会出现。目前酮康唑主要用于治疗库欣综合征和前列腺癌。

第五节　肾上腺皮质激素类药的用药指导

糖皮质激素为本章的重点内容，糖皮质激素不良反应多而且严重，应用该类型药要非常慎重，正确、合理应用糖皮质激素是提高其疗效、减少不良反应的关键。现将糖皮质激素的用药指导总结如下。

一、用药前

(1) 提醒医护人员要对患者的整体情况进行全面的评估，要充分了解患者的身体状况、病情病史、用药史以及过敏史，要了解患者的辅助检查结果，特别是肝功能、肾功能、心电图、血常规及电解质紊乱等，要了解患者是否有药物的禁忌证。

(2) 严格掌握适应证和禁忌证，不可滥用。认真审核处方并逐一进行查对，分析处方的合理性。在明确诊断后，建议医护人员还要合理选择用药方法。糖皮质激素的给药方法见表 26-2。

表 26-2　糖皮质激素类药的给药方法

用药方法	选用药物	适应证	剂量
大剂量突击疗法	氢化可的松	用于急性、重度、危及生命疾病的抢救	首次静脉滴注 200～300mg，一日量可在 1g 以上，以后逐渐减量，疗程为 3～5 个月
一般剂量长期疗法	泼尼松	用于肾病综合征、顽固性支气管哮喘、结缔组织病及各种恶性淋巴瘤等	每日 30～40mg，分 3 次，有效后最小有效量维持口服
隔日疗法	根据病情选择	同上	隔日早上 8 点给药

续表

用药方法	选用药物	适应证	剂量
小剂量替代疗法	可的松或氢化可的松	用于腺垂体功能减退症、肾上腺皮质功能不全及肾上腺次全切除术后	每日 12.5～25mg 或氢化可的松每日 10～20mg
局部用药	吸入：倍氯米松气雾剂	支气管哮喘	每日 100～200μg，每日 2～3 次
	外用：氟轻松	皮肤病等	每日 3～4 次

二、用药中

（1）应提示医护人员密切监测药物不良反应，警惕诱发感染，必要时合用抗菌药，定期检查血压、血钾、血钙、血糖、血脂、心率、体重；告诉患者采用低盐、低糖、低脂、高蛋白饮食，补充维生素 D、钙剂和钾盐。

（2）及时协助医护人员及患者解答治疗过程中出现的问题，如药物不良反应的鉴别，剂量的调整、药物的相互作用等。

三、用药后

（1）提示密切观察用药后患者的病情变化，全面评价治疗效果。

（2）统计用药期间出现的不良反应，做好记录，并提醒医护人员及时处理；提示医护人员定期对患者进行随访，掌握患者的身体状况。

（3）对患者进行用药宣教，告诉患者长期用药停药时须逐渐减量至停药，并适时辅以促皮质激素，自我监测药物治疗的不良反应，并定期到医院检查。

 目标检测

单项选择题

1. 糖皮质激素的抗毒作用机制主要是（　　）。

A. 对抗细菌外毒素　　　　　　　　B. 中和细菌内毒素

C. 加速细菌内毒素排泄　　　　　　D. 提高机体对细菌内毒素的耐受性

E. 减少毒素的生成

2. 糖皮质激素加重诱发感染的主要原因是（　　）。

A. 激素用量不足，无法控制症状　　B. 患者对激素不敏感，疗效差

C. 激素促进病原体繁殖　　　　　　D. 因抗免疫作用，使机体的防御功能降低

E. 增强病原体入侵机体的能力

3. 抗生素需合用糖皮质激素的指征是（　　）。

A. 严重感染伴毒血症或休克　　　　B. 病因未明的感染

C. 病毒性感染　　　　　　　　　　D. 混合感染

E. 慢性炎症

4. 糖皮质激素隔日疗法的给药时间最好在隔日（　　）。

A. 早上 3 点～5 点　　　　　　　　B. 上午 6 点～8 点

C. 中午 12 点 　　　　　　　D. 下午 4 点～5 点

E. 凌晨 1 点～2 点

5. 糖皮质激素类药物全身应用时不良反应多，但不引起（　　）。

A. 低血钙 　　B. 高血压 　　C. 高血钾 　　D. 高血糖

E. 高血脂

6. 糖皮质激素治疗严重感染是因为（　　）。

A. 抗菌作用

B. 抗病毒作用

C. 兴奋中枢，提高机体应激能力

D. 通过其抗炎、抗毒、抗休克等作用缓解症状

E. 提高机体免疫力

7. 糖皮质激素用于严重感染性疾病时必须（　　）。

A. 逐渐加大剂量 　　　　　　B. 与有效足量的抗菌药合用

C. 加用促激素 　　　　　　　D. 防止发生溃疡

E. 加用解热镇痛药

8. 一般来说下列哪项不是糖皮质激素的禁忌证（　　）。

A. 急性粟粒性肺结核 　　　　B. 糖尿病

C. 水痘 　　　　　　　　　　D. 孕妇

E. 活动性溃疡

第二十七章
甲状腺激素及抗甲状腺药物

学习目标

知识要求： 掌握硫脲类、碘及碘化物的药理作用、临床应用及不良反应；熟悉甲状腺激素、放射性碘的药理作用及临床应用；了解甲状腺激素的合成、释放与调节，β受体阻断药的药理作用及临床应用。

能力要求： 学会观察甲状腺激素与抗甲状腺药的疗效及不良反应；具备指导患者正确使用甲状腺激素与抗甲状腺药物的能力。

素养提升： 培养医学生的道德感、使命感，加强对患者的人文情怀，提高社会责任。

甲状腺激素是由甲状腺合成、贮存和释放的一类肽类含碘氨基酸，是维持机体正常代谢和促进生长发育所必需的激素。甲状腺素合成和分泌过少，可引起甲状腺功能减退症（简称甲减），需要补充甲状腺激素进行治疗；甲状腺合成和分泌过多，可引起甲状腺功能亢进症（简称甲亢），需要手术疗法或者抗甲状腺药物进行治疗。

第一节　甲状腺激素

甲状腺激素包括甲状腺素（四碘甲状腺原氨酸，3,5,3′,5′-tetraiodothyronine，T_4）和三碘甲状腺原氨酸（3,5,3′-triiodothyronine，T_3）。甲状腺功能减退（hypothyroidism）需补充甲状腺激素。

【甲状腺激素的合成、贮存、分泌与调节】

（1）碘摄取。甲状腺腺泡细胞的碘泵主动从血中摄取碘（I^-），腺泡细胞中碘化物的浓度在正常时为血浆中的 25 倍，在甲亢时可达 250 倍，故摄碘率是甲状腺功能指标之一。

（2）碘活化和酪氨酸碘化。碘化物在过氧化物酶作用下被氧化成活性碘（I^+），活性碘与甲状腺球蛋白（thyroglobulin，TG）中的酪氨酸残基结合，生成一碘酪氨酸（monoiodotyrosine，MIT）和二碘酪氨酸（diiodotyrosine，DIT）。

（3）偶联。在过氧化物酶作用下，两分子的 DIT 偶联生成 T_4，一分子 DIT 和一分子 MIT 偶联成 T_3。T_4 和 T_3 的比例决定于碘的供应，正常时 T_4 较多，缺碘时则 T_3 所占比例增大，这样可以更有效地利用碘，使甲状腺激素活性维持平衡。合成的 T_4 和 T_3 结合在 TG 分子上，贮存在腺泡腔内胶质中。

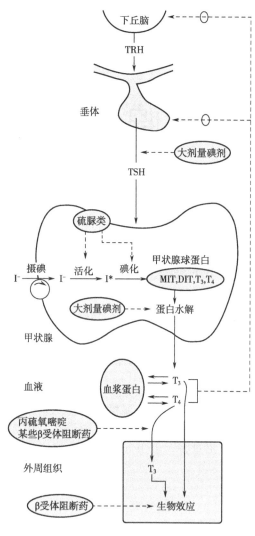

图 27-1　甲状腺激素分泌调节及
常用药物作用示意图

（4）释放。在蛋白水解酶作用下，TG 释放出 T_4、T_3 进入血液。其中 T_4 约占分泌总量的 90% 以上，在外周组织脱碘酶作用下，约 36% T_4 转为 T_3，T_3 的生物活性比 T_4 强 5 倍左右。

（5）调节。垂体分泌的促甲状腺激素（thy-roid-stimulating hormone，TSH）促进甲状腺激素合成和分泌，而 TSH 的分泌又受下丘脑分泌的促甲状腺激素释放激素（thyrotropin-releasing hormone，TRH）的调节。应激状态或某些疾病可通过 TRH 影响甲状腺功能，而血中的 T_4 和 T_3 浓度对 TSH 和 TRH 的释放都有负反馈调节作用（图 27-1）。

【药理作用】

（1）维持正常生长发育。能促进蛋白质合成及骨骼、中枢神经系统的生长发育。在发育期，甲状腺功能不足可使神经元轴突和树突形成发生障碍，神经髓鞘形成延缓，骨骼不能形成，而产生智力低下、身材矮小的呆小病（克汀病，cretinism）。T_3 和 T_4 还加速胎儿肺发育，新生儿呼吸窘迫综合征常与 T_3、T_4 不足有关。成人甲状腺功能不全时，则引起黏液性水肿，表现为中枢兴奋性降低、记忆力减退等。

（2）促进代谢和产热。能促进物质氧化代谢，增加耗氧，提高基础代谢率，使产热增多。甲亢时有怕热、多汗等症状。

（3）提高机体交感-肾上腺系统的反应性。在甲亢时由于对儿茶酚胺的反应性提高，出现神经过敏、烦躁、震颤、心率加快、心排出量增加及血压增高等现象。这与肾上腺素 β 受体数目增多有关。

【体内过程】

本品口服易吸收，T_4 生物利用度为 50%～70%，吸收率因肠内容物等的影响而不恒定，严重黏液性水肿时口服吸收不良，须肠外给药；T_3 生物利用度为 90%～95%。两者血浆蛋白结合率均在 99% 以上。但 T_3 的蛋白亲和力低于 T_4，其游离量可为 T_4 的 10 倍。T_3 作用快而强，维持时间短，$t_{1/2}$ 为 2 天，T_4 则作用弱而慢，维持时间较长，$t_{1/2}$ 为 5 天。因两者 $t_{1/2}$ 均超过 1 天，故每天只需用药 1 次。甲状腺激素主要在肝、肾线粒体内脱碘，并与葡萄糖醛酸或硫酸结合而经肾排泄。甲状腺激素可进入胎盘和乳汁，故在妊娠期和哺乳期慎用。目前临床上常用的甲状腺素片是左甲状腺素钠（sodium levo-thyroxine）。

【临床应用】

本品主要用于甲状腺功能减退的替代疗法。

（1）呆小病。甲状腺功能减退始于胎儿或新生儿时，若尽早诊治，则发育仍可维持正常；若治疗过晚，则智力持续低下。治疗应从小剂量开始，到症状好转改用维持量，并根据症状随时调整剂量。

（2）黏液性水肿。宜从小量开始，2～3 周后如基础代谢率恢复正常可逐渐增至足量。老年及有心血管疾病患者增量宜缓慢，以防过量而增加心脏负担，诱发或加重心脏疾患。垂体功能低下者宜先用糖皮质激素，再用甲状腺激素，以防发生急性肾上腺皮质功能不全。黏液性水肿昏迷者必须立即注射大量 T_3，直至清醒后改为口服。如无静脉注射剂，也可用 T_3 片剂研碎后加水鼻饲，同时给予足量氢化可的松。

（3）单纯性甲状腺肿。由于缺碘所致者应补碘，原因不明者可给予适量甲状腺激素，以补充内源性激素的不足，并可抑制 TSH 过多分泌，缓解腺体代偿性增生肥大。但甲状腺结节常不能消失，须进行手术。

背景知识

单纯甲状腺素肿

单纯甲状腺肿是由碘缺乏、酶缺陷、药物、吸烟、遗传等因素所致的代偿性甲状腺肿大，是甲状腺功能正常的甲状腺肿，不伴有甲状腺功能亢进或减退，故又称非毒性甲状腺肿。甲状腺肿大是特征性的临床表现，压迫症状是最重要的临床表现，可压迫气管、食管、喉返神经、血管、膈神经及颈交感神经链等。压迫症状在病情的晚期出现，但胸骨后甲状腺肿早期即可出现压迫症状。其特点是散发于非地方性甲状腺肿流行区，且不伴有肿瘤和炎症，病情初期甲状腺多为弥漫性肿大，以后可发展为多结节性肿大。

地方性甲状腺肿是甲状腺肿的一种，是由于一个地区存在特定的致甲状腺肿因素（主要是碘缺乏）。因此，地方性甲状腺肿是指生活在这一地区的人群中有一定比例的人发生了甲状腺肿，一定比例是指当地学龄儿童甲状腺肿大率在5%以上。

（4）其他。①甲亢患者服用抗甲状腺药时，加服 T_4 有利于减轻突眼、甲状腺肿大以及防止甲状腺功能减退，甲亢的孕妇患者一般不加服 T_4，以防止剂量过大影响胎儿甲状腺；②甲状腺癌术后应用 T_4，可抑制残余甲状腺癌变组织，减少复发，但用量较大；③作为 T_3 抑制试验中对摄碘率高者的鉴别诊断用。

【不良反应】
甲状腺激素过量可引起心悸、手震颤、多汗、体重减轻、失眠等甲亢症状，重者可有腹泻、呕吐、发热、脉搏快而不规则，甚至有心绞痛、心力衰竭、肌肉震颤或痉挛。一旦出现上述现象应立即停药，用 β 受体阻断药对抗，停药1周后再从小剂量开始应用。

背景知识

甲减与甲亢

甲减（甲状腺功能减退症）是由于甲状腺激素合成、分泌或生物效应不足或缺少所致的以甲状腺功能减退为主要特征的疾病。发病始于胎儿及新生儿期，表现为生长和发育迟缓、智力障碍，称为呆小症。成人发病表现为全身性代谢降低，细胞间黏多糖沉积，称为黏液性水肿。

甲亢（甲状腺功能亢进症）是由多种原因引起的甲状腺激素分泌过多所致的一种常见内分泌疾病。常见症状有心慌、多食、易饥并伴有明显消瘦、怕热、多汗、乏力、手足发抖、眼球突出、脾气急躁等，部分伴有低钾者还可出现周期性瘫痪、下肢瘫痪。

第二节　抗甲状腺药

　　甲状腺功能亢进症（hyperthyroidism）简称甲亢，可用手术疗法也可用抗甲状腺药暂时或长期消除甲亢症状。抗甲状腺药（antithyroid drugs）是治疗各种原因引起的甲亢及其症状的有效手段，目前常用的有硫脲类、碘及碘化物、放射性碘和 β 肾上腺素受体阻断药 4 类。

一、硫脲类

　　硫脲类（thioureas）是最常用的抗甲状腺药。可分为 2 类：①硫氧嘧啶类，包括甲硫氧嘧啶（methylthiouracil，MTU）和丙硫氧嘧啶（propylthiouracil，PTU）；②咪唑类，包括甲巯咪唑（thiamazole，又称他巴唑，tapazole）和卡比马唑（carbimazole，又称甲亢平）。

　　【药理作用及机制】

　　（1）抑制甲状腺激素的合成。通过抑制甲状腺过氧化物酶，进而抑制酪氨酸的碘化及偶联，减少甲状腺激素的生物合成。对过氧化物酶并没有直接抑制作用，而是作为过氧化物酶的底物本身被氧化，影响酪氨酸的碘化及偶联。硫脲类对甲状腺摄碘没有影响，本类药物对已合成的甲状腺激素无效，须用药 3～4 周后才有储存的 T_4 水平下降，一般症状改善常需 2～3 周，基础代谢率恢复正常需 1～2 个月。

案例分析

　　　　　　患者，男，30岁。出现怕热、多汗、心悸、乏力、双侧颈动脉肿大，眼球轻度突出，双手震颤等症状1年。
　　　　　　诊断：甲状腺功能亢进症。
　　　　　　医嘱：甲巯咪唑片。10mg/次，3次/日，口服。
　　　　　　请分析：选用甲巯咪唑治疗的必要性；甲巯咪唑有哪些不良反应？使用时应注意哪些问题？

　　（2）抑制外周组织的 T_4 转化为 T_3。丙硫氧嘧啶能迅速控制血清中生物活性较强的 T_3 水平，故在重症甲亢、甲状腺危象时，该药可列为首选；而甲巯咪唑的这种作用相对较弱。

　　（3）减弱 β 受体介导的糖代谢。硫氧嘧啶减少心肌、骨骼肌的 β 受体数目，降低腺苷酸环化酶活性而减弱 β 受体介导的糖代谢。

　　（4）免疫抑制作用。甲亢的发病与自身免疫机制异常有关，硫脲类药物轻度抑制免疫球蛋白的生成，减少甲状腺刺激性免疫球蛋白（thyroid stimulating immunoglobulin，TSI）水平。因此，该类药物除了能控制高代谢症状外，对甲亢病因也有一定的治疗作用。

　　【体内过程】

　　硫氧嘧啶口服吸收迅速，达峰时间为 1 小时，生物利用度为 50%～80%；血浆蛋白结合率约 75%，分布于全身各组织，以甲状腺浓集较多；约 60% 在肝脏被代谢，部分结合葡萄糖醛酸后排出，$t_{1/2}$ 为 1.5 小时。甲巯咪唑的血浆 $t_{1/2}$ 为 6 小时，在甲状腺组织中药物浓度可维持 16～24 小时，其疗效与甲状腺内药物浓度有关，而后者的浓度与每日给药量呈正相关。每日给药 1 次（30mg）与每日给药 3 次（每次 10mg）一样，均可发挥较好疗效。维持量为 5～10mg/d。

【临床应用】

（1）甲亢的内科治疗。适用于轻症和不宜手术或放射性碘治疗者，如儿童、青少年、术后复发者、中重度患者而年老体弱或兼有心、肝、肾、出血性疾患等患者。若剂量适当，症状可在 1～2 个月内得到控制。当基础代谢率接近正常时，药量即可递减至维持量，疗程 1～2 年。遇有感染或其他应激时酌情加剂量。应以 T_3 抑制试验或 TRH 兴奋试验来监测疗效，结果正常后停药，则复发率较低。内科治疗可使 40％～70％ 患者不再复发。

（2）甲状腺手术前准备。为减少甲状腺次全切除手术患者在麻醉和手术后的并发症及甲状腺危象，在术前应先服用硫脲类药物，使甲状腺功能恢复或接近正常。由于用硫脲类后 TSH 分泌增多，使腺体增生，组织脆而充血，不利于手术进行，须在手术前两周左右加服大量碘剂。

（3）甲状腺危象的治疗。感染、外伤、手术、情绪激动等诱因，可致大量甲状腺激素突然释放入血，使患者发生高热、虚脱、心力衰竭、肺水肿、水和电解质紊乱等，严重时可致死亡，称为甲状腺危象。对此，除消除诱因、对症治疗外，主要给大剂量碘剂以抑制甲状腺激素释放，并立即应用硫脲类（常选用丙硫氧嘧啶）阻止甲状腺素合成，剂量约为治疗量的 2 倍，疗程一般不超过 1 周。

【不良反应与注意事项】

硫脲类有 3％～12％用药者发生不良反应，丙硫氧嘧啶和甲巯咪唑发生较少，甲硫氧嘧啶发生较多。

（1）胃肠道反应。恶心、呕吐、胃肠道不适，甲硫氧嘧啶偶有味觉、嗅觉改变。

（2）过敏反应。最常见，斑丘疹（发生率 4％～6％）、皮肤瘙痒、药疹，少数伴有发热，应密切观察，一般不需停药也可消失。

（3）粒细胞缺乏症。为最严重不良反应，发生率为 0.1％～0.5％。一般发生在治疗后的 2～3 个月内，老年人较易发生，应定期检查血象。注意与甲亢本身引起的白细胞计数偏低相区别，发生咽痛、发热等反应时应立即停药，可恢复正常。

（4）甲状腺肿及甲状腺功能减退。长期用药后，可使血清甲状腺激素水平呈显著下降，反馈性增加 TSH 分泌而引起腺体肿大，还可诱导甲状腺功能减退，及时发现并停药常可恢复。

硫脲类药物能通过胎盘浓集于胎儿甲状腺，妊娠妇女慎用或不用；乳汁浓度也高，服用本类药物的妇女应避免哺乳。相比之下，丙硫氧嘧啶具有更高的血浆蛋白结合率，通过胎盘的量相对较少，更适合于妊娠期甲亢患者。结节性甲状腺肿合并甲亢及甲状腺癌患者禁用。

【药物相互作用】

锂、磺胺类、对氨基水杨酸、对氨苯甲酸、保泰松、巴比妥类、酚妥拉明、磺酰脲类、维生素 B_{12} 等药物都能不同程度地抑制甲状腺功能，如与硫脲类同用，可能增加抗甲状腺效应。碘剂可明显延缓硫脲类起效时间，一般情况不应合用。

二、碘及碘化物

在硫脲类药物产生前，碘及碘化物是用于抗甲状腺治疗的主要药物。目前，碘及碘化物不作为单独用药用于抗甲状腺治疗。常用复方碘溶液（liguor iodine Co，又称卢戈液，lugol solution）含碘 5％、碘化钾 10％。也可单用碘化钾或碘化钠。《神农本草经》记载用海带治"瘿瘤"，是最早用含碘食物治疗甲状腺疾病的文献。

【药理作用】

不同剂量的碘化物对甲状腺功能可产生不同的作用。

小剂量的碘是合成甲状腺激素的原料，可预防单纯性甲状腺肿。缺碘地区在食盐中按 1∶100000～1∶10000 的比例加入碘化钾或碘化钠，对早期患者疗效显著；如腺体太大已有压迫症状者，应考虑手术治疗。

大剂量碘（＞6mg/d）有抗甲状腺作用。可能是通过抑制 TG 的水解而抑制甲状腺激素的释放，因为 TG 水解时，需足够的还原型谷胱甘肽（GSH）使 TG 中的二硫键还原，大剂量碘剂能抑制谷胱甘肽还原酶，减少 GSH，从而使 TG 对蛋白水解酶不敏感。大剂量碘还能拮抗 TSH 促进激素释放作用；此外，大剂量碘还能抑制甲状腺过氧化物酶活性，影响酪氨酸碘化和碘化酪氨酸偶联，减少甲状腺激素的合成。

大剂量碘的抗甲状腺作用快而强，用药 2～7 天起效，10～15 天达最大效应。但是，腺泡细胞内碘离子浓度增高到一定程度，细胞摄碘即自动降低，使胞内碘离子浓度下降，从而失去抑制激素合成的效应，这就是碘化物不能单独用于甲亢内科治疗的原因。

【临床应用】

（1）甲亢的术前准备。一般在术前 2 周给予复方碘溶液，因为大剂量碘能抑制 TSH 促进腺体增生的作用，使腺体缩小变韧、血管减少，利于手术进行及减少出血。

（2）甲状腺危象的治疗。可将碘化物加到 10％葡萄糖溶液中静脉滴注，也可服用复方碘溶液。其抗甲状腺作用发生迅速，并在 2 周内逐渐停服，需同时配合服用硫脲类药物。

【不良反应与注意事项】

碘的不良反应相对较少，大多数在停药后均可恢复。

（1）一般反应。咽喉不适、口内金属味、呼吸道刺激、鼻窦炎和眼结膜炎症状及唾液分泌增多、唾液腺肿大等，停药后可消退。

（2）过敏反应。于用药后立即或几小时内发生，表现为发热、皮疹、皮炎，也可有血管神经性水肿，严重者有喉头水肿、可致窒息。一般停药可消退、加服食盐和增加饮水量可促进碘排泄。必要时采取抗过敏措施。

（3）诱发甲状腺功能紊乱。长期或过量服用碘剂可能诱发甲亢；已用硫脲类控制症状的甲亢患者，也可因服用少量碘而复发。另一方面，碘剂也可诱发甲状腺功能减退和甲状腺肿，原有甲状腺炎者不易发生。碘能进入乳汁和通过胎盘，可能引起新生儿和婴儿甲状腺功能异常或甲状腺肿，严重者可压迫气管而致命，孕妇和哺乳期妇女应慎用。

三、放射性碘

放射性碘（radioiodine）是^{131}I，有效 $t_{1/2}$ 为 5 天，甲状腺有很强的摄取^{131}I 的能力。^{131}I 的 β 射线（占 99％）在组织内射程仅约 2mm，辐射损伤只限于甲状腺内，又因增生细胞对辐射作用较敏感，很少损伤周围其他组织，可起到类似手术切除部分甲状腺的作用。少量的 γ 射线（占 1％）可在体外测得，用于测定甲状腺摄碘功能。

^{131}I 适用于不宜手术或手术后复发及抗甲状腺药物无效或过敏的甲亢患者，作用缓慢，一般用药 1 个月见效，3～4 个月后甲状腺功能可恢复正常。

剂量过大易致甲状腺功能减退，故应严格掌握剂量。由于儿童甲状腺组织处于生长期，对辐射效应较敏感；卵巢也可浓集放射性碘，可能影响遗传。因此，20 岁以下患者、妊娠或哺乳期妇女及肾功能不佳者不宜使用。此外，甲状腺危象、重症浸润性突眼症及甲状腺不能摄碘者禁用。

四、β 受体阻断药

无内在拟交感活性的 β 受体阻断药，如普萘洛尔（propranolol）、美托洛尔（metoprolol）、阿替洛尔（atenolol）等，可改善甲亢所致的心率加快、心收缩力增强等交感神经活性增强的症状。普萘洛尔在 160mg/d 还能抑制外周 T_4 转化成 T_3 减少 T_3 生成约 20%，是甲亢及甲状腺危象的辅助治疗药。

 ## 目标检测

一、单项选择题

1. 通过抑制甲状腺球蛋白水解酶而抑制甲状腺激素释放的药物是（ ）。

A. 丙硫氧嘧啶　　　B. 甲巯咪唑　　　C. 卡比马唑　　　D. 大剂量碘

2. 硫脲类的抗甲状腺作用是由于（ ）。

A. 抑制垂体前叶促甲状腺素的分泌

B. 抑制甲状腺对碘的摄取

C. 抑制过氧化酶阻止酪氨酸碘化及偶联

D. 抑制甲状腺激素从腺泡释放

3. 甲亢手术前准备宜选用（ ）。

A. 大剂量碘剂单用　　　　　　　B. 大剂量硫脲类单用

C. 硫脲类与大剂量碘剂合用　　　D. 硫脲类与小剂量碘合用

4. 治疗甲状腺危象宜选用（ ）。

A. 小剂量碘剂与硫脲类合用　　　B. 大剂量碘剂单用

C. 硫脲类单用　　　　　　　　　D. 大剂量碘剂与硫脲类合用

5. 硫脲类药物显效慢的原因（ ）。

A. 血浆蛋白结合率高　　　　　　B. 口服自胃肠道吸收慢

C. 不能对抗已合成的甲状腺激素　D. 治疗前期腺体代偿性增生

6. 下列抗甲状腺药物中能诱发甲亢的是（ ）。

A. 丙硫氧嘧啶　　　B. 甲巯咪唑　　　C. 卡比马唑　　　D. 大剂量碘化钾

7. 幼儿期甲状腺素缺乏可导致（ ）。

A. 呆小症　　　　　B. 侏儒症　　　　C. 黏液性水肿　　　D. 唐氏综合征

8. 关于硫脲类药物的不良反应叙述错误的是（ ）。

A. 粒细胞缺乏　　　B. 药疹　　　　　C. 震颤　　　　　　D. 咽痛、发热

9. 抑制甲状腺素的合成（ ）。

A. 丙硫氧嘧啶　　　B. 放射性碘　　　C. 糖皮质激素　　　D. 大剂量碘

二、多项选择题（每题的备选答案中有 2 个或 2 个以上正确答案。少选或多选均不得分。）

1. 硫脲类的适应证包括（ ）。

A. 甲亢的内科治疗　　　　　　　B. 甲亢术前准备

C. 甲状腺危象　　　　　　　　　D. 单纯甲状腺肿

2. 下列关于大剂量碘的描述正确的是（ ）。

A. 用于预防单纯性甲状腺肿　　　B. 抑制甲状腺激素的合成

C. 用于甲亢术前准备　　　　　　D. 抑制甲状腺激素的释放

3. 下列对放射性碘的描述正确的是（ ）。

A. 用于甲状腺功能检查　　　　　B. 用于甲状腺功能低下的治疗

C. 用于不宜手术的甲亢治疗　　　D. 可致甲状腺功能低下

第二十八章
胰岛素及口服降糖药

学习目标

知识要求：掌握胰岛素的药理作用、临床应用及不良反应；熟悉或了解口服降血糖药的作用、临床应用及不良反应；了解糖尿病治疗的用药指导原则。

能力要求：熟练掌握根据糖尿病治疗需要正确及时供应药品的技能；学会协助指导患者应用各类降血糖药物。

素养提升：培养指导患者合理用药的能力，具有关爱糖尿病患者、认真积极开展岗位服务的良好职业素质。

糖尿病（diabetes mellitus）是由遗传和环境等因素共同作用引起的胰岛素绝对或相对分泌不足，或是胰岛素抵抗所致的以慢性高血糖为主要特征的代谢紊乱性疾病。糖尿病可分为胰岛素依赖性糖尿病（IDDM，1 型）及非胰岛素依赖性糖尿病（NIDDM，2 型）两型。在数量急剧增加的糖尿病患者中，2 型至少占患者总数的 90％以上。典型临床表现为"三多一少"，即多食、多饮、多尿、体重减少。慢性并发症波及全身各系统，导致眼、肾、神经、心脏、血管等组织慢性进行性病变、功能减退或衰竭。病情严重或应激时可发生急性代谢性紊乱，如酮症酸中毒、高渗性昏迷等，严重危害人类健康。

目前，临床上糖尿病尚无法根治，必须采取综合治疗。在饮食疗法和运动疗法的基础上根据病情应用胰岛素或口服降糖药等治疗。目的是使患者的血糖控制在正常或接近正常水平，纠正代谢紊乱，缓解或消除糖尿病症状，防止或延缓并发症的发生，降低死亡率。

知识拓展

胰岛素的发现与"联合国糖尿病日"

1921年，加拿大医生Banting和生理学家Best在多伦多大学生理学实验室，从胰岛中提取分离得到胰岛素，并确定它有抗糖尿病的作用。胰岛素的发现挽救了无数糖尿病患者的生命，为纪念糖尿病的发现者，世界卫生组织和国际糖尿病联合会将11月14日确定为"世界糖尿病日"，2007年更名为"联合国糖尿病日"。

第一节 胰岛素

胰岛素是临床治疗糖尿病的主要药物。胰岛素是由胰岛 B 细胞受内源性或外源性物质的刺激而分泌的一种蛋白质激素，由两条多肽链组成，A 链含 21 个氨基酸残基，B 链含 30 个氨基酸残基，A、B 两链通过两个二硫键以共价相连。药用胰岛素主要从猪、牛胰腺提取，故可成为抗原，引起过敏反应。胰岛素制剂可分为速效、中效和长效三类（表 28-1）。

表 28-1　胰岛素制剂及其作用时间

分类	药物	来源	注射途径	注射时间	作用时间/h	
					开始	持续
速效	胰岛素	动物	静脉、皮下、肌内	急救、按病情需要	即刻	0.5～1
				餐前 0.5 小时，3～4 次/日	0.5～1	5～7
	单组分胰岛素	动物	同上	餐前 20 分钟，3 次/日	0.5	8～9
	生物合成人胰岛素注射液	基因工程	同上	餐前 1 小时，3 次/日	1～2	8
	重组人胰岛素注射液	基因工程	同上	餐前 1 小时，3 次/日	1～2	8
中效	低精蛋白锌胰岛素	动物	皮下	早、晚餐前 1 小时，1～2 次/日	2～4	18～24
	珠蛋白锌胰岛素	动物	皮下	早、晚餐前 1 小时，1～2 次/日	2～3	12～18
	精蛋白生物合成人胰岛素注射液	基因工程	皮下	早（晚）餐前 1 小时，1 次/日	1～2	24
	精蛋白锌重组人胰岛素注射液	基因工程	皮下	早（晚）餐前 1 小时，1 次/日	1～2	24
长效	特慢锌胰岛素	动物	皮下	早（晚）餐前 1 小时，1 次/日	4～8	>36
	精蛋白锌胰岛素	动物	皮下	早（晚）餐前 1 小时，1 次/日	4～6	24～36

【药理作用】

（1）降低血糖：胰岛素使血糖的去路增加、来源减少而降低血糖。其降血糖的主要机制有：①促进血中葡萄糖进入组织细胞，并加速其酵解和氧化利用；②促进血中葡萄糖进入肝细胞，合成糖原；③减少糖原异生，抑制糖原分解。

（2）影响代谢：促进合成、抑制分解。

① 脂肪代谢：促进脂肪合成，抑制脂肪分解。减少游离脂肪酸和酮体生成，增加脂肪酸和葡萄糖的转运，使其利用增加。

② 蛋白质代谢：增加氨基酸转运进入细胞内，促进核酸、蛋白质的合成，抑制蛋白质的分解，对人体生长过程有促进作用，与生长激素有协同作用。

③ 促进 K^+ 离子转运：促进钾离子进入细胞内激活细胞膜上的 Na^+-K^+-ATP 酶，是血钾浓度降低。

（3）促生长作用：生长激素、性激素等对蛋白质合成促进作用，只有在胰岛素存在的条件下才能表现出来，其对蛋白质、脂肪、核酸合成的促进作用也与生长有关，这对胎儿生长、器官发育、组织修复和再生都有着非常重要的意义。

【体内过程】

胰岛素作为一种蛋白质，普通制剂易为消化酶破坏，故口服无效，须注射给药。皮下注射吸收快，尤其前壁外侧和腹壁明显。$t_{1/2}$ 约 10 分钟，但作用维持时间可为数小时。主要在肝、肾灭活，10% 以原形自尿液排出。因此，严重肝肾功能不良影响其灭活。

【临床应用】

（1）糖尿病。对胰岛素缺乏的各型糖尿病都有效。主要用于：①1 型糖尿病；②2 型糖尿病初始治疗时需迅速降低血糖至正常水平者；③2 型糖尿病经饮食控制或用口服降血糖药未能控制者；④发生各种急性或严重并发症的糖尿病，如酮症酸中毒及非酮症性高渗性昏迷。

酮症酸中毒治疗原则是立即给予足够的胰岛素，纠正失水、电解质紊乱等异常和去除诱因。高渗性非酮症性糖尿病昏迷治疗原则是纠正高血糖、高渗状态及酸中毒，适当补钾，但不宜贸然使用大剂量胰岛素，以免血糖下降太快，细胞外液中水分向高渗的细胞内转移，导致或加重脑水肿；⑤合并重度感染、消耗性疾病、高热、妊娠、创伤以及手术的各型糖尿病。

（2）纠正细胞内缺钾。细胞内缺钾者，胰岛素与葡萄糖同用可促使钾内流，纠正细胞内缺钾，防治心肌梗死等心脏病导致的心律失常。

【不良反应】

（1）低血糖反应：为最常见的不良反应，多由过量或未按时进餐所致，患者出现饥饿感、不安、心慌、出汗、面色苍白、头痛、震颤，严重者出现低血糖昏迷、惊厥、休克等，甚至引起脑损伤及死亡。轻者可口服糖水，重者应立即静脉注射50%葡萄糖注射液20~40mL进行抢救。

课堂活动

　　某老年糖尿病患者，采用胰岛素及口服降血糖药治疗，最近自测血糖较高，故略增加胰岛素的剂量，30分钟后突感心慌、出冷汗、饥饿、头晕、肌肉震颤。请同学们根据此病例讨论并回答：

　　1. 老人可能发生了什么情况？应采取什么救治措施？

　　2. 这个现象告诉我们应用胰岛素制剂时要注意哪些事项？

（2）过敏反应：与制剂不纯有关，表现为血管神经性水肿、荨麻疹等，用抗组胺药或糖皮质激素药治疗，也可换用高纯度制剂或人胰岛素。

（3）胰岛素耐受性（胰岛素抵抗）：机体对胰岛素的敏感性降低的现象称胰岛素耐受性，可分为急性和慢性两种形式：①急性型，每日用量＞200U时即为急性耐受，可由创伤、感染、手术、情绪激动等引起，处理方法是消除诱因，并加大胰岛素用量；并纠正酸碱平衡和电解质紊乱；②慢性型，可能与体内产生胰岛素抗体或靶细胞膜上的胰岛素受体数目减少有关，处理方法是换用高纯度制剂或人胰岛素，并适当调整用量。

（4）局部反应：注射局部可出现红肿、硬结、皮下脂肪萎缩等，女性多于男性。经常更换注射部位或应用高纯度胰岛素可防止出现。

（5）反应性低血糖：胰岛素用量不当时，发生低血糖，虽然没有明显症状，但可以起代偿反应，使生长激素、肾上腺素、糖皮质激素、胰高血糖素等分泌增加，从而使血糖水平升高，还可造成微血管的损伤等并发症。

【用药指导】

（1）糖尿病的治疗以控制饮食为基础，使用胰岛素必须严格遵医嘱。用药前应教会患者掌握自测血糖的手段（检查尿糖、血糖、尿酮），据此调整饮食和药物用量。用药剂量和给药次数视病情而定，根据所用制剂不同，于餐前30~60分钟皮下注射，必要时静脉或肌内注射。

（2）应告诉患者，用药过程或用药后如出现头晕、乏力、出冷汗、饥饿等症状，是低血糖的表现，需立即进食或喝糖水缓解，严重的低血糖反应需立即静脉注射50%葡萄糖溶液。自行注射用药的患者，应嘱其精确抽取药液，注意经常更换注射部位和预防感染。用药期间应定期检查尿糖、血糖、肾功能、视力、眼底视网膜血管、血压及心电图等。

（3）糖尿病是终身疾病，应帮助患者树立战胜疾病的信心，正确认识糖尿病。检查长期药物治疗，结合饮食、运动疗法，以达到控制病情、稳定血糖、保证生活质量、延年益寿的目的。

第二节　口服降糖药

目前临床常用的胰岛素制剂以注射剂为主，患者的依从性较差，长期应用不方便。口服降糖药是继胰岛素发明后治疗糖尿病的一个新的进展，口服有效，应用方便，但不能完全取代胰岛素的地位，主要用于轻、中度 2 型糖尿病。常用口服降血糖药包括磺酰脲类、双胍类、α-葡萄糖苷酶抑制剂、胰岛素增敏剂、餐时血糖调节剂等。

一、磺酰脲类

磺酰脲类是最早使用的口服降糖药。第一代磺酰脲类药物主要有甲苯磺丁脲、氯磺丙脲、醋磺己脲等。第二代磺酰脲类药物包括格列本脲（优降糖）、格列吡嗪（美吡达）、格列波脲和格列喹酮等。第三代磺酰脲类药物格列齐特（达美康）、格列美脲，其降血糖活性较第一代强数十倍至上百倍，且低血糖、粒细胞减少及心血管不良反应的发生率较低，故临床应用范围广泛。

【药理作用及机制】

（1）降血糖作用。该类药降低正常人血糖，对胰岛功能尚存的患者有效，但对 1 型糖尿病患者及切除胰腺之动物则无作用。其机制是：①刺激胰岛 B 细胞释放胰岛素。当该类药物与胰岛 B 细胞膜上磺酰脲受体结合后，可阻滞与受体相偶联的 ATP 敏感钾通道而阻止钾外流，致使细胞膜去极化，增强电压依赖性钙通道开放，促进胞外钙内流。胞内游离钙浓度增加后，触发胰岛素的释放；②降低血清糖原水平；③增加胰岛素与靶组织的结合能力。长期服用且胰岛素已恢复至给药前水平的情况下，其降血糖作用仍然存在，这可能与其增加靶细胞膜上胰岛素受体的数目和亲和力有关。

（2）抗利尿作用。格列本脲、氯磺丙脲有抗利尿作用，通过促进抗利尿激素的分泌，并增强其作用，减少排尿，用于治疗尿崩症。

（3）对凝血功能的影响。第三代磺酰脲类降血糖药物可使血小板黏附力减弱，刺激纤溶酶原的合成。

【体内过程】

本品口服吸收迅速且完全，与血浆蛋白结合率较高，多数药物在肝脏代谢后从尿中排出。甲苯磺丁脲口服后 3~5 小时达峰值，$t_{1/2}$ 约 8 小时，作用维持 6~12 小时，每日给药 3 次；代谢产物可使尿蛋白测定出现假阴性。氯磺丙脲 $t_{1/2}$ 长约 36 小时，部分以原形由肾小管分泌排出，排泄缓慢，每天只需给药一次。格列本脲口服后 2~6 小时血药浓度达高峰，作用维持 15 小时，每天用药 1~2 次。格列吡嗪服后 1~2 小时达峰浓度，$t_{1/2}$ 约为 10 小时，95％在肝内代谢，5％原形自尿排泄。

【临床应用】

临床用于胰岛功能尚存的 2 型糖尿病且单用饮食控制无效者；氯磺丙脲 0.25~0.5g/d 用于治疗尿崩症，可使患者尿量明显减少。

【不良反应】

常见不良反应为皮肤过敏、胃肠不适、嗜睡及神经痛，也可致肝损害，尤以氯磺丙脲多见。少数患者有白细胞、血小板减少及溶血性贫血，因此需定期检查肝功能和血象。较严重的不良反应为持久性的低血糖症，常因药物过量所致。老人及肝肾功能不良者发生率高，故老年及肾功能不良的糖尿病患者忌用。新型磺酰脲类降糖药较少引起低血糖。

【用药指导及药物相互作用】

提示肝肾功能不全、慢性心功能不全、有酮症倾向及对磺酰脲类药物过敏者禁用。由于磺酰脲类血浆蛋白结合率高，因此在蛋白结合上能与其他药物（如保泰松、水杨酸钠、吲哚美辛、青霉素、双香豆素等）发生竞争，使游离药物浓度上升而引起低血糖反应。消耗性疾病患者血浆蛋白低，黄疸患者血浆胆红素水平高，也能竞争血浆蛋白结合部位，更易发生低血糖。乙醇抑制糖原异生和肝葡萄糖输出，故患者饮酒会导致低血糖。另一方面，氯丙嗪、糖皮质激素、噻嗪类利尿药、口服避孕药均可降低磺酰脲类的降血糖作用，须予注意。

二、双胍类

本类药物包括二甲双胍（甲福明）、苯乙双胍（苯乙福明）等，临床应用主要是二甲双胍。主要用于轻、中度 2 型糖尿病，尤其对胰岛素耐受的肥胖患者疗效较好。与胰岛素合用于中、重度糖尿病，可增强疗效，减少胰岛素的用量。

【不良反应】

（1）胃肠道反应：常见表现为恶心、呕吐、腹泻、口中有金属异味等，停药后症状可减轻或消失。

（2）巨幼细胞贫血：与抑制维生素 B_{12} 在肠道的吸收有关。

（3）乳酸性酸中毒：苯乙双胍易引起乳酸性酸中毒，严重者可危及患者生命。

【用药指导】

苯乙双胍的不良反应多见，应严格掌握适应证，每日用量不得超过 75mg；肝肾功能不全、慢性心功能不全及酮体阳性者禁用。乙醇能强化二甲双胍的降血糖和升高乳酸的作用，服药期间应禁酒。

知识拓展

二甲双胍

二甲双胍最早于1957年用于临床，曾因双胍类药物所致的乳酸性酸中毒发生率较高而禁用，90年代后二甲双胍又被重新广泛地用于临床。本品可抑制肠道对葡萄糖、氨基酸、脂肪等的吸收，抑制食欲，使餐后血糖降低和延迟。增加外周组织胰岛素受体与胰岛素的亲和力，促进外周组织摄取葡萄糖，加速葡萄糖的无氧酵解。抑制肝脏糖异生，减少肝糖输出。增加靶细胞中的胰岛素受体数，提高对胰岛素的亲和力和敏感性，增强胰岛素的作用。1型糖尿病单用本品无效，与胰岛素合用有效。增强外周组织糖的无氧酵解。增加骨骼肌对葡萄糖的利用和氧化。增加脂肪组织的葡萄糖代谢。抑制人动脉平滑肌细胞和成纤维细胞生长，延缓血管并发症的发生。适用于中年以上起病的2型糖尿病的治疗，特别是偏肥胖而不能通过饮食控制及运动治疗控制的高血糖者。亦用于磺脲类药物治疗失效者。对用胰岛素治疗的1型糖尿病和有胰岛素抗药性者，可加用本品以减少胰岛素剂量。2型糖尿病肥胖者与磺脲类或其他降糖药联用，可提高降糖效果。

二甲双胍

二甲双胍（metformin）是临床应用最广的口服降糖药之一。

【药理作用】

对糖尿病患者有降血糖作用，但对正常人几乎无作用。其降血糖机制有：①抑制肠道对葡萄糖的吸收；②加速外周组织对葡萄糖的摄取和利用；③抑制肝糖原异生；④抑制胰高血糖素的释放。

【体内过程】

口服二甲双胍主要在小肠吸收。空腹状态下口服二甲双胍 0.5g 的绝对生物利用度为 50%～60%。同时进食略降低药物的吸收速度和吸收程度。本品血药浓度时间为 2 小时，平均血浆浓度 $t_{1/2}$ 约为 4 小时。二甲双胍几乎不与血浆蛋白结合，按照常用临床剂量和给药方案口服本品，可在 24～48 小时内达到稳态血浆浓度。本品不与血浆蛋白结合。一部分可由肾小管分泌，故肾清除率大于肾小球滤过率，本品主要以原形由肾脏排泄，12h 内约排泄 90%，$t_{1/2}$ 为 1.7～4.5 小时，故在肾功能减退时用本品可在体内大量积聚，引起高乳酸血症或乳酸性酸中毒。

【临床应用】

首选用于单纯饮食控制及体育锻炼治疗无效的 2 型糖尿病，特别是肥胖的 2 型糖尿病。对于 1 型或 2 型糖尿病，本品与胰岛素合用，可增加胰岛素的降血糖作用，减少胰岛素用量，防止低血糖发生。本品可与磺脲类口服降血糖药合用，具协同作用。

【不良反应】

(1) 常见不良反应包括腹泻、恶心、呕吐、胃胀、乏力、消化不良、腹部不适及头痛。

(2) 其他少见不良反应为大便异常、低血糖、肌痛、头昏、头晕、指甲异常、皮疹、出汗增加、味觉异常、胸部不适、寒战、流感症状、潮热、心悸、体重减轻等。

(3) 二甲双胍可减少维生素 B_{12} 的吸收，但极少引起贫血。

(4) 本品在治疗剂量范围内，引起乳酸性酸中毒罕见。乳酸性酸中毒是双胍类药严重的不良反应，但少见。由于双胍类药物可促进组织葡萄糖的无氧酵解而发生乳酸堆积，尤其见于伴有肝、肾功能不全或合并重症感染、心肺疾病、休克、缺氧、酒精中毒等情况时。苯乙双胍在较大剂量时易发生，二甲双胍的发生率很低。

【药物相互作用】

(1) 二甲双胍与抗凝药（如华法林）合用，可致出血倾向，需调整抗凝药的剂量；树脂类药物可减少本品的吸收。

(2) 西咪替丁可增加本品的生物利用度，减少肾脏清除率，故应减少本品剂量。

(3) 二甲双胍与噻嗪类药物或其他利尿剂、糖皮质激素、雌激素、口服避孕药、苯妥英钠、拟交感神经药、钙通道阻滞剂、异烟肼等合用可引起血糖升高。

(4) 服用氯磺丙脲的患者在换用本品的最初 2 周要密切注意，因为氯磺丙脲在体内有较长滞留，易导致药物作用过量，发生低血糖。除氯磺丙脲，患者从其他的口服降糖药转为用本品治疗时，通常不需要转换期。

【禁忌证】

对本品过敏者禁用，下述情况禁用：①妊娠期和哺乳期妇女、10 岁以下儿童、80 岁以上老人；②糖尿病酮症酸中毒、糖尿病高血糖高渗综合征、糖尿病乳酸性酸中毒；③严重肝、肾功能不全，低血容量休克，心力衰竭，AMI，及其他严重心、肺疾病；④严重感染或外伤、外科大手术、临床有低血压和缺氧等；⑤合并严重糖尿病肾病与眼底病变；⑥酗酒者、维生素 B_{12} 和叶酸缺乏未纠正者。

三、α-葡萄糖苷酶抑制剂

为新型口服降血糖药，临床常用的有阿卡波糖、伏格列波糖、米格列醇等。

【药理作用】

选择性抑制小肠的 α-葡萄糖苷酶活性，使淀粉、蔗糖等碳水化合物转化为葡萄糖的过程减慢，并延缓葡萄糖的吸收，降低餐后血糖。长期应用可降低空腹血糖，并减轻尿糖，还可以降低甘油三酯。

【临床应用】

用于轻、中度 2 型糖尿病，餐后血糖高者首选。与第一口饭同服，可使餐后血糖峰值降低，波动减小。既可单独使用，也可与其他降血糖药（胰岛素和磺酰脲类）合用。服药期间应增加饮食中碳水化合物的比例，减少单糖的摄入，以提高疗效。

【不良反应】

主要有腹胀、嗳气、排气增多、腹泻等胃肠道反应。溃疡、肠炎患者慎用。孕妇、哺乳期妇女及有明显消化和吸收障碍者禁用。

四、胰岛素增敏剂

改善患者的胰岛素抵抗状态对糖尿病治疗具有重要意义，2 型糖尿病患者的胰岛素抵抗需给予提高机体胰岛素敏感性的药物进行治疗。噻唑烷酮类胰岛素增敏剂的出现，使人们对 2 型糖尿病治疗从单纯增加胰岛素的数量转移到增加对胰岛素的敏感性上来。常用药物包括吡格列酮、罗格列酮、曲格列酮、环格列酮、恩格列酮等，是一类新型的胰岛素增敏剂，显著改善胰岛素抵抗及相关代谢紊乱，对 2 型糖尿病及其心血管并发症均有明显疗效。其中，临床上使用的药物包括吡格列酮、罗格列酮等。

【药理作用及机制】

（1）改善胰岛素抵抗、降低高血糖。噻唑烷酮类治疗 2 型糖尿病，可降低骨骼肌、脂肪组织和肝脏的胰岛素抵抗。与磺脲类或二甲双胍联合治疗可显著降低胰岛素抵抗。

（2）改善脂肪代谢紊乱。噻唑烷酮类能显著降低糖尿病患者体内甘油三酯含量，增加总胆固醇和 HDL-C 的水平。以吡格列酮 3mg/kg 喂食肥胖的 Wistar 大鼠可增加极低密度脂蛋白-甘油三酯的清除，降低其水平。曲格列酮也可明显降低致密的小颗粒 LDL 含量，增强 LDL 对氧化修饰的抵抗能力。

（3）对 2 型糖尿病血管并发症的防治作用。可抑制血小板聚集、炎症反应和内皮细胞的增生，抗动脉粥样硬化。还可延缓蛋白尿的发生，使肾小球的病理改变明显减轻。

（4）改善胰岛 B 细胞功能。噻唑烷酮类可增加胰岛的面积、密度和胰岛中胰岛素含量而对胰岛素分泌无影响，通过减少细胞死亡阻止胰岛 B 细胞的衰退。

【临床应用】

主要用于治疗胰岛素抵抗和 2 型糖尿病。

【不良反应】

该类药物低血糖发生率低。副作用主要有嗜睡、肌肉和骨骼痛、头痛、消化道症状等。但曲格列酮由于特异性肝毒性已不在临床上使用；而罗格列酮由于存在潜在的导致心血管事件的作用被限制使用。

五、餐时血糖调节剂

餐时血糖调节剂是一种促胰岛素分泌剂，最大的优点是促进糖尿病患者胰岛素生理性分泌曲线的恢复。其作用机制可能是通过与胰岛 B 细胞膜上的特异性受体结合，促进与受体偶联的 ATP 敏感性 K^+ 通道关闭，抑制 K^+ 从胰岛 B 细胞外流，使细胞膜去极化，从而开放电压依赖的 Ca^{2+} 通道，使细胞外 Ca^{2+} 进入胞内，促进贮存的胰岛素分泌。低血糖较磺脲类药物少见。口服给药后迅速经胃肠道吸收入血，15 分钟起效，1 小时内达峰值浓度，$t_{1/2}$ 约 1 小时，通过肝药酶 P_{450} 系统代谢，其中 92% 随胆汁进入消化道经粪便排出，其余 8% 经尿排泄。

该类药物主要代表药物有瑞格列奈，主要适用于 2 型糖尿病患者，老年糖尿病患者也可服用，且适用于糖尿病肾病者。因其结构中不含硫，故对磺脲类药物过敏者仍可使用。

第三节　新型降血糖药

随着人们对糖尿病及新型降血糖药研究的不断深入，目前已取得重要进展。最近某些作用于新靶分子的降血糖药，即新型降血糖药已经上市，为糖尿病患者的治疗提供了更新的用药选择。

一、以胰高血糖素样肽-1 为作用靶点的药物

胰高血糖素样肽-1（GLP-1）是一种肠促胰岛素，由肠道 L 细胞分泌。GLP-1 由胰高血糖素原基因表达，此基因在胰岛 A 细胞的主要表达产物是胰高血糖素，而在肠黏膜 L 细胞表达的为 GLP-1。GLP-1 的主要药理作用：①以葡萄糖依赖的方式作用于胰岛 B 细胞，促进胰岛素基因的转录，使胰岛素的合成和分泌增加；②刺激 B 细胞的增殖和分化，抑制凋亡，增加胰岛 B 细胞数量；③强烈抑制胰岛 A 细胞的胰高血糖素分泌；④促进胰岛 D 细胞生长抑素分泌，而生长抑素又作为旁分泌激素参与抑制胰高血糖素的分泌；⑤抑制食欲与摄食；⑥延缓胃内容物排空等。

GLP-1 在体内可迅速被二肽基肽酶Ⅳ降解而失去生物活性，$t_{1/2}$不到 2 分钟，这大大限制了其临床应用。因此，长效 GLP-1 受体激动剂依克那肽及口服 DPP-Ⅳ抑制剂磷酸西他列汀，为 2 型糖尿病的治疗提供了更新的用药选择。

依克那肽

依克那肽（exenatide）是人工合成的肠促胰岛素样类似物，能明显改善 2 型糖尿病患者的血糖。本品是一种长效 GLP-1 受体激动剂，主要生物学作用与 GLP-1 相同，通过长效激动 GLP-1 受体，以依赖于血糖增高的方式发挥其作用。临床研究证实，该药能在不引起低血糖和增加体重风险的基础上治疗 2 型糖尿病。目前应用依克那肽的适应证是采用二甲双胍、磺酰脲类制剂，或两种药物联合治疗达不到目标血糖水平的患者。

依克那肽目前是注射用药，每天给药两次（通常在早餐和晚餐之前）。该药最常见的副作用是胃肠反应如恶心、呕吐、腹泻等，一般为轻到中度，通常随继续用药而减轻。其禁忌证包括严重的胃肠道疾病和明显的肾功能不全（肌酐清除率小于 30mL/min）。

二、胰淀粉样多肽类似物

普兰林肽

普兰林肽（pramlintide）是胰淀粉样多肽（胰淀素，淀粉不溶素）的一种合成类似物，与内源性胰淀粉样多肽有着相同的生物学功能，也是至今为止继胰岛素之后第二个获准用于治疗 1 型糖尿病的药物。研究证实，普兰林肽可以延缓葡萄糖的吸收，抑制胰高血糖素的分泌，减少肝糖生成和释放，因而具有降低糖尿病患者体内血糖波动频率和波动幅度，改善总体血糖控制的作用。普兰林肽绝对生物利用度为 30%～40%，达峰时间约为 20 分钟，$t_{1/2}$约为 50 分钟。普兰林肽主要经肾脏代谢和排泄，其代谢产物为脱赖氨酸普兰林肽。主要用于 1

型和 2 型糖尿病患者胰岛素治疗的辅助治疗，但不能替代胰岛素。

普兰林肽不可用于胰岛素治疗依从性差、自我监测血糖依从性差的患者。当开始应用普兰林肽后，为防止发生低血糖的危险．应增加监测血糖的次数，降低餐时胰岛素给药剂量。为减少胰岛素对其药代动力学的影响，两者最好不要放置在同一注射器或在同一注射部位给药。其他不良反应有关节痛、咳嗽、头晕、疲劳、头痛及咽炎等。

 # 目标检测

单项选择题

1. 胰岛素的常用给药途径是（   ）。

A. 皮内注射   B. 静脉注射   C. 皮下注射   D. 肌内注射

E. 口服

2. 糖尿病患者应用胰岛素，以下哪项是正确的（   ）。

A. 饭前半小时皮下注射   B. 饭前 1 小时肌内注射

C. 饭后半小时肌内注射   D. 饭后半小时皮下注射

E. 进餐时同服

3. 甲苯磺丁脲的临床适应证是（   ）。

A. 重型糖尿病

B. 糖尿病昏迷

C. 胰岛素功能完全丧失的糖尿病

D. 胰岛功能尚未完全丧失的轻、中度 2 型糖尿病

E. 单用饮食控制有效的轻度糖尿病

4. 与磺酰脲类药物合用增强其降糖作用的药物是（   ）。

A. 糖皮质激素   B. 氢氯噻嗪   C. 胰岛素   D. 乙醇

E. 硫脲类

5. 糖尿病酮症酸中毒和糖尿病昏迷患者宜选用（   ）。

A. 胰岛素   B. 珠蛋白锌胰岛素

C. 低蛋白锌胰岛素   D. 精蛋白锌胰岛素

E. 甲苯磺丁脲

6. 下列对胰岛素药理作用的叙述，哪项是错误的（   ）。

A. 促进葡萄糖的利用   B. 抑制糖原分解

C. 减少糖原异生   D. 促进血糖转运

E. 促进脂肪分解

第七篇

化疗药物

第二十九章
抗菌药

学习目标

知识要求： 掌握抗菌药物常用术语；掌握常见抗生素和人工合成抗菌药的作用机制和作用特点；掌握理解耐药性产生及防控措施；熟悉氨基糖苷类抗生素、氯霉素、四环素类抗生素的药理作用及不良反应；了解一些新型抗生素产品。

能力要求： 能够根据抗菌谱、抗菌活性划分抗菌药物，能够理解抗生素后效应及其意义；能够根据药物作用机制和适应证合理应用各类抗生素，理解涉及本章药物的处方；为治疗感染性疾病提供用药咨询服务。

素养要求： 初步培养规范、合理使用抗菌药物的习惯。

化学治疗（chemotherapy）是应用化学药物对病原体和肿瘤所致疾病进行预防或治疗，简称化疗。用于化疗的药物称化疗药物，包括抗（病原）微生物药、抗寄生虫药和抗肿瘤药。

抗微生物药物是对病原微生物有抑制或杀灭作用，用于防治病原微生物感染性疾病的药物。一般按作用对象可分为抗菌药、抗真菌药和抗病毒药。

化疗药物通过机体吸收、分布、代谢和排泄作用于体内的病原微生物（或寄生虫、肿瘤细胞），发挥防治作用，同时给机体带来不同程度的不良反应。因此，化疗药物明显不同于其他药物：化疗药物主要不是针对机体的，而是针对病原体和肿瘤细胞的。以抗微生物药为例，通过图 29-1，我们可以了解抗微生物药、病原体和机体三者之间的相互关系。理想的抗菌药应具有对致病菌有明显抑制或杀灭的作用，而不影响机体细胞的特性。因此，在充分发挥药物的治疗作用的同时，应防止细菌耐药性的产生，并同时尽量避免和降低药物的不良反应。

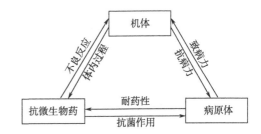

图 29-1 机体、抗微生物药及病原体三者间相互关系

第一节   抗菌药物概述

抗菌药是指对细菌有抑制或杀灭作用的药物，按来源可分为抗生素和人工合成抗菌药。抗生素是由各种微生物（包括细菌、真菌、放线菌）产生的，能抑制或杀灭其他微生物的物质，包括天然抗生素和半合成抗生素。人工合成抗菌药是用化学合成方法制成的抗菌药物，主要包括磺胺类、喹诺酮类、呋喃类等。

一、常用术语

（1）抗菌谱（antibacterial spectrum）：抗菌药抑制或杀灭病原微生物的范围。抗菌范围小的药物属窄谱抗菌药，如异烟肼仅对结核杆菌有效。广谱抗菌药对多数细菌，甚至包括衣原体、支原体等病原体均有效。

（2）抗菌活性（antibacterial activity）：是指药物抑制或杀灭细菌的能力。常用的评价指标有最低抑菌浓度和最低杀菌浓度。

（3）最低抑菌浓度（minimal inhibitory concentration，MIC）：是指在体外试验中，药物能够抑制培养基内细菌生长的最低浓度。仅能抑制细菌生长和繁殖的药物称抑菌药（bacteriostatic drug），如磺胺类和四环素类等。

（4）最低杀菌浓度（minimal bactericidal concentration，MBC）：是指在体外试验中，药物能够杀灭培养基内细菌的最低浓度。不仅能抑制细菌生长，而且能杀灭细菌的药物称杀菌药（bactericide），如青霉素类、氨基苷类和喹诺酮类等。

（5）化疗指数（chemotherapeutic index）：一般可用动物实验的 LD_{50}/ED_{50} 或 LD_5/ED_{95} 的比值表示。是衡量化疗药物临床应用价值和安全性评价的重要参数。有时并不可靠，如青霉素的化疗指数很大，但可引起过敏性休克甚至死亡。

（6）抗生素后效应（post-antibiotic effect，PAE）：是指抗菌药物作用于细菌并产生抑制作用后，抗菌药浓度降至最低抑菌浓度以下或消失，细菌生长仍然持续受到抑制的效应，这种现象称为抗生素后效应或抗菌后效应，如氨基糖苷类、喹诺酮类。一般而言，PAE 时间越长，其抗菌活性越强，PAE 是评价抗菌药物活性的重要指标之一。PAE 可应用于临床给药方案的设计及合理用药等方面。

知识拓展

抗生素后效应（PAE）与浓度依赖性抗生素

抗生素后效应是1940年在体外试验中首次被描述的。试验发现，细菌短期暴露于抗菌药物后，在抗菌药物撤离后的一段时间里仍不能生长。虽然确切的机制还不清楚，但认为残余药物与靶蛋白结合、细菌代谢恢复延迟及形态学改变时间延长可能起一定作用。活体实验也发现这一效应。氨基苷类、碳青霉烯类(亚胺培南、美罗培南)、喹诺酮类和万古霉素都有明显的抗生素后效应。这类药物又称浓度依赖性抗生素。

浓度依赖性抗抗生素的血药浓度超过MIC直至达到8~10倍MIC时，可以达到最大的杀菌效应，有两大特点：①有首次接触效应；②有较长的抗生素后效应，因此这类药物临床疗效的关键是提高药物浓度，所以给药的关键是剂量，给药的时间间隔也逐渐转向一天一次疗法。因为药物毒性与峰值浓度相关，故一天一次给药时应进行血药浓度监测，以保证其安全性。氨基糖苷类抗生素为浓度依赖性抗生素，一日给药一次，不仅疗效与一日2~3次静点疗效相同，而且耳、肾毒性也有所减轻。

另一类抗生素无明显PAE现象，其抗菌作用主要与药物浓度在一定范围内的持续时间有关，称为时间依赖性抗菌药物，特点是：①无首次接触效应；②当浓度低于MIC时，不能抑制细菌生长，当血药浓度大于MIC后，抗菌活性与作用时间密切相关，当药物浓度达到4~5倍MIC时，抗菌活性达到饱和，再增加浓度抗菌活性不再增加。这类药包括青霉素类、头孢菌素类和大环内酯类。时间依赖性抗生素需要每日多次给药，或持续滴注，才能保持良好的抗菌活性。

（7）首次接触效应（first expose effect）：是指抗菌药物在初次接触细菌时有强大的抗菌效应，再度接触不再具有该强大作用，或连续与细菌接触后抗菌效应不再明显增强，需间隔相当时间后才会起作用。氨基糖苷类抗生素有明显的首次接触效应。

二、抗菌药作用机制

抗菌药通过对病原微生物靶点的作用，干扰细菌的正常生理生化功能，达到抑制和杀灭病原微生物的作用。根据病原微生物结构或代谢特征，抗菌药作用靶部位的不同，其抗菌作用机制可分为以下几种（图29-2）。

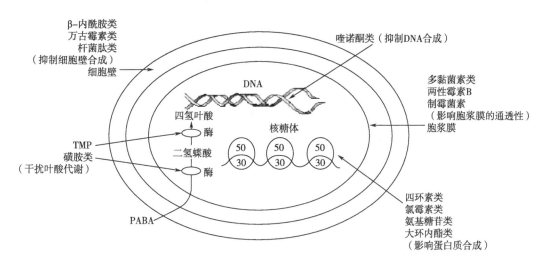

图 29-2　细菌结构与抗菌药物作用部位示意图

（1）抑制细菌细胞壁的合成。细菌细胞的外面有一层坚韧而富有弹性的细胞壁，而人体细胞无细胞壁。细胞壁主要由肽聚糖（peptidoglycan，也称黏肽）构成，聚糖骨架由 N-乙酰葡萄糖胺和 N-乙酰胞壁酸交替构成线性多糖链，多糖链之间通过肽链交联成网，从而形成细胞壁，可维持细菌的形状和功能，保护细菌不被菌体内的高渗透压所破坏。革兰氏阳性（G⁺）菌细胞壁厚而坚韧，肽聚糖含量占 50%~80%，肽聚糖层数可达 50 层以上，菌体内含多种氨基酸、核苷酸、维生素、糖、无机离子及其他代谢物，渗透压高；革兰氏阴性（G⁻）菌细胞壁较薄，肽聚糖仅占 1%~10%（含 1~3 层），肽聚糖层外侧依次还有脂蛋白、外膜和脂多糖三层结构，类脂较多，占 60% 以上，菌体内没有大量的营养物质及代谢物，渗透压低。G⁻菌细胞的外膜能阻止青霉素等抗生素进入细胞，增加了治疗难度。

抑制细菌细胞壁的合成抗菌药物有：β-内酰胺类抗菌药，包括青霉素类和头孢菌素类，能与细菌胞浆膜上的青霉素结合蛋白（penicillin binding proteins，PBPs）结合，使转肽酶失去活性，阻止肽聚糖的形成，造成细胞壁缺损，菌体内的高渗透压将导致水分不断渗入菌体内，致使细菌膨胀变形，加上自溶酶的激活，从而引起细菌破裂溶解死亡；万古霉素、杆菌肽、磷霉素、环丝氨酸等分别作用于细胞壁合成的不同阶段，抑制细菌细胞壁的合成。

（2）抑制细菌蛋白质合成。细菌细胞为原核细胞，其核糖体由30S和50S二个亚基组成，结合后为70S；哺乳动物和人体细胞为真核细胞，其核糖体为80S，由40S和60S亚基组成。细菌核糖体与人体核糖体的生理生化功能不同，据此临床抗菌药物的常用剂量能选择性抑制细菌蛋白质合成而不影响人体细胞功能。氯霉素、林可霉素类和大环内酯类抗生素能可逆性地与核糖体50S亚基结合，抑制蛋白质合成。四环素类和氨基糖苷类抗生素与核糖体30S亚基结合，抑制蛋白质合成。

背景知识

蛋白质的生物合成

蛋白质生物合成亦称为翻译（translation），即把mRNA分子中碱基排列顺序转变为蛋白质或多肽链中的氨基酸排列顺序的过程。不同的组织细胞具有不同的生理功能，是因为它们表达不同的基因，产生具有特殊功能的蛋白质。蛋白质的生物合成包括氨基酸的活化及其与专一转移核糖核酸(tRNA)的连接；肽链的合成（包括起始、延长和终止）和新生肽链加工成为成熟的蛋白质三大步骤，以mRNA为模板，tRNA为运载体，核糖体为装配场所，共同协调完成，形成没有生物活性的多肽链，经进一步加工改造成为有功能的蛋白质分子。其中心环节是肽链的合成，包括肽链起始阶段、肽链延长阶段和肽链终止阶段。

1. 肽链起始阶段。氨酰tRNA合成酶催化活化氨基酸与tRNA 3′端羟基生成氨酰基-tRNA（aa-tRNA），然后由起始因子、三磷酸鸟苷（GTP）、核糖体、mRNA和氨酰基-tRNA形成起始复合物。

2. 肽链延长阶段。50S亚基上有A位和P位，分别接受氨基酸和形成肽链。各aa-tRNA按照mRNA上核苷酸密码要求按顺序依次接在A位上，此时P位上形成的肽链移到A位，其氨基酸羧基端接到A位氨基酸的氨基端。P位上的tRNA释出，再回到胞浆中形成新的aa-tRNA。核糖体在mRNA上移位，将A位上的肽链移到P位，A位继续接受下一个aa-tRNA。如此循环使肽链延长。

3. 肽链终止阶段。当mRNA上出现终止密码信号时蛋白质合成终止，释放已合成的肽链。tRNA、mRNA分离，核糖体解体为30S和50S亚基，重新参与下次蛋白质合成。

（3）影响细菌核酸和叶酸代谢。喹诺酮类抗菌药通过抑制DNA回旋酶，抑制细菌的DNA复制而产生杀菌作用。利福平与敏感菌的DNA依赖的RNA多聚酶的β-亚单位结合，阻碍mRNA合成而产生杀菌作用。人和哺乳动物细胞能直接利用周围环境中的叶酸进行代谢，而细菌必须自身合成叶酸。磺胺类抗菌药抑制二氢蝶酸合成酶，甲氧苄啶抑制二氢叶酸还原酶，分别干扰叶酸代谢不同环节，抑制细菌生长繁殖。

（4）改变细胞膜的通透性。细菌细胞膜是由类脂质和蛋白质分子构成的一种半透膜，具有渗透屏障和运输物质的功能。多肽类抗生素如多黏菌素类药物含多个阳离子基团和一个脂肪酸直链肽，极性阳离子能与细胞膜中磷脂的磷酸基形成复合物，使细胞膜的通透性增加。多烯类抗真菌药如两性霉素 B 能与真菌细胞膜上的麦角固醇结合，形成孔道，使细胞膜的通透性增加，引起菌体内蛋白质、氨基酸、核苷酸等外漏，使细菌死亡。

三、细菌耐药性的产生及调控

（一）细菌耐药性

细菌耐药性（bacterial resistance，抗药性）是细菌产生对抗生素不敏感的现象，是细菌在自身生存过程中的一种特殊表现形式。耐药性可分为固有耐药性与获得耐药性两种。固有耐药性又称天然耐药性，由细菌染色体基因决定，是基于药物作用机制的一种内在的耐药性，如链球菌对氨基糖苷类抗生素天然耐药，肠道革兰氏阴性杆菌对青霉素耐药。获得耐药性是细菌与抗生素接触后，经由质粒介导，细菌改变自身的代谢途径，对药物的敏感性下降甚至消失。获得耐药性是最主要、最多见的耐药方式，可因不再接触抗生素而消失，也可由质粒将耐药基因转移给染色体后代代相传成为固有耐药性。

对药物产生耐药的病原菌称为耐药菌（或株）。有些耐药菌可同时对几种作用机制不同的抗菌药产生耐药，称为多药耐药性。有些耐药菌对一种抗菌药产生耐药以后，对其他作用机制类似的抗菌药也产生耐药，称为交叉耐药性。

（二）耐药性产生的机制

（1）产生失活酶和钝化酶。耐药细菌通过产生失活酶或钝化酶来破坏抗生素或使之失去抗菌作用，是获得耐药性产生的重要机制。①β-内酰胺酶：对 β-内酰胺类抗生素耐药菌株（如耐药的金黄色葡萄球菌），主要是由于产生了 β-内酰胺酶，使抗生素的 β-内酰胺环的酰胺链断裂而失去抗菌活性。②氨基糖苷类钝化酶：细菌对氨基糖苷类药物耐药的最重要原因是产生氨基糖苷类钝化酶，如乙酰转移酶、磷酸转移酶、核苷转移酶等。③其他酶类：红霉素酯化酶可水解红霉素结构中的内酯环而使之失去抗菌活性；氯霉素乙酰转移酶能使氯霉素转化为无抗菌活性的代谢物。

（2）细胞膜通透性改变。细菌接触抗生素后，可以通过改变通道蛋白的性质和数量来降低细菌的膜通透性，使药物无法进入菌体内而耐药。如 G^- 菌细胞壁黏肽层外存在的类脂双层组成的外膜，能阻碍抗菌药进入菌体内。

（3）靶位的改变。细菌通过靶位的改变，使抗生素失去作用点，从而不易发挥作用。如细菌可通过降低体内二氢蝶酸合成酶与磺胺药的亲和力而对磺胺药产生耐药性。

（4）产生代谢拮抗物。细菌通过产生代谢拮抗物使抗菌药物失效。对磺胺耐药的细菌可通过产生较多的对氨基苯甲酸导致其失效。

（5）影响主动流出系统。某些细菌通过消耗能量能将进入菌体的药物泵出体外，称为主动流出系统。在该系统作用下，大肠埃希菌、金黄色葡萄球菌、表皮葡萄球菌、铜绿假单胞菌、空肠弯曲菌对四环素、氟喹诺酮、大环内酯类、氯霉素和 β-内酰胺类抗生素产生多重耐药。

（三）耐药性的调控

随着抗生素的广泛应用，各种抗菌药物耐药性的发生率逐渐增高。为减少和避免耐药性的产生，应严格控制抗菌药物的使用：严格掌握抗菌药的预防应用、局部使用的适应证，避免滥用；合理使用抗菌药物，可单独用药控制的病情不采用联合给药、可用窄谱抗生素的不用广谱抗生素，并合理确定用药疗程；加强医院管理，严格执行消毒隔离制度，防止耐药菌的交叉感染；加强抗菌药物的药政管理，抗菌药物必须凭医生处方购买，严格遵守《抗菌药物临床应用指导原则》；实行抗菌药的"轮休"，根据病情选择不同机制的抗菌药物交替使用，同时加大科研力量，不断研制新的抗菌药物。

四、抗菌药物合理应用

抗菌药物是防治感染性疾病的主要药物，在抗感染方面发挥着重要作用，但随着抗菌药物的广泛使用，也带来了很严重的问题，如过敏反应、二重感染、细菌耐药性的产生等。因此，应合理有效地使用抗菌药物，能杀灭致病菌、控制感染，又不引起明显的不良反应，同时延缓细菌耐药性的产生。临床上应在有明确的用药指征下选用适宜的抗菌药，应用合适的剂量、给药途径与疗程，并采用有效的措施合理使用抗菌药物。

（一）抗菌药临床应用的基本原则

（1）重视和加强病原学检查。尽早确定致病菌种类、感染部位及其对抗菌药物敏感度是抗菌药合理应用的前提。首先要了解患者是否有用药指征，并根据细菌对抗菌药物敏感度与耐药性的变迁，选择适当的药物进行治疗。对不明原因的发热或病毒性感染，应进行涂片染色检查、细菌培养和药物敏感试验，最后根据细菌学检查结果选用合适抗菌药物进行针对性治疗，不要滥用抗菌药物。

（2）注意特殊人群用药。对于妊娠和哺乳期妇女，要考虑特殊的生理状态，严格控制致畸药物和影响乳儿生长药物的应用，如磺胺、甲氧苄啶、利福平、甲硝唑等药物可引起畸胎；四环素类可影响胎儿骨骼与牙齿的发育；氯霉素可抑制胎儿造血系统的功能，还可引起早产儿及新生儿灰婴综合征，应予禁用。老年人因血浆蛋白较年轻人低，肾功能逐渐减退，主要经肾排泄的药物消除减慢，应根据肾功能情况调整用药剂量及给药间隔时间。新生儿因血浆蛋白结合能力弱，应禁用磺胺类药物；红细胞缺乏葡萄糖-6-磷酸脱氢酶，禁用呋喃类或磺胺类药物，因可引起溶血；新生儿肝、肾功能未发育完全，应禁用氯霉素；氟喹诺酮类药物可能影响新生儿及关节软骨发育或关节软骨，应避免使用；新生儿肌内注射抗菌药易引起局部硬结而影响药物吸收，因此不宜肌内注射给药。肝功能不全或有慢性肝病者应避免应用或慎用主要在肝内代谢、具有肝肠循环及对肝脏有损害的一些抗菌药物，肾功能减退会导致一些药物其代谢物排泄延缓，血浆 $t_{1/2}$ 延长，血药浓度升高，导致毒性反应的发生。

（3）根据适应证和药物特性选药。各种抗菌药物有不同的抗菌谱，即使具有相同抗菌谱的药物在药动学、药效学方面也存在差异，临床适应证亦不尽相同。要熟悉对所选药物的抗菌作用、药动学、适应证、不良反应、细菌对其耐药性的变迁情况及药物价格，做到针对性给药，最大限度地确保患者对所用药物的依从性。抗菌药物对病毒无治疗作用，除非伴有细菌感染或继发感染，否则不应使用抗菌药物。

（4）严格控制抗菌药的预防应用，减少局部用药。预防应用抗菌药物的目的是防止细菌可能引起的感染，目前约占抗菌药物总用量的 $30\%\sim40\%$，而事实上有明确指征者仅限少数情况。过度的预防用药可引起致病菌高度耐药，甚至发生继发感染而难以控制。在应用某种抗菌药预防对其敏感特定的一二种致病菌引起的感染或初始感染时，应选用强有力抗菌药杀灭致病菌。如风湿热复发的预防用苄星青霉素或青霉素，以杀灭咽喉部的溶血链球菌，对青霉素过敏者则改用红霉素亦有效；流行性脑脊髓膜炎的预防可用磺胺嘧啶（SD）或利福平（耐 SD 菌株）；口腔、尿路、心脏手术之前可用青霉素或氨苄西林；复杂的外伤、战伤、闭塞性脉管炎患者进行截肢术等时，可用青霉素防止气性坏疽的发生；结肠手术前或术后应用甲硝唑加庆大霉素或卡那霉素，预防术后多种需氧与厌氧菌感染；胃肠道、胸部手术后一般用药 1～3 天。

尽量避免皮肤黏膜等局部用药。皮肤黏膜局部用抗菌药物易致细菌过敏反应，更易产生耐药性。如确实需局部用药者，可选用专供皮肤黏膜局部应用的抗菌药。如新霉素、杆菌肽、磺胺醋酰钠等药物，其他抗菌药物应避免应用，尤其是青霉素的局部用药。

（5）制订合理用药方案。以药动学参数为依据，合理制订用药方案，使给药途径、剂量、疗程与病情相适应。剂量过小不仅起不到治疗作用，反可促使病原菌产生耐药；剂量过大不但造成浪费，还会引起毒性反应。控制急性感染，用药达到体温正常，症状消退后 3～4 天即可。若用药 2～3 天内疗效不显著者，应考虑改用其他药物或调整剂量。

此外，治疗细菌感染性疾病除了应用抗菌药外，还应进行综合治疗。如纠正患者水电解质、酸碱平衡的紊乱。为增强抗菌效应，必须进行提高机体防御功能的辅助治疗；对有脓性渗出液、坏死性组织、结石梗阻的患者进行必要的外科引流或手术去除异物等。

（二）抗菌药的联合应用

治疗细菌感染通常用一种抗菌药，但有时必须用两种或多种抗菌药联合治疗。随着抗菌药物的广泛应用，联合用药越来越多。

（1）联合用药目的。联合用药主要是为了：①发挥协同作用以提高疗效。如磺胺药与甲氧苄啶（TMP）合用，可扩大抗菌谱，增强抗菌活性；青霉素类抑制细菌细胞壁合成，与氨基苷类合用，后者易于进入细胞而发挥作用。②延缓或减少耐药性的产生。如抗结核治疗，联合用药能大大减少耐药结核杆菌的产生。③扩大抗菌谱。对混合感染或不能做细菌学诊断的案例联合用药可扩大抗菌范围。

（2）联合用药的适应证。主要包括：①单一抗菌药不能有效控制的感染。如腹腔穿孔所致的腹膜感染，青霉素加链霉素（庆大霉素）治疗肠球菌或草绿色链球菌引起的亚急性细菌性心内膜炎，治愈率比单用青霉素更高、复发率更低、疗程更短。②不明病原体的严重细菌性感染。为扩大抗菌范围，控制病情，可联合用药。化脓性脑膜炎、粒细胞缺乏症或免疫缺陷患者合并的严重感染（如败血症），先取有关标本留待培养鉴定，后根据细菌学诊断结果结合临床疗效调整用药。③长期用药易产生耐药性者。结核病需长期用药，单独用任何一种抗结核药都易产生耐药性。因此，临床治疗结核病常采用三联法、四联法，以确保疗效、延缓耐药菌的产生。④大剂量应用青霉素治疗细菌性脑膜炎时可加入磺胺类抗菌药，目的是利用药物的协同作用以较少剂量，提高疗效，从而降低药物毒性和不良反应。

（3）联合用药中药物的相互作用。抗菌药物的联合应用，在动物或体外实验中可产生相加、增强、拮抗及无关等四种效果。相加作用是各药物之总和；增强作用指联合用药超过各药作用总和；拮抗作用为联合用药的作用相互发生抵消而减弱；无关指联合用药的作用未超过作用较强者。根据抗菌药物作用性质，大概可分为四大类：

Ⅰ类为繁殖期或速效杀菌药，如青霉素类、头孢菌素药等。

Ⅱ类为静止期杀菌药，如氨基苷类、多黏菌素类等。它们对静止期、繁殖期细菌均有杀灭作用。

Ⅲ类为速效抑菌药，如四环素类、林可霉素类、氯霉素与大环内酯类等。

Ⅳ类为慢效抑制菌药，如磺胺类等。

Ⅰ类和Ⅱ类合用常可获得增强作用，如青霉素与链霉素或庆大霉素合用。Ⅰ类和Ⅲ类合用则可能出现疗效的拮抗作用。例如青霉素类与红霉素和四环素类，由于速效抑菌药使细菌迅速处于静止状态，使青霉素不能发挥繁殖期杀菌作用而降低其疗效。其他类合用多出现相加或无关。但应注意，作用机制相同的同一类药物的合用疗效并不增强，而可能相互增加毒性，如氨基苷类间彼此相互不合用。如合用氯霉素、大环内酯类、林可霉素类，因作用机制相似，均竞争细菌同一靶位，而出现拮抗作用。

第二节　β-内酰胺类抗生素

　　β-内酰胺类抗生素（β-lactam antibiotics）是指化学结构中都含有β-内酰胺环的一类抗生素。临床最常用的是青霉素类和头孢菌素类，新型β-内酰胺类，如碳青霉烯类，头孢霉素类、氧头孢烯类及单环β-内酰胺类等临床也较为常用。β-内酰胺酶抑制剂常与青霉素类或头孢菌素类药物合用，提高其临床疗效。该类抗生素抗菌活性强、抗菌谱广、毒性低、疗效高，品种较多。

一、青霉素类抗生素

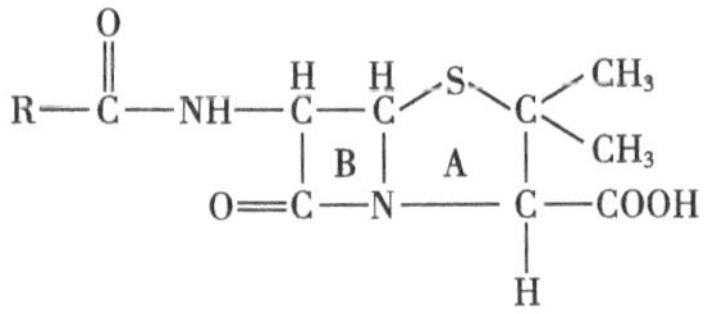

　　青霉素类（penicillins）基本结构是由母核-6-氨基青霉烷酸（6-aminopenicillanic acid，6-APA）和侧链（—CO—R）组成。母核由噻唑环（A）和β-内酰胺环（B）连结而成，β-内酰胺环为抗菌活性重要部分，破坏后抗菌活性即消失。侧链上的R基团经化学结构改造可得到各种半合成青

图 29-3　青霉素类的基本结构

霉素类，主要与抗菌谱、耐酸、耐酶等药理活性有关（图 29-3）。除青霉素为天然青霉素外，其余均为半合成青霉素。

（一）天然青霉素

青霉素

　　青霉素（penicillin，苄基青霉素，benzylpenicillin）的侧链为苄基，是由青霉菌培养液中提取的 5 种青霉素（X、F、G、K、双H）之一，相对其他提取物，青霉素性质稳定，抗菌作用强，产量高，毒性低，价格低廉，故常用。自 1940 年用于临床，80 多年来一直是临床广泛应用的抗生素。青霉素钠或钾盐的干燥粉末室温下保存数年仍有效，但其水溶液在室温中放置 24 小时即大部分降解失效，故临床临用现配。

【体内过程】

　　口服易被胃酸破坏，吸收少且不规则，故不宜口服。肌内注射吸收迅速且完全，注射后约 0.5 小时血药浓度达峰值。由于青霉素脂溶性低，主要分布于细胞外液，并能广泛分布于全身各组织，肝、胆、肾、肠道、精液、关节液及淋巴液中均有大量分布。房水和脑脊液中浓度较低，但炎症时药物较易进入，可达有效浓度。绝大部分以原形迅速经肾排泄，约 10% 经肾小球滤过排出，90% 经肾小管分泌排出。$t_{1/2}$ 为 0.5～1 小时。

　　青霉素钠盐为短效制剂，为了延长作用时间，可采用难溶的混悬剂普鲁卡因青霉素（procaine benzylpenicillin，双效西林）和油剂苄星青霉素（benzathine benzylpenicillin，bicillin，长效西林），两者肌注后在注射部位缓慢溶解吸收。前者一次肌注 80 万 U 可维持 24 小时，后者一次肌注 120 万 U 可维持 15 日。药效延长的同时，降低了药物的血药浓度，故不适用于急性或重症感染，仅用于轻症患者或风湿病患者预防感染。

☆ **心灵启迪 医路故事**

青霉素的发现，做个有准备的人

1928年夏季的一天，英国微生物学家弗莱明发现，一个与空气意外接触过的金黄色葡萄球菌培养皿中长出了一团青绿色霉菌。在用显微镜观察这只培养皿时弗莱明发现，霉菌周围的葡萄球菌落已被溶解。这意味着霉菌的某种分泌物能抑制葡萄球菌。此后的鉴定表明，上述霉菌为青霉菌，因此弗莱明将其分泌的抑菌物质称为青霉素。然而遗憾的是弗莱明一直未能找到提取高纯度青霉素的方法，于是他将青霉菌菌株一代代地培养，并于1939年将菌种提供给准备系统研究青霉素的英国病理学家弗洛里和生物化学家钱恩。通过一段时间的紧张实验，弗洛里、钱恩终于用冷冻干燥法提取了青霉素晶体。1941年开始的临床试验证实了青霉素对链球菌、白喉杆菌等多种细菌感染的疗效。美国制药企业于1942年开始对青霉素进行大批量生产。1945年，弗莱明、弗洛里和钱恩因"发现青霉素及其临床效用"而共同荣获了诺贝尔生理学或医学奖。

青霉素是第一个应用在临床上的抗生素，因一次"偶然的失误"被发现。青霉素的发现看似偶然，实则必然。如果没有弗莱明多年与细菌斗争经验的积累，在面对那份"被污染"的细菌标本时，他又怎么会有如此敏锐的洞察力？又怎能抓住这转瞬即逝的机会？真正的"准备"是平时的努力，是扎实的积累和踏实的作风。认真负责地对待每一件事情，以积极的态度对待自己的学业与事业，才能做那个能抓住机会的有准备的人。

【抗菌作用】

青霉素通过与细菌青霉素结合蛋白（penicillin-binding proteins，PBPs）结合，抑制细菌细胞壁黏肽合成酶，导致细菌胞壁缺损，菌体失去渗透屏障而膨胀、破裂，同时使细菌的自溶酶（autolysins）活化，从而使细菌发生裂解。青霉素对处于繁殖期的细菌作用强，对已合成的细胞壁无影响，故对静止期作用较弱，是繁殖期杀菌药。主要的敏感病原体包括：①大多数 G$^+$ 球菌，如溶血性链球菌、草绿色链球菌、肺炎链球菌、敏感葡萄球菌等；②G$^+$ 杆菌，如白喉棒状杆菌、炭疽芽孢杆菌、破伤风梭菌、产气荚膜梭菌、丙酸杆菌等；③G$^-$ 球菌，如脑膜炎奈瑟菌、敏感淋病奈瑟菌等；④少数 G$^-$ 杆菌，如流感杆菌、百日咳鲍特菌等；⑤螺旋体和放线菌，如梅毒螺旋体、钩端螺旋体、衣氏放线菌等。青霉素对大多数 G$^-$ 杆菌不敏感，对肠球菌作用较差，对真菌、立克次体、原虫、病毒等几无作用。金黄色葡萄球菌、淋病奈瑟球菌对青霉素基本耐药，肺炎链球菌耐药株也日益增多。敏感菌通过产生水解酶或改变 PBPs 而耐药，如某些耐药菌株产生青霉素酶，使青霉素结构中的 β-内酰胺环水解裂开，从而失去抗菌活性；某些耐药菌株可通过改变 PBPs 结构或增加合成量或产生新的 PBPs，从而导致和青霉素亲和力下降，失去抗菌作用。如对甲氧西林耐药的金黄色葡萄球菌（MRSA）具有多重耐药性，是通过产生新的、对所有 β-内酰胺类抗生素亲和力都很低的高分子量 PBPs 从而获得耐药性。

【临床应用】

（1）链球菌感染：如 A 组溶血性链球菌引起的咽炎、扁桃体炎、蜂窝织炎、猩红热、肺炎、心内膜炎等，草绿色链球菌引起的心内膜炎，青霉素为首选药。

（2）肺炎链球菌感染：敏感肺炎链球菌引起的肺炎、脑膜炎可作为首选药。

（3）脑膜炎奈瑟菌感染：脑膜炎奈瑟菌引起的流行性脑脊髓膜炎可作为首选药，一般宜与磺胺嘧啶（SD）合用。但青霉素不能清除脑膜炎奈瑟菌的携带状态，所以预防给药无效。

（4）治疗钩端螺旋体病、梅毒的首选药，必须早期、大剂量给药；治疗放线菌病的首选药，宜大剂量、长疗程给药；用于白喉、破伤风、气性坏疽、炭疽病的治疗。须加用抗毒血

青霉素过敏性
休克

清，以对抗细菌产生的外毒素。

（5）预防应用：风湿热患者应用长效西林可降低风湿热复发率；心脏瓣膜病患者外科术前应用预防感染。

【不良反应】

（1）变态反应：是青霉素类最常见的不良反应，在各种药物中居首位，各型变态反应发生率约为 3%～10%，各种类型的变态反应均可出现。按出现频率渐减的次序排列如下：斑丘疹＞荨麻疹＞发热＞支气管痉挛＞血清病＞剥脱性皮炎＞过敏性休克。其中最严重的为过敏性休克。

发生过敏反应的原因是青霉素及其分解产物青霉噻唑、青霉烯酸、6-APA 高分子聚合物与蛋白质结合。多数用药者在接触药物后立即发生，少数人亦可在数日后发生。防治措施主要有：①详细询问患者的过敏史和用药史是最可行的措施，对青霉素过敏者禁用；②第一次使用、用药间隔 3 天以上或更换不同批号药物，必须做皮肤过敏试验，反应阳性者禁用；③应特别警惕个别患者皮试中也会发生过敏性休克；④备好急救药品（如肾上腺素）和抢救设备；⑤避免滥用和局部用药；⑥每次用药完毕需观察 30 分钟；⑦一旦发生过敏性休克，立即皮下或肌内注射肾上腺素 0.5～1.0mg，必要时加入地塞米松等药，同时使用呼吸机等其他急救措施。

（2）赫氏反应（herxheimer reaction）：在治疗梅毒、钩端螺旋体、雅司、鼠咬热或炭疽等疾病时，有时会出现症状加剧现象，表现为全身不适、寒战、发热、肌痛、咽痛、心率加快等症状。可能与大量病原体被杀死后释放的物质有关，一般不引起严重后果。

（3）其他：肌注时可产生局部疼痛和无菌性炎症反应；钾盐大量静注易致高钾血症；普鲁卡因青霉素大剂量应用时因快速释出普鲁卡因可引起头晕、头痛等；青霉素在正常情况下很难进入中枢神经系统，但在脑膜炎、鞘内注射、快速大量静脉注射、患者肾功能严重受损等情况下，脑脊液中浓度过高，超过 10mg/L 时，可导致肌肉痉挛、癫痫发作、青霉素脑病，甚至昏迷或死亡。

（二）半合成青霉素

青霉素对敏感菌杀菌力强，毒性很小，使用方便，价格低廉，但不耐酸、不耐酶、抗菌谱窄、容易过敏等。在青霉素母核 6-APA 基础上，改变 R 位不同侧链得到了具有耐酸、耐酶、广谱、抗铜绿假单胞菌、抗 G^- 菌等特点的半合成青霉素，其分类、主要药物与作用特点见表 29-1。

表 29-1　半合成青霉素分类、主要药物与作用特点

分类	主要药物	作用特点
耐酸青霉素类	青霉素 V（penicillin V）、非奈西林（phenethicillin）	抗菌谱同青霉素，作用较弱。优点是耐酸，口服吸收好。用于敏感菌轻度感染和防止感染复发的预防用药
耐酶青霉素类	甲氧西林（methicillin）、苯唑西林（oxacillin）、氯唑西林（cloxacillin）、双氯西林（dicloxacillin）、氟氯西林（flucloxacillin）	抗菌谱同青霉素，作用较弱。显著特点是耐青霉素酶。主要用于耐青霉素的金黄色葡萄球菌感染。但对 MRSA 感染无效
广谱青霉素类	氨苄西林（ampicillin，氨苄青霉素）	可口服、抗菌谱较广。对革兰氏阴性杆菌有较强的抗菌作用，对铜绿假单胞菌无效。临床用于治疗敏感菌所致的呼吸道感染、尿路感染、脑膜炎、沙门菌属感染等，与舒巴坦联合应用可扩大抗菌谱，提高抗菌效果。严重感染需注射给药
	阿莫西林（amoxicillin，羟氨苄青霉素）	口服吸收迅速且完全。抗菌谱与抗菌活性与氨苄西林相似，与克拉维酸联合应用的口服制剂（奥格门汀）可明显提高抗菌效果和扩大抗菌谱

续表

分类	主要药物	作用特点
抗铜绿假单胞菌广谱青霉素类	羧苄西林（carbenicillin）	不耐酸，不耐酶，需注射给药。抗菌谱与氨苄西林相似，对铜绿假单胞菌有特效。常用于治疗烧伤继发铜绿假单胞菌感染。也用于治疗敏感菌引起的尿路感染。与庆大霉素有协同作用，但不可混用，以防药效下降
	哌拉西林（piperacillin）	低毒、抗菌谱广、抗菌作用强。脑中药物浓度较高。不耐酶。对铜绿假单胞菌有很强作用，较羧苄西林强
	替卡西林（ticarcillin）	与羧苄西林相似，但抗铜绿假单胞菌作用较其强2~4倍
	美洛西林（mezlocillin）	对克雷伯菌的抗菌作用较羧苄西林强，对粪肠球菌的抗菌作用较替卡西林强

二、头孢菌素类抗生素

头孢菌素类（cephalosporins）抗生素是由真菌培养液中提取的多种抗菌成分之一的头孢菌素 C，水解得到母核 7-氨基头孢烷酸（7-aminocephalosporanic acid，7-ACA）加上不同侧链制成的一系列半合成抗生素（图 29-4）。本类抗生素的活性基团也是 β-内酰胺类环，具有抗菌谱广、抗菌作用强、耐青霉素酶、疗效高、毒性低、过敏反应发生率较青霉素类低等优点。根据头孢菌素类抗生素的抗菌谱、抗菌强度、对 β-内酰胺酶的稳定性及对肾脏的毒性可分为四代。

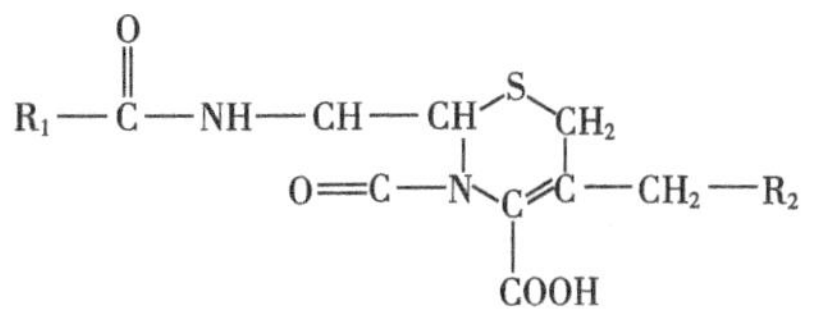

【体内过程】

多数品种需注射给药。凡能耐酸的头孢菌素类可以口服，口服品种（头孢氨苄、头孢噻啶、头孢羟氨苄、头孢克洛）胃肠吸收好。吸收后能透入各种组织，且易

图 29-4 头孢菌素类的基本结构

透过胎盘，在滑囊液、心包积液中可达较高浓度。第三代头孢菌素能分布至房水和胆汁中，头孢呋辛、头孢噻肟、头孢曲松可透过血脑脊液屏障，在脑脊液中达到有效浓度。主要通过肾脏排泄，肾功能不全患者应调整剂量。头孢哌酮主要经胆汁排泄。多数头孢菌素的 $t_{1/2}$ 较短（0.5~2.0 小时），但头孢曲松的 $t_{1/2}$ 可达 8 小时。

【作用与用途】

（1）作用特点：头孢菌素类为繁殖期杀菌药，抗菌原理与青霉素类相似，与 PBPs 结合抑制细菌细胞壁黏肽的合成，与青霉素类、氨基糖苷类抗生素之间有协同作用。与青霉素类之间有部分交叉耐药性。

（2）第一代头孢菌素：主要品种有头孢噻吩（cefalothin，先锋霉素）、头孢唑啉（cefazolin，先锋霉素Ⅴ）、头孢氨苄（cefalexin，先锋霉素Ⅳ）、头孢羟氨苄（cefadroxil）、头孢拉定（cefradine）等。对 G⁺ 菌包括对青霉素敏感和对青霉素耐药的产酶金黄色葡萄球菌抗菌作用优于第二、三、四代；对金黄色葡萄球菌产生的 β-内酰胺酶稳定性大于第二、三、四代；抗 G⁻ 杆菌作用弱；对铜绿假单胞菌和厌氧菌无效。注射品种头孢唑啉可用于敏感细菌引起的呼吸道、尿路、皮肤等中度感染；口服品种头孢拉定、头孢氨苄和头孢羟氨苄可用于敏感菌引起的轻度感染。

（3）第二代头孢菌素：主要品种有头孢孟多（cefamandole）、头孢呋辛（cefuroxime）、头孢呋辛酯（cefuroxime axetil）、头孢尼西（cefonicid）、头孢克洛（cefaclor）等。抗 G⁻ 杆

菌作用加强；对 G$^+$ 球菌弱于第一代，比第三、四代强；对厌氧菌有一定作用；对铜绿假单胞菌无效。主要用于敏感菌引起的胆道感染、肺炎、菌血症、尿路感染等，可作为一般 G$^-$ 杆菌感染的首选药物。肾毒性比第一代低。

（4）第三代头孢菌素：主要品种有头孢噻肟（cefotaxime）、头孢唑肟（ceftizoxime）、头孢曲松（ceftriaxone）、头孢他啶（ceftazidime）、头孢哌酮（cefoperazone）、头孢克肟（cefixime）等。对 G$^-$ 杆菌作用强大，明显超过第一、二代；抗菌谱扩大，对铜绿假单胞菌和厌氧菌有不同程度抗菌作用；对 G$^+$ 球菌弱，不如第一、二代；体内分布广，多数品种组织通透性较好。首选用于治疗由肠杆菌、克雷伯菌、变形杆菌、嗜血杆菌等引起的严重感染；还能有效控制严重的铜绿假单胞菌感染。

（5）第四代头孢菌素：主要品种有头孢吡肟（cefepime）、头孢匹罗（cefpirome）、头孢立定（cefalorne）等。第四代头孢菌素对 G$^+$ 菌、G$^-$ 菌均有较强作用，对 β-内酰胺酶高度稳定。临床用于耐第三代头孢菌素细菌感染的治疗。

【不良反应】

（1）头孢菌素类毒性较低，不良反应较少，常见的为过敏反应，多为皮疹、荨麻疹等，偶见过敏性休克、骨髓抑制；与青霉素类有交叉过敏现象，青霉素过敏者约有 5%～10% 对头孢菌素类引起过敏。

（2）第一代头孢菌素大剂量使用时有一定肾脏毒性，不宜与氨基糖苷类抗生素、利尿药合用，尤多见于 60 岁以上的老年人。

（3）双硫仑样反应。服药期间饮酒及含酒精的饮料可出现此反应，表现为面红、头痛、恶心、呕吐、视物模糊、精神恍惚、血压下降、心跳加快、胸闷、呼吸困难等症状。

（4）头孢孟多、头孢哌酮大剂量可能出现低凝血酶原症或血小板减少，严重者可导致出血。

三、新型 β-内酰胺类抗生素

本类药物包括碳青霉烯类、氧头孢烯类、头霉素类、单环 β-内酰胺类、β-内酰胺酶抑制剂及其复方制剂。

（一）碳青霉烯类

化学结构与青霉素类似，常用药物有亚胺培南（imipenem）、美罗培南（meropenem）、帕尼培南（panipenem）、法罗培南（faropenem）、多利培南（doripenem）等。本类药物抗菌谱广、抗菌作用强，对 β-内酰胺酶高度稳定，且具有抑酶作用。缺点是易被肾脏脱氢肽酶水解，故常与肾脱氢肽酶抑制剂西司他丁（cilastatin）合用。西司他丁本身无抗菌作用和 β-内酰胺酶抑制作用，它可通过抑制肾脱氢肽酶活性，减少亚胺培南降解，并能减轻亚胺培南代谢产生的毒性。临床使用的是亚胺培南与西司他丁按 1：1 组成的复方制剂亚胺培南/西司他丁（泰能）。临床主要用于其他常用药物疗效不佳者，如尿路、皮肤软组织、呼吸道、腹腔、妇科感染，以及败血症、骨髓炎等。美罗培南对肾脱氢酶稳定，可单用。帕尼培南与一种氨基酸衍生物倍他米隆（betamipron）1：1 组成复方制剂克倍宁（carbenin）供临床使用。

（二）氧头孢烯类

本类药物有拉氧头孢（latamoxef）与氟氧头孢（flomoxef）。抗菌谱和抗菌活性与第三代头孢菌素相似。临床主要用于治疗尿路、呼吸道、妇科、胆道感染及脑膜炎、败血症。

（三）头霉素类

木类代表药物为头孢西丁（cefoxitin），与第二代头孢菌素相似，抗菌谱广，对革兰氏阳性和阴性菌均有较强的杀菌作用，对 β-内酰胺酶稳定，用于治疗由革兰阴性菌和厌氧菌引起的盆腔、腹腔、妇科等的混合感染。

(四) 单环 β-内酰胺类

已用于临床的品种有氨曲南（aztreonam）与卡芦莫南（carumonam），对 G^- 菌有强大的抗菌作用，组织分布广，并且还具有低毒、耐酶、与青霉素等无交叉过敏性等优点。临床用于大肠埃希菌、沙门菌属、克雷伯菌和铜绿假单胞菌引起的各种感染。

(五) β-内酰胺酶抑制剂

β-内酰胺酶抑制剂主要针对细菌产生的 β-内酰胺酶发挥作用，目前常用的有 3 种，常制成复方制剂使用。

克拉维酸（clavulanic acid，棒酸）由链霉菌产生，为广谱 β-内酰胺酶抑制剂，抗菌活性很弱，与多种 β-内酰胺类抗生素合用可增强抗菌作用。已上市的复方制剂有克拉维酸/阿莫西林（奥格门汀）、克拉维酸/替卡西林（替门汀）。

舒巴坦（sulbactam，青霉烷砜）为半合成 β-内酰胺酶抑制剂，已上市的复方注射制剂有舒巴坦/氨苄西林（优立新），口服有舒巴坦/氨苄西林（舒他西林），另外还有舒巴坦/头孢哌酮复方制剂（舒普深）。这些制剂已被有效地用于治疗混合性腹内和盆腔感染。

他唑巴坦（tazobactam，三唑巴坦）为舒巴坦衍生物，已上市的制剂有他唑巴坦/哌拉西林（特治星）复方制剂。

第三节　大环内酯类、林可霉素类及其他抗生素

一、大环内酯类抗生素

大环内酯类（macrolides）是一类含有一个大环内酯环的具有抗菌作用的抗生素。按内酯环上碳原子数量可分 14、15 和 16 元环类。1952 年发现第一代药物红霉素，曾广泛用于呼吸道、皮肤、软组织感染，但抗菌谱窄、不良反应大以及耐药性等问题，限制了临床应用。陆续发展的麦迪霉素、吉他霉素、螺旋霉素、乙酰螺旋霉素等对红霉素耐药性有所改善，但肝毒性仍然明显，还会降低 β-内酰胺类抗生素疗效。20 世纪 70 年代发展了第二代大环内酯类抗生素，包括克拉霉素、罗红霉素和阿奇霉素，增强了抗菌活性，扩大了抗菌谱，口服易吸收，对酸稳定，$t_{1/2}$ 延长，不良反应少，具有良好的 PAE，已成为治疗呼吸道感染的主要药物。由于细菌对大环内脂类耐药性日益严重，促使研制第三代大环内酯类抗生素，代表药物有泰利霉素等，均为酮基内酯类抗生素，可治疗耐红霉素类的肺炎链球菌引起的感染，克服了与红霉素交叉耐药的问题。

(一) 红霉素

红霉素（erythromycin）由链霉菌培养液中提取获得 14 元大环内酯类抗生素，在中性水溶液中稳定，在酸性（pH<5）溶液中不稳定，易降解。

【体内过程】

不耐酸，口服为肠溶片制剂或酯化物。可广泛分布于各组织和体液中，不易透过血脑脊液屏障。体内药物大部分在肝脏代谢，胆汁中浓度高，$t_{1/2}$ 约为 2 小时。

【抗菌作用】

大环内酯类抗生素不可逆地结合到细菌核糖体 50S 亚基的靶位上，阻断肽酰基 t-RNA 移位以及抑制肽酰基的转移反应，抑制细菌蛋白质合成。细菌对红霉素易产生耐药性，但停用数月后，可恢复敏感性。作用与青霉素相似，作用弱但抗菌谱略广，对 G$^+$ 球菌包括耐药金黄色葡萄球菌、表皮葡萄球菌、各组链球菌和 G$^+$ 杆菌作用强；对部分 G$^-$ 菌，如脑膜炎奈瑟菌、淋病奈瑟菌、流感杆菌、百日咳鲍特菌、布鲁氏菌、军团菌等高度敏感。对某些螺旋体、肺炎支原体和立克次体也有抗菌作用。

【临床用途】

临床上是治疗支原体肺炎、军团菌病、白喉、百日咳的首选药。也常用于治疗耐青霉素的金黄色葡萄球菌的感染和对青霉素过敏患者的替代药物，还可用于扁桃体炎、肺炎、猩红热、丹毒和眼耳鼻喉科感染的治疗。

【不良反应】

(1) 刺激性强。大剂量口服或静脉注射可出现胃肠道反应，如恶心、呕吐、腹泻等。不宜肌内注射，静脉滴注药物浓度不应超过 1mg/mL，以防止发生血栓性静脉炎。

(2) 肝损害。大剂量或长期应用可致最严重的不良反应是肝损害，表现有转氨酶升高、肝肿大、胆汁淤积性黄疸。依托红霉素（无味红霉素）、琥乙红霉素肝损害较红霉素强。

(3) 少数患者可出现过敏性药疹、药物热、耳鸣、暂时性耳聋等。

红霉素常用剂型有：依托红霉素，口服后在体内水解释放出红霉素，肝毒性较红霉素大；乳糖酸红霉素，用作静脉滴注给药；硬酸酯红霉素，对胃酸稳定，口服后在十二指肠释放出红霉素；琥乙红霉素，无味，对胃酸稳定，口服后释放出红霉素。除克拉霉素和阿奇霉素外，其他大环内酯类抗生素均与红霉素相似。

知识拓展

嗜肺军团菌与军团病

军团病是由嗜肺军团杆菌感染引起的急性呼吸道炎症。1976年，美国退伍军人协会在费城一家旅馆举行年会，会后一个月内，与会代表中有221人得了一种酷似肺炎的怪病，其中34人相继死亡，病死率达15%，震惊美国医学界。后经研究分析，这是一种特殊的细菌引起的肺炎，患者通常有发烧、畏寒及干咳或咳痰等表现。部分患者还有肌肉疼痛、头痛、疲劳、食欲不振及偶尔腹泻等症状。这种特殊细菌被命名为嗜肺军团杆菌，为革兰氏阴性菌。

最初是从自来水龙头和贮水槽里的水样中分离出此菌，不经常使用的水管和停用一夜的水龙头里的残留水，会有军团菌的大量繁殖，夏秋季节气温高、湿度大是其促发因素。空调器、冷却水及湿润器、喷雾器内的水均可受本菌污染。目前治疗本病的首选药物是红霉素，其次是利福平和氯霉素。

积极预防本病的关键是，正确使用自来水，不论在家庭或旅游出差住旅馆，清晨用水切不可一打开水龙头，就接来刷牙、洗脸、做饭，更不能直接饮用自来水，应把水龙头打开，让停留在水管里的过夜水流出后再用，并加强饮水的卫生管理。

(二) 克拉霉素

克拉霉素（clarithromycin，甲红霉素）为第二代大环内酯药物，对酸稳定，口服易吸收，且不受进食影响，但首过消除明显，生物利用度仅有 55%，广泛分布于各组织中，且扁桃体、皮肤、鼻黏膜以及肺的浓度明显高于血中浓度，主要经肾排泄。克拉霉素对需氧 G^+ 球菌与嗜肺军团菌抗菌活性最强，对 G^- 杆菌也有很强的抗菌活性。临床用于敏感菌引起的泌尿道生殖系统感染、皮肤软组织感染、颌面部感染及眼部感染、小儿呼吸道感染等。还可用于防治幽门螺杆菌感染。不良反应发生率低于红霉素，常见胃肠道反应有恶心、呕吐、腹泻、食欲不振等。

（三）罗红霉素

罗红霉素（roxithromycin）抗菌谱与红霉素相似，对酸的稳定性较好，口服吸收良好，$t_{1/2}$ 平均为 12 小时，分布较广，肺、扁桃体等组织内浓度较高。用于敏感细菌所致上、下呼吸道感染，耳鼻喉感染，生殖器及皮肤组织感染，也用于治疗支原体肺炎、军团病及沙眼衣原体感染等疾病。

（四）阿奇霉素

阿奇霉素（azithromycin）为第二代大环内酯药物，是唯一半合成的十五元大环内酯类抗生素。抗菌谱较广，除保留红霉素的抗菌活性外，对淋病奈瑟菌、流感嗜血杆菌有强大的抗菌作用。对 G^- 菌作用明显增强，对某些菌表现快速杀菌作用。口服吸收迅速，组织分布广，血浆蛋白结合率低，$t_{1/2}$ 长达 35～48 小时，每日只需给药 1 次，药物大部分以原形由粪便排出。主要用于病情较重的患者，如敏感细胞引起的呼吸道、皮肤、软组织及泌尿道感染。不良反应轻，如轻度的恶心、呕吐、腹泻等胃肠反应，绝大多数患者均能耐受。对轻、中度肝、肾功能不全者可以应用。

（五）泰利霉素

泰利霉素（telithromycin）为第三代大环内酯药物，抗菌谱与红霉素相似。抗肺炎链球菌的活性为红霉素的 100 倍。对引起呼吸道感染的多重耐药肺炎链球菌、葡萄球菌、链球菌和流感嗜血杆菌有显著活性。可用于治疗耐大环内酯类的肺炎链球菌感染，克服了其他大环内酯类药物与红霉素存在的交叉耐药问题。

二、林可霉素类抗生素

林可霉素类抗生素包括林可霉素和克林霉素。林可霉素有链丝菌产生，克林霉素是林可霉素分子中第 7 位的羟基以氯离子取代的半合成抗生素。

（一）林可霉素

林可霉素（lincomycin）又称洁霉素。

【体内过程】

本品口服吸收较差，生物利用度较低，约为 $20\%～35\%$，且易受食物影响。$t_{1/2}$ 约 4～4.5 小时。广泛分布到全身组织和体液并达到有效治疗水平，特别是骨组织可达到更高浓度，能透过胎盘屏障。不易透过正常血-脑脊液屏障，但炎症时脑组织可达有效治疗浓度。

【抗菌作用】

其抗菌谱与红霉素相似。主要作用于 G^+ 球菌如金黄色葡萄球菌和链球菌属，对 G^- 需氧菌基本无效，对各类厌氧菌作用强大。对人型支原体和沙眼衣原体也有一定抑制作用。作用机制与大环内酯相似，抑制细菌蛋白质合成，与大环内酯类存在交叉耐药性。

【临床用途】

首选用于金黄色葡萄球菌引起的骨髓炎。主要用于厌氧菌，包括脆弱类杆菌、产气荚膜梭菌、放线杆菌等引起的口腔、腹腔及妇科感染，也用于需氧革兰阳性球菌引起的呼吸道感染、败血症、软组织感染、胆道感染、心内膜炎等。

【不良反应】

主要表现为恶心、呕吐、腹泻等胃肠道反应，口服给药多见。严重者可引起伪膜性肠炎，口服万古霉素或甲硝唑可防治。

（二）克林霉素

克林霉素（clindamycin，氯林可霉素，氯洁霉素）的抗菌谱和抗菌机制与林可霉素相同。在临床上克林霉素较林可霉素更具实用价值，口服吸收完全，抗菌活性更强，不良反应少，尤其是伪膜性肠炎发生率较低。

三、万古霉素类

万古霉素类属糖肽类抗生素，包括万古霉素（vancomycin）、去甲万古霉素（norvanco-mycin）和替考拉宁（teicoplanin）。万古霉素由链霉菌培养液中分离获得，化学性质稳定。过去因不良反应多且较严重，较少使用，现在却因能够杀灭 MRSA 和耐甲氧西林表皮葡萄球菌（MRSE）而得到广泛应用。去甲万古霉素是我国从诺卡菌属培养液中获得的，化学性质同万古霉素。替考拉宁是从游动放射菌属培养液中分离获得，脂溶性较万古霉素高 50～100 倍。

【体内过程】

本类药物口服难吸收，绝大部分经粪便排泄，肌注可引起局部剧烈疼痛和组织坏死，一般应稀释后静脉给药。替考拉宁肌注吸收良好，与静脉注射几乎相当。可分布到机体各组织和体液，也可透过胎盘，但难透过血-脑脊液屏障，炎症时透入增多，可达有效浓度。

【抗菌作用】

与细菌细胞壁前体肽聚糖结合，阻断细菌细胞壁的合成。对正在分裂增殖的细菌呈现快速杀菌作用。万古霉素类仅对 G$^+$ 球菌、MRSA、MRSE、化脓性链球菌、草绿色链球菌、肺炎链球菌及大多数肠链球菌高度敏感，有强大杀菌作用。

【临床用途】

仅用于严重革兰阳性球菌感染，特别是对其他抗生素耐药或疗效差的 MRSA、MRSE 和耐肠球菌属所致感染，如对败血症、心内膜炎、骨髓炎、肺部感染等，具有良好的疗效。与氨基糖苷类抗生素合用疗效更佳。口服可用于治疗其他抗生素尤其是林可霉素类引起的伪膜性肠炎。

【不良反应】

万古霉素和去甲万古霉素毒性较大，替考拉宁毒性较小。主要表现为耳毒性、肾毒性，血药浓度超过 800mg/L，可导致耳鸣、听力减退，甚至耳聋和肾功能衰竭。口服可引起恶心、呕吐、金属异味感和眩晕，静注时偶发疼痛和血栓性静脉炎及过敏反应，偶可引起斑块皮疹和过敏性休克。快速注射万古霉素时，出现极度皮肤潮红、红斑、荨麻疹、心动过速和低血压等特征症状，称为"红人综合征"。

第四节　氨基糖苷类及多黏菌素类抗生素

一、氨基糖苷类

氨基糖苷类（aminoglycosides）抗生素因其化学结构中含有氨基环醇环和氨基糖分子，

并由配糖链连接成苷而得名。包括两大类：一类为天然来源（主要由链霉菌和小单孢菌产生），如链霉素、庆大霉素、卡那霉素、妥布霉素、巴龙霉素、大观霉素、新霉素、小诺霉素、西索米星、阿司米星等；另一类为半合成药物，如奈替米星、依替米星、异帕米星、卡那霉素 B、阿米卡星、地贝卡星等。本类药物为有机碱，制剂均为硫酸盐，除链霉素水溶液性质不稳定外，其他药物水溶液性质稳定。

(一) 氨基糖苷类特点

【体内过程】

（1）吸收。本类药物化学结构中有多个氨基或胍基，极性和解离度均较大，口服难吸收，可用于胃肠道消毒和胃肠道感染的治疗。多采用肌内注射，吸收迅速而完全。为避免血药浓度过高而导致不良反应，通常不主张静脉注射给药。

（2）分布。本类药物血浆蛋白结合率低，多数在 10% 以下。组织穿透力弱，主要分布于细胞外液，在肾皮质和内耳内、外淋巴液中有高浓度蓄积，且在内耳外淋巴液中浓度下降缓慢，因而易引起肾脏毒性和耳毒性。可透过胎盘屏障并聚积在胎儿血浆和羊水中，但不能渗入机体细胞内，也不能透过血-脑脊液屏障，甚至脑膜发炎时也难在脑脊液达到有效浓度。

（3）代谢与排泄。在体内不被代谢，主要以原形经肾小球滤过，除奈替米星外，其他均无肾小管重吸收过程，可迅速排泄到尿中，尿中药物浓度高，有利于治疗尿路感染。$t_{1/2}$ 一般约为 2~3 小时。肾功能衰竭患者 $t_{1/2}$ 可延长 2~30 倍以上，应减小给药剂量或延长给药间隔时间。

【抗菌作用】

抗菌谱：抑制细菌蛋白质合成，对细菌蛋白质合成的三个阶段多个环节均有抑制作用；还可通过吸附作用与菌体胞浆膜结合，使细菌通透性增加而导致胞浆内大量重要物质外漏。对各种需氧 G^- 菌，包括大肠埃希菌、变形杆菌属、克雷伯菌属、肠杆菌属、志贺菌属和枸橼酸杆菌属具有强大抗菌活性；对沙雷菌属、沙门菌属、产碱杆菌属、不动杆菌属和嗜血杆菌属也有一定抗菌作用；但对淋病奈瑟菌、脑膜炎奈瑟菌等 G^- 球菌作用较差；链霉素、卡那霉素对结核分枝杆菌有效；庆大霉素、妥布霉素、奈替米星、阿米卡星等对铜绿假单胞菌有效。其抗菌作用在碱性条件下增强，与 β-内酰胺类抗生素合用可产生协同作用，但不能混合于同一容器，否则易使氨基糖苷类抗生素失活。

氨基糖苷类为静止期杀菌药，抗菌作用特点包括：①杀菌速率与杀菌持续时间呈浓度依赖性；②仅对需氧菌有效，对需氧 G^- 杆菌作用强；③具有较长时间的 PAE，呈浓度依赖性；④具有初次接触效应；⑤在碱性环境中，抗菌活性增强。

【临床用途】

主要用于敏感需氧 G^- 杆菌所致的全身感染。如脑膜炎、呼吸道感染、泌尿道感染、皮肤软组织感染、胃肠道感染、烧伤、创伤及骨关节感染等。治疗败血症、肺炎、脑膜炎等 G^- 杆菌引起的严重感染，单独应用氨基糖苷类抗生素疗效欠佳，此时需联合应用其他抗 G^- 杆菌的抗菌药，如广谱半合成青霉素、第三代头孢菌素及氟喹诺酮类等。链霉素、卡那霉素还分别是治疗结核病的一线药物和二线药物。

【不良反应】

（1）耳毒性：包括前庭神经和耳蜗听神经损伤。氨基糖苷类均有不同程度的耳毒性，药物在内耳淋巴液中有较高浓度，可损害内耳柯尔蒂器内、外毛细胞的能量产生及利用，引起细胞膜上 Na^+-K^+-ATP 酶功能障碍，造成毛细胞损伤。新霉素、卡那霉素、链霉素、西索米星、阿米卡星、庆大霉素等可引起前庭神经功能损伤，表现为眩晕并伴有头昏、视力减退、眼球震颤、恶心、呕吐和共济失调。新霉素、卡那霉素、阿米卡星、西索米星、庆大霉素、妥布霉素等可引起耳蜗听神经损伤，临床症状有耳鸣、听力下降甚至永久性耳聋。与其他具有耳毒性药物（如高效利尿剂）合用则可明显加重耳毒性。

为防止和减少耳毒性的发生，用药期间应经常询问患者是否有眩晕、耳鸣等先兆症状。同时应定期频繁做听力仪器检查。对儿童和老人用药更要谨慎。

（2）肾毒性：是诱发药源性肾衰竭的最常见因素。肾毒性通常表现为蛋白尿、管型尿、血尿等，严重时可导致无尿、氮质血症和肾衰竭。本类药物对肾组织的亲和力极高，可大量积聚在肾皮质和髓质，导致肾小管，尤其是近曲小管上皮细胞溶酶体破裂，线粒体损害，钙调节转运过程受阻，轻则引起肾小管肿胀，重则产生急性坏死。肾毒性强弱取决于各药在肾皮质中的聚积量和对肾小管的损伤能力，新霉素的肾毒性最强，其次是妥布霉素、卡那霉素、庆大霉素、阿米卡星、奈替米星，链霉素的肾毒性相对最轻。

为防止和减少肾毒性的发生，应定期检查肾功能，如出现管型尿、蛋白尿、血清尿素氮、肌酐升高，尿量每 8 小时少于 240mL 等现象应立即停药。

（3）神经肌肉阻滞：与给药剂量和给药途径有关，可能是由于药物与突触前膜钙结合部位结合，抑制神经末梢 ACh 释放，造成神经肌肉接头处传递阻断，引起呼吸肌麻痹。常见于大剂量腹膜内或胸膜内应用后或静脉滴注速度过快，偶见于肌内注射。神经肌肉阻滞作用可引起心肌抑制、血压下降、肢体瘫痪和外周性呼吸衰竭，可用新斯的明和钙剂抢救。

（4）过敏反应：皮疹、发热、血管神经性水肿、口周麻木等常见。接触性皮炎是局部应用新霉素最常见的反应。偶见过敏性休克，其中链霉素过敏性休克发生率仅次于青霉素，但死亡率较高，故使用前应询问过敏史，做皮试，用后应注意观察。一旦发生过敏反应应立即缓慢静脉注射 10％葡萄糖酸钙 20mL，同时注射肾上腺素进行抢救。

（二）常用氨基糖苷类抗生素

1. 庆大霉素

庆大霉素（gentamicin）抗菌谱广，抗菌活性强。对各种 G^+ 和 G^- 菌均有良好的抗菌作用。其特点有：①对 G^- 杆菌如变形杆菌、产气杆菌、肺炎克雷伯菌、大肠埃希菌、志贺菌属、沙门菌属、嗜肺军团菌、胎儿弯曲杆菌等杀菌作用强大；②对铜绿假单胞菌有良好的抗菌作用；③对金黄色葡萄球菌的作用较强，对炭疽芽孢杆菌、白喉棒状杆菌也有较强的抗菌活性，对肺炎支原体有一定作用。细菌对庆大霉素耐药性产生较慢且不稳定，多属暂时性，停药一段时间，可恢复其敏感性。

目前是治疗各种 G^- 杆菌感染的主要抗菌药，用于 G^- 杆菌引起的败血症、肺炎、骨髓炎、胆道及烧伤感染；与羧苄西林等广谱半合成青霉素或头孢菌素联合应用，以提高抗铜绿假单胞菌的疗效；与青霉素联合，治疗肠球菌引起的心内膜炎；与羧苄西林、氯霉素联合治疗革兰氏阴性杆菌心内膜炎。庆大霉素口服用于肠道感染或作结肠手术前准备，结肠手术前与克林霉素、甲硝唑合用可降低结肠手术后的感染率。肾毒性、耳毒性是庆大霉素最主要的不良反应，不宜与利尿酸和呋喃苯胺酸等利尿药合用。

2. 链霉素

链霉素（streptomycin）为 1944 年从链霉菌培养液中分离获得并用于临床的第一氨基糖苷类抗生素，也是第一个用于治疗结核病的药物。抗菌谱较广，对结核分枝杆菌和鼠疫杆菌有强大的杀灭作用。对大肠埃希菌、产气杆菌、沙门菌、志贺菌属、布氏杆菌、流感嗜血杆菌也有较强的抗菌活性。细菌对链霉素易产生耐药，一旦产生后，常持久不变。链霉素与其他氨基糖苷类抗生素之间有单向交叉耐药性，即对链霉素耐药菌株对其他仍敏感；反之，对其他耐药者对链霉素耐药。目前因毒性和耐药性等问题，限制链霉素了的使用。临床主要首选用于土拉菌病（兔热病）和鼠疫，特别是与四环素联合用药已成为目前治疗鼠疫最有效手段；与其他抗结核药联合应用治疗各型结核病；与青霉素合用治疗草绿色链球菌引起的心内膜炎。

3. 妥布霉素

妥布霉素（tobramycin）抗菌谱与庆大霉素相似，对铜绿假单胞菌的作用较庆大霉素强

2～5倍，且对庆大霉素耐药菌株仍有效，适合用于治疗铜绿假单胞菌所致的各种感染，常与能抗铜绿假单胞菌的半合成青霉素类或头孢菌素类药物合用。妥布霉素的不良反应主要是耳毒性和肾毒性，但较庆大霉素轻。

4. 阿米卡星

阿米卡星（amikacin，丁胺卡那霉素）抗菌谱广，对G⁻杆菌和金黄色葡萄球菌均有较强的抗菌活性。其突出优点是对肠道G⁻杆菌和铜绿假单胞菌所产生的多种氨基糖苷类灭活酶稳定，故对一些氨基糖苷类耐药菌感染仍能有效控制。肾毒性低于庆大霉素，但耳毒性强于庆大霉素。

5. 奈替米星

奈替米星（netilmicin，乙基西索霉素）抗菌谱与庆大霉素相似，具有疗效高、毒性低、对钝化酶稳定等特点。临床主要用于治疗各种敏感菌引起的严重感染；与β-内酰胺类合用治疗粒细胞减少伴发热患者和病因未明的发热患者。奈替米星耳毒性和肾毒性的发生率在氨基糖苷类中最低。

二、多黏菌素类

多黏菌素类（polymyxins）是从多黏杆菌培养液中获得的一组抗生素，临床使用的为多黏菌素B（polymyxin B）和多黏菌素E（polymyxin E，抗敌素）。

【抗菌作用】

多黏菌素类属窄谱抗生素，只对某些G⁻菌具有强大抗菌活性，如大肠埃希菌、克雷伯菌属、沙门菌、志贺菌、百日咳杆菌，对铜绿假单胞菌作用显著。对G⁻球菌、G⁺菌和真菌无作用。本类药能与敏感菌细胞膜的磷脂结合，使细菌细胞膜通透性增加，胞内营养物外漏，导致细菌死亡。对生长繁殖期和静止期的细菌均有杀菌作用。

【临床应用】

可用于对其他抗生素耐药而难以控制的铜绿假单胞菌所致的败血症、泌尿道感染；对其他抗菌药耐药的大肠埃希菌、克雷伯菌属等G⁻杆菌引起的脑膜炎、败血症等。口服不吸收，可口服用于治疗肠炎和肠道手术前准备；也局部用于五官、皮肤、黏膜等铜绿假单胞菌感染。

【不良反应】

毒性较大，对肾及神经系统毒性较大。静脉注射和快速滴注时可因神经肌肉阻滞而导致呼吸抑制。另外，还可出现皮疹、瘙痒、药物热等变态反应。

第五节　四环素类及氯霉素

一、四环素类

四环素类（tetracyclines）是由链霉菌所产生或经半合成而得具有并四苯母核结构的一类碱性广谱抗生素。根据来源的不同，四环素类药物可分为天然和半合成两大类。天然品有四环素、土霉素、金霉素和地美环素。半合成品有美他环素、多西环素和米诺环素。金霉素是金色链丝菌的代谢产物，1948年作为第一个四环素类抗生素用于临床。1952年四环素被用于临床，当时四环素是由金霉素催化加氢而得到的半合成抗生素，目前通过链霉菌发酵直接生产。

本类药物对G⁺菌和G⁻菌具有快速抑菌作用，也对立克次体、支原体和衣原体具有较强的抑制作用，对某些螺旋体和原虫也有抑制作用，属广谱抗生素。四环素类药物的抗菌谱、抗菌作用机制和临床应用均较相似。抗菌活性的强度序列依次为米诺环素＞多西环素＞美他环素＞地美环素＞四环素＞土霉素。尽管四环素和土霉素两药的不良反应较多，但是药物的抗菌谱广，口服应用方便，较重的过敏反应罕见，曾长期作为临床抗感染的主要抗菌药。近年来，由于耐药菌株日益增多以及本类药物各品种之间存在着的交叉耐药性，限制了本类药物的应用，临床已少用。

（一）四环素

四环素（tetracycline）是金霉素链霉菌（streptomyces aureofaciens）所产生的天然抗生素，其制品主要为盐酸盐。本品盐酸盐为黄色结晶性粉末，有引湿性，受潮后颜色变深并分解变质。

【体内过程】

口服吸收不完全，受碱性药物、食物和牛奶的干扰，故应在饭前 0.5～1 小时服药。酸性环境中药物溶解度高，碱性环境溶解度低，故不应与碱性药、H_2 受体阻断药或抗酸药合用；与酸性药物如维生素 C 合用可促进四环素的吸收。食物中的 Fe^{2+}、Ca^{2+}、Mg^{2+}、Al^{3+} 等金属离子可与药物络合而影响四环素的吸收，与铁剂或抗酸药并用时，应间隔 2～3 小时。吸收后广泛分布于各组织及体液中，并可沉积于新形成的牙齿和骨骼中，也可进入胎儿血循环以及乳汁。胆汁中的药物浓度为血药浓度的 10～20 倍。$t_{1/2}$ 为 6～12 小时。主要以原形经肾脏排泄，碱化尿液可增加药物排泄。

【药理作用】

其抗菌谱广。四环素可以直接抑制 G^+ 菌、G^- 菌、支原体、立克次体、衣原体和螺旋体。通过抑制肠道内阿米巴原虫的共生菌丛，而间接抑制阿米巴原虫。对革兰阳性菌的抑制作用强于阴性菌，但不如 β-内酰胺类抗菌药，对 G^- 菌的作用不如氨基糖苷类及氯霉素类，极高浓度具有杀菌作用。对伤寒、副伤寒杆菌、铜绿假单胞菌、结核分枝杆菌、真菌和病毒无效。

其作用机制主要是通过与细菌核糖体 30S 亚基的 A 位特异性结合，阻止氨基酰 tRNA 到达并与 mRNA 核糖体复合物 A 位结合，从而阻碍肽链的延伸。

【临床用途】

主要用于立克次体、衣原体、支原体所致感染。由于其他高效抗菌药的不断出现，以及四环素耐药菌株的日益增加和药物的特殊不良反应，四环素不再作为首选药。

【不良反应】

（1）局部刺激作用：口服可引起恶心、呕吐、腹胀、腹泻等症状，饭后服用可减轻。

（2）二重感染：如长期使用广谱抗生素，使消化道内寄生的敏感细菌被大量杀灭，肠道内菌群失调导致二重感染。

（3）影响骨骼和牙的生长：四环素与新形成的牙和骨组织中沉积的钙离子结合，造成恒齿永久性棕色色素沉着和婴儿骨骼发育不全。孕妇、哺乳期妇女及 8 岁以下儿童禁用。

（4）其他：长期大剂量使用可引起严重肝损伤，加剧肾功能不全。偶见过敏反应，如药物热、皮疹、剥脱性皮炎等，并有交叉过敏。也可引起光敏反应和前庭反应如头晕、恶心、呕吐等。

（二）多西环素

多西环素（doxycycline，强力霉素）属长效半合成四环素类，是四环素类药物中的首选药；抗菌活性比四环素强 2～10 倍，具有强效、速效、长效的特点；抗菌机制和抗菌谱与四环素相同，对土霉素或四环素耐药的金黄色葡萄球菌对本药仍敏感，但与其他同类药物之间有交叉耐药。消除 $t_{1/2}$ 长达 12～22 小时，每日用药 1 次。

口服多西环素吸收迅速且完全，不易受食物影响。大部分药物由胆汁进入肠腔，随粪便排泄，存在显著的肝肠循环过程，很少引起二重感染。少量药物由肾脏排泄，肾功能减退者粪便的药物排泄量增加，故肾衰竭时也可使用。临床适应证见前述四环素类药物，此外特别适用于肾外感染伴肾衰竭（其他多数四环素类药物可能加重肾衰竭）的患者以及胆道系统感染的患者。常见的不良反应有胃肠道刺激症状，可引起恶心、呕吐、腹泻、舌炎、口腔炎和肛门炎，应饭后服用，并以大量水送服。静脉注射时，可能出现舌麻木及口腔异味感。易致光敏反应。皮疹与二重感染少见。其他不良反应少于四环素。由于对骨骼和牙齿生长的影响，孕妇和 8 岁以下儿童及哺乳期妇女禁用。

（三）米诺环素

米诺环素（minocycline，二甲胺四环素）口服吸收率接近 100%，且不受牛奶和食物的影响。但抗酸药或重金属离子仍可影响吸收。米诺环素的脂溶性高于多西环素，组织穿透力强，分布广泛，在脑脊液中的浓度高于其他四环素类。$t_{1/2}$ 为 16～18 小时。抗菌谱与四环素相似，属于高效、长效的四环素类抗菌药，抗菌活性比四环素强 2～4 倍。对四环素或青霉素类耐药的菌株仍敏感。适用于治疗上述耐药菌感染以及酒渣鼻、痤疮、沙眼衣原体感染。因极易穿透皮肤，特别适合于痤疮的治疗。米诺环素除具有四环素类共有的不良反应外，还具有前庭反应，表现为恶心、呕吐、眩晕、运动失调等症状，用药期间不宜从事高空作业、驾驶和机器操作等。

（四）美他环素

美他环素（methacycline，甲烯土霉素）抗菌活性与四环素类似或稍强，但钙离子及其他金属离子对其影响较其他四环素类大。宜空腹口服，即餐前 1 小时或餐后 2 小时服用，以避免食物对药物吸收的影响。美他环素的 $t_{1/2}$ 为 16 小时，血浆蛋白结合率约 80%，体内分布较广泛。给药量的 50% 以原形自肾脏排泄，72 小时内仅 5% 经粪便排泄。临床常见病原菌对美他环素的耐药现象严重，包括金黄色葡萄球菌等 G^+ 菌及多数肠杆菌科细菌。美他环素与其他四环素类药物之间存在交叉耐药。与全麻药甲氧氟烷或强利尿药呋塞米合用时，可增强美他环素的肾毒性作用。

二、氯霉素

氯霉素（chloramphenicol）属广谱抗生素类，对 G^+ 菌、G^- 菌均有抑制作用，对 G^- 菌的抑制作用强于 G^+ 菌。一般来说氯霉素是抑菌药，但是对流感嗜血杆菌、脑膜炎奈瑟菌和肺炎链球菌具有杀菌作用。

【体内过程】
口服吸收良好，$t_{1/2}$ 约 2.5 小时，有效血药浓度可维持 6～8 小时，肝肾功能不全时 $t_{1/2}$ 延长。氯霉素广泛分布于各组织与体液中，脑脊液中的浓度达血药浓度的 9%～45%，大部分药物在肝脏与葡糖醛酸结合，经肾排泄，尿中原形药物只有 5%～15%，但在泌尿系统已达到有效抗菌浓度。

【药理作用】
为广谱、速效抑菌药，高浓度时有杀菌作用。对 G^- 菌的作用强于 G^+ 菌；对 G^+ 菌的抗菌活性不如青霉素类和四环素类；对立克次体、衣原体、支原体也有抑制作用；对结核分枝杆菌、真菌、原虫和病毒无效。

氯霉素与细菌 70S 核糖体中的 50S 亚基结合，阻止氨基酰 tRNA 进入 A 位，阻止肽链延伸，使蛋白质合成受阻。各种细菌对氯霉素均可产生耐药性，但产生耐药性较缓慢。

【临床用途】
由于氯霉素可能对造血系统产生致命的毒性作用，一般不作为首选药物使用，必须严格掌握适应证。用药期间定期检查血象。如无法使用青霉素类的脑膜炎患者、多药耐药的流感嗜血杆菌感染的患者，且病情严重，危及生命。8 岁以下儿童、孕妇或对四环素类药物过敏者患严重立克次体感染（斑疹伤寒、Q 热和恙虫病等）时可选用氯霉素。此外，局部用药治疗敏感菌引起的眼内感染、全眼球感染、沙眼和结膜炎。

【不良反应】

（1）抑制骨髓造血功能：氯霉素可导致严重的血液系统毒性，包括可逆性血细胞减少和再生障碍性贫血。可逆性血细胞减少较为常见，发生率和严重程度与剂量或疗程呈正相关，表现为贫血、白细胞减少症或血小板减少症。再生障碍性贫血发病率与用药量、疗程无关，一次用药亦可能发生。发生率低，但死亡率很高。

（2）灰婴综合征：新生儿大量使用氯霉素后，由于肝、肾发育不完善，对氯霉素解毒及排泄能力差易致体内蓄积中毒，表现为循环衰竭、呼吸急促、皮肤苍白、发绀，故称灰婴综合征。

（3）其他：口服时尚可出现恶心、呕吐、腹泻、皮疹、药物热、血管神经性水肿、二重感染等症状。偶见视神经炎、视力障碍、幻视、幻听等。对葡萄糖-6-磷酸脱氢酶缺陷患者，可见溶血性贫血。

【药物相互作用】

氯霉素可抑制肝药酶的活性，从而可减少华法林、甲苯磺丁脲、苯妥英钠和氯磺丙脲等药物的代谢。利福平或长期使用苯巴比妥则可促进氯霉素代谢，降低后者的疗效。

第六节　人工合成抗菌药

一、喹诺酮类药物

（一）喹诺酮类药物概述

喹诺酮类药物（quinolones）是以 4-喹诺酮为基本结构的一类合成抗菌药。根据其母核的不同，喹诺酮类药物还可进一步分成喹啉羧酸类、萘啶羧酸类和噌啉羧酸类等，其中喹啉羧酸类药物（如诺氟沙星等）发展最快。在 4-喹诺酮母核引入不同的基团，就产生了各具特点的喹诺酮类药物（表 29-2）。

表 29-2　喹诺酮类药物的化学结构

同系物	R_1	R_6	R_7	X
萘啶酸	—C_2H_5	—H	—CH_3	—N—
诺氟沙星	—C_2H_5	—F	—N⟨piperazinyl⟩NH	—CH—
环丙沙星	—⟨cyclopropyl⟩	—F	—N⟨piperazinyl⟩NH	—CH—
氧氟沙星	C—O⟨⟩CH_3	—F	—N⟨piperazinyl⟩N—CH_3	—CH—

同系物	R$_1$	R$_6$	R$_7$	X
洛美沙星	—C$_2$H$_5$	—F	哌嗪基（3-CH$_3$取代）—N···NH	F / —C—
氟罗沙星	—CH$_2$—CH$_2$—F	—F	4-甲基哌嗪基 —N···N—CH$_3$	F / —C—
培氟沙星	—C$_2$H$_5$	—F	4-甲基哌嗪基 —N···N—CH$_3$	—CH—
加替沙星	—◁ (环丙基)	—F	哌嗪基（3-CH$_3$取代）—N···NH	OCH$_3$ / —C—

【体内过程】

第 3 代和第 4 代喹诺酮类（氟喹诺酮类药物）口服吸收良好，食物不影响药物的吸收，但与含有 Fe^{2+}、Ca^{2+}、Mg^{2+} 的食物同服可降低其生物利用度。血浆蛋白结合率一般低于 40%，在组织和体液中的分布广泛，在肺、肾脏、前列腺组织、尿液、胆汁、粪便中的药物浓度均高于血药浓度。不同药物的消除方式互不相同。培氟沙星主要由肝脏代谢并通过胆汁排泄。氧氟沙星和洛美沙星主要（80%以上）以原形经肾脏排出。

【抗菌作用】

（1）抗菌谱：第 3 代的氟喹诺酮类属于广谱抗菌药，对大多数 G$^+$ 菌和 G$^-$ 菌有良好抗菌活性。第 4 代喹诺酮类药物除保留了原有氟喹诺酮类的抗菌活性外，进一步增强了对 G$^+$ 菌的作用，对结核分枝杆菌、军团菌、支原体及衣原体的杀灭作用也进一步增强；特别是提高了对厌氧菌如脆弱类杆菌、梭杆菌属、消化链球菌属和厌氧芽胞梭菌属等的抗菌活性。

背景知识

喹诺酮类药物的发展历程

一般将喹诺酮类药物分为4代。1962年美国Sterling-Winthrop研究所GY Lesher博士在合成抗疟药氯喹时发现了第1代药物萘啶酸。1974年法国Roger bellon实验室研制了第2代药物吡哌酸，其对大多数G$^-$菌有效，口服易吸收，但其血浆蛋白结合率较高，血中游离药物浓度低，不能用于治疗全身性感染。吡哌酸以原形从尿中排泄，尿中药物浓度显著高于血药浓度，故临床仅用于尿路感染和肠道感染。20世纪70年代末～90年代中期研制的氟喹诺酮类为第3代，常用的药物包括诺氟沙星、环丙沙星（ciprofloxacin）、氧氟沙星（ofloxacin）、左氧氟沙星（levofloxacin）、洛美沙星（lomefloxacin）、氟罗沙星（fleroxacin）、司氟沙星（sparfloxacin）等。90年代后期至今，新研制的氟喹诺酮类为第4代，已用于临床的有莫西沙星（moxifloxacin）、加替沙星（gatifloxacin）、吉米沙星（gemifloxacin）和加雷沙星（garenoxacin）等。临床上使用的喹诺酮类药物主要局限于氟喹诺酮类。与第3代相比，第4代喹诺酮类药物提高了对厌氧菌如脆弱类杆菌、梭杆菌属、消化链球菌属、厌氧芽胞梭菌属等的抗菌活性，并显示出良好的临床效果。同时进一步增强了对G$^+$菌的作用，对结核分枝杆菌、军团菌、支原体及衣原体的杀灭作用也进一步增强。

（2）抗菌机制：喹诺酮类药物作用的靶点为细菌的 DNA 回旋酶及拓扑异构酶Ⅳ。DNA 回旋酶是喹诺酮类药物抗 G^- 菌的重要靶点；拓扑异构酶Ⅳ是喹诺酮类药物抗 G^+ 菌的重要靶点。一般认为，喹诺酮类药物通过形成 DNA 回旋酶-DNA-喹诺酮三元复合物，干扰酶反应过程，阻碍细菌 DNA 复制而达到杀菌作用。哺乳动物细胞内的拓扑异构酶Ⅱ在功能上类似于菌体内的 DNA 回旋酶。喹诺酮类药物仅在很高浓度才能影响拓扑异构酶Ⅱ，故临床不良反应少。拓扑异构酶Ⅳ通过解除 DNA 结节、解环连体和松弛超螺旋的作用，在 DNA 复制过程中发挥重要作用。喹诺酮类药物通过对拓扑异构酶Ⅳ的抑制作用，干扰细菌 DNA 复制。

（3）耐药性：由于喹诺酮类药物的广泛应用，临床病原菌对喹诺酮类药物耐药性已迅速增长，临床常见耐药菌为金黄色葡萄球菌、肠球菌、大肠埃希菌和铜绿假单胞菌等。某些细菌对喹诺酮类药物的耐药性发展迅速。细菌对喹诺酮类药物有交叉耐药，故喹诺酮类药物不能交替使用。

【不良反应】

不良反应少，耐受良好。

（1）胃肠道反应：与剂量密切相关，每日口服剂量大于 800mg 时，发生率高。常见恶心、呕吐、腹泻、食欲减退、胃部不适等。

（2）中枢神经系统毒性：轻者表现为失眠、头昏、头痛，重者表现为精神异常、抽搐、惊厥等。发生机制与药物抑制 GABA 与 $GABA_A$ 受体结合、激动 NMDA 受体、导致中枢神经兴奋有关。

（3）皮肤反应及光敏反应：表现为光照部位皮肤出现瘙痒性红斑，严重者出现皮肤糜烂、脱落。司氟沙星、洛美沙星、氟罗沙星诱发的光敏反应最常见，停药可恢复。

（4）软骨损害：多种幼龄动物实验结果证实，药物可损伤负重关节的软骨；临床研究发现儿童用药后可出现关节痛和关节水肿，故不应用于青春期儿童及妊娠妇女。

（5）心脏毒性：罕见，但后果严重。

（6）其他不良反应包括肝、肾功能异常，跟腱炎和眼毒性等，停药可恢复。

（二）常用氟喹诺酮类药物

1. 诺氟沙星

诺氟沙星（norfloxacin，氟哌酸）是第一个氟喹诺酮类药物。在本类药物中，其口服生物利用度明显偏低（35%～45%），消除 $t_{1/2}$ 为 3.5～5 小时。体内药物约 30% 以原形经肾排泄。抗菌作用强，对 G^- 菌如大肠埃希菌、志贺菌、肠杆菌科、弯曲菌、沙门菌和奈瑟菌极为有效。临床主要用于敏感菌所致

常用喹诺酮类
药物

胃肠道和泌尿道感染，也可外用治疗皮肤和眼部的感染。大多数厌氧菌对其耐药。对支原体、衣原体、嗜肺军团菌、分枝杆菌以及布鲁菌属感染无临床价值。

2. 环丙沙星

环丙沙星（ciprofloxacin）口服吸收不完全，口服生物利用度略高于诺氟沙星，必要时可静脉滴注以提高血药浓度，消除 $t_{1/2}$ 与诺氟沙星接近。环丙沙星的 V_d 值大，组织穿透力强，分布广泛。应该注意，环丙沙星以原形药物由肾脏排泄的量，受给药途经影响。对铜绿假单胞菌、流感嗜血杆菌和大肠埃希菌等 G^- 菌的抗菌活性高于多数氟喹诺酮类药物。多数厌氧菌对环丙沙星不敏感；但是，对氨基糖苷类或第 3 代头孢菌素类耐药的菌株对环丙沙星仍敏感。主要用于治疗对其他抗菌药产生耐药的 G^- 杆菌所致的呼吸道、泌尿生殖道、消化道、骨与关节和皮肤软组织感染。应在避免日照条件下保存和应用，以防止发生光敏反应。静脉滴注时，局部有血管刺激反应。有本药诱发跟腱炎和跟腱撕裂的报道，老年人和运动员慎用。

3. 氧氟沙星

氧氟沙星（ofloxacin，氟嗪酸）口服生物利用度高达 89％，血药浓度高而持久，分布广泛，痰液、胆汁及尿液中药物浓度高。抗菌谱广，对结核分枝杆菌、沙眼衣原体、肺炎支原体、假单胞菌和部分厌氧菌也有良好效果。对多数耐药菌株如 MRSA、耐氨苄西林的淋病奈瑟菌、耐庆大霉素的铜绿假单胞菌仍敏感。临床用途同环丙沙星。不良反应有胃肠道反应和转氨酶升高。偶见轻度中枢神经系统毒性反应。静脉滴注时对局部血管有刺激反应。左氧氟沙星（levofloxacin）为氧氟沙星的左旋体。因除去了抗菌活性很弱的右旋体，抗菌活性约为氧氟沙星的 2 倍，且不良反应低于氧氟沙星。口服生物利用度接近 100％。抗菌谱及临床用途与氧氟沙星相似。

4. 洛美沙星

洛美沙星（lomefloxacin）对 G⁻ 菌的抗菌活性与诺氟沙星和氧氟沙星相近，对 MRSA、表皮葡萄球菌、链球菌和肠球菌的抗菌活性与氧氟沙星相当；对多数厌氧菌的抗菌活性比氧氟沙星低。可用于呼吸道、泌尿生殖道、皮肤软组织、眼科感染的治疗，也用于衣原体感染和结核病的治疗。洛美沙星对小鼠皮肤具有光致癌作用，故在用药期间应避免日光。

5. 司帕沙星

司帕沙星（sparfloxacin，司氟沙星）对 G⁺ 菌、厌氧菌、结核分枝杆菌、衣原体和支原体的抗菌活性显著高于环丙沙星，对嗜肺军团菌和 G⁻ 菌的抗菌活性与环丙沙星相同且高于诺氟沙星和氧氟沙星。口服吸收良好，肝肠循环明显。50％随粪便排泄，25％在肝脏代谢失活，$t_{1/2}$ 达 16 小时，为长效喹诺酮类药物。主要用于敏感细菌所致的呼吸系统、泌尿生殖系统和皮肤软组织感染的治疗，也可用于骨髓炎和关节炎等的治疗。8％的患者可出现光敏反应。还可引起 Q-T 间期延长等不良反应。与布洛芬等合用时，偶诱发痉挛。

6. 加替沙星

加替沙星（gatifloxacin）对大部分 G⁺ 菌作用强，活性为环丙沙星和氧氟沙星的 2～16 倍；对大部分 G⁻ 菌的活性与环丙沙星和氧氟沙星相当。对厌氧菌、支原体、衣原体的活性均高于环丙沙星和氧氟沙星。临床主要用于呼吸道感染及泌尿道、皮肤、软组织和耳鼻喉等感染。不良反应主要有恶心、腹泻、头痛、眩晕、阴道炎等，静脉注射可见注射部位局部反应。显著特点是几乎没有潜在的光毒性。

7. 加雷沙星

加雷沙星（garenoxacin）于 2007 年批准用于临床。口服生物利用度约 92％。药物在体内的代谢率很低，但是药物由粪便的排泄率可达 45.4％；消除 $t_{1/2}$ 为 12 小时，血浆蛋白结合率较高。加雷沙星对金黄色葡萄球菌、甲氧西林敏感表葡萄球菌、青霉素敏感或耐药的肺炎链球菌具有很强的抗菌活性。临床广泛用于治疗社区获得性呼吸道感染以及敏感菌所致的急性上颌窦炎、泌尿生殖系统感染、皮肤和软组织感染等疾病。

二、 磺胺类和甲氧苄啶

(一) 磺胺类药物概述

磺胺类药物（sulfonamides）属广谱抑菌药，是一类人工合成的对氨基苯磺酰胺衍生物，药物的分子中含有苯环、对位氨基和磺酰胺基（图 29-5）。磺胺药根据临床应用的不同分为三大类，包括用于全身性感染的肠道易吸收类（系统用磺胺）、用于肠道感染的肠道难吸收类（肠道用磺胺）如柳氮磺吡啶，以及外用类（局部用磺胺）如磺胺米隆和磺胺嘧啶银。其中肠道易吸收类又根据药物消除 $t_{1/2}$ 的长短，进一步分为短效类（$t_{1/2} < 10$ 小时）如磺胺异噁唑和

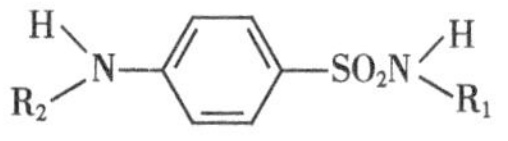

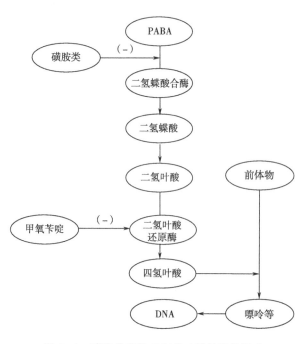
图 29-5 磺胺类药物
基本结构

磺胺二甲嘧啶，中效类（$t_{1/2}$ 约 10～24 小时）如磺胺嘧啶和磺胺甲噁唑，以及长效类（$t_{1/2} > 24$ 小时）如磺胺多辛和磺胺间甲氧嘧啶。磺胺药均系抑菌药，本类药物的抗菌谱相同，彼此之间有完全的交叉耐药性，目前耐药菌株已很广泛，因此单独使用经常无效，目前系统应用的主要是本类药物与甲氧苄啶的联合制剂。

【体内过程】

用于肠道感染的药物很少吸收，主要在小肠下段及结肠内形成较高浓度，它们必须在肠腔内水解使对位氨基游离后才能发挥抗菌作用。用于全身性感染的磺胺药，口服后迅速由小肠上段吸收，体内分布广泛，血浆蛋白结合率差异大，在 25%～95% 之间，血浆蛋白结合率低的药物（如磺胺嘧啶）易于通过血-脑脊液屏障，可用于治疗流行性脑脊髓膜炎。本类药物主要在肝脏代谢为无活性的乙酰化物及与葡萄糖醛酸结合，以原型、乙酰化物、葡萄糖醛酸结合物三种形式经肾脏排泄。

【抗菌作用】

（1）抗菌谱：属于广谱抑菌药，对大多数 G^+ 菌和 G^- 菌有良好的抗菌活性，其中最敏感的是 A 群链球菌、肺炎链球菌、脑膜炎奈瑟菌、淋病奈瑟菌、鼠疫耶尔森菌和诺卡菌属；也对沙眼衣原体、疟原虫、卡氏肺孢菌、弓形虫滋养体有抑制作用。但是，对支原体、立克次体和螺旋体无效，甚至可促进立克次体生长。磺胺嘧啶银和磺胺米隆对铜绿假单胞菌有效。

（2）抗菌机制：磺胺药通过抑制细菌的叶酸合成过程而发挥抗菌作用。对磺胺药敏感的细菌，其生长繁殖过程中不能利用现成的叶酸，必须自身合成叶酸供菌体之需。细菌以蝶啶、对氨苯甲酸（PABA）为原料，在二氢蝶酸合酶（dihydropteroate synthase）作用下生成二氢蝶酸（dihydropteroic acid）；二氢蝶酸与谷氨酸生成二氢叶酸（dihydrofolic acid）后，进一步在二氢叶酸还原酶的催化下还原为四氢叶酸（tetrahydrofolic acid）。四氢叶酸活化后，可作为一碳基团载体的辅酶参与嘧啶核苷酸和嘌呤的合成。磺胺药与 PABA 的结构相似，可与 PABA 竞争二氢蝶酸合酶，阻止细菌二氢叶酸合成，从而发挥抑制细菌生长繁殖的作用。哺乳类细胞能直接利用现成的叶酸，因此磺胺药不影响人体细胞的核酸代谢（图 29-6）。

（3）耐药性：细菌对磺胺药的耐药性包括固有耐药性和获得耐药性。对磺胺药敏感的细菌，无论在体内或体外，反复接触磺胺药后，均可产生耐药性。一旦耐药，通常为永久性不可逆。磺胺类药物之间也存在交叉耐药性。

【不良反应】

磺胺类药物不良反应较多。

（1）泌尿系统损害。体内的磺胺药主要由肾脏排出，在尿液中形成较高浓度，一旦结晶析出可引起尿路刺激和阻塞，出现结晶尿、血尿、尿痛和尿闭等症状。应适当增加饮水量并同服等量碳酸氢钠以碱化尿液，服药超过一周的患者，应定期检查尿液。

（2）过敏反应。局部用药易发生，服用长效制剂时更易发生。皮疹有麻疹样或猩红热样疹、痘疱性皮炎，偶见多形性红斑、剥脱性皮炎，后者严重时可

图 29-6 磺胺类药物对细菌叶酸代谢的影响

致死。

（3）血液系统反应。长期使用磺胺药可能抑制骨髓造血功能，导致白细胞减少症、血小板减少症甚至再障，虽然发生率极低但可致死。对葡萄糖-6-磷酸脱氢酶缺陷者，磺胺药易引起溶血性贫血。用药期间应定期检查血常规。

（4）黄疸。新生儿、早产儿、孕妇和哺乳妇女不应使用磺胺药，以免药物竞争血浆白蛋白而置换出胆红素，使新生儿或早产儿血中游离胆红素增加导致黄疸，游离胆红素进入中枢神经系统导致核黄疸。

（5）消化系统反应。口服磺胺药可引起恶心、呕吐、上腹部不适和食欲不振，餐后服或同服碳酸氢钠可减轻反应。亦可致肝损害，严重者出现暴发性肝衰竭，肝功能受损者应避免使用。

（6）神经系统反应。少数患者出现头晕、头痛、乏力、萎靡、失眠等症状，用药期间不应从事高空作业和驾驶。

（二）常用磺胺类药物

1. 磺胺嘧啶

磺胺嘧啶（sulfadiazine，SD）属中效类磺胺药，口服易吸收，消除 $t_{1/2}$ 为 10～13 小时。其血浆蛋白结合率最低，为 45%，与其他药相比更易透过血脑屏障，在脑脊液中的药物浓度最高可达血药浓度的 80%。首选磺胺嘧啶或磺胺甲噁唑预防流行性脑脊髓膜炎；青霉素不能根除脑膜炎奈瑟菌感染者的带菌状态，故不能用于预防流行性脑脊髓膜炎。国内也首选治疗普通型流行性脑脊髓膜炎。首选治疗诺卡菌属引起的肺部感染、脑膜炎和脑脓肿。与乙胺嘧啶联合用药治疗弓形虫病。还可用于敏感菌引起的泌尿道感染和上呼吸道感染。使用时，应增加饮水量，必要时同服等量碳酸氢钠碱化尿液。与甲氧苄啶合用产生协同抗菌作用。

2. 磺胺甲噁唑

磺胺甲噁唑（sulfamethoxazole，SMZ，新诺明）属中效类磺胺药，消除 $t_{1/2}$ 为 10～12 小时。血浆蛋白结合率在 65% 以上，药物在脑脊液的浓度低于磺胺嘧啶，但仍可用于流行性脑脊髓膜炎的预防。尿中浓度与 SD 相似，适用于大肠埃希菌等敏感菌引起的泌尿道感染。服药期间应适当增加饮水量并同服等量碳酸氢钠以碱化尿液，用药超过一周应定期检查尿液。与甲氧苄啶合用产生协同抗菌作用。

3. 磺胺米隆

磺胺米隆（sulfamylon，SML，甲磺灭脓）抗菌谱广，对铜绿假单胞菌、金黄色葡萄球菌和破伤风梭菌有效，抗菌活性不受脓液和坏死组织中 PABA 的影响。适用于烧伤或大面积创伤感染。不良反应有局部疼痛及烧灼感，大面积使用其盐酸盐可能导致酸中毒，应选用其醋酸盐。偶见过敏反应。

4. 磺胺嘧啶银

磺胺嘧啶银（sulfadiazine silver，SD-Ag，烧伤宁）抗菌谱广，对多数革兰氏阳性菌和阴性氏菌有良好的抗菌活性。具有磺胺嘧啶的抗菌作用和银盐的收敛作用。对铜绿假单胞菌具有强大的抗菌活性，显著强于磺胺米隆。抗菌作用不受脓液 PABA 的影响。临床用于预防和治疗Ⅱ度、Ⅲ度烧伤或烫伤创面的感染，并对创面具有促进干燥、结痂及愈合的作用。

（三）甲氧苄啶及其复方

1. 甲氧苄啶

甲氧苄啶（trimethoprim，TMP）又称甲氧苄氨嘧啶或磺胺增效剂，抗菌谱与磺胺甲噁唑（SMZ）相似，属抑菌药；其抗菌活性比 SMZ 强数十倍。大多数 G^+ 菌和 G^- 菌对其敏感。作用机制是抑制细菌二氢叶酸还原酶，使二氢叶酸不能还原成四氢叶酸合成，最终阻碍了核酸的合成。TMP 本身具有较强的抗菌活性，但单独用药易引起细菌耐药，无法单独使用。TMP 口服吸收迅速、完全，血浆蛋白结合率为 40%，消除 $t_{1/2}$ 为 11 小时。药物在组织和体液中广泛分布，在脑脊液中的浓度较高，炎症时接近血药浓度，主要在肾脏以原形排出。细菌二氢叶酸还原酶与 TMP 的亲和力显著高于哺乳动物二氢叶酸还原酶与 TMP 的亲和力（高 5 万～10 万倍），故药物对细菌具有高选择性，对人体毒性小。但是，长期用药或对某些敏感的患者，可引起叶酸缺乏症，导致巨幼红细胞性贫血、白细胞减少及血小板减少等；反应一般较轻，停药后可恢复。

2. 复方磺胺甲噁唑

复方磺胺甲噁唑（cotrimoxazole，SMZco，复方新诺明）是 SMZ 和 TMP 按 5∶1 的比例制成的复方制剂，至今仍在临床广泛使用。复方磺胺甲噁唑通过双重阻断机制（SMZ 抑制二氢叶酸合成，而 TMP 抑制四氢叶酸生成），协同阻断四氢叶酸的合成，发挥抗菌作用，甚至产生杀菌作用。二者的主要药代学参数相近，合用后的抗菌活性是两药单独等量应用时的数倍至数十倍，且抗菌谱扩大，甚至呈现杀菌作用，并减少细菌耐药性的产生。对磺胺药产生耐药性的细菌如大肠埃希菌、伤寒沙门菌和志贺菌属，对复方磺胺甲噁唑仍敏感。二药合用后可减少磺胺类药物和自身的用量，从而降低不良反应并减少耐药性的产生。

三、其他合成抗菌药

（一）硝基呋喃类

硝基呋喃类是一类合成的具有硝基呋喃结构的抗菌药物，通过作用于微生物酶系统，抑制乙酰辅酶 A，干扰微生物糖类代谢，从而起抑菌作用。共同特点为抗菌谱广，对多数 G^+ 和 G^- 菌均有效，口服后血药浓度低，不适用于全身性感染，主要用于治疗泌尿道感染。

1. 呋喃妥因

呋喃妥因（nitrofurantoin，呋喃坦啶）口服吸收迅速，药物在血液中被快速破坏，不能用于全身性感染。给药量的 40%～50% 以原形自肾脏迅速排泄，消除 $t_{1/2}$ 约 30 分钟。尿中药物浓度高，部分分解为棕色代谢产物，使尿液变色。抗菌谱广，对多数 G^+ 菌和 G^- 菌具有抑菌或杀菌作用，耐药菌株形成缓慢，与其他类别的抗菌药之间无交叉耐药。主要用于肾盂肾炎、膀胱炎、前列腺炎和尿路炎等的治疗。常见不良反应有恶心、呕吐及腹泻等胃肠道反应，偶见皮疹、药物热等过敏反应。对葡萄糖-6-磷酸脱氢酶缺陷者，尚可引起溶血性贫血，禁用。新生儿及肾衰者禁用。

2. 呋喃唑酮

呋喃唑酮（furazolidone，痢特灵）抗菌谱与呋喃妥因相似，对消化道的多数菌如大肠杆菌、沙门杆菌、志贺杆菌等有抗菌作用，此外对梨形鞭毛虫、滴虫也有抑制作用。口服后吸收很少，主要在肠道发挥作用，少量吸收部分由尿排出体外。其临床上主要用于治疗肠炎、痢疾、霍乱等肠道感染性疾病。尚可治疗胃、十二指肠溃疡，作用机制与抗幽门螺杆菌、抑制胃酸分泌和保护胃黏膜有关。栓剂可用于治疗阴道滴虫病。不良反应同呋喃妥因。

（二）硝基咪唑类

硝基咪唑类药物是人工合成的一类具有 5-硝基咪唑环结构的抗菌药物，药物通过作用于厌氧菌、阿米巴原虫、毛滴虫等细胞的 DNA，使其螺旋结构断裂或阻断其转录复制而致死亡。具有良好的抗厌氧菌和抗滴虫作用而广泛应用于临床。本类药物主要有甲硝唑、替硝唑和奥硝唑等。

1. 甲硝唑

甲硝唑（metronidazole，灭滴灵）分子中的硝基，在细胞内无氧环境中被还原成氨基，从而抑制病原体 DNA 合成，发挥抗厌氧菌作用，对脆弱类杆菌尤为敏感。对滴虫、阿米巴滋养体以及破伤风梭菌具有很强的杀灭作用。除用于抗滴虫和抗阿米巴原虫外，近年来广泛用于抗厌氧菌感染。口服吸收良好，体内分布广泛，可进入感染病灶和脑脊液。甲硝唑及其代谢物大量由尿排泄，少量由粪排出，其代谢物也有一定活性。临床主要用于治疗厌氧菌引起的口腔、腹腔、女性生殖器、下呼吸道、骨和关节等部位的感染。对幽门螺杆菌感染的消化性溃疡以及四环素耐药的艰难梭菌所致的假膜性结肠炎（pseudomembranous colitis）有特殊疗效。亦是治疗阿米巴原虫病、滴虫病和破伤风的首选药物。孕妇禁用。

2. 替硝唑

替硝唑（tinidazole，替尼达唑）对大多数专性厌氧菌，如脆弱拟杆菌、梭状芽孢杆菌、真杆菌、梭形杆菌以及滴虫、阿米巴原虫、梨形鞭毛虫等有抗生作用。口服吸收良好，能进入各种体液，并可通过血脑屏障。临床用于厌氧菌的系统与局部感染，如腹腔、妇科、手术创口、皮肤软组织等部位感染以及败血症、肠道或泌尿生殖道毛滴虫病、梨形鞭毛虫病以及肠道和肝阿米巴病。不良反应主要有恶心、厌食、腹泻、口中有金属味，偶见头痛、疲倦、舌苔厚、深色尿。尚有过敏反应和神经系统障碍。

3. 奥硝唑

奥硝唑（ornidazol，氯丙硝唑，氯醇硝唑）为第三代硝基咪唑类衍生物，体内分布广泛，蛋白结合率低于 15%，主要在肝脏代谢，绝大部分以游离或结合代谢产物的形式经尿排出，其余经粪便排泄。临床用于由厌氧菌感染引起的多种疾病。不良反应同替硝唑。

 目标检测

一、单项选择题

1. 抗菌活性是指（ ）。

A. 药物抑制或杀灭细菌的范围 B. 药物抑制或杀灭细菌的能力

C. 药物穿透细菌细胞膜的能力 D. LD_{50}

2. 青霉素对大多数革兰氏阴性杆菌无效，此现象是（ ）。

A. 天然耐药性 B. 获得耐药性 C. 交叉耐药性 D. 多药耐药性

3. 抗菌药物与细菌接触一段时间，浓度逐渐降低到低于 MIC 或全部消除后，细菌生长仍持续抑制的现象称为（ ）。

A. 抗菌谱 B. 抗菌活性 C. 抗生素后效应 D. 耐药性

4. 克拉维酸与阿莫西林配伍应用的主要药理学基础是（ ）。

A. 增加阿莫西林口服吸收

B. 竞争肾小管分泌系统，减少阿莫西林排泄

C. 抑制肝药酶，减少阿莫西林代谢

D. 抑制 β-内酰胺酶，对抗细菌对阿莫西林的耐药性

5. 青霉素所致过敏性休克应立即选用（ ）。

A. 肾上腺素 B. 青霉素酶 C. 苯海拉明 D. 去甲肾上腺素

6. 大环内酯类抗生素的作用机制是（ ）。

A. 抑制细菌细胞壁合成

B. 抑制细菌 DNA 合成

C. 与核糖体 30S 亚基结合，抑制细菌蛋白质合成

D. 与核糖体 50S 亚基结合，抑制细菌蛋白质合成

7. 嗜肺军团菌肺炎宜选用 （　　）。

A. 青霉素　　　　　　B. 头孢氨苄　　　　　　C. 红霉素　　　　　　D. 阿莫西林

8. 庆大霉素与呋塞米合用可导致 （　　）。

A. 抗菌作用增强　　　B. 抗菌谱扩大　　　　　C. 利尿作用增强　　　D. 耳毒性加重

9. 服用磺胺类药物时，同服碳酸氢钠的目的是 （　　）。

A. 增强磺胺类的作用　　　　　　　　　　B. 促进磺胺类的吸收

C. 延缓磺胺类的肾排泄　　　　　　　　　D. 增加磺胺类在尿中的溶解度促进排出

10. 氟喹诺酮类药物不宜用于青少年的主要原因是 （　　）。

A. 导致流产　　　　　　　　　　　　　　B. 妨碍乳汁分泌

C. 影响生长激素分泌　　　　　　　　　　D. 损害关节

二、多项选择题（每题的备选答案中有 2 个或 2 个以上正确答案。少选或多选均不得分。）

1. 获得耐药性的生物化学表现为 （　　）。

A. 降低外膜的通透性　　　　　　　　　　B. 改变靶位的结构

C. 产生灭活酶　　　　　　　　　　　　　D. 增强主动外排系统活性

E. 细菌改变代谢途径

2. 通过抑制细菌细胞壁合成而产生抗菌作用的药物包括 （　　）。

A. 青霉素类　　　　　B. 头孢菌素类　　　　　C. 红霉素　　　　　　D. 万古霉素

E. 四环素

3. 通过抑制细菌蛋白质合成而产生抗菌作用的药物包括 （　　）。

A. 磺胺类　　　　　　B. 喹诺酮类　　　　　　C. 万古霉素　　　　　D. 红霉素

E. 四环素

4. 甲氧苄啶与磺胺甲噁唑合用的结果是 （　　）。

A. 作用时间延长　　　B. 用药次数减少　　　　C. 抗菌谱扩大　　　　D. 抗菌活性增强

E. 耐药菌株减少

5. 四环素的不良反应包括 （　　）。

A. 胃肠刺激　　　　　B. 肝脏毒性　　　　　　C. 二重感染　　　　　D. 影响骨和牙齿生长

E. 再生障碍性贫血

6. 氟喹诺酮类药物的特点包括 （　　）。

A. 口服受多价金属离子影响　　　　　　　B. 与其他类抗菌药无交叉耐药性

C. 抗菌谱广　　　　　　　　　　　　　　D. 可能损害软骨组织

E. 抑制 DNA 回旋酶

三、简答题

细菌耐药性如何产生？如何延缓细菌耐药性的产生？

第三十章 抗真菌药

学习目标

知识要求： 了解灰黄霉素、特比萘芬、克霉唑等抗浅部真菌药的作用、用途和不良反应；了解两性霉素B、氟胞嘧啶等抗深部真菌药的作用、用途和不良反应；了解酮康唑、氟康唑、伊曲康唑等全身抗真菌药的作用特点。

能力要求： 能够分析、解释涉及本章药物的处方合理性；能够为真菌感染患者提供用药咨询服务。

素养提升： 通过学习常用抗真菌药物的基本知识，为从事药学服务工作及后续课程如药物治疗学的学习奠定基础。

临床用于治疗真菌感染的药物常分为三类：抗深部真菌药、抗浅部真菌药、广谱抗真菌药。

知识拓展

真菌感染

真菌所致感染一般分为深部感染和浅部感染两类。深部感染通常由白色念珠菌、新型隐球菌、粗球孢子菌、荚膜组织胞浆菌等引起，主要侵犯内脏器官和深部组织，发病率虽低但危害性大，常可危及生命。浅部感染常由各种癣菌引起，主要侵犯皮肤、毛发、指（趾）甲等，引起手足癣、体癣、甲癣、头癣等。浅部真菌感染发病率高，危险性小。

一、抗深部真菌药

（一）两性霉素 B

两性霉素 B（amphotericin B）属于多烯类抗真菌药，因具有嗜脂性和嗜水性两种特性而得名。国产庐山霉素含相同成分。

【体内过程】

口服、肌注均难吸收，且刺激性大，故采用静脉滴注给药。不易透过血-脑脊液屏障。

【抗菌作用】

本品系广谱抗真菌药，对多种深部真菌如新型隐球菌、白色念珠菌、粗球孢子菌、荚膜组织胞浆菌等具有强大的抗菌作用。其作用机制是选择性地与真菌细胞膜的麦角固醇部分结合，在细胞膜上形成微孔，使细胞膜通透性增加，导致细胞质内重要的内容物外渗，造成真菌细胞死亡。细菌的细胞膜不含麦角固醇，故对细菌无作用。

【临床用途】

本药目前仍是治疗深部真菌感染的首选药，主要用于各种真菌性肺炎、心膜炎、脑膜炎及尿路感染等，治疗真菌性脑膜炎时，尚需加用小剂量鞘内注射。治疗肠道真菌感染需口服。

【不良反应】

本品不良反应较多，毒性较大，可在肾脏、肝脏、血液系统和神经系统等出现毒性反应，明显限制了其应用。脂质体复合物、胶样分散剂等新剂型的疗效提高、毒性降低。静滴过程中可出现寒战、高热、头痛、厌食、恶心、呕吐、有时可致血压下降等。偶见血小板减少或轻度白细胞减少。使用时，应注意心电图、肝肾功能及血象变化。

（二）氟胞嘧啶

氟胞嘧啶（flucytosine）口服吸收迅速而完全。分布广泛，可通过血-脑脊液屏障，也可进入感染的腹腔、关节腔和房水中。本品为广谱抗真菌药，进入真菌细胞内，转变为具抗代谢作用的5-氟尿嘧啶，干扰核酸和蛋白质合成，故对真菌呈现选择性毒性作用。氟胞嘧啶单独应用易产生耐药性，主要与两性霉素B合用治疗白色念珠菌、新型隐球菌等敏感菌株所致的深部真菌感染。可抑制骨髓功能，导致白细胞和血小板减少，其他有皮疹、恶心、呕吐、腹泻及严重的小肠炎。

（三）制霉菌素

制霉菌素（nystatin）抗菌机制及作用与两性霉素B相同。口服吸收不良，毒性大，不作注射用。目前主要以局部用药治疗皮肤、口腔、阴道念珠菌感染和阴道滴虫。口服有恶心、胃痛、腹泻等，阴道用药可见白带增多。

二、抗浅部真菌药

（一）灰黄霉素

灰黄霉素（griseofulvin）为非多烯类抗生素。

【体内过程】

本药为脂溶性药，口服易吸收，吸收后分布于各组织中。可沉积于皮肤的角质层及毛发、指甲新生的角质部分，从而抵抗真菌的入侵，因此新长出的头发、指甲即无癣菌。染有真菌的角质蛋白代谢脱落后，即被新的正常的组织所取代。

【作用及用途】

本药能干扰微管蛋白聚合成微管，抑制真菌有丝分裂。结构与鸟嘌呤相似，能竞争性抑制鸟嘌呤进入DNA分子中，阻碍真菌DNA合成。对皮肤癣菌属如表皮癣菌属、小孢子菌属、毛癣菌属等具有较强的杀灭或抑制作用，对念珠菌属等其他真菌感染以及细菌无效。主要用于治疗各种皮肤癣菌属引起的头癣、体癣、股癣、甲癣等。疗程长。外用无效。

【不良反应】

常见有头痛、恶心、呕吐、腹泻、嗜睡、乏力、眩晕、共济失调。偶见白细胞减少症、中性粒细胞减少症等。此外，还可诱导肝药酶，增加口服避孕药的代谢速率。动物实验证明本药有致畸作用。

知识拓展

唑类抗真菌药

唑类抗真菌药能抑制组成真菌细胞膜的麦角固醇的合成，导致细胞膜缺损、通透性增加，达到杀灭或抑制真菌的作用。分为咪唑类和三唑类。咪唑类包括克霉唑、酮康唑、咪康唑、益康唑和联苯苄唑等；三唑类包括氟康唑、伊曲康唑、伏立康唑等。三唑类抗真菌药毒性低、活性强，应用前景广阔。

（二）特比萘芬

特比萘芬（terbinafine）为丙烯胺类广谱抗真菌药，可逆地抑制真菌细胞麦角甾醇合成过程中的鲨烯环氧化酶，使真菌细胞内鲨烯过度堆积和麦角固醇合成受阻，影响细胞膜结构和功能，从而起到杀菌或抑菌作用。脂溶性高，口服吸收良好，主要分布于皮肤角质层。其特点是作用快、疗效高、复发少、毒性低。用于体癣、股癣、手癣、足癣及甲癣等浅表部真菌感染。主要不良反应为胃肠道反应，也可出现皮疹、荨麻疹，偶见一过性转氨酶升高。

（三）克霉唑

克霉唑（clotrimazole）属咪唑类广谱抗真菌药，口服吸收少，不良反应多，临床主要供局部外用，治疗皮肤癣菌引起的体癣、手足癣和耳道真菌病。口含片用于治疗鹅口疮，栓剂用于治疗念珠菌引起的阴道炎。

三、全身性抗真菌药

（一）酮康唑

酮康唑（ketoconazole）为咪唑类广谱抗真菌药，对各种浅部和深部真菌均有抗菌活性。

课堂活动

足癣（脚气）用药知多少？

足癣是由致病性真菌引起的足部皮肤病，具有传染性，发病率较高。临床表现为脚趾间起水疱、脱皮或皮肤发白湿软、糜烂或皮肤增厚、粗糙、开裂等，剧痒。分为：水疱型、糜烂型和鳞屑角化型。一般情况下以局部外用抗真菌的乳膏、霜剂治疗为主。达克宁是常用的治疗足癣的乳膏之一，请问达克宁的主要成分是什么？

【体内过程】
口服易吸收，由于其溶解需要酸性环境，应在就餐时或餐后立即服用。分布广泛，可有效到达角化细胞，阴道黏液浓度与血浆中相同，但不易透过血-脑脊液屏障。

【抗菌作用与用途】
可用于浅表和深部真菌感染，尤其可用于经灰黄霉素治疗无效或对灰黄霉素呈现过敏及难以耐受的患者、或顽固性有皮损的体癣、股癣和足癣。也可用于真菌性败血症、肺炎等。

【不良反应】

最常见的为胃肠道反应，如恶心、呕吐、厌食等。最严重的毒性反应为肝毒性。

(二) 咪康唑

咪康唑（miconazole，双氯苯咪唑，霉可唑）为咪唑类广谱抗真菌药。口服吸收差，可静脉滴注给药。在体内分布广泛，可渗入炎症的关节、眼球的玻璃体及腹腔中，在脑脊液、痰液及房水中浓度均较低，不易透过血脑屏障。对皮肤癣菌、念珠菌、隐球菌等具有抑制和杀灭作用。临床主要局部外用治疗阴道、皮肤、指甲的真菌感染。常见不良反应有皮疹、烧灼感等皮肤刺激证候，恶心、呕吐、食欲不振、腹胀、腹泻等胃肠道反应。

(三) 益康唑

益康唑（econazole，氯苯咪唑）为咪唑类广谱抗真菌药。抗菌谱、抗菌活性以及临床使用与咪康唑相似。不能用于口服或注射。局部外用治疗皮肤念珠菌病、体癣、股癣、足癣、花斑癣等。皮肤或阴道局部应用耐受很好，不良反应发生率低，用药局部可出现红斑、烧灼感和类湿疹样皮损。

(四) 联苯苄唑

联苯苄唑（bifonazole）为咪唑类广谱、高效抗真菌药。局部外用治疗皮肤癣菌感染，如手癣、足癣、体癣、股癣、花斑癣、阴囊癣以及皮肤褶皱部分的真菌感染。不良反应偶见皮肤刺激如烧灼感，或过敏反应如皮疹、瘙痒等。

(五) 氟康唑

氟康唑（fluconazole）为三唑类广谱抗真菌药。口服吸收良好，与静脉给药效价相同，不受食物及胃液 PH 影响。组织分布广泛，可透过血-脑脊液屏障。抗菌活性比酮康唑强 $10\sim20$ 倍。对白色念珠菌、新型隐球菌及多种皮肤癣菌均有明显抑菌活性。临床上作为治疗艾滋病患者隐球菌性脑膜炎的首选药物，为增强疗效可与氟尿嘧啶合用。不良反应少，常见恶心、呕吐、皮疹等。孕妇禁用。

(六) 伊曲康唑

伊曲康唑（itraconazole）为三唑类衍生物，抗真菌谱广，抗真菌作用比酮康唑高。脂溶性高，口服吸收良好。脂肪丰富的组织中分布浓度高于血药浓度；也可分布到皮肤、指甲部位；但在脑脊液中浓度低。经肝脏代谢，羟化代谢产物仍具有生物活性。临床用于治疗口、食道及阴道等处念珠菌感染和指甲部癣症，也可用于深部真菌所引起的系统感染。不良反应少，主要为胃肠道反应，偶见因肝毒性或皮疹而需中断用药病例。

(七) 伏立康唑

伏立康唑（voriconazole）为三唑类广谱抗真菌药，抗菌活性较氟康唑强 $10\sim500$ 倍，对所有曲霉、隐球菌、念珠菌属包括对氟康唑、伊曲康唑和两性霉素 B 不敏感的皮炎芽生菌、粗球孢子菌、巴西副球孢子菌及荚膜组织胞浆菌亦具抗菌活性。可口服和静脉给药，口服后吸收良好且迅速，约 $1\sim2h$ 血药浓度达到高峰，在组织中的浓度高于血浓度。主要在肝内代谢，从尿中排除。临床用于治疗曲霉感染；治疗对氟康唑耐药的严重侵袭性念珠菌感染，包括克柔念珠菌感染；治疗足分支菌属和链孢霉属导致的严重真菌感染；亦可用于免疫功能缺陷者有严重致命性真菌感染。不良反应少，常见恶心、腹泻、腹痛等，患者耐受性好。

（八）卡泊芬净

卡泊芬净（caspofungin）为棘白菌素类广谱抗真菌药。通过抑制（1，3）-β-D 葡聚糖的合成，干扰细胞壁的合成，而发挥抗真菌的作用。对多种致病性念珠菌属和曲霉菌属真菌具有抗菌活性。临床用于治疗腹腔、食管等部位的念珠菌感染以及念珠菌败血症的治疗，并用于对其他治疗无效或不能耐受的侵袭性曲霉菌病的治疗。不良反应有皮疹、颜面肿胀、瘙痒、支气管痉挛等组胺样反应。

知识拓展

抗真菌药的研究进展

治疗系统性真菌感染的药物现共有多烯类（两性霉素B及其衍生物）、唑类（如克霉唑、咪康唑、氟康唑、伊曲康唑、伏立康唑等）、嘧啶类（如氟胞嘧啶）、丙烯胺类（特比奈芬、萘替芬）、棘白菌素类（如卡泊芬净、米卡芬净、阿尼芬净）等。第一个治疗系统性真菌感染的抗真菌药物制霉菌素由于毒性大而逐渐被停用；1959年两性霉素B产生；在20世纪70年代早期和80年代分别研究出氟胞嘧啶和酮康唑，随着氟胞嘧啶的临床应用很快出现对氟胞嘧啶耐药现象，而酮康唑的毒性也使其临床应用受到很大的限制。20世纪90年代，三唑类如氟康唑、伊曲康唑由于疗效确定且不良反应较少，迅速广泛用于临床治疗系统性真菌感染。自1990年至今，先后上市并应用于临床的药物有氟康唑、伊曲康唑、两性霉素B的不同剂型，还有其他更多的新药物及新剂型将应用于临床，如普沙康唑、拉夫康唑、制霉菌素脂质体等，这些药物疗效好，毒副作用少。目前抗真菌药物研发的主要方向有：抗真菌药物新剂型、新型唑类抗真菌药、新型葡聚糖合成酶抑制剂抗真菌药以及新靶点抗真菌药等。

目标检测

一、单项选择题

1. 以下哪种药物为抗深部真菌的首选药（　　　）。

A. 灰黄霉素　　　　　B. 两性霉素 B　　　　C. 制霉菌素　　　　　D. 克霉唑

2. 以下哪种药物是艾滋病患者隐球菌性脑膜炎的首选药（　　　）。

A. 灰黄霉素　　　　　B. 氟康唑　　　　　　C. 酮康唑　　　　　　D. 克霉唑

3. 下列关于抗真菌药的叙述，错误的是（　　　）。

A. 酮康唑为广谱抗真菌药　　　　　　　B. 克霉唑多局部用药

C. 氟康唑对浅部真菌和深部真菌均有效　　D. 两性霉素 B 的不良反应少见

4. 下列关于两性霉素 B 的叙述，错误的是（　　　）。

A. 因口服和肌注吸收差，多静滴给药　　　B. 主要用于深部真菌感染

C. 脑膜炎时需鞘内注射　　　　　　　　　D. 无肾毒性和肝毒性

5. 李某，男，30 岁，双脚趾间痒，经常起水疱、脱皮多年，细菌学检查有癣菌，该患者不宜应用（　　　）。

A. 酮康唑　　　　　　B. 咪康唑　　　　　　C. 两性霉素 B　　　　D. 氟康唑

6. 两性霉素 B 抗真菌的作用机制是（　　）。

A. 抑制真菌细胞壁的合成　　　　　　　B. 与胞浆膜的麦角固醇相结合影响通透性

C. 抑制菌体蛋白的合成　　　　　　　　D. 抑制真菌 DNA 的合成

二、配伍选择题（备选答案在前，题干在后，在五个备选答案中给每个试题选配一个最佳答案，每个备选答案可选用一次或一次以上，也可不选用。）

A. 两性霉素 B　　　　B. 氟胞嘧啶　　　　C. 氟康唑　　　　D. 特比奈芬

E. 咪康唑

1. 口服吸收良好的抗浅部真菌药（　　）。

2. 阻断真菌核酸合成（　　）。

3. 对中枢神经系统真菌感染疗效好（　　）。

4. 治疗真菌性脑膜炎时，除静脉用药外，需加用小剂量鞘内注射的药物是（　　）。

三、多项选择题（每题的备选答案中有 2 个或 2 个以上正确答案。少选或多选均不得分。）

1. 两性霉素 B 的特点有（　　）。

A. 口服、肌注易吸收

B. 易透过血-脑脊液屏障，治疗真菌性脑膜炎

C. 首选治疗深部真菌感染

D. 对细菌无效

E. 毒性较大

2. 易通过血-脑脊液屏障进入脑脊液的抗真菌药是（　　）。

A. 氟胞嘧啶　　　　B. 酮康唑　　　　C. 咪康唑　　　　D. 两性霉素 B

E. 氟康唑

3. 对浅表和深部真菌都有较好疗效的药物是（　　）。

A. 酮康唑　　　　B. 灰黄霉素　　　　C. 两性霉素 B　　　　D. 制霉菌素

E. 伊曲康唑

4. 对浅表真菌感染有效的抗真菌药物是（　　）。

A. 制霉菌素　　　　B. 灰黄霉素　　　　C. 两性霉素 B　　　　D. 伊曲康唑

E. 酮康唑

5. 口服后药物在皮肤、毛发及指甲等处含量较高的抗真菌药物有（　　）。

A. 两性霉素 B　　　　B. 制霉菌素　　　　C. 水杨酸　　　　D. 灰黄霉素

E. 特比萘芬

四、简答题

抗真菌药分为哪几类？每类的代表药物有哪些？

第三十一章
抗病毒药

学习目标

知识要求： 熟悉利巴韦林、金刚烷胺、阿昔洛韦、干扰素等常用抗病毒药的药理作用、临床应用及不良反应；了解其他抗病毒药的作用与应用。

能力要求： 能够分析、解释涉及本章药物的处方合理性；能够为病毒感染患者提供用药咨询服务。

素养提升： 通过对常用抗病毒药物的基本知识的学习，了解抗病毒药的应用现状，为从事药学服务工作及后续课程的学习奠定基础。

一、概述

病毒是体积最小、结构最简单的微生物之一，不具有细胞结构，缺乏完整的酶系统，无独立的代谢活性，必须利用易感细胞提供酶系统、能量及营养物质才能进行复制繁殖，并易形成新的变异体。病毒分为 DNA 病毒和 RNA 病毒两种，其必须寄生在活细胞内才能增殖。增殖过程可分为吸附、穿入与脱壳、生物合成、组装成熟与释放四个阶段。

凡能阻止病毒增殖过程中任一环节的药物，均可起到防治病毒性疾病的作用。由于病毒必须寄生于宿主细胞内，并主动参与细胞的代谢过程，因此，能抑制或杀灭病毒的药物也可能损伤宿主细胞。理想的抗病毒药应能深入宿主细胞，抑制或杀灭病毒的同时不损害宿主细胞的功能。现有抗病毒药的选择性不高，多有较大的毒性，临床疗效也不是十分满意。

目前使用的抗病毒药物主要分为核苷类（利巴韦林、拉米夫定、阿糖腺苷、碘苷、齐多夫定等）、非核苷类（金刚烷胺、肽类、非肽类、膦甲酸钠等）、生物类（转移因子、干扰素以及白介素-2 等）及多糖类（甘露聚糖、硫酸葡聚糖及香菇多糖等）等。按照主要用途进行分类，抗病毒药物主要分为：广谱抗病毒药、抗 HIV 药、抗疱疹病毒药、抗流感病毒药、抗肝炎病毒药。

知识拓展

病毒感染性疾病

病毒感染性疾病严重威胁人类健康和生命，已成为困扰医学界的一大难题。翻开人类瘟疫的历史我们更能看到一些令人触目惊心的数字：公元1555年，墨西哥天花大流行，200万人不治而亡；1918年世界范围内发生流感造成2000万人死亡，大约是第一次世界大战死亡人口的一倍。尽管药物和疫苗的发明及应用让人类走出了传染病的历史阴影，然而，今天我们仍然被形形色色的传染病所困扰，尤其是那些层出不穷的新病毒更成为人类心头一块挥之不去的阴霾。仅二十世纪后半页，1969年西部非洲出现拉沙病毒，1976年非洲大陆出现了埃博拉病毒，1981年被称为世纪灾难的HIV出现，还有汉坦病毒、尼巴病毒、马尔堡病毒等，特别是艾滋病已成为一种严重的灾难性和全球性流行的疾病，世界上没有一个国家和人群能够幸免。2019年全球存活的艾滋病毒感染者有3800万人，约有170万新发艾滋病感染者，69万人死于艾滋病相关疾病。2003年的非典、2012年的MERS病毒、2014年西非的埃博拉病毒以及2019年底的新型冠状病毒等新的病毒感染性疾病，给人类健康带来了极大威胁，研究和开发新的抗病毒药物和新的治疗方案是摆在我们面前艰巨的任务。

二、常用药物

（一）广谱抗病毒药

1. 利巴韦林

利巴韦林（ribavirin，病毒唑）是一种人工合成的广谱抗病毒药，对多种 RNA 和 DNA 病毒有抑制作用。对甲型和丙型肝炎病毒、呼吸道合胞病毒、流感病毒、腺病毒、疱疹病毒等都有抑制作用。

【体内过程】

口服吸收快，生物利用度约 45%，少量可通过气溶吸入。口服后 1.5 小时血药浓度达峰值。呼吸道分泌物中的浓度大多高于血药浓度。长期用药脑脊液内的药物浓度能达到同期血药浓度的 67%。能透过胎盘，进入乳汁。在肝脏内代谢，主要通过肾脏排泄。

【药理作用及机制】

本品进入细胞后迅速磷酸化，其产物可以和病毒合成酶竞争性抑制，从而抑制病毒 RNA 和蛋白质合成，抑制病毒复制与传播。

 课堂活动

认识病毒唑

病毒唑（利巴韦林）是临床上抗病毒的常用药，请大家结合生活实际，探讨其临床用药存在的现状，并分析应该如何合理使用它。

【临床应用】

临床用于治疗急性甲型和丙型肝炎；治疗呼吸道合胞病毒肺炎和支气管炎效果最好，通常以气雾剂给药；治疗流感也用气雾剂给药；治疗其他病毒感染疾病通常用静脉注射给药。

【不良反应】

贫血、乏力等不良反应常见，停药后症状消失。动物实验有致畸作用，妊娠期妇女禁用。与齐多夫定一起使用时有拮抗作用。

2. 干扰素

干扰素（interferon，IFN）为一类具有多种生物活性的糖蛋白，无抗原性。临床大量应用基因重组技术生产的 α-干扰素，具有多种亚型。本品口服无效，须注射给药。干扰素为广谱抗病毒药，主要抑制病毒蛋白合成、转录、装配和释放。在病毒感染的各个阶段都发挥一定的作用，在防止再感染和持续性病毒感染中也有一定作用，还具有免疫调节、抗肿瘤作用，小剂量对细胞及体液免疫都有作用，大剂量则产生抑制作用。临床用于治疗急性病毒感染性疾病，如流感及其他上呼吸道感染性疾病、病毒性心肌炎、流行性腮腺炎、乙型脑炎等；治疗慢性病毒性感染如慢性活动性肝炎，巨细胞病毒感染。还广泛用于肿瘤治疗。治疗期间病毒复制指标暂时下降或消失，停药后又出现。不良反应以一过性发热、恶心、呕吐、倦怠、纳差等一过性流感样反应最为常见，少见骨髓抑制，肝功能障碍，停药可恢复。不良反应初期明显，随着疗程的进行减轻，多数患者能耐受。

3. 转移因子

转移因子（transfer factor）是从健康人白细胞提取的一种核苷肽，无抗原性。可以将供体细胞的免疫信息转移给未致敏的受体细胞，从而使受体细胞获得供体样的特异性和非特异性细胞免疫功能，作用可持续 6 个月。本药还可起到佐剂作用。临床用于先天性和获得性免疫缺陷病、病毒感染、霉菌感染和肿瘤等的辅助治疗。

4. 胸腺肽 α_1

胸腺肽 α_1（thymosin α_1）为一组免疫活性肽，可诱导 T 细胞分化成熟，并调节其功能。临床用于慢性肝炎、艾滋病、其他病毒性感染和肿瘤的治疗或辅助治疗。

（二）抗艾滋病药

HIV 是一种反转录病毒，主要分为 HIV-1 和 HIV-2 两型，反转录酶可催化进入 $CD4^+$ 细胞的病毒 RNA 产生互补双螺旋 DNA，HIV 整合酶可催化进入宿主细胞核的病毒 DNA 掺入宿主基因组，HIV 蛋白酶能将病毒 DNA 转录、翻译成的大分子非功能多肽裂解为小分子功能蛋白。目前，抗 HIV 药主要包括核苷反转录酶抑制剂、非核苷反转录酶抑制剂和蛋白酶抑制剂。融合抑制剂，如恩夫韦肽（enfuvirtide，fuzeon），福泽昂和整合酶抑制剂，如拉替拉韦（raltegravir）、多替拉韦（dolutegravir）等作为新兴的抗 HIV 药物也已经在临床开始使用。1995 年之后相继推出艾滋病药物治疗的"鸡尾酒疗法""高效抗反转录病毒疗法"，研究表明，联合用药优于单一用药。

1. 核苷反转录酶抑制剂

（1）齐多夫定。齐多夫定（zidovudine，AZT）于 1987 年首先被美国 FDA 批准上市，作为第一个治疗 HIV 的药物，是治疗艾滋病的首选药。口服吸收快，可通过血-脑脊液屏障。临床用于治疗艾滋病及重症艾滋病相关症候群，主要用作联合用药之一，常与拉米夫定、去羟肌苷联合使用，因与司他夫定互相拮抗，两者不能合用。主要不良反应为骨髓抑制，可出现巨细胞性贫血，中性粒细胞和血小板减低，剂量过大可出现焦虑、精神错乱和震颤。治疗初期常出现头痛、恶心、呕吐、肌痛，继续用药可自行消退。

（2）扎西他滨。扎西他滨（zalcitabine）与其他多种抗 HIV 感染药物有协同抗 HIV-1 作用，可有效治疗 HIV 感染，常与齐多夫定和蛋白酶抑制剂三药联合使用，适用于 AIDS 及 AIDS 相关综合征，可与齐多夫定合用治疗临床状态恶化的 HIV 感染患者，避免与食物或抗酸药同服，主要不良反应是剂量依赖性外周神经炎，停药后逐渐恢复，避免与其他引起神经炎的药物同用，如司他夫定、去羟肌苷、氨基苷类和异烟肼。

（3）司他夫定。司他夫定（stavudine）常用于不能耐受齐多夫定或齐多夫定治疗无效的患者，与去羟肌苷或拉米夫定合用可产生协同效应，主要不良反应为外周神经炎。

（4）拉米夫定。拉米夫定（lamivudine）由加拿大开发，1995 年首次在美国上市，该药能有效地对抗对齐多夫定产生耐药性的人类免疫缺陷病毒，对乙肝病毒也有抑制作用，毒性较低。临床主要与司他夫定或齐多夫定合用治疗人类免疫缺陷病毒感染，对乙肝也有较好疗效，是目前治疗乙型肝炎最有效的药物之一。常见的不良反应是头痛、失眠、疲劳和腹泻等。

（5）去羟肌苷。去羟肌苷（didanosine，ddI）去羟肌苷可作为严重 HIV 感染的首选药物，特别适用于对齐多夫定不耐受或治疗无效者，为达到最佳疗效，推荐与齐多夫定或米多夫定，再加上一种蛋白酶抑制剂或非核苷类反转录酶抑制剂联合使用，食物影响其吸收，主要不良反应有外周神经炎、胰腺、腹泻、肝炎等，儿童发生率高于成人。

2. 非核苷反转录酶抑制剂

奈韦拉平和地拉韦定

奈韦拉平（nevirapine，NVP）和地拉韦定（delaviridine，DLV）均为非核苷类逆转录酶抑制剂，可直接抑制 HIV-1 逆转录酶，但对 HIV-2 DNA 聚合酶无活性，对齐多夫定耐药株有效，安全性和耐受性好，本身也易产生耐药性，故通常不单独使用。主要不良反应为皮疹；亦可出现头痛、腹泻、转氨酶含量升高等。

3. 蛋白酶抑制剂

茚地那韦

茚地那韦（indinavir）与抗反转录病毒制剂联合使用治疗成人 HIV-1 感染，单用治疗不适用核苷或非核苷类反转录酶抑制剂的成人。主要不良反应有疲劳、眩晕、头痛、胃肠道反应、皮肤过敏、肾结石、血糖升高等。

4. 整合酶抑制剂

拉替拉韦

拉替拉韦（raltegravir，RAL）能抑制 HIV 整合酶的活性，阻止感染早期 HIV 基因组整合到宿主基因组上，从而起到预防病毒感染传播的作用。与反转录酶抑制剂合用，治疗 HIV-1 感染的艾滋病，主要不良反应有血小板减少症、横纹肌溶解综合征、抑郁等。

（三）抗疱疹病毒药

1. 阿昔洛韦

阿昔洛韦（aciclovir，无环鸟苷）1981 年美国开发上市，是目前治疗疱疹病毒感染的首选药物。

【体内过程】

属嘌呤核苷类化合物，口服吸收仅 15%～37%，生物利用度较低，但体内分布广泛，在脑脊液、水疱液、生殖道分泌物和组织中均可达到治疗浓度。

【药理作用】

具有广谱抗疱疹病毒作用，其活性比碘苷强 10 倍，比阿糖腺苷强 160 倍。是最有效的抗单纯疱疹病毒药物之一，对水痘带状疱疹病毒以及 EB 病毒等有效。阿昔洛韦对正常细胞影响很小，进入感染细胞内经病毒特异性腺苷激酶和细胞激酶催化，生成三磷酸盐，抑制病毒DNA 多聚酶，抑制病毒 DNA 的复制。

【临床应用】

为单纯疱疹病毒感染的首选药。临床局部应用治疗疱疹性角膜炎、单纯疱疹和带状疱疹。静滴可降低疱疹性脑炎死亡率 50%，在免疫缺陷和免疫抑制患者（如接受器官移植、化疗者）可预防单纯疱疹病毒和水痘-带状疱疹病毒感染的发生。

【不良反应】

不良反应较少，滴眼及外用可有局部轻微疼痛，静脉滴注偶见血尿素氮及肌酐水平升高。口服后恶心、呕吐、腹泻，偶有发热、头痛、皮疹等，静脉滴注可致静脉炎、低血压及暂时性肾毒性等反应。

【禁忌证】

对本品过敏者和妊娠期妇女禁用，肾功能不全者慎用。

2. 伐昔洛韦

伐昔洛韦（valacyclovir）是阿昔洛韦的前药，口服后在体内全部转化为阿昔洛韦。与阿昔洛韦相比，生物利用度高，服药次数少。抗病毒活性、作用机制、耐药性与阿昔洛韦相同。主要用于治疗带状疱疹，也用于治疗单纯疱疹病毒感染及预防复发，包括生殖器疱疹的初发和复发。不良反应常见有头痛、恶心、腹泻、腹痛、乏力等。

3. 更昔洛韦

更昔洛韦（ganciclovir，丙氧鸟苷）对单纯疱疹病毒及水痘-带状疱疹病毒的抑制作用与阿昔洛韦相似，对巨细胞病毒较阿昔洛韦强。其作用机制为：更昔洛韦三磷酸盐在受巨细胞病毒感染的细胞内浓度较未感染细胞高 10 倍以上，比阿昔洛韦在受巨细胞病毒感染的细胞内浓度也高 10 倍以上。更昔洛韦三磷酸盐在细胞内消除，$t_{1/2}$阿昔洛韦长。

多采用静脉滴注给药。主要不良反应为骨髓抑制，也可发生中枢神经系统毒性反应。故临床上主要用于预防和治疗器官移植、艾滋病及恶性肿瘤患者严重的巨细胞病毒感染性肠炎、肺炎和视网膜炎等。

4. 膦甲酸

膦甲酸（foscarnet）是焦磷酸化合物，抗病毒谱广，能选择性抑制病毒特异性 DNA 聚合酶的焦磷酸盐结合位点，从而抑制病毒复制，对人体细胞毒性小。可有效抑制巨细胞病毒、水痘-带状疱疹病毒和单纯疱疹病毒，也可抑制 HIV 逆转录酶。主要用于免疫缺陷患者巨细胞病毒性视网膜炎、鼻炎及耐阿昔洛韦的单纯疱疹病毒皮肤黏膜感染。不良反应有肾功能损害、低血钙、心律失常等。

5. 阿糖腺苷

阿糖腺苷（vidarabine，ara-A）为嘌呤核苷，对巨细胞病毒、水痘-带状疱疹病毒和单纯疱疹病毒的抑制作用强大，对乙肝病毒和某些 RNA 病毒也有抑制作用。可用于治疗单纯疱疹性脑炎、新生儿单纯疱疹、带状疱疹。不良反应主要为神经毒性、胃肠道反应。

6. 缬昔洛韦

缬昔洛韦（valaciclovir）为临床新一代抗疱疹病毒药，口服吸收迅速、完全，在体内转化为阿昔洛韦和天然的 L-缬氨酸。主要用于治疗急性带状疱疹和生殖器疱疹的初次发作及抑制抑制生殖器疱疹的复发。肾功能不良和免疫受损病人慎用。

7. 泛昔洛韦

泛昔洛韦（famciclovir）是喷昔洛韦的二甲酯前体药物，主要用于治疗无合并症的带状疱疹，而且可以加快伤口愈合，缩短疱疹性神经痛病程，对生殖器疱疹复发症也起多方面的作用，是目前最有效的治疗生殖器疱疹的药物，且不良反应较小。

8. 喷昔洛韦

喷昔洛韦（peneielovir）是泛昔洛韦的活性代谢物，口服难于吸收，多为外用。主要用于治疗成人复发性口唇单纯疱疹，可明显加快疼痛的消失和病毒的脱落。

9. 索利夫定

索利夫定（sorivudine）在 1993 年日本开发上市，主要用于带状疱疹的治疗，对水痘-带状疱疹病毒的活性更强。此药物消化道吸收良好，选择性高，毒性低，治疗单纯疱疹效果优于阿昔洛韦。

10. 碘苷

碘苷（idoxuridine，疱疹净）为碘化胸腺嘧啶衍生物。可抑制单纯疱疹病毒、水痘带状疱疹病毒，对 RNA 病毒无效。其作用机制是碘苷在体内经胸苷激酶磷酸化后掺入病毒 DNA，影响病毒 DNA 的合成，从而抑制病毒 DNA 的复制。本药全身应用毒性大，目前仅限于局部用药，主要用于眼部和皮肤疱疹病毒感染，治疗急性上皮型疱疹性角膜炎疗效较好。长期使用可导致角膜混浊、染色小点。不良反应有局部刺痛、痒、轻微水肿等。

11. 曲氟尿苷

曲氟尿苷（trifluridine）为嘧啶类核苷，磷酸化为三磷酸曲氟鸟苷后可结合进病毒 DNA 分子并与三磷酸胸腺嘧啶脱氧核苷竞争性地抑制 DNA 多聚酶，从而抑制 DNA 复制。对单纯疱疹病毒、牛痘病毒和某些腺病毒有抑制作用。局部外用治疗单纯疱疹性角膜炎、结膜炎及其他疱疹性眼病。也用于治疗阿糖腺苷和碘苷治疗无效的感染。不良反应主要有眼部刺激和出血。

（四）抗流感病毒药

1. 金刚烷胺

金刚烷胺（amantadine）口服易吸收，体内分布广，基本以原形经肾排泄。能特异性抑制甲型流行性感冒病毒，影响病毒的吸附、穿入和脱壳过程。主要用于甲型流感的防治。对已发病者可改善症状。此外，还用于抗震颤麻痹。不良反应有恶心、呕吐、厌食、失眠、头晕及腹痛等。大剂量可致共济失调、惊厥等反应。有致畸报道。禁用妊娠期妇女、幼儿、脑血管硬化与癫痫患者。

2. 奥司他韦

奥司他韦（oseltamivir，达菲）通过抑制病毒神经氨酸酶活性影响病毒的释放、传播。主要用于治疗和预防甲型和乙型流行性感冒。不良反应主要为一过性的恶心、呕吐以及腹泻、头晕、鼻塞、咳嗽等。

3. 扎那米韦

扎那米韦（zanamivir）通过抑制病毒神经氨酸酶活性影响病毒的聚集、释放。主要用于 12 岁以上患者甲型和乙型流行性感冒的治疗。不良反应有头疼、胃肠道反应、眩晕等，哮喘和慢性阻塞性肺疾病患者慎用。

> **课堂活动**
>
> **金刚烷胺**
>
> 　　2012年，国家食品药品监督管理局对含有金刚烷胺成分的药物使用说明修订为："5岁以下儿童不推荐使用""新生儿和1岁以下婴儿禁用本品"。请问哪些常用感冒药中含有金刚烷胺？

背景知识

流感病毒的变异

　　流行性感冒病毒简称流感病毒，分为甲（A）、乙（B）、丙（C）三型，其中甲型流感病毒的变异性最强，乙型变异较慢，丙型抗原稳定未见变异。流感病毒变异有抗原性变异、温度敏感性变异、宿主范围变异、对非特异性抑制物敏感性变异等，最常见的是抗原性变异，分为抗原性转变和抗原性漂移两种形式，主要是表面抗原HA和NA易发生变异。

　　抗原性转变是病毒表面抗原结构发生变异，与前次流行抗原不同，形成新亚型（如 $H_1N_1 \rightarrow H_2N_2$、$H_2N_2 \rightarrow H_3N_2$），造成人群普遍缺少对变异病毒的免疫力，变异幅度大，属于质变，易引起流感大流行，约每10~40年出现一次。

　　抗原性漂移主要由病毒基因点突变和人群免疫力选择所造成，抗原变异幅度小，属于量变，即亚型内变异，常引起流感中小规模流行，往往每年发生。

　　流感病毒的易变异性为抗流感病毒药物的研发提出了新的难题和挑战。

（五）抗肝炎病毒药

1. 干扰素

干扰素（interferon，IFN）用于治疗乙肝、丙肝和丁肝，与利巴韦林联合使用可提高疗效。

2. 拉米夫定

拉米夫定（lamivudine）能抑制乙肝病毒复制，临床作为治疗慢性乙肝最有效的药物之一。

3. 阿德福韦酯

阿德福韦酯（adefovir dipivoxil）是阿德福韦的前体，在体内水解为阿德福韦发挥抗病毒作用。阿德福韦酯是 $5'$-单磷酸脱氧阿糖腺苷的无环类似物，单剂口服的生物利用度约为 59％。临床试验表明，乙型肝炎 E 抗原（HBeAg）阳性的慢性乙型肝炎患者，口服阿德福韦酯可明显抑制乙肝病毒的 DNA 复制。本品适用于治疗乙型肝炎病毒活动复制和血清氨基酸转移酶持续升高的肝功能代偿的成年慢性乙型肝炎患者，尤其适合于需长期用药或已发生拉米夫定耐药者。常见不良反应为虚弱、头痛、腹痛、恶心、胃肠气胀、腹泻和消化不良。亦可出现白细胞减少、脱发。

4. 恩替卡韦

恩替卡韦（entecavir）在肝细胞内转化为具有抗病毒活性的三磷酸盐，通过抑制病毒 DNA 聚合酶及反转录酶而抑制病毒复制。连服 2 年或 2 年以上能提高 HBeAg 血清转换率，并且能够使 HBeAg 消失。

知识拓展

新型冠状病毒

冠状病毒是一个大型病毒家族，可引起中东呼吸综合征（MERS）和重症急性呼吸综合征（SARS）等严重疾病。2019年新型冠状病毒是以前从未在人体中发现的冠状病毒新毒株，2020年1月12日世界卫生组织正式将其命名为2019-nCoV。2019-nCoV属于 β 属的冠状病毒，对紫外线和热敏感，56℃下30分钟、乙醚、75％乙醇、含氯消毒剂、过氧乙酸和氯仿等脂溶剂均可有效灭活病毒，氯己定不能有效灭活病毒。传染源主要是新型冠状病毒感染的患者和无症状感染者，在潜伏期即有传染性，发病后5天内传染性较强。传播途径主要为经呼吸道飞沫和密切接触传播。人群普遍易感。潜伏期1~14天，多为3~7天。以发热、干咳、乏力为主要表现。重症患者多在发病一周后出现呼吸困难和（或）低氧血症，严重者可快速进展为急性呼吸窘迫综合征、脓毒症休克、难以纠正的代谢性酸中毒和出凝血功能障碍及多器官功能衰竭等。重型、危重型患者病程中可为中低热，甚至无明显发热。多数患者预后良好，少数患者病情危重。目前抗病毒治疗常用的药物有 α -干扰素、利巴韦林、磷酸氯喹、阿比多尔等。个人防护措施主要有：保持良好的个人及环境卫生，合理饮食、适当运动、充足休息，提高自身健康素养，养成"一米线"、勤洗手、戴口罩、公筷制等良好卫生习惯和生活方式，打喷嚏或咳嗽时应掩住口鼻，室内勤通风，科学做好个人防护，出现呼吸道症状时应及时到发热门诊就医，近期去过高风险地区或与确诊、疑似病例有接触史的，应主动进行新型冠状病毒核酸检测。

课堂活动

新冠肺炎疫情防控人人有责

面对2019年底突如其来的新冠肺炎疫情，中国政府、中国人民不畏艰险，始终把人民生命安全和身体健康摆在第一位，按照坚定信心、同舟共济、科学防治、精准施策的总要求，坚持全民动员、联防联控、公开透明，打响了一场抗击疫情的人民战争。在这场没有硝烟的战争中，各行各业不断涌现出不顾个人安危、勇敢冲锋向前的最美"逆行者"，他们用仁爱、坚守与奉献构筑起一道道健康和生命防线。全国各族青年积极响应党的号召，踊跃投身疫情防控人民战争、总体战、阻击战。

作为青年学生应该从哪些方面努力，采取哪些实际行动参与疫情防控？

目标检测

一、单项选择题

1. 对甲型流感病毒有特异性抑制作用的药物是（   ）。

A. 拉米夫定　　　　　　B. 金刚烷胺　　　　　　C. 阿昔洛韦　　　　　　D. 阿糖腺苷

2. 单纯疱疹病毒感染可首选（   ）。

A. 拉米夫定　　　　　　B. 金刚烷胺　　　　　　C. 阿昔洛韦　　　　　　D. 齐多夫定

3. 下列有关利巴韦林的说法，错误的是（   ）。

A. 又名病毒唑　　　　　　　　　　B. 为广谱抗病毒药

C. 对流感病毒有效　　　　　　　　D. 对病毒性肝炎无效

4. 治疗艾滋病可选择以下哪种药物（   ）。

A. 干扰素　　　　　　　B. 齐多夫定　　　　　　C. 阿糖腺苷　　　　　　D. 利巴韦林

5. 具有抗病毒、抗肿瘤以及调节免疫作用的药物是（   ）。

A. 阿糖腺苷　　　　　　B. 干扰素　　　　　　C. 齐多夫定　　　　　　D. 金刚烷胺

6. 以下属于广谱抗病毒药物的是（   ）。

A. 金刚烷胺　　　　　　B. 利巴韦林　　　　　　C. 碘苷　　　　　　D. 齐多夫定

7. 既可抗乙肝病毒又可抗 HIV 病毒的药物是（   ）。

A. 金刚烷胺　　　　　　B. 利巴韦林　　　　　　C. 拉米夫定　　　　　　D. 阿糖腺苷

二、多项选择题（每题的备选答案中有 2 个或 2 个以上正确答案。少选或多选均不得分。）

1. 治疗流感的抗病毒药物可选用（   ）。

A. 利巴韦林　　　　　　B. 金刚烷胺　　　　　　C. α-干扰素　　　　　　D. 齐多夫定

E. 阿昔洛韦

2. 下列属于抗病毒药物的是（   ）。

A. 利巴韦林　　　　　　B. 奥司他韦　　　　　　C. 伐昔洛韦　　　　　　D. α-干扰素

E. 去羟肌苷

3. 可用于抗 HIV 病毒的药物是（   ）。

A. 齐多夫定　　　　　　B. 去羟肌苷　　　　　　C. 索利夫定　　　　　　D. 拉替拉韦

E. 茚地那韦

4. 常用于抗慢性肝炎病毒的药物有（   ）。

A. 拉米夫定　　　　　　B. 奥司他韦　　　　　　C. α-干扰素　　　　　　D. 恩替卡韦

E. 阿德福韦酯

第三十二章
抗结核病药及抗麻风病药

学习目标

知识要求：掌握异烟肼的抗菌作用、临床应用及不良反应；熟悉利福平、乙胺丁醇等抗结核病药的临床应用及特点；熟悉结核病的治疗原则；了解对氨基水杨酸等二线抗结核病药物的作用特点与临床应用；了解常用的抗麻风病药。

能力要求：能够结合药物特点，合理选用典型药物，具有观察药物疗效和常见不良反应的能力。

素养提升：能够与患者及家属进行沟通，开展结核病的防治和健康宣传教育工作，指导患者合理用药。

第一节　抗结核病药

结核病是由结核分枝杆菌引起的慢性传染病，可累及全身各组织和器官，其中肺结核最常见。结核病的合理药物治疗是控制病情发展、复发，抑制耐药性的产生。临床抗结核病药根据临床疗效及作用特点可分为两大类，即一线抗结核病药和二线抗结核病药。一线药物疗效高，不良反应少，患者的依从性好，其中包括异烟肼、利福平、乙胺丁醇、链霉素和吡嗪酰胺。多数结核患者使用一线药物即可治愈。二线药物通常抗菌作用较弱或毒性较大或临床验证不足，包括对氨水杨酸、氨硫脲、乙硫异烟胺、卡那霉素、阿米卡星等，多用于对一线抗结核药产生耐药性或与其他药物配伍使用的药物。近年又开发出一些疗效较好，毒副作用相对较小的抗结核药物，包括利福定、利福喷汀、司帕沙星、新大环内酯类等。

一、一线抗结核病药

(一) 异烟肼

异烟肼（isoniazid，INH，雷米封）为异烟酸的酰肼类化合物，易溶于水，性质稳定。1952年用于治疗结核病，具有疗效高、毒性小、口服方便、价廉等特点，为抗结核病的首选药。

【体内过程】

口服吸收快而完全，1～2小时后血药浓度达高峰。广泛分布于各种体液、组织器官及巨噬细胞内。在脑膜炎患者的脑脊液中，药物的浓度与血药浓度相似。药物易渗入到纤维化或干酪样结核病灶中，经较长时间积累，可使病变组织中药物的含量高于抑菌所需浓度。异烟肼主要在肝中代谢为乙酰异烟肼和异烟酸等，代谢物及小量原形药最终由肾排泄。异烟肼乙酰化的速率受遗传因素影响，并随人种及个体差异而有所不同，分为快代谢型和慢代谢型两类。慢代谢型者（中国人中约有25.6%）肝脏乙酰化酶活性低，服药后异烟肼血药浓度较高，尿中游离异烟肼亦较多，$t_{1/2}$ 约 3 小时；而快代谢型者（中国人中约有 49.3%）$t_{1/2}$ 短，约 1 小时。由于异烟肼的毒性相对较低，快代谢型者使用足量药物时的疗效与慢代谢型者相等。肝功能受损时，药物 $t_{1/2}$ 可延长。

【抗菌作用】

异烟肼是前体药，被分枝杆菌的过氧化氢-过氧化酶（catalase-peroxidase）激活，成为活性型异烟肼，抑制细菌分枝菌酸的合成。抗菌力强，易穿透入细胞内，对快速繁殖、缓慢繁殖的结核菌均有杀菌作用，对静止期的结核菌有抑菌作用。由于分枝菌酸是分枝杆菌细胞壁的重要组成部分，只存在于分枝杆菌中，因此异烟肼对结核分枝杆菌具有高度选择性。单独用药易致耐药性，宜联合用药以增强疗效，延缓耐药性的产生。

【临床用途】

是治疗各种类型结核病的首选药。除作为预防用药可单独使用外，对各种类型结核病均应与其他一线药物联合应用。

【不良反应】

不良反应发生率与剂量有关，治疗量时不良反应少而轻。

（1）神经系统毒性：周围神经炎常见，尤其剂量大、维生素 B_6 缺乏及慢乙酰化型患者。表现为四肢感觉麻木、反射迟钝、共济失调，随后出现肌肉萎缩。发病原因可因异烟肼与维生素 B_6 结构相似，能竞争同一酶系而促进维生素 B_6 从肾脏排泄，导致机体维生素 B_6 缺乏所致。同服维生素 B_6 可以防治，并能大大减少其他神经系统不良反应如兴奋、中毒性脑病、中毒性精神病或惊厥等的发生。

（2）肝毒性：常用剂量可使转氨酶含量暂时性升高，较大剂量或长期用药可致肝损害，快代谢型患者发生率高，可能与异烟肼的毒性乙酰化代谢产物有关。随年龄增加，肝损害发病率升高，与利福平合用，肝功能异常发病率增高。用药期间应定期检查肝功能，肝病患者慎用。

（3）过敏反应：如发热、皮疹、狼疮样综合征等。

（4）其他：可发生胃肠道反应、粒细胞减少、血小板减少和溶血性贫血，也可能产生脉管炎及关节炎综合征。

【药物相互作用】

异烟肼是肝药酶抑制剂，可抑制苯妥英钠羟化而导致苯妥英钠中毒，在慢乙酰化患者更为常见。

（二）利福平

利福平（rifampicin，RFP，甲哌利福霉素）是利福霉素的人工半合成品，橘红色结晶粉末。20 世纪 70 年代用于治疗结核病，是目前治疗结核病的最有效药物。

【体内过程】

本品口服吸收迅速而完全，2～4 小时血药浓度达峰值，$t_{1/2}$ 为 1.5～5 小时。利福平穿透力强，分布范围广，可进入脑脊液、胸腹水、巨噬细胞、结核空洞、痰液及胎儿体内。主要经肝代谢为去乙酰基利福平，代谢物仍有一定的抗菌活性。肝功不全者 $t_{1/2}$ 延长，同服异烟肼的慢代谢型患者 $t_{1/2}$ 缩短，连续用药可缩短自身 $t_{1/2}$。利福平主要从胆道排泄，形成肝肠循环，延长抗菌作用时间，可使有效血药浓度维持 8～12 小时。服药过程中，尿、粪、唾液、泪液、汗液和痰等均可染成橘红色，应预先告诉患者。

【抗菌作用】

利福平为广谱抗生素，属杀菌剂。对结核分枝杆菌、麻风分枝杆菌、大多数革兰氏阳性细菌，特别是金黄色葡萄球菌和脑膜炎奈瑟菌均有强大的抗菌作用。对某些革兰氏阴性菌（如大肠埃希菌、变形杆菌）、沙眼衣原体、沙眼病毒亦有抑制作用。对繁殖期结核菌杀菌作用最强，静止期结核菌杀菌作用较弱，而且对吞噬细胞内结核菌也有杀菌作用。

利福平与敏感菌的 DNA 依赖性 RNA 多聚酶特异性结合，抑制细菌 RNA 合成的起始阶段，阻碍 mRNA 合成。对动物及人细胞的 RNA 多聚酶无影响。单用时易产生耐药性，故需与其他药物合用，既增强疗效，又延缓耐药性产生。利福平与其他抗结核病药无交叉耐药性。

【临床用途】

（1）结核病。治疗各种结核病，包括初治和复治患者。主要与其他抗结核病药合用。

（2）其他感染。用于耐药金黄色葡萄球菌及其他敏感菌所致的感染；亦可用于脑膜炎球菌及流感嗜血杆菌引起的脑膜炎；胆汁中浓度较高，也可用于重症胆道感染。局部用药可治疗沙眼及敏感菌所致的眼部感染。

（3）麻风病。治疗麻风病奏效迅速，用药 5 周可杀死皮肤麻风分枝杆菌，多可与氨苯砜等联合用于麻风病的治疗。

【不良反应】

（1）胃肠道反应。多表现为恶心、呕吐、腹痛、腹泻等，一般不严重。

（2）肝脏毒性。长期大剂量使用可出现黄疸、肝大、肝功能减退等，慢性肝病患者、老年患者、酒精中毒患者或与异烟肼合用时发生率明显增加，易致严重肝脏损害。用药期间应定期检查肝功能。

（3）流感样综合征。大剂量间歇使用时可诱发发热、头痛、全身酸痛等类似感冒症状。发生频率与剂量大小、间隔时间有明显关系，因此，间隔给药方式已不使用。

（4）其他。个别患者出现皮疹、药物热等过敏症状，偶见白细胞和血小板减少。

【药物相互作用】

利福平为肝药酶诱导剂，可提高其他药物的代谢，如与抗凝血药、避孕药、地高辛、普萘洛尔、酮康唑、维拉帕米、氟康唑、磺酰脲、皮质激素等合用时，可使它们的 $t_{1/2}$ 缩短，药效明显减弱。

【禁忌证】

严重肝病、胆道阻塞、对本品过敏者和妊娠 3 个月内妇女禁用。老人、嗜酒及营养不良者慎用。

（三）乙胺丁醇

乙胺丁醇（ethambutol）是人工合成乙二胺衍生物，易溶于水，对热稳定，药用其右旋体。

【体内过程】

口服吸收良好，2～4 小时血药浓度达峰值，$t_{1/2}$ 为 3～4 小时，体内分布广泛，但仅在脑膜炎时可透过血-脑脊液屏障并达到有效治疗浓度。主要以原形从尿排泄，肾功能不全者可发生蓄积中毒。

【作用与用途】

对人型、牛型等各型结核分枝杆菌具高度抗菌作用，对大多数耐异烟肼和链霉素的结核分枝杆菌仍具抗菌活性。主要与异烟肼或利福平合用用于各型肺结核和肺外结核。由于与其他抗结核病药物无交叉耐药，且毒性低，耐药性产生缓慢，患者容易接受，基本上取代了对氨基水杨酸。

【不良反应】

一般发生率较低，连续大剂量使用 2～6 个月可产生严重不良反应。常见球后视神经炎，表现为视觉模糊、视力减退、红绿色盲。及早发现、停药并给予大剂量的维生素 B_6 可恢复。长期用药应定期检查视力。此外，还可发生胃肠道反应和高尿酸血症等，痛风病患者慎用。

（四）吡嗪酰胺

吡嗪酰胺（pyrazinamide）是人工合成的烟酰胺类似物，性质稳定，微溶于水。口服易吸收，1～2 小时后血药浓度达峰值，广泛分布于全身，易透过血-脑脊液屏障。主要由肝脏代谢并经肾脏排泄，$t_{1/2}$ 为 8～11 小时。在酸性环境中抗菌作用较强。其机制是阻断结核分枝杆菌叶酸的合成。单用易产生耐药性，与其他抗结核药无交叉耐药性，常与异烟肼、利福平联合应用。长期大剂量使用可发生严重的肝损害，应定期检查肝功能。还可见高尿酸血症、关节痛、胃肠道反应等。肝病、妊娠初期、痛风病患者禁用。

（五）链霉素

链霉素（streptomycin）是第一个有效的抗结核病药，抗结核作用仅次于异烟肼和利福平。本品穿透力弱，不易渗入细胞、纤维化、干酪化及厚壁空洞病灶。与其他抗结核药联合应用，治疗浸润性肺结核、粟粒性结核等。结合杆菌对链霉素易产生耐药性，且长期应用发生严重的耳毒性，只能与其他药物联合使用，主要用于危及生命的结核病如播散性结核或结核性脑膜炎等。

二、二线抗结核病药

（一）对氨基水杨酸钠

对氨基水杨酸钠（sodium para-aminosalicylic）口服吸收快而完全，2 小时左右血浆浓度达峰值，体内分布广泛，但不易透入脑脊液和细胞内。对氨基水杨酸钠主要在肝脏代谢，转化成乙酰化物后从肾脏排出。抗结核作用弱，但抗药性产生较慢。主要与异烟肼和链霉素合用以增强疗效、延缓抗药性产生。不宜与利福平合用，可影响利福平的吸收。不良反应较多，常见为胃肠道反应，如厌食、恶心、呕吐、腹泻、甚至胃溃疡和出血等，饭后服可减轻，必要时可用抗酸药。其他不良反应有肝、肾损害，过敏反应，白细胞减少，血小板减少等。

（二）丙硫异烟肼

丙硫异烟肼（protionamide）是异烟酸的衍生物，穿透力较强，可透入全身各组织和体液中，易到达结核病灶内，呈现杀菌作用，对其他抗结核药耐药的菌株仍有效。临床常作第二线药物和其他抗结核药合用于复治患者。胃肠反应较多，偶致周围神经炎及肝毒性。

三、新一代抗结核病药

（一）利福定

利福定（rifandin，利康霉素、异丁基哌嗪利福霉素）为我国首先应用于临床的人工合成利福霉素的衍生物，1981 年首次在中国上市。抗菌作用强大，抗菌谱广。利福定的 $t_{1/2}$ 为 1.3～2 小时，治疗剂量仅为利福平的 1/3～1/2。利福定与利福平的抗菌机制及耐药机制相同，不良反应相似，二者有交叉耐药现象，不能用于对利福平无效的病例。利福定稳定性差，易改变晶型而失效，现已少用。

（二）利福喷汀

利福喷汀（rifapentine，环戊去甲利福平）也是利福霉素的衍生物，1988 年首次在我国上市。抗菌作用为利福平的 7 倍，$t_{1/2}$ 为 16～31 小时，每周用药 1～2 次即可。利福喷汀还具有一定的抗艾滋病作用。

（三）司帕沙星

司帕沙星（sparfloxacin）为第三代氟喹诺酮类代表药物，抗菌谱广。口服易吸收、$t_{1/2}$ 较长、组织穿透力强、表观分布容积大、毒副作用相对较小和适合于长程给药。药物在肺组织、呼吸道黏膜中具有蓄积性，浓度均超过对结核分枝杆菌的 MIC。在痰液、支气管黏膜和肺组织中的浓度高于血药浓度，对肺结核有较好治疗作用。

(四) 罗红霉素

罗红霉素（roxithromycin，RXM）是大环内酯类抗生素中抗结核杆菌作用最强的一个。本品对酸稳定，有良好的药动学特征，口服易吸收，组织穿透性强，药物在组织和细胞中的浓度远高于血浆浓度，$t_{1/2}$ 较长。临床常与异烟肼或利福平合用，有协同作用。除罗红霉素外，新大环内酯类包括阿奇霉素、克拉霉素也具有抗结核杆菌作用。

四、抗结核病的应用原则

治疗过程中必须遵循早期用药、联合用药、足量用药、规律用药和全程用药五项原则。实施药物治疗前，应首先确定患者属于初治还是复治，对于复治患者还应当了解用药史。在此基础上，根据疾病的严重程度、病灶部位和体外药敏实验结果，确定治疗方案。初治是指既往未用或使用抗结核病药时间少于一个月的新发案例；复治是指复发案例、初治失败案例以及既往使用抗结核病药时间超过一个月的新发案例。

（1）早期用药。发病早期，病灶部位的血液循环无明显障碍，药物易于渗透到病灶内并达到较高浓度。另一方面，疾病早期的细菌处于快速繁殖期，对药物更敏感，且患者抵抗力强，因此早期用药可获良好疗效。

（2）联合用药。联合用药的目的在于提高治愈率、降低复发率、降低药物的毒性和防止细菌产生耐药性。一般在异烟肼的选用基础上加用利福平、吡嗪酰胺等药物。依病情需要，采用二联或三联，甚至四联的治疗方案。

（3）足量、规律和全程督导用药。患者时用时停或随意变换用量常是结核病治疗失败的主要原因，而且易产生耐药或复发。根据病情采取短期疗法和长期用药。短期疗法适用于单纯性结核的初治：强化期 2 个月，使用异烟肼、利福平、吡嗪酰胺治疗；继续期 4 个月，使用异烟肼和利福平治疗。长期用药适用于病情较重，机体状况较差或复发而有合并症者，开始 3～6 个月选用 3 种或 4 种强效药合用，控制症状后作巩固治疗 1～2 年。复治的疗程较长，一般需要联合用药 18～24 个月。规律全程用药，不过早停药是结合治疗成功的关键。

案例分析

1. 治疗方案：因该患者为单纯结核病的初治，可行短程疗法，先用异烟肼、利福平、吡嗪酰胺强化治疗2个月，再用异烟肼、利福平继续巩固治疗4个月。同时，根据病情给予对症处理。

2. 用药原则：首先应明确患者属于初治还是复治，并了解患者抗结核病的用药史。在此基础上根据疾病严重程度、病灶部位、体外药敏实验结果，确定治疗方案。用药过程中应遵循早期用药、联合用药、足量用药、规律用药、全程督导用药等五原则。

第二节 抗麻风病药

　　麻风病是由分枝杆菌属的麻风菌所引起的慢性传染性疾病，其病变主要损害皮肤，黏膜和周围神经。中、晚期病变部位可累及眼、耳、鼻、喉、外生殖器及内脏器官如肝、脾等。麻风病很少引起死亡，但可造成肢体残废或畸形，使患者丧失劳动力。砜类化合物是目前临床最重要的抗麻风药，常见有氨苯砜、苯丙砜和醋氨苯砜，它们均须在体内转化为氨苯砜或乙酰氨苯砜而显效。

(一) 氨苯砜

　　氨苯砜（dapsone，DDS）是治疗麻风病的首先药物。

【体内过程】

　　氨苯砜口服吸收迅速而完全。给药后 2～8 小时血药浓度达高峰，氨苯砜可分布于全身体液及组织中，病变皮肤的药物浓度较正常皮肤高数倍。肝脏代谢，经肾排泄，$t_{1/2}$ 为 20～30 小时。

【作用与用途】

　　氨苯砜首先用于治疗各型麻风病，其作用机制与磺胺类相似。由于麻风病皮肤及神经损害的恢复及瘤型患者细菌消失需较长时间，本药又易产生耐药性，故治疗中应坚持长期和联合用药，以减少或延缓耐药性的产生并缩短疗程。

【不良反应】

　　最为常见的是不同程度的溶血反应，剂量大或葡萄糖-6-磷酸脱氢酶（G-6-PD）缺乏者尤易出现；高铁血红蛋白血症亦较常见。也可出现胃肠道反应、肝损害和剥脱性皮炎。

(二) 氯法齐明

　　氯法齐明（clofazimine）对麻风分枝杆菌有弱的杀菌作用，还具有抗炎作用，可阻止麻风结节红斑形成。为联合治疗麻风病药物之一，不良反应主要为皮肤色素沉着，有时可引起嗜酸细胞性肠炎。

 目标检测

一、单项选择题

1. 异烟肼的作用特点是（　　）。

A. 结核杆菌不易产生抗药性　　　　　　　B. 只对细胞外的结核杆菌有效

C. 对大多数 G^- 菌有效　　　　　　　　D. 对细胞内外的结核杆菌有效

2. 异烟肼的抗菌机制是（　　）。

A. 抑制 DNA 合成　　　　　　　　　　　B. 抑制 RNA 合成

C. 抑制分枝菌酸合成　　　　　　　　　　D. 抑制蛋白质合成

3. 各型结核病临床首选药是（　　）。

A. 链霉素　　　　　　B. 乙胺丁醇　　　　　　C. 利福平　　　　　　D. 异烟肼

4. 下列抗结核病药中属"一线药"的是（　　）。

A. 卡那霉素　　　　　　B. 链霉素　　　　　　C. 异烟肼　　　　　　D. B 和 C

5. 异烟肼引起的周围神经炎是因为（　　）。

A. 维生素 C 缺乏　　　　　　　　　　B. 维生素 B_1 缺乏

C. 维生素 B_2 缺乏　　　　　　　　　　D. 维生素 B_6 缺乏

6. 兼有抗结核病和抗麻风病的药物是（　　）。

A. 异烟肼　　　　B. 乙胺丁醇　　　　C. 氨苯砜　　　　D. 利福平

7. 当前最常用的抗麻风病药是（　　）。

A. 苯丙砜　　　　B. 氨苯砜　　　　C. 醋胺苯砜　　　　D. 利福平

二、多项选择题（每题的备选答案中有 2 个或 2 个以上正确答案。少选或多选均不得分。）

1. 抗结核药临床用药四原则包括（　　）。

A. 早期用药　　　　B. 联合用药　　　　C. 规律用药　　　　D. 全程督导治疗

E. 均正确

2. 有关利福平的叙述正确的是（　　）。

A. 可用于金黄色葡萄球菌感染的治疗　　　　B. 可用于麻风病的治疗

C. 主要从肾脏排泄　　　　　　　　　　　　D. 可使尿液呈橘红色

E. 连续服用血浆半衰期缩短

3. 对肾脏有损伤作用的抗结核药（　　）。

A. 异烟肼　　　　B. 利福平　　　　C. 链霉素　　　　D. 乙胺丁醇

E. 对氨基水杨酸

4. 一线抗结核药包括（　　）。

A. 异烟肼　　　　B. 利福平　　　　C. 吡嗪酰胺　　　　D. 乙胺丁醇

E. 氧氟沙星

5. 抗结核药联合用药的目的有（　　）。

A. 提高疗效　　　　B. 扩大抗菌范围　　　　C. 减少用药剂量　　　　D. 降低毒性

E. 延缓耐药性

第三十三章 抗恶性肿瘤药

学习目标

知识要求：掌握各类抗恶性肿瘤药的主要作用机制和代表药的临床应用及主要不良反应；熟悉抗恶性肿瘤药的分类和用药原则；了解肿瘤细胞增殖周期及与抗恶性肿瘤药的关系；了解不同类型抗恶性肿瘤药在抗恶性肿瘤治疗中的地位。

能力要求：学会如何指导患者正确使用抗恶性肿瘤药，解释如何防治抗恶性肿瘤药的常见不良反应，具备辅助开展心理支持的能力。

素养提升：尊重、关爱肿瘤患者，尝试着去了解他们的内心及感受，善于使用美好的语言、行为给予他们心理支持，以使肿瘤患者认识到自身的价值，增强治疗信心，促进疾病康复。

恶性肿瘤常称为癌症（cancer），是一种以机体自身细胞过度增生和异常分化为特征的疾病。近年来，恶性肿瘤的发病率和病死率持续增加，是目前严重威胁人类健康的重大疾病之一。恶性肿瘤的治疗方法包括化学治疗（化疗）、外科手术治疗、放射治疗、免疫治疗、靶向治疗、中医中药治疗、基因治疗等。而在临床工作当中，采用抗恶性肿瘤药（antineoplastic drugs）的化学治疗仍是目前针对恶性肿瘤治疗的主要方法。随着分子生物学、癌病理生理学、免疫学及生物技术的发展，恶性肿瘤的药物治疗手段已有了巨大的进步，抗恶性肿瘤药物正从传统的细胞毒类药物，向针对机制的多环节作用的新型抗肿瘤药物发展，其中分子靶向药物治疗和肿瘤免疫治疗发展迅速，在恶性肿瘤的治疗中取得了突破性的进展。

细胞毒类抗肿瘤药物是指能够直接杀伤肿瘤细胞或抑制肿瘤细胞生长、增殖的一类化疗药物，它在杀灭或抑制肿瘤细胞的同时，也会对机体的正常细胞造成损伤。此类药物的主要缺陷是对实体瘤疗效差、不良反应大，易产生耐药性。

随着各种靶标、模型和方法的建立，临床实践证明，分子靶向治疗是一种极具潜力的新治疗

课堂活动

肿瘤的发生及影响因素有哪些？

策略，其具有低毒性、高选择性和高治疗指数的特点，可以长期用药。分子靶向抗肿瘤药物主要包括表皮生长因子受体抑制剂（EGFRI）、酪氨酸激酶抑制剂（TKI）、BRAF 抑制剂、免疫检查点抑制剂等。

肿瘤免疫治疗是通过主动或被动的方式使机体产生肿瘤特异性免疫应答，发挥其抑制和杀伤肿瘤功能的治疗方法。肿瘤免疫治疗主要包括免疫检查点抑制剂（ICB）、过继性细胞转移疗法（ACT）、肿瘤特异性疫苗、小分子免疫药物等。

第一节　抗恶性肿瘤药的药理学基础

一、恶性肿瘤细胞的增殖周期

肿瘤细胞群包括增殖细胞群、静止细胞群（G_0期）和无增殖能力细胞群。肿瘤增殖细胞群与全部肿瘤细胞群之比称为生长比率（growth fraction，GF）。一般来说，肿瘤细胞在起始阶段呈指数增殖，在倍增期瘤体迅速增大，肿瘤细胞从一次分裂结束到下一次分裂结束的时间称为细胞周期，此间历经 4 个时相：DNA 合成前期（G_1期）、DNA 合成期（S 期）、DNA 合成后期（G_2期）和有丝分裂期（M 期）（见图 33-1）。抗肿瘤药通过影响细胞周期的生化事件或细胞周期调控，对不同周期或时相的肿瘤细胞产生细胞毒性作用并延缓细胞周期的时相过渡。

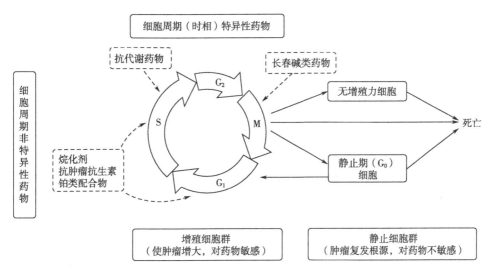

图 33-1　细胞增殖周期和药物作用示意图

二、抗恶性肿瘤药的分类

目前临床应用的抗恶性肿瘤药种类较多且发展迅速，其分类迄今尚不完全统一。按药物作用方式分为细胞毒类和非细胞毒类抗肿瘤药两大类。细胞毒类抗肿瘤药主要通过影响肿瘤细胞的核酸和蛋白质结构与功能，直接抑制肿瘤细胞增殖和（或）诱导肿瘤细胞凋亡。非细胞毒类抗肿瘤药是一类发展迅速的具有多环节作用机制的药物，其主要以肿瘤分子病理过程的关键调控分子为靶点，如调节体内激素平衡药物、分子靶向药物和肿瘤免疫治疗药物等。

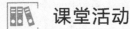

课堂活动

举例说明化疗对人体造成的危害有哪些？

第二节　常用抗恶性肿瘤药

一、细胞毒类抗恶性肿瘤药

根据抗肿瘤作用的生化机制，此类药物包括干扰核酸生物合成的药物、影响和破坏 DNA 结构及功能的药物、影响转录过程和阻止 RNA 合成的药物、抑制蛋白质合成的药物。

（一）干扰核酸生物合成的药物

这类药物又称抗代谢药，主要通过干扰核酸代谢而影响 DNA 合成，进而抑制或杀伤癌细胞。核酸的基本结构单位是核苷酸，而核苷酸的合成需要嘌呤、嘧啶等。这类药物的化学结构与核酸代谢物（如叶酸、嘌呤、嘧啶）相类似，通过与相应的代谢酶产生竞争，从而特异性干扰核酸的代谢，阻止细胞的分裂和繁殖。核酸代谢越旺盛的细胞，对该类药物越敏感。此类药物属于细胞周期特异性药物，从细胞增殖周期看，主要作用于 S 期细胞。根据药物主要干扰的生化步骤或所抑制的靶酶的不同，可进一步分为：①二氢叶酸还原酶抑制药，如甲氨蝶呤等；②嘌呤核苷酸互变抑制药，如巯嘌呤等；③胸苷酸合成酶抑制药，如氟尿嘧啶等；④核苷酸还原酶抑制药，如羟基脲等；⑤DNA 多聚酶抑制药，如阿糖胞苷等。

1. 二氢叶酸还原酶抑制药

（1）甲氨蝶呤。甲氨蝶呤（methotrexate，MTX）属抗叶酸类抗肿瘤药。

【药理作用】

甲氨蝶呤化学结构与叶酸相似，对二氢叶酸还原酶具有强大而持久的抑制作用，它与该酶的结合力比叶酸大 106 倍，呈竞争性抑制作用。药物与酶结合后，使二氢叶酸不能变成四氢叶酸，从而 5,10-甲酰四氢叶酸产生不足，使脱氧胸苷酸合成受阻，DNA 合成障碍。MTX 也可阻止嘌呤核苷酸的合成，故能干扰蛋白质的合成。

【体内过程】

口服易吸收，1～5 小时后血中浓度可达到峰值，肌注后 0.5～1 小时达高峰浓度，2～3 小时后约下降 50%。甲氨蝶呤在肝脏代谢，主要从肾脏排出，其中 70%～90% 为原形，10%～30% 为代谢物，而主要代谢物 7-OH-甲氨蝶呤仍有药理作用，另外少部分通过胆汁排出。

【临床应用】

临床上用于治疗儿童急性白血病和绒毛膜上皮癌；鞘内注射可用于中枢神经系统白血病的预防和缓解症状。

【不良反应】

不良反应包括消化道反应，如口腔炎、胃炎、腹泻、便血等；骨髓抑制最为突出，可致白细胞、血小板减少，严重者可使全血下降；长期大量用药可致肝、肾损害；妊娠早期应用可致畸胎、死胎。为减轻 MTX 的骨髓毒性，可在应用大剂量 MTX 一定时间后肌注亚叶酸钙以保护骨髓正常细胞。

（2）培美曲塞。培美曲塞（pemetrexed）是一种结构上含吡咯嘧啶基团的抗叶酸制剂，通过破坏细胞内叶酸依赖性的正常代谢过程，抑制细胞复制，从而抑制肿瘤的生长。培美曲塞能够抑制胸苷酸合成酶、二氢叶酸还原酶和甘氨酰胺核苷酸甲酰转移酶的活性（这些酶都是合成叶酸所必需的酶），参与胸腺嘧啶核苷酸和嘌呤核苷酸的生物再合成过程，培美曲塞通过运载叶酸的载体和细胞膜上的叶酸结合蛋白运输系统进入细胞内，因此培美曲塞为多靶点叶酸拮抗剂。临床联合顺铂用于治疗无法手术的恶性胸膜间皮瘤。对局部或转移性非小细胞肺癌亦有效。

常见不良反应为血液学毒性，以中性粒细胞减少为主；另外较常见的不良反应有恶心、腹泻、肝肾功能异常、黏膜炎、皮疹、疲乏及感觉异常等。

2. 嘌呤核苷酸互变抑制药

巯嘌呤

巯嘌呤（又名 6-巯基嘌呤，6-mercaptopurine，6-MP）是腺嘌呤 6 位上的氨基（—NH_2）被巯基（—SH）取代的衍生物。

【药理作用】

本品在体内先经过酶的催化变成硫代肌苷酸（TIMP）后，阻止肌苷酸转变为腺核苷酸及鸟核苷酸，干扰嘌呤代谢，抑制核酸合成，它主要作用于细胞增殖周期的 S 期，对 G_1 期有延缓作用。肿瘤细胞对 6-MP 可产生耐药性，因耐药细胞中 6-MP 不易转变成硫代肌苷酸或产生后迅速降解。

【体内过程】

口服后胃肠道吸收不完全，约占给药量的 50%。吸收后药物广泛分布于体液内，血浆蛋白结合率约为 20%。代谢过程主要在肝脏内进行，在肝内经黄嘌呤氧化酶等氧化及甲基化作用后分解为硫尿酸等而失去活性。静脉注射 $t_{1/2}$ 约为 1.5 小时，约 50% 经代谢后在 24 小时即迅速从肾脏排泄，少部分以原形排出。

【临床应用】

巯嘌呤起效慢，常用于急性淋巴白血病，对儿童患者的疗效较成人好。对急性粒细胞、慢性粒细胞或单核细胞白血病亦有效。大剂量对绒毛膜上皮癌和恶性葡萄胎有一定疗效，但不如 MTX。对恶性淋巴瘤、多发性骨髓瘤也有一定疗效。近年亦利用其免疫抑制作用，用于原发性血小板减少紫癜、自身免疫性溶血性贫血、红斑狼疮、器官移植、肾病综合征的治疗。

【不良反应】

常见不良反应有骨髓抑制和消化道黏膜损害，少数患者可出现黄疸和肝功能损害。

3. 胸苷酸合成酶抑制药

（1）氟尿嘧啶。氟尿嘧啶（5-氟尿嘧啶，5-fluorouracil，5-FU）是尿嘧啶 5 位上的氢被氟取代的衍生物。

【药理作用】

本品在细胞内转变为 5-氟尿嘧啶脱氧核苷酸（5F-dUMP），而抑制脱氧胸苷酸合成酶，阻止脱氧尿苷酸（dUMP）甲基化转变为脱氧胸苷酸（dTMP），从而影响 DNA 的合成。此外，5-FU 在体内可转化为 5-氟尿嘧啶核苷，以伪代谢产物形式掺入 RNA 中，干扰蛋白质的合成。5-FU 主要杀伤 S 期细胞，但对其他周期细胞亦有一定的作用，故不是典型的周期特异性药物。与其他常用抗肿瘤药物无交叉耐药性。

【临床应用】

5-FU 口服吸收不规则，需采用静脉给药。对消化系统癌（食管癌、胃癌、肠癌、胰腺癌、肝癌）和乳腺癌疗效较好，对宫颈癌、卵巢癌、绒毛膜上皮癌、膀胱癌、头颈部肿瘤也有效。

知识拓展

宫颈癌疫苗之父——周健

宫颈癌是最常见的妇科恶性肿瘤，其发病率仅次于乳腺癌。1980年，德国科学家哈拉尔德·楚尔·豪森证实，宫颈癌是由HPV感染所致。HPV是一种特殊的小DNA病毒，不能单独在体外进行繁殖，必须寄生在活细胞内。而且，当HPV在活细胞中繁殖时，它的基因会与细胞的基因产生融合。因此科学家一直无法获得研制疫苗所需的病毒。如果不能获得病毒，那么疫苗的研制就是空想。世界上至少有2000多位科学家曾研究HPV与宫颈癌，他们冥思苦想，希望找到提取或制作这种病毒的方法。

周健，1957年出生于杭州，1982年毕业于温州医学院（现温州医科大学）临床医学专业，先后在浙江医科大学、河南医科大学、北京医科大学攻读硕士、博士、博士后。1988年他申请到位于英国剑桥大学的英国帝国癌症研究基金会的肿瘤和病毒实验室从事病毒和癌症研究。其间，他结识了澳大利亚昆士兰大学免疫与癌症研究中心主任伊恩·弗雷泽教授。1990年，在弗雷泽的力邀下，周健和夫人孙小依前往昆士兰大学，研究人工合成HPV疫苗。他们经过实验证实了新合成的"病毒样颗粒"能够激发免疫反应。但同时弗雷泽和周健最担心的问题是："病毒样颗粒"所产生的免疫反应是否足以让它制成疫苗？在最初的几年里，他们努力让这种"病毒样颗粒"表现出所期望的效果，但是进展缓慢。当这一目标实现后，昆士兰大学开始与投资公司和有疫苗研发能力的制药公司联系。在获得默克公司支持后，大规模的动物试验和临床试验开始了。就在宫颈癌疫苗的临床试验还在世界各地进行中的时候，1999年3月10日，周健在回母校访学期间，因为感染性休克永远闭上了眼睛。2006年，默克制药公司和葛兰素史克制药公司生产的两种宫颈癌疫苗面世。一年之内，包括美国、英国、加拿大和澳大利亚等国在内的80个国家先后批准了这种疫苗的使用。澳大利亚是第一个批准这种疫苗使用的国家。2015年，周健和伊恩·弗雷泽博士凭借宫颈癌疫苗获"欧洲发明奖"。

周健和伊恩·弗雷泽发明了世界上第一支预防宫颈癌的疫苗，使全世界千百万妇女得以受益。

【不良反应】

本品对骨髓和胃肠道上皮细胞毒性较大，出现血性腹泻时应立即停药，可引起脱发、皮肤色素沉着，偶见肝、肾损害。

（2）呋氟尿嘧啶。呋氟尿嘧啶（ftorafur，FT-207）是氟尿嘧啶的衍生物，在体内受肝药酶的作用转变为5-FU而发挥抗癌作用。FT-207主要用于胃癌、结肠癌、直肠癌、胰腺癌、乳腺癌、肝癌的治疗。不良反应与5-FU相似，但程度明显减轻，对神经系统的毒性亦不大，一般不必停药。

（3）卡培他滨。卡培他滨口服后经胃肠道完整地吸收，经肝脏羧酸酯酶催化代谢为5'-脱氧-5-氟胞嘧啶核苷，然后经肝脏和肿瘤细胞中的胞苷脱氨酶催化转化为5'-脱氧-5-氟尿嘧啶，最后经胸苷磷酸化酶（TP）催化为5-FU。临床适用于紫杉醇和包括有蒽环类抗生素化疗无效的晚期原发性或转移性乳腺癌的治疗。其不良反应较轻，大多数为轻度至中度，且易于处理和可逆。个别患者可出现中性白细胞减少。

4. 核苷酸还原酶抑制药

（1）羟基脲。羟基脲（hydroxyurea，HU）能抑制核苷酸还原酶的活性，阻止胞苷酸转变为脱氧胞苷酸，从而抑制 DNA 的合成。对 S 期细胞有选择性杀伤作用。可使肿瘤细胞集中于 G_1 期，故可用作同步化药物，增加化疗或放疗的敏感性。临床主要用于黑色素瘤和慢性粒细胞性白血病的治疗。另外对胃癌、肠癌、乳癌、膀胱癌、头颈癌、恶性淋巴瘤、原发性肝癌也有效。主要不良反应为骨髓抑制，可出现白细胞减少和血小板下降，停药 1~2 周后可恢复。亦可引起胃肠反应，但不严重。肾功能不良者慎用。可致畸胎，故孕妇忌用。

（2）吉西他滨。吉西他滨（gemcitabine）为脱氧胞苷类化物，属细胞周期特异性药物。主要杀伤 S 期细胞，亦阻滞 G_1 期细胞进入 S 期。吉西他滨在细胞内由核苷激酶代谢成有活性的二磷酸核苷和三磷酸核苷，二磷酸吉西他滨可抑制核苷酸还原酶，而三磷酸吉西他滨可与脱氧胞苷竞争性结合到 DNA 上，从而阻止 DNA 合成。吉西他滨的细胞毒活性来源于这两种核苷抑制 DNA 合成的联合作用。吉西他滨可用于治疗局部晚期或已转移的非小细胞肺癌；局部晚期或已转移的胰腺癌。不良反应有骨髓抑制作用，可出现贫血、白细胞降低和血小板减少；可见恶心、呕吐、皮疹、瘙痒；部分病例出现不明原因的肾衰、类似于流感的表现、周围性水肿等。

5. DNA 多聚酶抑制药

（1）阿糖胞苷。阿糖胞苷（cytarabine，Ara-C）在体内经脱氧胞苷激酶催化成二或三磷酸胞苷（Ara-CDP 或 Ara-CTP），进而抑制 DNA 多聚酶的活性而影响 DNA 合成，也可掺入 DNA 中干扰其复制，使细胞死亡。作用于细胞增殖周期 S 期，延缓或部分阻滞 G_1 期细胞进入 S 期，使细胞停留在 G_1 期。与常用的抗肿瘤药物无交叉耐药现象。用于治疗成人急性粒细胞白血病或单核细胞白血病。有严重的骨髓抑制和胃肠道反应，可致脱发、皮疹和肝功能损害，静脉注射可致静脉炎。

（2）环胞苷。环胞苷（cycloytidine，Cyclo-C）是阿糖胞苷的衍生物，在体内转变为阿糖胞苷而起作用，其特点是化疗指数较高，与常用抗肿瘤药无交叉耐药性。临床证实其对各类急性白血病均有效，而对急性粒细胞白血病的疗效较好。其次对恶性淋巴瘤也有效。也可作鞘内注射，预防脑膜白血病。

（二）影响和破坏 DNA 结构及功能的药物

1. 烷化剂

烷化剂（alkylating agents）是一类高度活泼的化合物，属于细胞周期非特异性药物。它们具有一个或两个烷基，所含烷基能与细胞的 DNA、RNA 或蛋白质中的亲核基团起烷化作用，能形成交叉联结或引起脱嘌呤，使 DNA 链断裂，在下一次复制时，又可使碱基配对错码，导致 DNA 结构和功能的损害。在所有化疗药物中烷化剂应用最为广泛，目前常用的烷化剂有以下几种：氮芥类如氮芥、环磷酰胺等，乙烯亚胺类如噻替哌，亚硝脲类如卡莫司汀，甲烷磺酸酯类如白消安。烷化剂主要的不良反应有抑制骨髓、胃肠功能紊乱。随着使用时间延长，能导致不育（特别是男性），增加患急性非淋巴性白血病和其他恶性肿瘤的风险。

（1）氮芥。氮芥（nitrogen mustard，mustine，HN_2）为最早应用于临床的烷化剂。

【药理作用】

氮芥为一高度活泼的化合物，可与多种有机亲核基团结合。其最重要的反应是与鸟嘌呤第 7 位的氮呈共价结合，产生 DNA 的双链内的交叉联结或链内不同碱基的交叉联结，从而阻碍 DNA 的复制或引起 DNA 链断裂。对 G_1 期及 M 期细胞作用最强，大剂量时对其他各期以及非增殖细胞均有杀伤作用。作用剧烈且无选择性。

【体内过程】

本品溶液极不稳定，进入体内作用迅速，在血中停留的时间只有 0.5~1 分钟，90% 在 1 分钟内由血中消失。24 小时内 50% 以代谢物形式排出。

【临床应用】

主要用于恶性淋巴瘤及癌性胸膜、心包及胸腔积液。

【不良反应】

毒副反应较大，常见的不良反应为恶心、呕吐、骨髓抑制、脱发、耳鸣、听力丧失、眩晕、黄疸、月经失调及男性不育等。

（2）环磷酰胺。环磷酰胺（cyclophosphamide，CTX）为氨芥与磷酸胺基结合而成的化合物。

【药理作用】

本品在体外无抗癌作用，在体内经肝药酶的作用转化为醛磷酰胺，进一步在肿瘤组织中分解出环磷酰胺氨芥，与 DNA 发生烷化作用，形成交叉联结，从而影响 DNA 功能抑制肿瘤的生长。

知识拓展

环磷酰胺注射溶解后为何马上使用？

环磷酰胺的水溶液不稳定，磷酰胺基易水解，形成水中不溶物而产生沉淀，加热更易分解，失去生物烷化作用，故制成粉针剂，临用前新鲜配制，溶解后短期内使用。

【临床应用】

环磷酰胺抗瘤谱广，毒性也较低，为目前广泛应用的烷化剂。对恶性淋巴瘤疗效显著，对多发性骨髓瘤、急性淋巴细胞白血病、肺癌、乳腺癌、卵巢癌、神经母细胞瘤和睾丸肿瘤等均有一定疗效。

【不良反应】

常见的不良反应有骨髓抑制；食欲减退、恶心，大剂量静脉注射可发生呕吐，但不严重，偶可发生胃肠道黏膜溃疡、出血；肝功能损害，故肝功能不良者慎用；大剂量环磷酰胺可引起出血性膀胱炎，可能与大量代谢物丙烯醛经泌尿道排泄有关，同时应用美司钠可预防发生；少数患者有头昏、不安、幻视、脱发等；偶见色素沉着，长期使用可抑制性腺。

（3）噻替哌。噻替哌（thiotepa，triethylenethiophosphoramide，TSPA）是乙烯亚胺类烷化剂的代表，其抗恶性肿瘤机制类似氨芥。抗瘤谱较广，主要用于治疗乳腺癌、卵巢癌、肝癌、黑色素瘤和膀胱癌等。主要不良反应为骨髓抑制，可引起白细胞和血小板减少。局部刺激性小，可作静脉注射、肌内注射及动脉内注射和腔内给药。

（4）白消安。白消安（busulfan，马利兰）属甲烷磺酸酯类，在体内解离后起烷化作用。小剂量即可明显抑制粒细胞生成，可能与药物对粒细胞膜通透性较强有关。对慢性粒细胞白血病疗效显著，对慢性粒细胞白血病急性病变无效。口服吸收良好，组织分布迅速，$t_{1/2}$ 为 2～3 小时，绝大部分代谢成甲烷磺酸由尿排出。主要不良反应为消化道反应和骨髓抑制。久用可致闭经或睾丸萎缩。

（5）卡莫司汀。卡莫司汀（carmustine，氯乙亚硝脲，卡氮芥）为亚硝脲类烷化剂。除了烷化 DNA 外，对蛋白质和 RNA 也有烷化作用。卡莫司汀脂溶性高，能透过血脑屏障。主要用于原发或颅内转移脑瘤，对恶性淋巴瘤、骨髓瘤等有一定疗效。主要不良反应有骨髓抑制、胃肠道反应及肺部毒性等。

2. 破坏 DNA 的铂类配合物

（1）顺氯氨铂。顺氯氨铂（cisplatin，DDP，Cis-diaminodichloroplatin）全名顺双氯双氨络铂，为含铂无机络合物。进入体内后先将氯解离，然后与 DNA 链上的碱基共价结合，形成双链间的交叉联结或单链内两点的联结，从而破坏 DNA 的结构和功能，属细胞周期非特异性药物。本品抗瘤谱广，对非精原细胞性睾丸瘤最有效，对头颈部鳞状细胞癌、卵巢癌、膀胱癌、前列腺癌、淋巴肉瘤及肺癌有较好疗效。主要不良反应有消化道反应、骨髓抑制、周围神经炎、耳毒性，大剂量或连续用药可致严重而持久的肾毒性。

（2）卡铂。卡铂（carboplatin，paraplatin，CBP，碳铂）为第二代铂类配合物，作用机制类似顺铂，但抗恶性肿瘤活性较强，毒性较低。主要用于治疗小细胞肺癌、头颈部鳞癌、卵巢癌及睾丸肿瘤等。主要不良反应为骨髓抑制。

3. 破坏 DNA 的抗生素类

（1）丝裂霉素。丝裂霉素（mitomyein C，MMC）是放线菌族的发酵产物，具有烷化作用，它能与 DNA 的双链交叉联结，可抑制 DNA 复制，亦能使部分 DNA 断裂，属细胞周期非特异性药物。本品抗瘤谱广，用于胃癌、肺癌、乳腺癌慢性粒细胞白血病、恶性淋巴瘤等。不良反应主要为明显、持久的骨髓抑制，其次为消化道反应，偶有心、肝、肾毒性及间质性肺炎发生。注射局部刺激性大。

（2）博莱霉素。博莱霉素（bleomycin，BLM）由轮生链霉菌发酵提取分离所得的碱性多肽复合抗生素，主要成分为 A2。BLM 能与铜或铁离子络合，使氧分子转成氧自由基，从而使 DNA 单链断裂，阻止 DNA 的复制，干扰细胞分裂繁殖。属细胞周期非特异性药物，但对 G_2 期细胞的作用较强。主要用于鳞状上皮癌（头、颈、口腔、食管、阴茎、外阴、宫颈等）。也可用于淋巴瘤的联合治疗。不良反应有发热、脱发等。肺毒性最为严重，可引起间质性肺炎或肺纤维化，可能与肺内皮细胞缺少使博来霉素灭活的酶有关。

（3）平阳霉素。平阳霉素（pingyangmyein，PYM）是从平阳链霉菌培养液中分离出的抗肿瘤抗生素，其与 BLM 所含成分结构相近，为单一组分 A5。作用、用途及不良反应与博来霉素相似，但抗瘤活性较强，毒性较低。

4. 拓扑异构酶抑制剂

（1）喜树碱类。喜树碱（camptotheein，CPT）是从我国特有的植物喜树中提取的一种生物碱。羟喜树碱（hydroxycamptothecin，HCPT）为喜树碱羟基行生物。拓扑特肯（topotecan，TPT）和依立替康（irinotecan，CPT-11）为新型喜树碱的衍生物。

由于近年发现喜树碱类主要作用靶点为 DNA 拓扑异构酶Ⅰ（DNA topoisomerase-Ⅰ，TOPO-Ⅰ）而受到广泛重视。真核细胞 DNA 的拓扑结构由两类关键酶 TOPO-Ⅰ和 DNA 拓扑异构酶Ⅱ（TOPO-Ⅱ）调节，这两类酶在 DNA 复制、转录及修复中，以及在形成正确的染色体结构、染色体分离浓缩中发挥重要作用。喜树碱类能特异性抑制 TOPO-Ⅰ活性，从而干扰 DNA 结构和功能。属细胞周期非特异性药物，对 S 期作用强于 G_1 和 G_2 期。

临床上对胃癌、绒毛膜上皮癌、恶性葡萄胎、急性及慢性粒细胞性白血病等有一定疗效，对膀胱癌、大肠癌及肝癌等亦有一定疗效。不良反应较大，主要有泌尿道刺激症状、消化道反应、骨髓抑制及脱发等。HCPT 毒性反应则较小。

（2）鬼臼毒素衍生物。依托泊苷（etoposide，VP16，鬼臼乙叉苷，足草乙苷）和替尼泊苷（teniposide，鬼臼噻吩苷，特尼泊苷，VM-26）为植物西藏鬼臼［*Sinopodophyllum emodi*（Wall.），桃儿七］的有效成分鬼臼毒素（podophyllotoxin）的半合成衍生物。鬼臼毒素能与微管蛋白相结合，抑制微管聚合，从而破坏纺锤丝的形成。但依托泊苷和替尼泊苷则不同，主要抑制 DNA 拓扑异构酶Ⅱ的活性，从而干扰 DNA 结构和功能。属细胞周期非特异性药物，主要作用于 S 期和 G_2 期细胞。临床用于治疗肺癌及睾丸肿瘤，有良好效果，也用于恶性淋巴瘤治疗。替尼泊苷对脑瘤亦有效。不良反应有骨髓抑制及消化道反应等。

（三）影响转录过程和阻止 RNA 合成的药物

（1）多柔比星。多柔比星（doxorubicin，adriamycin，ADM，阿霉素）为蒽环类抗生素。

【药理作用】

多柔比星能嵌入 DNA 碱基对之间，并紧密结合到 DNA 上，阻止 RNA 转录过程，抑制 RNA 合成，也能阻止 DNA 复制。属细胞周期非特异性药物，S 期细胞对它更为敏感。

【体内过程】

多柔比星不能通过胃肠道吸收，对组织具有强烈刺激性，故药物必须通过血管给药。本品体内分布广泛，但不能通过血脑屏障，血浆蛋白结合率约为 75%。主要由肝脏代谢，主要代谢物有一定抗肿瘤活性。主要由尿液和胆汁排泄。在肝功能受损患者，消除速度会减慢。

【临床应用】

ADM 抗瘤谱广，疗效高，主要用于对常用抗肿瘤药耐药的急性淋巴细胞白血病或粒细胞白血病、恶性淋巴肉瘤乳腺癌、卵巢癌、小细胞肺癌、胃癌、肝癌及膀胱癌等。

【不良反应】

心脏毒性是 ADM 最为突出和最危险的毒性，其发生可能与多柔比星生成自由基有关，右丙亚胺（dexrazoxane）作为化学保护剂可预防心脏毒性的发生。此外，还有骨髓抑制，消化道反应（恶心、呕吐、厌食等），皮肤色素沉着及脱发等不良反应。

（2）放线菌素 D。放线菌素 D（dactinomycin，DACT，更生霉素）为多肽类抗恶性肿瘤抗生素。能嵌入到 DNA 双螺旋中相邻的鸟嘌呤和胞嘧啶（G—C）碱基之间，与 DNA 结合成复合体，阻碍 RNA 多聚酶的功能，阻止 RNA 特别是 mRNA 的合成。属细胞周期非特异性药物，但对 G_1 期作用较强，且可阻止 G_1 期向 S 期的转变。抗瘤谱较窄，对恶性葡萄胎、绒毛膜上皮癌、霍奇金病和恶性淋巴瘤、肾母细胞瘤、骨骼肌肉瘤及神经母细胞瘤疗效较好。与放疗联合应用，可提高肿瘤对放射线的敏感性。常见不良反应为消化道反应，如食欲减退、恶心、呕吐、口腔炎等。骨髓抑制先出现血小板减少，后出现全血细胞减少。少数患者可出现脱发、皮炎和畸胎等。

（3）柔红霉素。柔红霉素（daunorubicin，DRN，正定霉素）与 ADM 同属蒽环类抗生素，抗恶性肿瘤作用和机制与多柔比星相同。主要用于急性淋巴细胞或粒细胞白血病，是治疗急性非淋巴性白血病最有效的药物之一，但缓解期短。本药骨髓抑制较严重，其次有恶心、呕吐、腹痛等胃肠反应，也可发生心脏毒性。

（四）抑制蛋白质合成的药物

1. 影响微管蛋白质装配和纺锤丝形成的药物

（1）长春碱类。长春碱（vinblastine，VLB，长春花碱）及长春新碱（vncristine，VCR）为夹竹桃科植物长春花所含的生物碱。长春地辛（vindesine，VDS）和长春瑞滨（vnorelbine，NVB）均为长春碱的半合成衍生物。

【药理作用】

长春碱类通过与微管蛋白结合，抑制微管聚合，从而阻碍纺锤体形成，使有丝分裂停止于中期，长春碱的作用较长春新碱强。属细胞周期特异性药物，主要作用于细胞增殖周期的 M 期。此外这类药还可干扰蛋白质合成和 RNA 多聚酶，对 G_1 期细胞也有作用。

【临床应用】

主要用于治疗急性白血病、恶性淋巴瘤及绒毛膜上皮癌。长春新碱对儿童急性淋巴细胞白血病疗效好，起效快，常与泼尼松合用作诱导缓解药。长春地辛主要用于治疗肺癌、恶性淋巴瘤、乳腺癌、食管癌黑色素瘤和白血病等。长春瑞滨主要用于治疗肺癌、乳腺癌、卵巢癌和淋巴瘤等。

【不良反应】

主要包括骨髓抑制、神经毒性、消化道反应脱发以及注射局部刺激等。长春新碱对外周神经系统毒性较大。

（2）紫杉醇类。紫杉醇（paclitaxel，taxol）是由短叶紫杉或我国红豆杉的树皮中提取的有效成分。多西他赛（do-cetaxel，taxotere）是由欧洲红豆杉针叶中提取巴卡丁（baccatin）并经半合成改造而成。其基本结构与紫杉醇相似，但来源较易，水溶性较高。

【药理作用】

本类药物抗癌机制独特，对耐药细胞也有效，是近年受到广泛重视的抗恶性肿瘤新药。紫杉醇类通过促进微管蛋白聚合，同时抑制微管的解聚，从而阻止纺锤体形成，影响肿瘤细胞的有丝分裂，使细胞中止于 G_2 和 M 期。

【临床应用】

对卵巢癌和乳腺癌有独特的疗效，对肺癌、食管癌、大肠癌、黑色素瘤、头颈部癌、淋巴瘤、脑瘤也都有一定疗效。

【不良反应】

本品不良反应主要包括骨髓抑制、神经毒性心脏毒性和过敏反应。紫杉醇的过敏反应可能与赋形剂聚氧乙基蓖麻油有关。多西他赛不良反应相对较少。

2. 影响氨基酸供应的药物

L-门冬酰胺酶

L-门冬酰胺酶（L-asparaginase，ASP）是重要的氨基酸，能将门冬酰胺水解为门冬氨酸和氨，而肿瘤细胞不能像正常细胞本身可合成门冬酰胺，因此造成肿瘤细胞蛋白质合成受阻。它主要用于急性淋巴细胞白血病，对急性粒细胞型白血病和急性单核细胞白血病也有一定疗效。不良反应有消化道反应，偶见过敏反应、骨髓抑制等。

3. 影响核蛋白体功能的药物

三尖杉生物碱类

三尖杉碱（harringtonine）和高三尖杉酯碱（homobarringtonine）是从三尖杉属植物的枝、叶和树皮中提取的生物碱。可抑制蛋白合成的起步阶段，并使核蛋白体分解，释出新生肽链，但对 mRNA 或 tRNA 与核糖体的结合无抑制作用。属细胞周期非特异性药物，对 S 期细胞作用明显。它对急性粒细胞型白血病和急性单核细胞白血病有较好疗效，其次对恶性淋巴瘤有效。不良反应包括骨髓抑制、消化道反应、脱发等，偶有心脏毒性等，应静脉缓慢滴注。

二、非细胞毒类抗恶性肿瘤药

（一）调节体内激素平衡药物

某些肿瘤如乳腺癌、前列腺癌、甲状腺癌、宫颈癌、卵巢癌和睾丸肿瘤与相应的激素失调有关。因此，应用某些激素或其拮抗药来改变激素平衡失调状态，以抑制激素依赖性肿瘤的生长。严格来讲，本药物不属于化疗药物，应为内分泌治疗药物，虽然没有细胞毒类抗肿瘤药的骨髓抑制等毒性反应，但因激素作用广泛，使用不当也会造成其他不良反应。

1. 雌激素类

常用于恶性肿瘤治疗的雌激素是己烯雌酚（diethylstilbestrol），可通过抑制下丘脑及脑垂体，减少脑垂体促间质细胞刺激素的分泌，从而使来源于睾丸间质细胞与肾上腺皮质的雄激素分泌减少，也可直接对抗雄激素促进前列腺癌组织生长发育的作用，故对前列腺癌有效。雌激素类还用于治疗绝经期乳腺癌，机制尚不清楚。

2. 雄激素类

常用于恶性肿瘤治疗的有甲睾酮（mlylstostrtet）、丙酸睾酮（testere poarea）和氟甲睾酮（lomestron）。雄激素直接对抗雌激素作用，还可抑制脑垂体前叶促卵泡激素的分泌使卵巢分泌雄激素减少，对抗催乳素的乳腺刺激作用，从而抑制肿瘤的生长，引起肿瘤退化。主要用于治疗晚期乳腺癌，尤其是骨转移者疗效显著。此外，雄激素还能促进蛋白质合成，可使晚期患者一般症状改善。

3. 甲羟孕酮酯

甲羟孕酮酯（medroxyprogestrone acetate，MPA，乙酸羟甲孕酮，甲孕酮，安宫黄体酮）为合成的黄体酮衍生物，作用类似天然黄体酮，主要用于肾癌、乳腺癌、子宫内膜癌，并可增强患者的食欲，改善一般状况。

4. 糖皮质激素类

常用于恶性肿瘤治疗的是泼尼松（prednisone）和泼尼松龙（prednisolone）等。糖皮质激素能作用于淋巴组织，诱导淋巴细胞溶解。对急性淋巴细胞白血病及恶性淋巴瘤的疗效较好，作用快，但不持久，易产生耐药性；对慢性淋巴细胞白血病，除减低淋巴细胞数目外，还可降低血液系统并发症（自身免疫性溶血性贫血和血小板减少症）的发生率或使其减轻。常与其他抗肿瘤药合用，治疗霍奇金病及非霍奇金淋巴瘤。对其他恶性肿瘤无效。应用过程可能因抑制机体免疫功能而助长恶性肿瘤的扩展。仅在恶性肿瘤引起发热不退、毒血症状明显时，可少量短期应用以改善症状等。

5. 他莫昔芬

他莫昔芬（tamoxifen，TAM，三苯氧胺）为合成的抗雌激素类药物，是雌激素受体的部分激动药，具有雌激素样作用，但强度仅为雌二醇的 $1/2$；也有一定抗雌激素的作用，从而抑制雌激素依赖性肿瘤细胞生长。主要用于乳腺癌，雌激素受体阳性患者疗效较好。

6. 戈舍瑞林

戈舍瑞林（goserelin）是促黄体生成素释放激素的一种类似物，长期使用戈舍瑞林抑制脑垂体促黄体生成素的合成，从而引起男性血清睾酮和女性血清雌醇水平的下降。主要用于：①前列腺癌，适用于可用激素治疗的前列腺癌；②乳腺癌，适用于可用激素治疗的绝经前期及绝经期妇女的乳腺癌；③子宫内膜异位症，缓解症状包括减轻疼痛并减少子宫内膜损伤的大小和数目。

7. 亮丙瑞林

亮丙瑞林（leuprorelin）为促黄体生成释放激素的高活性衍生物，在首次给药后能立即产生一过性的垂体-性腺系统兴奋作用（急性作用），然后抑制垂体生成和释放促性腺激素。还进一步抑制卵巢和睾丸对促性腺激素的反应，从而降低雌二醇和睾酮的生成（慢性作用）。主要用于闭经前且雌激素受体阳性的乳腺癌和前列腺癌。

8. 氟他胺

氟他胺（flutamide，氟硝丁酰胺）是一种口服的非甾体类雄激素拮抗剂。氟他胺及其代谢产物 2-羟基氟他胺可与雄激素竞争雄激素受体，并与雄激素受体结合成复合物，进入细胞核，与核蛋白结合，抑制雄激素依赖性的前列腺癌细胞生长。同时氟他胺还能抑制睾丸微粒体 17α-羟化酶和 17,20-裂合酶的活性，因而能抑制雄性激素的生物合成。主要用于治疗前列腺癌。

（二）分子靶向药物

当前肿瘤分子靶向药物家族不断发展壮大，其主要针对恶性肿瘤病理生理发生、发展的关键靶点进行治疗干预。一些分子靶向抗肿瘤药物对于治疗恶性肿瘤的作用非常突出，并且耐受性较好、毒性反应较轻，但是目前其还不能完全脱离传统治疗方式而单独进行。这些药物作用机制和不良反应类型与细胞毒类药物有所不同，与常规化疗、放疗合用可产生更好的疗效。此外，肿瘤细胞的药物靶标分子在治疗前、后的表达和突变状况往往决定分子靶向药物的疗效和疾病预后，对该类药物更强调高效的个体化治疗。

分子靶向药物目前尚无统一的分类方法。按化学结构可分为单克隆抗体类和小分子化合物类；按作用靶点，可分为细胞信号转导抑制剂、抗血管生成剂、细胞凋亡激动剂和细胞周期抑制剂等；按照药物分子大小，可分为大分子和小分子化合物；依据作用靶点的多少，又可分为单靶点和多靶点药物。

1. 单克隆抗体药物

（1）利妥昔单抗。利妥昔单抗（rituximab，rtuxan）是针对 B 细胞分化抗原（CD20）的人鼠嵌合型单克隆抗体。CD20 抗原位于前 B 和成熟 B 淋巴细胞的表面，但在造血干细胞、正常血细胞或其他正常组织中不存在。利妥昔单抗可与 CD20 特异性结合导致 B 细胞溶解，从而抑制 B 细胞增殖，诱导成熟 B 细胞凋亡。临床用于治疗非霍奇金淋巴瘤。主要不良反应为发热、畏寒和寒战等与输液相关的不良反应。

（2）阿仑珠单抗。阿仑珠单抗（alemtuzumab）是一种靶向 CD52 抗原的人源化、非结合型抗体，与带 CD52 的靶细胞结合后，通过宿主效应子的补体依赖性细胞溶解、抗体依赖性细胞毒性和细胞凋亡等机制导致细胞死 亡。临床用于治疗慢性淋巴细胞白血病。主要不良反应有寒战、发热、恶心、呕吐、感染、失眠等。

（3）替伊莫单抗。替伊莫单抗（ibritumomab）为携带放射性同位素^{90}Y（钇）的鼠源性抗 CD20 单克隆抗体。该药结合单克隆抗体的靶向性和放射性同位素的放射治疗作用，通过单克隆抗体对肿瘤细胞的靶向作用将同位素^{90}Y 富集在肿瘤部位，通过放射源周围 5 mm 范围内的 β 射线杀灭肿瘤细胞。用于复发或难治性 B 细胞非霍奇金淋巴瘤的治疗。主要不良反应有血细胞减少、疲乏、恶心、腹痛、咳嗽、腹泻等。

（4）托西莫单抗。托西莫单抗（tositumomab）是^{131}I 标记的抗 CD20 鼠单克隆抗体，通过抗体将放射性^{131}I 靶向肿瘤细胞，通过^{131}I 的放射性杀伤癌细胞。用于非霍奇金淋巴瘤的治疗。主要不良反应有血细胞减少、感染、出血、发热、寒战、出汗、恶心、低血压、呼吸短促和呼吸困难等。

（5）曲妥珠单抗。曲妥珠单抗（trastuzumab）为重组人单克隆抗体，选择性地结合表皮生长因子受体 HER-2（ErbB-2）的细胞外区域，阻断 HER-2 介导的 PI3K 和 MAPK 信号通路，抑制 HER-2 过度表达的肿瘤细胞增殖。临床单用或者与紫杉类联合治疗 HER-2 高表达的转移性乳腺癌。主要不良反应为头痛、腹泻、恶心和寒战等。

（6）西妥昔单抗、帕尼单抗和尼妥珠单抗。西妥昔单抗（cetuximab）和帕尼单抗（panitumumab）针对表皮生长因子受体 HER-1（ErbB1，EGFR）的细胞外区域，前者属于人/鼠嵌合型 IgG1 单克隆抗体，后者则是完全人源化的 IgG2 单克隆抗体。拮抗 EGFR 信号转导通路后，抑制由该受体介导的肿瘤增殖。主要用于治疗转移性结直肠癌，西妥昔单抗亦可用于治疗头颈部肿瘤。

此类药物还包括尼妥珠单抗（nimotuzumab），该药是我国研发的人源化单抗，用于 HER-1 阳性表达的 Ⅲ/Ⅳ 期鼻咽癌治疗。

（7）贝伐珠单抗。贝伐珠单抗（bevacizumab）为重组人源化单克隆抗体，可选择性地与人血管内皮生长因子（vascular endothelial growth factor，VEGF）结合，阻碍 VEGF 与其位于肿瘤血管内皮细胞上的受体（KDR 和 flt-1）结合，抑制肿瘤血管生成，从而抑制肿瘤生长。临床用于转移性结直肠癌、晚期非小细胞肺癌、转移性肾癌和恶性胶质瘤的治疗。不良反应主要为高血压、心肌梗死、脑梗死、蛋白尿、胃肠穿孔以及阻碍伤口愈合等。

2. 酪氨酸激酶抑制剂

酪氨酸激酶抑制剂（tyrosine kinase inhibitors，TKI）与细胞内多种信号转导通路密切相关，是临床常用的抗肿瘤药物。

（1）伊马替尼和尼洛替尼。伊马替尼（imatinib）是种特异性很强的酪氨酸激酶抑制剂。

【药理作用】

本品可选择性抑制 Bcr-AbL、c-kit 和血小板衍生生长因子受体 PDGFR 等酪氨酸激酶，其抗肿瘤的分子机制是作为 ATP 竞争性抑制剂，阻滞酪氨酸激酶的磷酸化，抑制 Ber-AbL 表达，从而阻止细胞的增殖和肿瘤的形成。

【临床应用】

主要适用于费城染色体呈阳性的慢性髓细胞白血病及急性非淋巴细胞白血病、胃肠间质瘤、小细胞肺癌和胶质母细胞瘤的治疗，且具有不良反应甚微、耐受性好等优点。

【不良反应】

常见不良反应有食欲缺乏、恶心呕吐、水肿、腹泻、头痛、结膜炎、流泪增多、视物模糊、皮疹、疲劳、发热、腹痛、肌痛以及肌痉挛等，亦有肝毒性及骨髓抑制作用。

尼洛替尼（nilotinib）作用机制与伊马替尼相似，但对 BCR-AbL 酪氨酸激酶的选择性更强。临床适用于伊马替尼耐药或者不能耐受的费城染色体呈阳性（Ph＋）的慢性髓细胞白血病（CML）患者，疗效显著。

（2）吉非替尼。吉非替尼（gefitinib）通过：①竞争表皮生长因子受体（EGFR）酪氨酸激酶催化区域上 ATP 结合位点，抑制 EGFR 酪氨酸磷酸化，阻断 EGFR 信号传递，从而抑制细胞生长，由于多上皮源性肿瘤均存在 EGFR 的异常表达，因此吉非替尼可显著抑制肿瘤增生；②抑制微血管生成、调节细胞周期和增加化疗敏感度的作用。厄洛替尼（erlotinib）和埃克替尼（icotinib）的作用机制与吉非替尼相似。其中埃克替尼是我国自主研发的小分子靶向抗肿瘤药。

本品临床适用于治疗既往接受过化学治疗（主要是指铂剂和多西紫杉醇治疗）的局部晚期或转移性非小细胞肺癌（NSCLC）。常见不良反应有多泡状突起的皮疹，在红斑的基础上有时伴皮肤干燥发痒，指甲毒性；腹泻、肝功能异常；脱发，乏力；结膜炎和睑炎；角膜糜烂，时伴异常睫毛生长；过敏反应；呼吸困难等。

（3）奥希替尼。奥希替尼（osimertinib，AZD-9291）是高效选择性的 EGFR 抑制药，适用于既往经者吉非替尼和厄洛替尼等第一代 EGFR 酪氨酸激酶抑制药治疗时或治疗后出现疾病进展、并且经检测确认存在 ECFR T 790M 突变阳性的局部晚期或转移性非小细胞肺癌。

（4）坦罗莫司和依维莫司。坦罗莫司（temsirolimus）和依维莫司（everolimus）为丝/苏氨酸蛋白激酶 mTOR 的抑制药，阻断 PI3K-Akt-mTOR 信号通路和其他由 mTOR 介导的信号转导过程，抑制细胞周期进程和新生血管形成，促进细胞凋亡。临床用于晚期肾细胞癌的治疗。

（5）硼替佐米。硼替佐米（bortezomib）是种二肽硼酸盐，属可逆性蛋白酶体抑制药，可选择性地与蛋白酶活性位点的苏氨酸结合，抑制蛋白酶体 26S 亚单位的糜蛋白酶和（或）胰蛋白酶活性。26S 蛋白酶体是一种大的蛋白质复合体，可降解泛蛋白。泛蛋白酶体通道在调节特异蛋白在细胞内浓度中起到重要作用，以维持细胞内环境的稳定。蛋白水解会影响细胞内多级信号串联，这种对正常细胞内环境的破坏会导致细胞死亡。硼替佐米临床用于多发性骨髓瘤和套细胞淋巴瘤的治疗。其主要不良反应有乏力、腹泻、恶心、呕吐、发热、血小板减少等。

（6）索拉非尼。索拉非尼（sorafenib）是一种多激酶抑制剂。索拉非尼能同时抑制多种存在于细胞内和细胞表面的激酶，包括 RAF 激酶、血管内皮生长因子受体-2 和-3（VEGFR-2，VEGFR-3）、血小板衍生生长因子 受体-β（PDGFR-β）、KIT 和 FLT-3 等。因此，索拉非尼具有双重抗肿瘤效应，一方面，它可以通过抑制 RAF/MEK/ERK 信号传导通路，直接抑制肿瘤生长；另一方 面，通过抑制 VECFR 和 PDGFR 而阻断肿瘤新生血管的形成，间接抑制肿瘤细胞的生长。主要适用于无法手术的晚期肾细胞癌；无法手术或远处转移的肝细胞癌。常见不良反应有腹泻、皮疹、疲劳、手足部皮肤反应、脱发、恶心、呕吐、瘙痒、高血压和食欲减退。

3. 细胞分化诱导剂

维 A 酸

维 A 酸（retinoic acid，维甲酸）包括全反式维 A 酸（all-trans retinoic acid，ATRA）、13-顺式维 A 酸（13-cis retinoic acid，13-CRA）和 9-顺式维 A 酸（9-CRA）。ATRA 能够调变和降解在急性早幼粒细胞白血病（APL）发病中起关键作用的早幼粒细胞白血病/维 A 酸受体 α（PML-RARα）融合蛋白，主要作用于 RARα 结构域，重新启动髓系细胞的分化基因调控网络，诱导白血病细胞分化成熟，继而凋亡。ATRA 用于急性早幼粒细胞白血病，部分患者可以完全缓解，但短期内容易复发。ATRA 与亚砷酸或化疗药物联合用药可获得较好疗效。

4. 细胞凋亡诱导剂

亚砷酸

亚砷酸（arsenious acid，As_2O_3）即三氧化二砷。通过降解 PML/RARα 融合蛋白中的 PML 结构域、下调 bcl-2 基因表达等选择性诱导白血病细胞凋亡。临床主要用于治疗急性早幼粒细胞白血病（M3 型），原发性肝癌晚期。本品不良反应轻，较少出现骨髓抑制和外周血象（主要是白细胞）的下降，并与患者个体对砷化物的解毒和排泄能，以及对砷的敏感性有关。主要表现为食欲减退，腹部不适，恶心呕吐，皮肤干燥，色素沉着和肝功能改变等。

知识拓展

毒药也是药——亚砷酸的故事

砒霜（Arsenic），又称信石，其主要成分为三氧化二砷（As_2O_3）。《本草纲目》记载，砒霜具有祛痰止哮、截疟、蚀腐、杀虫等功效，主治寒痰哮喘、疟疾、休息痢、梅毒、痔疮、瘰疬、癣疮、溃疡腐肉不脱等症。同时砒霜有剧毒，进入人体后能破坏某些细胞呼吸酶，使组织细胞因缺氧而死亡；对胃肠黏膜具有强烈刺激作用；亦可破坏血管，诱发出血，损坏肝脏，严重者会因呼吸和循环衰竭而死。由于毒性强烈，砒霜被人们看作是一种杀人的武器。

毒药也是药。在西方，砒霜入药可以追溯到古希腊名医希波克拉底（医药之父，前460—前370）时代。在我国古代，根据以毒攻毒的原则，时有医生将砒霜用于治疗包括肿瘤在内某些疑难险恶的病症，获得出奇制胜的效果。如《太平圣惠方》用砒霜丸治"妇人脉不通，结为瘀块"，外用砒霜膏治"久恶疮"。1972年，哈尔滨医科大学率先从中医验方中发现了砒霜的主要成分亚砷酸对急性早幼粒细胞白血病（APL）的疗效。哈尔滨医科大学附属第一医院张亭栋教授是使用砒霜治疗白血病的奠基人。白血病俗称"血癌"，是一种造血组织的恶性肿瘤。张教授主要从事白血病中西医结合治疗及其机理研究。张教授的同事韩太云药师从民间中医得知可用砒霜、轻粉(氯化亚汞)和蟾酥等治疗淋巴结核和癌症。1971年3月，韩太云将它们改制成水针剂，称为"713注射剂"或"癌灵注射剂"，通过肌内注射用于某些肿瘤病例治疗，曾在当地风行一时，但因毒性太大而放弃。此后，张亭栋与韩太云合作继续此项工作。在后续抗白血病研究中，他们发现只要有砒霜就有效，而轻粉和蟾酥无治疗作用，反而会带来肾脏毒性和升高血压的副作用。由此确认砒霜的主要成分As_2O_3是该制剂中治疗白血病的有效成分，其对APL的治疗效果最好。

5. 抗血管生成剂

重组人血管内皮抑制素

重组人血管内皮抑制素为内源性肿瘤血管生成抑制药，主要通过抑制肿瘤血管内皮细胞增殖和迁移，进而抑制肿瘤血管的生成，阻断肿瘤细胞的营养供给，从而防止肿瘤的侵袭或转移。临床主要用于配合化疗治疗不能进行手术的非小细胞肺癌。主要不良反应为心脏毒性，此外还有消化系统不良反应如腹泻、肝功能异常和皮疹等。

（三）肿瘤免疫治疗药物

肿瘤免疫治疗是目前肿瘤治疗的新模式，肿瘤免疫基础研究和临床研究的快速发展使越来越多的肿瘤免疫新疗法成为可能。肿瘤免疫学治疗的目的是激活机体免疫系统，进而杀伤肿瘤细胞。肿瘤的免疫治疗方法分为被动免疫治疗和主动免疫治疗。被动免疫治疗是指给机体输注外源性免疫效应物质达到治疗肿瘤的作用。主动免疫治疗包括非特异性主动免疫治疗和特异性主动免疫治疗两种类型。非特异性主动免疫治疗是指应用一些免疫调节剂通过非特异性地增强机体的免疫功能，激活机体的抗肿瘤免疫应答，以达到治疗肿瘤的目的。特异性主动免疫治疗是指激活宿主自身的抗肿瘤免疫机制，如采用"瘤苗"给患者接种以诱导特异性肿瘤免疫反应。

（1）重组人白介素-2。重组人白介素-2（recombinant human interleukin-2，rhIL-2）是基因重组产品。

【药理作用】

本品为非糖基化蛋白，生物活性与天然白介素-2（interleukin 2，IL-2）相同，是 T 细胞生长因子，其药理作用在于增强免疫应答。

【临床应用】

适用于治疗肾细胞癌、黑色素瘤、乳腺癌、膀胱癌、肝癌、直肠癌和肺癌，控制癌性胸腹水，增强手术、放疗及化疗后的肿瘤患者机体免疫功能，提高先天或后天免疫缺陷症患者细胞免疫功能和抗感染能力，治疗类风湿关节炎、系统性红斑狼疮、干燥综合征等自身免疫病，对某些病毒性、杆菌性疾病、胞内寄生菌感染性疾病，如乙型肝炎、麻风病、肺结核、白念珠菌感染等也有一定的治疗作用。

【不良反应】

常见不良反应有发热、寒战、肌肉酸痛，与用药剂量有关，一般是一过性发热（38℃左右），亦可有寒战高热，停药后 3～4 小时体温多可自行恢复到正常。个别患者可出现恶心、呕吐、皮疹、类感冒症状。皮下注射者局都可出现红肿硬结、疼痛，所有不良反应停药后均可自行恢复。

（2）帕姆单抗和纳武单抗。帕姆单抗（keytruda）和纳武单抗（opdivo）是 PD-1 单克隆抗体。适用于不能切除或转移的黑色素瘤；接受一线化疗/一线 TKI 治疗失败后的转移鳞状非小细胞肺癌；含铂类化疗失败的复发或转移性头颈部鳞癌；治疗局部晚期和转移的膀胱癌。黑色素瘤患者中最常见不良反应（≥20%）是皮疹。在晚期鳞状非小细胞肺癌患者中最常见不良反应（≥20%）是疲乏、呼吸困难、肌肉骨骼痛、食欲减退、咳嗽、恶心和便秘。

（3）阿特珠单抗。阿特珠单抗（tecentriq）是 PD-L1 单克隆抗体。适用于局部进展或转移的尿路上皮癌、转移性非小细胞肺癌。阿特珠单抗对其他类型肿瘤包括卵巢癌、肾细胞癌、三阴性乳腺癌、膀胱癌、黑色素瘤、结直肠癌等的疗效正在研究中。最常见不良反应（≥20%的患者）包括疲乏、食欲减退、恶心、尿路感染、发热和便秘。

（4）伊匹单抗。伊匹单抗（ipilimumab，易普利姆玛）是人源细胞毒性 T 淋巴细胞相关抗原 4（CTLA-4）单克隆抗体。适用于治疗不可切除的或转移黑色素瘤。最常见不良反应是疲乏、腹泻、瘙痒和皮疹，免疫介导的不良反应可能累及多个器官系统，如结肠炎、肝炎、神经病变和内分泌病变等，根据反应的严重程度可给予皮质激素。

（5）阿替珠单抗和度伐单抗。阿替珠单抗（atezolizumab）和度伐单抗（durvalumab）均为 PD-L1 单克隆抗体，用于治疗有局部晚期或转移性尿路上皮癌。最常见的不良反应为疲劳、食欲减退、恶心、尿路感染、发热和便秘。度伐单抗也用于治疗局部晚期或转移性尿路上皮癌。

第三节　抗恶性肿瘤药的用药原则

肿瘤的治疗多采用综合治疗或多模式治疗（multimodadity thernpy），应根据患者的机体状况，肿瘤的病理类型、侵犯范围（分期）和发展趋向，合理地、有计划地将化疗药物与现有的其他疗法（如分子靶向药物和肿瘤免疫治疗药物）联合应用，以提高治愈率；或通过增强患者的免疫功能来提高生活质量。

抗肿瘤药物治疗恶性肿瘤能否发挥疗效，受到肿瘤、宿主及药物这三方面因素的影响，它们彼此间相互作用又相互制约。临床化疗时一般主张药物的联合应用，这不仅可以提高疗效，而且能够减少毒性反应和耐药性产生。抗恶性肿瘤药的应用原则如下。

(一) 从细胞增殖动力学考虑

（1）招募（recruitment）作用：序贯应用细胞周期非特异性药物和特异性药物，招募更多的 G_0 期细胞进入增殖周期，以增加肿瘤细胞杀灭数量。其策略为：①对增长缓慢（生长比率不高）的实体瘤，可先用细胞周期非特异性药物杀灭增殖期及部分 G_0 期细胞，使瘤体缩小而招募 G_0 期细胞进入增殖周期；然后再使用细胞周期特异性的药物杀灭之；②对增长快（生长比率较高）的肿瘤如急性白血病等，宜先使用细胞周期特异性药物（作用于 S 期或 M 期药物），使大量处于增殖周期的恶性肿瘤细胞被杀灭，之后再用细胞周期非特异性药物杀伤其他各时相的细胞，待 G_0 期细胞进入细胞周期时，再重复上述疗法。

（2）同步化（synchronization）作用：先用细胞周期特异性药物如羟基脲，将肿瘤细胞阻滞于某时相（如 G_1 期），待药物作用消失后，即肿瘤细胞同步进入下一时相，再使后一时相的药物。

(二) 从药物作用机制考虑

针对肿瘤的发病机制，联合应用作用机制不同的抗肿瘤药物，可提高疗效。或应用两种作用同一生化过程的不同靶点的药物，如联合应用甲氨蝶呤和 6-MP 等，可起到双重阻断效果，从而提高疗效。

(三) 从药物毒性考虑

（1）减少毒性的重叠：往往选用毒性不同的药物联合应用，一方面可提高疗效，另一方面可减小毒性。如大多数抗恶性肿瘤药物有骨髓抑制作用，而泼尼松、博来霉素、长春新碱、普卡霉素骨髓抑制不明显，将它们与其他药物合用，以提高疗效，同时避免抑制骨髓毒性反应的叠加。

（2）降低药物的毒性：如美司钠可预防环磷酰胺引起的出血性膀胱炎，亚叶酸钙可以减轻甲氨蝶呤的骨髓抑制。

（四）从药物的抗瘤谱考虑

根据药物的抗瘤谱来选择应用抗恶性肿瘤药。如胃肠道癌选用氟尿嘧啶、环磷酰胺、丝裂霉素、羟基脲等；鳞癌宜用博来霉素、甲氨蝶呤、环磷酰胺、顺铂、多柔比星等；骨肉瘤以多柔比星及大剂量甲氨蝶呤加救援剂亚叶酸钙等；原发性脑癌或转移瘤首选亚硝脲类、羟基脲等。

（五）从药物用药剂量考虑

抗肿瘤药物不论是细胞周期非特异性药物或特异性药物，对肿瘤细胞的杀灭作用均遵循一级动力学原则，一定量的药物只能杀灭一定数量的肿瘤细胞。再考虑到机体耐受性等方面的原因，不可能无限制地加大剂量或反复给药。患者的免疫功能状态受多种因素的影响。当瘤体长大、病情加重时，往往出现免疫功能下降，而且大多数抗肿瘤药物具有免疫抑制作用，选用合适剂量并采用间歇给药，有可能保护宿主的免疫功能。

（六）小剂量长期化疗

区别于传统的最大耐受剂量（maximum tolerable dose，MTD）化疗，小剂量长期化疗即节拍式化疗（metronomic chemotherapy），可通过显著抑制肿瘤新生血管内皮细胞的增殖和迁移等发挥抗肿瘤作用，全身毒性反应较轻，不易产生耐药性。

 目标检测

一、单项选择题

1. 下列哪个药物是烷化剂（　　）。

A. 环磷酰胺　　　　　B. 氟尿嘧啶　　　　C. 甲氧苄啶　　　　D. 顺铂

2. 氮芥类属于哪一类抗肿瘤药（　　）。

A. 生物烷化剂　　　　B. 抗代谢物　　　　C. 生物碱　　　　　D. 抗生素

3. 属于抗代谢药物的是（　　）。

A. 喜树碱　　　　　　B. 巯嘌呤　　　　　C. 白消安　　　　　D. 顺铂

4. 属于抗生素类抗肿瘤药物是（　　）。

A. 头孢菌素　　　　　B. 博来霉素　　　　C. 紫杉醇　　　　　D. 红霉素

5. 抗恶性肿瘤药物白消安的临床最佳适应证是（　　）。

A. 急性淋巴细胞性白血病　　　　　　B. 急性粒细胞性白血病

C. 慢性粒细胞性白血病　　　　　　　D. 多发性骨髓瘤

6. 下列抗癌抗生素中，骨髓抑制副作用较轻的是（　　）。

A. 放线菌素 D　　　　B. 柔红霉素　　　　C. 丝裂霉素 C　　　D. 博来霉素

7. 阿糖胞苷的抗恶性肿瘤的作用机制是（　　）。

A. 胸苷酸合成酶抑制剂　　　　　　　B. 氢叶酸还原酶抑制剂

C.DNA 多聚酶抑制剂　　　　　　　　D. 嘌呤核苷酸互变抑制剂

8.5-氟尿嘧啶可作为下列哪种肿瘤的临床基本用药（　　）。

A. 消化系统肿瘤　　　　　　　　　　B. 急性粒细胞性白血病

C. 慢性粒细胞性白血病　　　　　　　D. 恶性黑色素瘤

9. 甲氨蝶呤主要用于（　　）。

A. 消化道肿瘤　　　　　　　　　　　B. 儿童急性白血病

C. 慢性粒细胞性白血病　　　　　　　D. 恶性淋巴瘤

10. 主要不良反应是心脏毒性的抗肿瘤药物是（　　）。

A. 氟尿嘧啶　　　　B. 多柔比星　　　　C. 白消安　　　　D. 氮芥

二、配伍选择题（备选答案在前，题干在后，在五个备选答案中给每个试题选配一个最佳答案，每个备选答案可选用一次或一次以上，也可不选用。）

A. 阻碍蛋白质合成　　　　　　　　B. 阻碍 DNA 合成

C. 阻碍纺锤体形成　　　　　　　　D. 与 DNA 连接，破坏其结构与功能

E. 与 DNA 结合，阻碍 RNA 的转录

1. 氟尿嘧啶的抗肿瘤作用机制是（　　）。

2. 丝裂霉素 C 的抗肿瘤作用机制是（　　）。

3. 长春新碱的抗肿瘤作用机制是（　　）。

4. 环磷酰胺的抗肿瘤作用机制是（　　）。

三、多项选择题（每题的备选答案中有 2 个或 2 个以上正确答案。少选或多选均不得分。）

1. 肿瘤细胞增殖周期可分为以下几期（　　）。

A. 静止期（G_0 期）　　　　　　　B. DNA 合成期（S 期）

C. 合成前期（G_1 期）　　　　　　D. 有丝分裂前期（G_2 期）

E. 分裂期（M 期）

2. 抗恶性肿瘤药物按其作用机制可分为以下哪几类（　　）。

A. 干扰核酸生物合成的药物

B. 破坏 DNA 结构和功能从而阻止其复制的药物

C. 嵌入 DNA 中干扰转录过程阻止 RNA 合成的药物

D. 影响蛋白质合成的药物

E. 影响体内激素水平而发挥抗癌作用的药物

3. 以下抗恶性肿瘤药物作用机制为嵌入 DNA 中干扰转录过程阻止 RNA 合成的药物是（　　）。

A. 紫杉醇　　　　B. 放线菌素 D　　　　C. 羟基脲　　　　D. 柔红霉素

E. 多柔米星

4. 下列抗恶性肿瘤药物中，对骨髓造血功能有抑制作用的是（　　）。

A. 植物碱类　　　　B. 激素类　　　　C. 烷化剂　　　　D. 抗生素类

E. 抗代谢类

5. 抗恶性肿瘤药物共有的毒性反应包括（　　）。

A. 消化道黏膜损害　　B. 免疫抑制功能　　C. 骨髓抑制　　　D. 脱发

E. 肝、肾功能损害

四、简答题

紫杉醇类药物的抗癌机制是什么？

目标检测参考答案

第一章　绪论

单项选择题
1. B；2. D；3. A；4. C

第二章　药物效应动力学

一、单项选择题
1. A；2. C；3. A；4. A；5. A
二、配伍选择题
1. B；2. D；3. C；4. A；5. E
三、多项选择题
1. ABCDE；2. ACE；3. ABCDE

第三章　药物代谢动力学

一、单项选择题
1. D；2. D；3. B；4. A；5. B；6. D；
7. D；8. A；9. B
二、多项选择题
1. ACE；2. ABCDE；3. AE

第四章　影响药物效应的因素

一、单项选择题
1. B；2. D；3. C；4. B
二、多项选择题
1. ABCDE；2. AC；3. ABDE

第五章　传出神经系统概述

一、单项选择题
1. C；2. B；3. C；4. D；5. A；6. D；7. D
二、多项选择题
1. ACD；2. ABCE；3. ABD

三、简答题（略）

第六章　拟胆碱药

一、单项选择题
1. B；2. D；3. C；4. A；5. D；6. A
二、配伍选择题
1. A；2. B；3. A
三、多项选择题
1. ABC；2. BE；3. ACE；4. ABE

第七章　胆碱受体阻断药

一、单项选择题
1. C；2. D；3. A；4. A；5. C；6. C；
7. D；8. B；9. D；10. D
二、多项选择题
1. ACD；2. ABCDE；3. ABD
三、简答题（略）

第八章　肾上腺素受体激动药

一、单项选择题
1. D；2. D；3. C；4. D；5. D；6. C；
7. C；8. C；9. E
二、多项选择题
1. ABCD；2. BCD；3. ABCDE

第九章　肾上腺素受体阻断药

一、单项选择题
1. E；2. B；3. E；4. D；5. A；6. C；
7. E；8. E
二、配伍选择题
1. A；2. B；3. B；4. D；5. B；6. C；
7. A；8. D

三、多项选择题

1. CDE；2. ABCD；3. ACE；4. ABCE；
5. AD

第十章　镇静催眠药

一、单项选择题

1. A；2. C；3. A；4. C；5. C；6. C；7. B

二、多项选择题

1. ABD；2. ABCD；3. ABCDE；4. BD

第十一章　抗癫痫药及抗惊厥药

一、单项选择题

1. D；2. D；3. D；4. B；5. A

二、多项选择题

1. AC；2. ACDE；3. ABCD

第十二章　抗帕金森病药

一、单项选择题

1. A；2. C；3. A；4. D；5. D

二、多项选择题

1. ABE；2. BC；3. ACDE

三、简答题（略）

第十三章　抗精神失常药

一、单项选择题

1. B；2. B；3. C；4. B；5. D；6. A；
7. D

二、多项选择题

1. BD；2. ABCD；3. ACE

三、简答题（略）

第十四章　镇痛药

一、单项选择题

1. D；2. D；3. C；4. B；5. B；6. B；
7. D

二、多项选择题

1. ABCE；2. ABCDE；3. ACE；4. ABC；
5. ABDE

第十五章　解热镇痛抗炎药

一、单项选择题

1. B；2. C；3. B；4. B；5. D；6. B；
7. C；8. C；9. A

二、多项选择题

1. ABD；2. ABCD；3. BE；4. ABCDE

三、简答题（略）

第十六章　中枢兴奋药

一、单项选择题

1. D；2. B；3. A；4. C

二、多项选择题

1. AD；2. ABCDE

第十七章　抗高血压药

一、单项选择题

1. C；2. B；3. C；4. C；5. C；6. D；
7. C；8. D；9. D；10. D

二、配伍选择题

1. C；2. A；3. D；4. E

三、多项选择题

1. ABCDE；2. ABDE；3. BD

第十八章　抗心绞痛药

一、单项选择题

1. C；2. D；3. D；4. C；5. A；6. B；
7. A；8. D；9. D；10. E

二、配伍选择题

1. A；2. D；3. A；4. E

第十九章　抗心律失常药

单项选择题

1.E；2.C；3.C；4.B；5.D；6.A；
7.A；8.E；9.B；10.A

第二十章　抗充血性心力衰竭药

一、单项选择题

1.A；2.B；3.D；4.C；5.E；6.A；
7.B；8.C；9.D；10.E

二、多项选择题

1.ABCDE；2.ABCDE；3.ABCE

第二十一章　调血脂药和抗动脉粥样硬化药

单项选择题

1.C；2.D；3.C；4.C；5.B；6.B；
7.B；8.C；9.B；10.D

第二十二章　利尿药和脱水药

单项选择题

1.B；2.B；3.D；4.A；5.B；6.C；
7.B；8.B；9.D；10.C

第二十三章　作用于血液及造血系统的药物

一、单项选择题

1.D；2.A；3.C；4.C；5.C；6.A；
7.C

二、多项选择题

1.ACD；2.ABC；3.ABD

三、简答题（略）

第二十四章　作用于消化系统的药物

一、单项选择题

1.A；2.B；3.C；4.B；5.E；6.A；
7.C；8.B；9.C；10.C

二、多项选择题

1.ABC；2.ABCE；3.ABC

第二十五章　作用于呼吸系统的药物

一、单项选择题

1.D；2.C；3.B；4.D；5.A；6.D；
7.C；8.C；9.B；10.C

二、多项选择题

1.ADE；2.BCE；3.ABC

第二十六章　肾上腺皮质激素类药物

单项选择题

1.D；2.D；3.A；4.B；5.C；6.D；
7.B；8.A

第二十七章　甲状腺激素及抗甲状腺药物

一、单项选择题

1.D；2.C；3.C；4.D；5.C；6.D；
7.A；8.C；9.A

二、多项选择题

1.ABC；2.BCD；3.ACD

第二十八章　胰岛素及口服降糖药

一、单项选择题

1.C；2.A；3.D；4.C；5.A；6.E

第二十九章　抗菌药

一、单项选择题

1. B；2. A；3. C；4. D；5. A；6. A；7. C；8. D；9. D；10. D

二、多项选择题

1. ABCDE；2. ABD；3. DE；4. ABD；5. ABCD；6. ABCDE

三、简答题（略）

第三十章　抗真菌药

一、单项选择题

1. B；2. B；3. D；4. D；5. C；6. B

二、配伍选择题

1. D；2. B；3. C；4. A；

三、多项选择题

1. CDE；2. AE；3. ACE；4. ABCDE；5. DE

四、简答题（略）

第三十一章　抗病毒药

一、单项选择题

1. B；2. C；3. D；4. B；5. B；6. B；7. C

二、多项选择题

1. ABC；2. ABCDE；3. ABDE；4. ACDE

第三十二章　抗结核病药及抗麻风病药

一、单项选择题

1. D；2. C；3. D；4. D；5. D；6. D；7. B

二、多项选择题

1. ABCDE；2. ABDE；3. ACE；4. ABCD；5. ACDE

第三十三章　抗恶性肿瘤药

一、单项选择题

1. A；2. A；3. B；4. B；5. C；6. D；7. C；8. A；9. B；10. B

二、配伍选择题

1. B；2. D；3. C；4. D

三、多项选择题

1. BCDE；2. ABCDE；3. BDE；4. ACDE；5. ABCDE

四、简答题（略）

参考文献

[1] 国家药典委员会，中华人民共和国药典.2020 版，北京：中国医药科技出版社，2020.

[2] 陈新谦，金有豫，汤光. 新编药物学. 第18 版. 北京：人民卫生出版社，2018.

[3] 杨宝峰，陈建国. 药理学. 第9 版. 北京：人民卫生出版社，2018.

[4] 孙宏丽，田卫东. 药理学. 第2 版. 北京：人民卫生出版社，2019.

[5] 石京山. 药理学. 第2 版. 北京：科学出版社，2019.

[6] 李俊. 临床药理学. 第6 版. 北京：人民卫生出版社，2018.

[7] 朱依谆，殷明. 药理学. 第8 版. 北京：人民卫生出版社，2016.

[8] 刘求梅. 人体解剖生理学. 北京：科学技术文献出版社，2016.

[9] 王迎新，弥曼. 药理学. 第2 版. 北京：人民卫生出版社，2009.